飯塚イズム
で学ぶ

流れがわかる！
呼吸器診療の歩きかた

飯塚病院呼吸器内科 編

南山堂

執筆者一覧(執筆順)

飛野 和則	飯塚病院呼吸器内科　部長	
吉松 由貴	飯塚病院呼吸器内科	
岡久 将暢	飯塚病院呼吸器内科	
後藤 夕輝	飯塚病院呼吸器内科	
西澤 早織	飯塚病院呼吸器内科	
村上 行人	飯塚病院呼吸器内科	
末安 巧人	飯塚病院呼吸器内科	
宮嶋 宏之	みやじま内科・呼吸器内科クリニック　院長	
井手ひろみ	飯塚病院呼吸器内科	
棟近　幸	飯塚病院呼吸器内科	
安田 美奈	飯塚病院呼吸器内科	
大井隆之介	飯塚病院呼吸器内科	
靍野 広介	飯塚病院呼吸器内科	
神　幸希	飯塚病院呼吸器内科	
吉峯 晃平	飯塚病院呼吸器内科	

推薦の序

　この度，臨床教育病院で名高い麻生飯塚病院の呼吸器内科から呼吸器診療のマニュアルが発刊されました．本書の特徴について述べてみます．

　1人1人の患者さんが何らかの自覚症状を訴えて病院を受診することから，最初の部では呼吸器疾患で代表的な主訴である呼吸困難・喀痰・胸痛などを取り上げて，どのような鑑別疾患を想起して問診を進めていくかを意識した聞くべき項目のリストを挙げている．また，すべての患者さんでチェックするバイタルサインの解釈も加味した解説があり，実践に直結する内容になっている．各項で循環器疾患などとの鑑別も想定した表をふんだんに挿入して現場の先生方の思考過程の助けになる構成になっている．さらにベッドサイドでの診察に即活かせるような視診・触診・打診などの五感を用いた身体所見の取り方も大変，丁寧に記載されており，医学生や研修医のみならず指導医レベルの先生方にも日常の回診で反映できる診察方法などが具体的にまとめられており幅広い層の先生方の参考になると思われる．

　次の部では呼吸器内科の代表的な common disease である市中肺炎，気管支喘息，COPDなどの解説がある．肺炎の項目では重症度分類も提示して外来管理，入院管理に分けながら特に入院診療で若い先生方が大変イメージしやすいようにイラストを組み込んでわれわれ医師とともにチームで働く看護師，薬剤師などにも理解できるような病棟での流れも読者に伝わってくる．閉塞性疾患に関しては世界的なガイドラインのポイントも提示し，治療管理の目標も明確に記載され，さらに吸入薬などの治療に関してより具体的に名前と治療の量なども示されており，実際の現場にすぐに応用できる内容である．その他にも間質性肺炎・膠原病などに関しても合併しやすい病態などを表にしながら，診療に携わる先生方に親近感が湧くような配慮をして頭の中が整理されるように各項目がまとめられているといえる．呼吸器疾患はアレルギー疾患から腫瘍，希少疾患まで内科の中でも随一といって

もよい幅広いカテゴリーの疾患があるが本書では稀な疾患もしっかりと網羅して，担当の先生が苦手意識を持たずにこれらの疾患に遭遇してもどこに着目して診断・治療を進めていったらいいのかが明確に書かれており安心して読み進めて欲しい．

次に肺機能・胸部CT・気管支鏡などの呼吸器診療において診断過程の中で重要な役割を担う検査などについてなぜ，この検査が必要か，どのような疾患を考える時に検討するのかなどを念頭に置いて最初に解説がなされ，検査結果の解釈についても生理学的なことや得られた所見の解剖学的な裏付けも考慮された記載がされており，実臨床に関わるすべての先生方の頭にスムーズに入っていくことが予想される．

次の項目では研修医の先生や呼吸器内科医になりたての先生方の大事な業務となる介護保険の流れ，難病申請・身障書類などに関してその背景とより具体的な書き方のヒントを個別に項目を設けているのは他書に類を見ないことで，若い先生方にはとても親切でありがたい教科書になることは間違いない．そして，チーム医療を重視した看護師・薬剤師・栄養士・ソーシャルワーカーとの意思疎通の在り方や医師の立場から捉えたコメディカルとの連携の重要性と良好なコミュニケーションのコツまで書かれているのは，まさに現場での円滑な診療を構築するための痒いところに手が届く愛情のこもったマニュアルといえよう．

最後にコラムについて触れると学会発表の楽しみ方・論文作成の意義などを懇切丁寧に具体性と臨場感を持ってメッセージを読者に伝えようとする志が読みとれ，飯塚病院呼吸器内科スタッフ全員の教育意識の高さ・後輩へのアカデミックな愛情・医師の先輩としてのプロフェッショナリズムの伝導などが感じられる．

本書を呼吸器診療の教科書として手に取り，読み解いていくことで若き将来性豊かな先生方の実践力の養成，患者さんのみならず仕事のパートナーであるコメディカルとも豊かなコミュニケーションが自ずと身についていくと自信を持っておすすめします．

2019年4月

沖縄県立中部病院呼吸器内科

喜舎場 朝雄

序

　この本を手に取って頂き，ありがとうございます．

　飯塚病院は，福岡県飯塚市にある1,000床規模の病院で，"地区最後の砦"をモットーに救急医療・専門医療の両方を頑張っております．呼吸器内科の年間入院症例数は1,800例に及び，感染症から悪性腫瘍，風邪から緩和まで，幅広く診療を行っています．

　当科は過去20年以上に亘って，途切れなく全国から多数の初期・後期研修医を受け入れてきました．そこで培われたノウハウを一度まとめてみたい，という思いから，今回このマニュアルを作成いたしました．なので，このマニュアルは呼吸器内科をローテートする初期研修医や専攻医，そして呼吸器内科の専門研修を始めたばかりの先生方を対象としています．「呼吸器診療の歩き方」と名付けたのもそのためです．呼吸器内科で日常行われている診療内容はほぼ網羅していると思いますので，研修の"地図"として使っていただければ幸いです．また，ご批判がありましたら遠慮なくご指摘ください．さらにブラッシュアップしてまいります．また，本書が通常のマニュアル本と大きく異なる点は，"コラム"です．われわれが考えていること，当科の雰囲気などが伝われば嬉しいです．

　この本の出版にあたり，これまで当科に関わっていただいた医師，いつも当科を支えてくださっているすべての職種の皆さん，そして私たちを育ててくださる患者さんに，感謝を申し上げます．最後に，南山堂の担当編集の方，特に小池亜美さんにはご迷惑をおかけし通しでした．その寛容さ・我慢強さと，的確かつ迅速な校正に深謝いたします．

2019年3月

飛野　和則

本書の特徴

ポイント 1　流れがわかる!

本書では，呼吸器診療で押さえておくべき「流れ」がわかりやすいレイアウトで記述されているため，診察や治療で押さえておくべき「流れ」が一目でわかります!

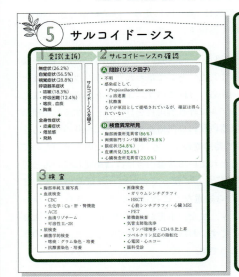

まずは，この枠で囲んだ説明を読んで，**診察や治療の「流れ」**を掴みましょう!

「第1部 症候」では**鑑別疾患の考え方から診断・治療まで**の流れが，「第2部 疾患」では**受診から治療まで**の流れが，そして「第3部 診察・検査・処置・治療」では**適応や禁忌，準備から実施まで**の流れがバッチリわかります!

枠で囲んでいない部分は，基本の「流れ」に加えて**理解しておきたいポイント**などを解説しています．

ポイント ② ピクトグラムで学ぶ！

治療の「流れ」は分かりやすいピクトグラムで表されているから，いつ何をすべきかが視覚的にわかります．

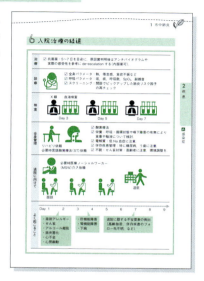

ポイント ③ "飯塚イズム"で学ぶ！

幅広い診療を行い，多くの研修医を受け入れてきた飯塚病院スタッフだからこそ書ける，呼吸器診療のポイントが多く盛り込まれています．

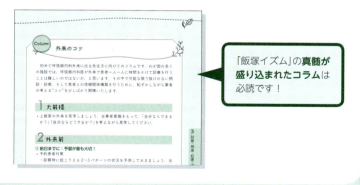

「飯塚イズム」の真髄が盛り込まれたコラムは必読です！

目次

第1部 症候 1

1. 呼吸困難 ... 2
2. 喘鳴 ... 10
3. 胸痛 ... 12
4. 喀血・血痰 ... 16
5. 咳嗽 ... 20
6. 胸水 ... 26

第2部 疾患 31

A 感染症

1. 市中肺炎 ... 32
2. 嚥下性肺疾患(医療・介護関連肺炎) ... 38
3. 院内肺炎 ... 44
4. 急性上気道炎／インフルエンザ ... 52
5. 気管支炎 ... 56
6. 日和見感染症 ... 60
7. 膿胸 ... 66
8. 真菌症 肺アスペルギルス症 ... 68
   肺クリプトコッカス症 ... 70
9. 肺結核 ... 72
10. 非結核性抗酸菌症 ... 79

B 気道疾患

1. 気管支喘息 … 84
2. COPD … 100
3. 気管支拡張症 … 110

C びまん性肺疾患

1. 特発性間質性肺炎 … 114
2. 膠原病・血管炎 … 127
3. 好酸球性肺炎 … 134
4. 過敏性肺炎 … 138
5. サルコイドーシス … 144
6. リンパ増殖性疾患 … 152
7. 肺胞蛋白症 … 158
8. 薬剤性肺障害 … 160
9. 放射線肺炎 … 169

D 腫瘍性

1. 肺 癌 … 172
2. 縦隔腫瘍 … 186
3. 悪性胸膜中皮腫 … 191
4. 良性肺腫瘍 … 195
5. 転移性肺腫瘍 … 199

E 胸膜疾患

1. 気胸(自然気胸) … 206
2. 縦隔気腫 … 212

F 肺血管疾患

1. 肺血栓塞栓症 … 214
2. 肺高血圧症(第3群を中心に) … 219
3. 肺動静脈瘻(肺動静脈奇形) … 222

G その他

1. ARDS ·· 226
2. 睡眠時無呼吸症候群 ··· 230
3. 急性心不全 ··· 233
4. 肺結核後遺症 ·· 238
5. 塵肺 ··· 240

第3部 診察・検査・処置・治療 247

A 診察・検査

1. 診察 ··· 248
2. 動脈血液ガス(結果の解釈) ································ 256
3. 呼吸機能検査(スパイロメトリー) ······················ 260
4. 胸部X線 ··· 265
5. CT ·· 270
6. 肺エコー ··· 278
7. 気管支鏡検査 ·· 280
8. 局所麻酔下胸腔鏡 ·· 290
9. 胸腔造影 ·· 292
10. CTガイド下生検 ·· 294
11. エコーガイド下肺生検 ·· 296
12. 呼気NO検査 ·· 298
13. 6分間歩行検査 ·· 300
14. 摂食嚥下機能評価 ·· 303

B 処置

1. 中心静脈カテーテル(内頸静脈) ······················ 312
2. 胸腔ドレナージ ·· 314

- ③ 胸膜癒着術 …… 324
- ④ 挿管 …… 330

C 治療

- ① 酸素療法 …… 333
- ② 人工呼吸器 …… 337
- ③ ネーザルハイフロー …… 354
- ④ 在宅酸素療法 …… 356
- ⑤ ステロイド …… 360
- ⑥ 免疫抑制剤 …… 364
- ⑦ リハビリテーション …… 367
- ⑧ 緩和ケア …… 373
- ⑨ ワクチン …… 385
- ⑩ 禁煙 …… 388

第4部 書 類　397

- ① 医療費助成対象疾病（指定難病） …… 398
- ② 呼吸器機能障害 …… 403
- ③ 呼吸器疾患における介護保険 …… 406
- ④ 結核 …… 410
- ⑤ その他届け出の必要な感染症 …… 412
- ⑥ 塵肺 …… 416

- 略語一覧 …… 427
- 索引 …… 434

Column

- 誤嚥性肺炎の哲学 ………………………………… 47
- 各学会の特徴 ……………………………………… 63
- 臨床研究の始め方 ………………………………… 155
- 学会発表のイロハ ………………………………… 202
- 論文作成のイロハ ………………………………… 224
- クリニカルパス …………………………………… 242
- 外来のコツ ………………………………………… 287
- 患者さんへの説明書類のまとめ ………………… 307
- 呼吸器内科でできる意思決定支援 ……………… 317
- 医療面談のポイント ……………………………… 392
- 他職種とのかかわり ……………………………… 419

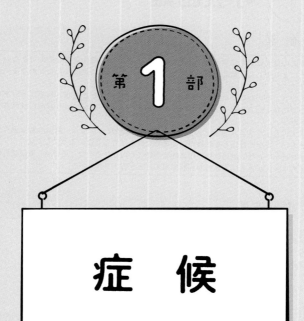

第1部

症候

1 呼吸困難

1 概要

- 酸素の需要に対して供給が不十分である，あるいは二酸化炭素を排出できないことにより生じる．緊急疾患や致死的な疾患も多いため，対応法をしっかり身につけたい．
- 息切れ，息の吸いにくさ，頻呼吸，胸苦しさ，動悸などと表現されることもあるので症状を聞き分けるところから始まる．病歴と身体所見により診断が絞れることが多い．
- 本人にとって大きな苦痛と不安を伴い，家族も不安にさせる．鑑別診断を急ぐとともに，安全の確保と症状緩和，こまめな声かけも忘れないようにしたい．
- また近年では呼吸困難は慢性閉塞性肺疾患（COPD）や心不全，進行癌，間質性肺疾患の予後因子としても重要な症状であることが報告されている．

2 鑑別疾患

Ⓐ 上気道疾患

- 急性喉頭蓋炎，扁桃周囲膿瘍
- 気道異物
- アナフィラキシー（喉頭浮腫）
- 甲状腺腫大

Ⓑ 下気道疾患

- 気管支喘息，COPD
- 肺炎，肺結核，肺膿瘍
- びまん性汎細気管支炎
- 過敏性肺臓炎
- びまん性肺疾患
- 薬物性／化学物質性肺障害
- 気管／気管支結核
- 肺癌，気管内腫瘍，縦隔腫瘍

Ⓒ 胸膜疾患

- 気胸，縦隔気腫
- 胸水貯留，胸膜炎，膿胸

Ⓓ 心血管系

- 心不全（肺水腫）
- 肺塞栓症，肺梗塞
- 肺高血圧症
- 心臓弁膜症
- 頻脈，徐脈，循環不全
- 虚血性心疾患
- 心筋症
- 心タンポナーデ，心膜炎

Ⓔ 貧血

Ⓕ 代謝性

- 糖尿病性ケトアシドーシス
- 乳酸アシドーシス
- アスピリン過剰摂取

Ⓖ その他

- 急性呼吸窮迫症候群（ARDS）
- 神経筋疾患
- 肥満低換気
- 肝肺症候群
- 過換気症候群
- パニック発作，不安障害

3 診察

Ⓐ バイタルサイン

- SpO_2：労作や体位による変化
- 呼吸数：処置の前後などで経時的に評価する．
- 血圧：脈圧にも注意する．
- 脈拍：心タンポナーデを疑う場合は奇脈も確認．
- 体温
- 意識レベル

Ⓑ 問診

① 現病歴
- 発症時期と状況の詳細
- 症状の経過
- 日内変動，姿勢による変動
- 増悪因子（冷気，労作，煙，食事，ペットとの関連）
- 随伴症状（咳，痰，熱，胸痛）
- 体重の変動，尿量
- 周囲の同症状者

② 既往歴
- 特に結核，肺疾患，心疾患，悪性腫瘍，自己免疫性疾患
- アレルギー

- 結核は江戸時代には「労咳（ろうがい）」，その後は「肋膜」，「肋膜炎」，「肺浸潤」，「肺門リンパ節の腫大」などと呼ばれていた．結核の既往歴や家族歴を聞くときには，肋膜や肺浸潤と言われたことがないかも聞くとよい．

③ 薬剤
- 処方薬，サプリ，漢方，貼付薬
- 化学薬品（スプレー，農薬，化粧品）
- ワクチン接種歴

④ 生活歴
- 喫煙歴（最近の銘柄変更）
- 職業歴（粉塵曝露歴）
- 渡航歴，長期臥床の有無
- 住環境，引越し，大掃除
- 羽毛布団，加湿器
- 動物，鳥との接触，土いじり

Ⓒ 身体診察

- 呼吸様式
- 歩行や会話時の様子
- チアノーゼ（口唇，手足）
- ばち指
- 呼吸補助筋の使用の有無
- 頸部触診，聴診
- 呼吸音：深吸気や強制呼気も
- 心音
- 四肢の浮腫（寝たきり状態の場合は背部）
- 痰の色，性状，量

4 検査・診断

Ⓐ 検査

① 動脈血液ガス
- 検査時の条件（酸素投与量，呼吸回数）を記録する．
- できれば，吸入や酸素投与などの治療介入前に測定する（経過の比較に有用）．

② 血液検査
- 血算，生化学，炎症マーカー
- 肺塞栓症を疑うとき：Dダイマー
- 心不全を疑うとき：脳性ナトリウム利尿ペプチド（BNP）
- 感染症を疑うとき：血液培養も
- 不安定な病態，点滴投与が想定される：静脈路も同時に確保．　（続く）

(続き)

③ X 線
- できるだけ立位(または坐位)で撮影.
- 初回は側面も撮影(被曝量が正面像より多いため,2回目以降の不要な撮影は避ける).
- 気胸を疑うとき:呼気時と吸気時との虚脱率を比較(2E-1「気胸」〈p.206〉を参照).
- 上気道狭窄を疑うとき:頸部2方向

④ CT
- 上気道狭窄を疑う場合は頸部も撮影.
- 肺塞栓症,肺梗塞などを疑う場合は造影で撮影.
- 喘息患者では造影剤の使用は注意.

> 気管支喘息患者に造影剤を使用するとアナフィラキシーなどの副作用の頻度が多くなるといわれている.喘息の可能性がある場合には造影剤の使用は避ける.6時間以上前からのステロイド投与が予防に有効である可能性も報告されている.

- びまん性肺疾患では高分解能CT(HRCT)を追加.

⑤ エコー
- 肺エコー:lung sliding(気胸の有無), B line(肺水腫の有無), 胸水
- 心エコー:心臓の壁運動, 右室負荷所見, 心囊水, 下大静脈径

⑥ 心電図
- 不整脈の検出には通常より長めに記録する.
- 状態が不安定な場合は心電図モニターを装着する.

⑦ 肺機能
- 症状を悪化させることがあるため,急性期には避ける.
- 喘息を疑うとき:気管支拡張薬の使用前後で可逆性を評価.
- 間質性肺炎を疑うとき:拡散能(DL_{CO})も測定.

⑧ 呼気一酸化窒素(FeNO)検査
- 気管支喘息やCOPD,咳喘息の鑑別に使用.

⑨ 喀痰検査
- グラム染色,一般細菌培養
- 結核を疑うとき:3連痰
  - 初回は塗抹・ポリメラーゼ連鎖反応(PCR)・培養の3項目
  - 2回目以降は塗抹・培養の2項目

⑩ 肺換気血流シンチ
- 肺塞栓症を疑うが造影CTで診断がつかないときに行う.
- 状態が不安定なときは要注意(検査に時間を要するため).

B 診断

① 急性の呼吸困難
- 丁寧な病歴聴取と身体診察が有用.
- 気道・肺だけでなく,心不全や狭心症など心血管系疾患も多い.
- X線や単純CTで異常がないときは,肺塞栓や心臓弁膜症などを疑う.
- 精査中もバイタルサインや全身状態に気を配り,患者の安心,安全の確保を忘れない.
- 「状態がよくなさそう」という感覚を大切に:モニター管理,こまめな診察,早めの相談を行う.

② 慢性の呼吸困難
- 鑑別が幅広いので,広い視野で考える.
- 慢性なのか,急性の症状が反復している(発作性に生じている)のかを区別する.
- 一般採血や心電図,X線,CT,肺機能検査などでも診断がつかないとき:廃用,神経筋疾患,認知症,心因性も考慮する.
- 安静時に症状がわかりにくいとき(呼吸状態が安定しているとき):SpO_2モニターを装着して一緒に廊下を歩いてみるとよい.

1 呼吸困難

③ 高齢者の喘鳴

- 気管支喘息と決めつけない！ 心不全や嚥下性気管支炎も多い．
- 心不全や気管支炎の症状も β 刺激薬の吸入で一時的に軽減することも多い．
- 診断がつく前に吸入薬を用いることはあるが，吸入薬が効いたからといって喘息というわけではないことに気をつける．
- 高齢者の心不全は拡張障害が多い（＝収縮力は正常にみえる）．

時期	鑑別疾患
分	肺塞栓症／気胸／心筋梗塞／不整脈／大動脈解離／喘息発作／アナフィラキシー／気道異物／上気道閉塞
時間〜日	肺炎，気管支炎／胸水，胸膜炎，膿胸／肺梗塞／心膜炎，心タンポナーデ／左室機能障害／喘息／COPD急性増悪／出血／無気肺／呼吸筋障害（ギラン・バレー症候群）／代謝性疾患（糖尿病性ケトアシドーシスなど）／間質性肺炎急性増悪
週	胸水／慢性心不全の増悪／間質性肺炎／好酸球性肺炎／悪性腫瘍／サルコイドーシス／呼吸筋障害（運動ニューロン疾患）／気管閉塞／貧血／弁膜症
月	「週」の場合に加えて，次の3つ／肥満／筋萎縮／石綿関連疾患
年	COPD／胸郭変形／結核後遺症／心臓弁膜症／肥満

図 1-1-1 発症時期から考える呼吸困難の鑑別

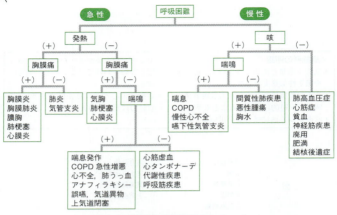

図 1-1-2　呼吸困難の鑑別診断フローチャート

5 病歴と診察：ワンポイントアドバイス[2)]

A 主訴：「呼吸困難」の表すもの

- 主訴を患者自身の言葉でより厳密に説明してもらうと，鑑別疾患を絞り込む手助けになる．
- 例：息切れ，息を吸いにくい，吐きにくい，息が早い，息が荒い，喉が詰まる，鼻が詰まる，動悸，胸苦しい，胸騒ぎ，重苦しい，締めつけられる，胸やけなど
- よく耳にするが，「呼吸苦」，「R苦」という言葉はない．呼吸困難という．

B 問診：呼吸困難が増悪するタイミング

- 喫煙：気管支喘息，COPD，気道感染症
- ペットとの接触：気管支喘息，アレルギー
- 特定のものの摂取後：食物／薬剤アレルギー，口腔アレルギー症候群，アナフィラキシー
- 夜間：心不全(臥床後すぐ)，喘息(臥床後早期)，胃食道逆流症(GERD)，閉塞型睡眠時無呼吸症候群(OSAS)，鼻閉
- 臥位：心不全，心タンポナーデ，喘息，COPD増悪，縦隔腫瘍，胸腹水，横隔膜機能不全
- 坐位：肝硬変(シャント)，卵円孔開存
- 側臥位：片側性胸水／無気肺／巨大腫瘍
- 食後：嚥下障害，GERD，食道裂孔ヘルニア
- 労作中：心疾患，肺疾患，貧血
- 労作後：運動誘発性喘息

1 呼吸困難

C バイタルサイン

- 意識レベル：高齢者の肺炎などでは低下しやすい．CO_2 貯留にも注意する．
- 体温：高齢者では上がりにくいため平熱と比較する．
- 血圧：心疾患の指標になるので脈圧も含めて評価をする．
- 脈拍：SpO_2 の低下がなくても初期症状として労作時に頻脈がみられることもある．
- SpO_2：入室時（労作時），安静時で比較．100％でも頻呼吸のときは過換気症候群も鑑別にあげる．
- 呼吸回数：増加していなくても呼吸困難を感じることはある．

- 呼吸回数は大事なバイタルサインの一つであるが，おそらく最も測定されていない項目ではなかろうか．定量化しづらい「呼吸困難」という症状を評価し，経時的に比較し，またスタッフ間で共有できる大切なサインの一つである．救急外来ではもちろんのこと，一般外来や病棟，在宅でもぜひ数えて記録する癖をつけておきたい．
- 心電図モニターで呼吸回数を測定するモードがついていれば数値を確認しやすいが，ほとんどの場合は自分で測定する必要がある．測定方法によっては大きく変動するため，自分なりの測定方法を身につけるようにしよう．
- よくある測定方法とその落とし穴．筆者が使っている測定方法を次に示す．
  × 「今から呼吸の回数を計ります」と言って時計を見る ➡ 呼吸回数を意識してしまうため，本来の回数からずれてしまう
  × 聴診中にこっそり数える ➡ 呼吸パターンが安静時呼吸ではない
  ○ 「脈拍をみます」と言って橈骨動脈を触れながら，実際は呼吸数を数える
  ○ 「あいうえお」と速口で唱えるのは大体 1 秒であることを利用して，ある呼吸が始まってから次の呼吸が始まるまでの秒数（あいうえおの回数）を数える

D 視診：呼吸様式

① 口すぼめ呼吸 pursed-lip breathing
- 呼気時に口をすぼめることにより気道内圧を上げ，末梢気道が早期に虚脱し気道閉塞が生じるのを防いでいる．進行した COPD では口すぼめ呼吸や胸鎖乳突筋など呼吸補助筋の使用を認める．

② 起坐呼吸 orthopnea
- 呼吸困難が坐位で改善し，臥位で増悪する．喘息発作，COPD 急性増悪，うっ血性心不全などを疑う．誰でも横にならせたらよいというわけではない．よく観察する．

③ 扁平呼吸 platypnea
- 呼吸困難が臥位で改善し，坐位で増悪する．心臓や肺内の右-左シャントの存在を示唆する．肺塞栓症，卵円孔開存，肝肺症候群，肺切除後などを鑑別にあげる．

④ 奇異呼吸 paradoxical breathing
- 吸気時に横隔膜が上方へ引っ張られるために腹壁が陥凹する．重症 COPD などでみられる．なお同様の機序で，平坦化した横隔膜が収縮した際に胸壁を胸郭内に引き込むために生じる，吸気時の胸壁の収縮を Hoover's sign と呼ぶ．

E 聴診：病巣の同定を狙う

- 頸部：吸気時喘鳴（stridor）があれば上気道狭窄を疑う．嚥下後の呼気で湿性音があれば嚥下性肺疾患を疑う．
- 肺野：必ず背側も聴診する．どうしても起こせない患者では聴診器を体の下に入れる．

- 全体的な呼吸音の減弱 ➡ 高度の肺気腫，重症喘息
- 局所的な減弱 ➡ 限局性の病態（肺炎，無気肺など）
- wheezes：呼気時に強く聴取されるヒューヒューという音．吸気時に聞かれることもある．喘息，COPD 増悪など．
- rhonchus：吸気，呼気ともに聴取するいびきのような音．気道分泌物の多い喘息，COPD 増悪など．
- coarse crackles：水泡音．吸気，呼気ともに聴取される．肺水腫，びまん性汎細気管支炎，肺炎，気管支拡張症など．
- fine crackles：捻髪音．吸気終末に下肺野背側で聴取されやすい．間質性肺炎，じん肺など．

F 打診：まずは習慣的に行うところから

- 手首のスナップを利用して，左右上下，腋窩も含めた胸壁全体で均等にとれるようにする．
- 気胸や高度の肺過膨張では鼓音が聞かれる（左右差の有無などで鑑別）．
- 胸水や膿胸，浸潤影をきたす疾患では濁音が聞かれる．

G 触診：病状を肌で感じる

- 胸壁全体に手を当てることで，気道分泌物や呼吸性の胸郭の変動の左右差や経時的な変化を感じることができる．
- 縦隔気腫や重度の気胸では皮下気腫を認めることがある．
- 膿胸では，患側の胸壁が温かいことがある．

H 呼吸困難の評価法

最も一般的に使われているのが修正 MRC（mMRC）質問票である（表 1-1-1）．COPD 患者などでは日ごろから評価をしておくことで，症状の変化を読み取りやすい．以前は Fletcher, Hugh-Jones 分類（表 1-1-2）がよく用いられていた．6 分間歩行試験などでは修正ボルグ（mBorg）スコアを用いる．またビジュアルアナログスケール（VAS），10 段階評価を行う方法もある．

表 1-1-1 修正 MRC（mMRC）質問票

グレード	あてはまるものにチェックをする（1 つだけ）
0	激しい運動をした時だけ息切れがある
1	平坦な道を早足で歩く，あるいは緩やかな上り坂を歩く時に息切れがある
2	息切れがあるので，同年代の人よりも平坦な道を歩くのが遅い，あるいは平坦な道を自分のペースで歩いている時，息切れのために立ち止まることがある
3	平坦な道を約 100 m，あるいは数分歩くと息切れのために立ち止まる
4	息切れがひどく家から出られない，あるいは衣服の着替えをする時にも息切れがある

（日本呼吸器学会 COPD ガイドライン第 4 版作成委員会（編）：COPD（慢性閉塞性肺疾患）診断と治療のためのガイドライン第 4 版．p.33．メディカルレビュー社，2013 より）

表 1-1-2 Fletcher, Hugh-Jones(F, H-J)分類

グレード	あてはまるものにチェックをする(1つだけ)
1度	同年齢の健常者とほとんど同様の労作ができ,歩行,階段昇降も健常者並みにできる
2度	同年齢の健常者とほとんど同様の労作ができるが,坂や階段の昇降は健常者並みにはできない
3度	平地でさえ健常者並みには歩けないが,自分のペースでなら1マイル(1.6 km)以上歩ける
4度	休みながらでなければ50ヤード(46 m)も歩けない
5度	会話,着物の着脱にも息切れを感じる.息切れのため外出できない

(Hugh-Jones P, Lambert AV:A simple standard exercise test and its use for measuring exertion dyspnoea. Br Med J 1:65-71, 1952 より)

参考文献

1) Palange P, Simonds AK:ERS handbook of Respiratory Medicine. European Respiratory Society, 2010.
2) Jane M. Orient(著), 須藤博, 藤田芳郎, 徳田安春, 岩田健太郎(監訳):サパイラ 身体診察のアートとサイエンス. 医学書院, 2013.

(吉松由貴)

② 喘鳴

1 概要

呼吸器疾患でよくみられる症状である。

気管の収縮や粘液産生による気道の閉塞や，気道クリアランスの低下，気流制限により生じる。

大切なことは，喘鳴＝喘息ではなく，閉塞により生じる症状ということである。

2 聴診

A wheezes

連続的な高音．呼気でよくみられる．上気道から末梢気道までさまざまな部位で生じる．

B stridor

連続的な高音．前頸部が最強点であり，吸気で聴取する．

3 原因

- 喘息，COPD が主原因である．
- 喘鳴の原因は一般的に 3 ヵ所の解剖学的領域に分類される．

A 鼻，口，咽頭，喉頭，胸腔以外の気管を含む上気道

- アナフィラキシー
- 声帯浮腫や麻痺
- paradoxical vocal cord motion ➡ 声帯機能不全
- 喉頭狭窄：放射線治療，気管内挿管，喉頭外傷
- 扁桃肥大
- 甲状腺腫

B 主気管支や胸腔内気管（少なくとも 2 mm 以上）

- 気管狭窄
- 気管支腫瘍：扁平上皮癌が 50〜75％
- 気管支拡張症：気管軟骨の欠損が生じる．
- 再発性多発軟骨炎
- 粘液栓
- 血管内ステントや動脈瘤：外因性気管支圧排
- 縦隔腫瘍：外因性気管支圧排

C 胸腔内下気道（2 mm 未満）

- 喘息
- COPD
- 細気管支炎
- 心臓喘息：血管のうっ血
- カルチノイド腫瘍
- 寄生虫感染症
- 気道の歪み：サルコイドーシス，結核など

4 診断と治療

Ⓐ 診断

① 症状
- 呼吸困難感, 咳嗽, 喀痰, 咽頭痛, 呑酸感, 喀血, 浮腫など

② 身体所見
- 頻呼吸, 発汗, 呼吸筋疲労, 胸部や頸部の聴診

③ 検査
- 血液検査
- 血液ガス動脈検査
- 胸部 X 線
- 胸部 CT
- 肺機能検査
- 心臓超音波
- 喉頭鏡

Ⓑ 治療

- 酸素投与
- 喘息, COPD：気管支拡張薬
- アナフィラキシー：エピネフリン
- 気管内挿管

疾患によって対応は変わる．大切なのは airway を確保することである．

(岡久将暢)

3 胸痛

1 概要

胸痛・胸部不快感をきたす疾患にはさまざまなものがあるが、まずは生死に関わる胸痛(five killer chest pain)を念頭に置いて対応を進める.

2 鑑別疾患

A five killer chest pain

1. 急性冠症候群
2. 大動脈解離
3. 肺塞栓症
4. 緊張性気胸
5. 食道破裂

B その他の胸痛をきたす疾患

- 循環器系:急性心膜炎,心筋炎
- 呼吸器系:気胸,縦隔気腫,肺炎,胸膜炎
- 消化器系:胃・十二指腸潰瘍,逆流性食道炎,胆嚢炎,胆管炎,胆石症,膵炎,肝周囲膿瘍
- 筋骨格系:胸椎疾患,肋骨骨折,肋軟骨炎,肋間神経痛,Tietze症候群(第2~4肋骨の無菌性炎症症),剣状突起痛
- その他:帯状疱疹,心因性(パニック障害,身体表現性障害など)

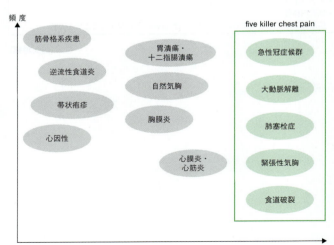

図 1-3-1 胸痛をきたす疾患の頻度と緊急度
(横江正道:胸痛. 呼吸器ジャーナル 66(1):40-47, 2018 より改変)

3 診察

Ⓐ バイタルサイン

緊急性の確認：意識レベル，A(Airway：気道)，B(Breathing：呼吸状態)，C(Circulation：循環)の迅速評価 ➡ 不安定な場合は酸素投与，点滴路確保，モニター装着を行い状態の安定化を図る．

Ⓑ 問診

- 血管リスク
- 血栓リスク
- 既往歴
- 外傷歴／手術歴
- 家族歴
- 胸痛の OPQRST
  - O：Onset(発症様式)
  - P：Palliative and Provocative factors (増悪寛解因子)
  - Q：Quality and Quantity(質・程度)
  - R：Region and Radiation(部位・放散)
  - S：Setting(状況)
  - T：Time course(時間経過)

Ⓒ 身体診察

- 頸部：頸静脈怒張
- 胸部：呼吸状態，胸郭の動きの左右差，呼吸音，肺雑音，心雑音，心膜摩擦音，胸肋関節・肋軟骨・剣状突起の圧痛
- 腹部：心窩部・腹部触診
- 四肢：血圧の左右差
- 皮膚：冷汗，皮疹，皮下気腫

4 検査・診断

- 心電図
- 胸部単純 X 線写真
- 心エコー
- 血液検査
- 造影 CT

表 1-3-1 five killer chest pain のリスク因子

疾　患	危険因子や重要な患者背景
急性冠症候群	糖尿病，高血圧，脂質異常症，喫煙，55 歳以上男性・65 歳以上女性，虚血性心疾患の家族歴
大動脈解離	高齢，男性，高血圧，結合織疾患，大動脈炎症候群，先天性大動脈疾患(二尖弁)，外傷，コカイン乱用
肺塞栓症	Virchow の三徴 ①うっ血：心不全，肥満，妊娠，長時間の坐位や臥床，麻痺 ②血管内皮障害：異物(カテーテルなど)，外傷，手術 ③凝固能亢進：担癌患者，エストロゲン治療，ネフローゼ症候群，凝固異常症
緊張性気胸	若年やせ型男性，肺気腫，外傷
食道破裂	激しい嘔吐や空えずき直後の激しい胸痛

(佐藤泰吾：胸痛-five killer chest pain を鑑別する．総合診療 25(6)：541-543，2015 より)

表 1-3-2 胸痛の鑑別診断のための OPQRST

	心血管疾患	呼吸器疾患	消化器疾患
リスク因子	高血圧，糖尿病，脂質異常症，男性の高尿酸血症，心血管疾患の家族歴，喫煙，多量の飲酒	アレルギー歴，やせ型で高身長，喫煙歴	飲酒，非ステロイド性抗炎症薬(NSAIDs)の内服，複数の抗血栓薬の内服
O：発症様式	突然発症	突然発症 or 緩徐増悪	緩徐発症が多い(食道破裂は急激)
P：増悪寛解因子	労作で増悪	労作で増悪	飲酒で増悪，食事で増悪／寛解
Q：質と程度	鈍痛，引き裂かれるような疼痛，息苦しさ	息苦しさ	焼けるような痛み，食道破裂は激痛
R：部位と放散	前胸部，左胸部，心窩部，腰背部，左腕，左頸部，左下顎や歯，疼痛の移動	胸部全体	心窩部，左右季肋部，前胸部
S：状況や随伴症状	失神，冷汗，ショック，血痰を随伴	発熱，咳嗽，喀痰を随伴	嘔吐時，食事に関連
T：時間経過	労作時に発症し安静で消失しない，ないしは突然発症し改善がない	基本的に増悪傾向	増悪寛解はなく症状は一定

(勝木俊臣，香坂俊：胸痛・胸部圧迫感．medicina 53(4 増)：230-235，2016 より)

5 検査で注意すべき所見と診断

Ⓐ 心電図

- 急性冠症候群を疑う場合には，受診後速やかに12誘導心電図を検査する．冠動脈の完全閉塞では2つ以上の隣り合う誘導で1mm以上のST上昇が認められる(ST上昇型心筋梗塞〈STEMI〉)．すぐに循環器内科へのコンサルトを要する．不完全閉塞ではST非上昇あるいはT波の陰転化を伴う．
- 肺塞栓症では右心負荷所見(SⅠ，QⅢ，TⅢ，V1〜4で陰性T波)がみられることがある．
- 心膜炎では下に凸のST上昇がみられる．

Ⓑ 胸部単純X線写真

- 大動脈解離では，縦隔の拡大や下行大動脈の外縁の左側シフトがみられる．
- 気胸所見や食道破裂に伴う縦隔気腫・皮下気腫の有無を検索する．
- その他，肺炎，肺癌，胸水，骨折などの器質的病変を確認する．

Ⓒ 心エコー

- 左室の壁運動，右心負荷所見，心囊液貯留，上行大動脈の解離所見の有無を確認する．

Ⓓ 血液検査

- 一般の血算・生化学・凝固検査に加えて，必要に応じてトロポニンI，トロポニンT，クレアチンキナーゼ(CK)-MB，BNPやDダイマー検査を補助的に行う．
- 心筋トロポニンは発症後3時間程度経過しない限り陽性化しないため，初回トロポニンが陰性であっても否定はできない．また糖尿病，慢性腎障害，心不全では偽陽性となることがある．
- Dダイマーは肺塞栓症や大動脈解離を強く疑わないが否定したい場合に評価し，陰性であれば否定的である．

Ⓔ 造影CT

- 肺塞栓症や大動脈解離が疑わしい場合には診断目的に施行する．

参考文献
1) 佐藤泰吾：胸痛-five killer chest painを鑑別する．総合診療 25：541-543, 2015.
2) 勝木俊臣, 香坂俊：胸痛・胸部圧迫感. medicina 53：230-235, 2016.

(後藤夕輝)

4 喀血・血痰

1 概要

- 血痰とは喀痰に血液が混じる程度の軽度のものであり,喀血とは喀痰成分がほぼ見当たらない純粋な気道由来の血液の喀出を指すことが多い.
- 喀血はその程度によって重症度が分類されているが,研究者によってまちまちであり,また治療法や予後を明確に分類するカットオフが不明であるため,臨床的に有用とはいえない.
- 喀血の90%以上は気管支動脈系に由来する.

2 鑑別疾患

- 急性並びに慢性気管支炎
- 肺炎・肺膿瘍
- 肺寄生虫
- 咽頭・喉頭炎
- **気管支拡張症**
- 気管支腫瘍(カルチノイドなど)
- 気道異物
- **肺癌**
- 抗酸菌感染症(**肺結核,非結核性抗酸菌症**)
- **肺アスペルギルス症**
- 肺胞出血
- 大動脈瘤
- 気管支動脈瘻
- 感染性心内膜炎
- 僧帽弁狭窄症
- 肺血栓塞栓症
- うっ血性心不全
- 肺高血圧症
- 肺動静脈奇形
- ベーチェット病
- 高安動脈炎
- 全身性エリテマトーデス(SLE)
- 多発血管炎性肉芽腫症(GPA)
- 顕微鏡的多発血管炎(MPA)
- クリオグロブリン血症
- Henoch-Schönlein 紫斑病
- 原発性抗リン脂質抗体症候群
- 抗糸球体基底膜抗体病
- びまん性肺胞障害
- リンパ脈管筋腫症(LAM)
- 塵肺症
- **特発性喀血症**
- 胸部外傷
- 薬剤性(抗凝固薬,抗血小板薬など)
- 肺分画症
- 異所性子宮内膜症
- 肝硬変
- 血液疾患(血小板減少症,播種性血管内凝固)

※ 特に抑えておきたい6疾患を太字で示した.

表 1-4-1 喀血の原因疾患

	Ando ら(319 例)[1]	Ishikawa ら(489 例)[2]
肺アスペルギルス症	82(25.7%)	65(13.3%)
気管支拡張症	69(21.6%)	166(34%)
非結核性抗酸菌症	66(20.7%)	115(23.5%)
特発性喀血症	35(11%)	90(18.4%)
肺結核後遺症	32(10%)	33(6.8%)
非結核性抗酸菌症(NTM)+アスペルギルス症	7(2.2%)	
活動性結核	5(1.6%)	
肺癌	1(0.3%)	
その他	22(6.9%)	20(4.1%)

・両文献ともに簡易な軽度の血痰は含まれていない.
Ishikawa らの報告は気管支動脈塞栓術(BAE)を施行した症例を対象としている.また,肺癌症例は除外されており 32 例が肺癌であった.

3 診察

Ⓐ バイタルサイン

- 緊急性の確認
  ➡ 血圧低下，呼吸状態の悪化がないか？
- 必要であれば，気管挿管や輸液，輸血などを考慮．

Ⓑ 問診

- 血痰・喀血既往の有無
- 出血量
- 副鼻腔炎の有無
- 鼻出血の有無
- 労作時の呼吸困難の有無
- 発熱や湿性咳嗽の有無
- 悪性腫瘍の既往
- 嘔吐や下血症状の有無
- アルコール摂取
- NSAIDs 使用歴
- 喫煙歴
- 旅行歴
- 体重減少
- 月経周期に伴うか？
- 抗凝固薬使用の有無

Ⓒ 視診・聴診・打診

- 膿性痰
- 舌・口腔粘膜・手指に細血管拡張所見があるかなどを確認する．
- 聴診：狭窄音，副雑音の有無，血管性雑音の有無

4 検査・診断

Ⓐ 初診時

- 血液検査
  - 血算，生化学，凝固（プロトロンビン時間〈PT〉，活性化部分トロンボプラスチン時間〈APTT〉）
- 病歴から必要そうであれば
  - D ダイマー
  - フィブリノゲン・フィブリン分解産物（FDP）またはフィブリノゲン
  - 抗好中球細胞質抗体（ANCA）
  - BNP
  - インターフェロンγ遊離試験（IGRA，クォンティフェロン® TB ゴールドまたは T スポット®）
  - 腫瘍マーカー（CEA，シフラ，ProGRP）
- 尿検査
- 喀痰検査（細胞診，抗酸菌塗抹検査）
- 胸部 X 線
- 胸部 CT（造影 CT，HRCT）

Ⓑ 追加検査

- 気管支鏡検査
- 喉頭ファイバー（耳鼻咽喉科診察）
- 上部消化管内視鏡検査
- 選択的血管造影

初診時にⒶの検査を行う．
CT で出血部位の特定ができない場合は，追加検査として喉頭ファイバー，気管支鏡検査，上部消化管内視鏡検査を行う．

5 鑑別と対応のポイント

A 鑑別疾患

血痰・喀血の鑑別疾患は多岐にわたる.

血痰を主訴に来院したが,実際は鼻腔〜上気道,消化管からの出血であることもある.

血痰・喀血の原因疾患として頻度が多いトップ4は,**肺アスペルギルス症,気管支拡張症,非結核性抗酸菌症,特発性喀血症**である.これらに加えて肺結核と肺癌も初診時に鑑別の上位にあげて検査を進めていく必要がある.

原因疾患については表1-4-1を参照.

B 対応

血痰・喀血を主訴に来院した場合は基本的には入院を勧めるが,量が少ない場合や回数が減ってきている場合などは外来通院で経過をみることもある.

大量出血に至った場合,気道が閉塞し,場合によっては死亡する可能性があることは説明する必要がある.

①少量:ティッシュペーパーに付着する程度
➡ 経過観察.外来受診対応例は外来にて止血剤頓服処方にて対応

②中等量:コップ1杯程度
➡ 外来受診対応例:安静,止血剤連日内服にて対応する.精査加療入院を検討

③大量:洗面器1杯程度
(400〜600 mL/日)
➡ 救急受診対応例:緊急入院.止血剤の点滴治療や場合によっては止血操作が必要

C 処方例

①外来通院で経過を見る場合
- カルバゾクロム(アドナ® 錠)30 mg 3錠 分3
- トラネキサム酸(トランサミン® 錠)250 mg 3錠 分3

②入院し点滴を行う場合
- カルバゾクロム(アドナ® 注)25 mg + トラネキサム酸(トランサミン® 注)250 mg + 生理食塩水100 mL,12時間毎に投与

③入院する場合の対応
- 安静臥床が可能ならば出血側を下に側臥位とする.
- SpO_2 低下があれば酸素投与を開始.
- 大量喀血の場合は気道確保の必要があるため,カフ付き気管チューブを健側気管支に挿入し,窒息を回避する.気管支鏡操作を行うことまで考え,内径8.0 mm以上のチューブを選択する.
- ダブルルーメン気管内チューブやFogartyカテーテルを用いる方法は習熟を要するため,緊急の場合はカフ付き気管チューブを使用する.
- 静脈路確保後に生理食塩水や乳酸リンゲル液などを投与する.止血剤としてカルバゾクロムやトラネキサム酸を投与する.投与量については①,②を参照.

D 処置・治療

- 出血が止まらない場合は，BAE を行う．
- 気管支鏡による止血は大量喀血の場合は難しいが，責任気管支へトロンビン液の注入や EWS® 充填法を施行する．
- それでも止血できない場合は，外科的な処置を行うため，呼吸器外科へ相談を行う．

参考文献

1) Ando T, Kawashima M, Masuda K, et al.：Clinical and Angiographic Characteristics of 35 Patients with Cryptogenic Hemoptysis. Chest 152：1008-1014, 2017.
2) Ishikawa H, Hara M, Ryuge M, et al.：Efficacy and safety of super selective bronchial artery coil embolisation for haemoptysis：a single-centre retrospective observational study. BMJ Open 7：e014805, 2017.

（西澤早織）

5 咳嗽

1 概要

Ⓐ 咳嗽の分類

① 持続時間による分類
a. 急性咳嗽（3週間未満の咳）
急性上気道炎や感染後咳嗽など感染性咳嗽がほとんど.

b. 慢性咳嗽（8週間以上持続する咳）
鑑別疾患多数あり. 胸部X線や聴診で異常がない慢性咳嗽（狭義の慢性咳嗽）では咳喘息やアトピー咳嗽などのアレルギー性咳嗽が最多.

c. 遷延性咳嗽（3～8週間持続する咳）
急性咳嗽と慢性咳嗽の中間位. 感染性咳嗽が多い.

② 痰の有無による分類
a. 湿性咳嗽
過剰な気道分泌物を示唆（急性：急性細菌感染, 慢性：副鼻腔気管支症候群〈SBS〉, 慢性気管支炎など）

b. 乾性咳嗽
鑑別多数. 気道分泌物があっても出しきれていない可能性あり ➡ 聴診を行う.

Ⓑ 咳嗽のメカニズム[2)]

① 咳反射経路
- 受容体→迷走神経→延髄・大脳皮質→遠心路→呼吸筋
- 咳反射は延髄（咳中枢）を介する.
- 咳の我慢や自発的な咳, 心因性咳嗽は大脳皮質を介する.

② 咳受容体
①外耳道, ②喉頭, ③下気道, ④胸膜, ⑤食道

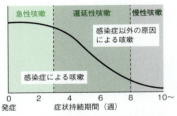

図1-5-1 症状持続期間と感染症による咳嗽比率
（日本呼吸器学会咳嗽に関するガイドライン第2版作成委員会:咳嗽に関するガイドライン第2版. p.7, 2012 より）

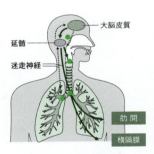

図1-5-2 咳嗽のメカニズム
(Chung KF, Pavord ID：Prevalence, pathogenesis, and causes of chronic cough. Lancet 371：1364-1374, 2008 より作成)

2 鑑別疾患と診断

A 器質的疾患の有無

① 喘鳴あり
気管支喘息，COPD，気管・気管支腫瘍（異物），気管支結核，心不全など

② 胸部X線異常あり
肺炎，慢性気管支炎，心不全，特発性肺線維症（IPF），肺結核，肺塞栓症，気胸，肺癌など

B 感染性咳嗽疑い

① 疑いあり
- 咳嗽の強度がピークアウト
  ➡ 感染後咳嗽

② 疑いなし
次のいずれかが該当
- 感冒症状が先行
- 自然軽快傾向
- 周囲に同様の症状の人がいる．
- 経過中に症状の変化する膿性痰

C 狭義の慢性咳嗽
咳喘息，アトピー咳嗽，SBS，GERD，アンジオテンシン変換酵素（ACE）阻害薬

D 診断的治療と効果判定時期

① 診断的治療を行うための条件
- 原因疾患として頻度の多い疾患
- 治療薬の疾患特異性
- 治療効果の即効性

② 効果判定時期
- 咳喘息：気管支拡張薬 ➡ 2週間以内
- アトピー咳嗽：H_1受容体拮抗薬
  ➡ 2週間以内
- GERD：プロトンポンプ阻害薬（PPI）・H_2受容体拮抗薬 ➡ 1〜3ヵ月以内
- SBS：マクロライド系抗菌薬
  ➡ 4〜8週間後
- 喫煙による慢性気管支炎：禁煙
  ➡ 1ヵ月〜1年
- ACE阻害薬：薬剤中止 ➡ 1〜4週間後
※改善がみられなければ他の原因疾患を考える．

表 1-5-1 慢性咳嗽の各原因疾患に特徴的（特異的）な病歴

咳喘息	夜間〜早朝の悪化（特に眠れないほどの咳や起坐呼吸），症状の季節性・変動性
アトピー咳嗽	症状の季節性，咽喉頭のイガイガ感や掻痒感，アレルギー疾患の合併（特に花粉症）
副鼻腔気管支症候群	慢性副鼻腔炎の既往・症状，膿性痰の存在
胃食道逆流症	食道症状の存在，会話時・食後・起床時直後・上半身前屈時の悪化，体重増加に伴う悪化，亀背の存在
感染後咳嗽	上気道炎が先行，徐々にでも自然軽快傾向（持続時間が短いほど感染後咳嗽の可能性が高くなる）
慢性気管支炎	現喫煙者の湿性咳嗽
ACE阻害薬による咳	内服開始後の咳

（日本呼吸器学会咳嗽に関するガイドライン第2版作成委員会：咳嗽に関するガイドライン第2版．p.10, 2012 より）

3 咳嗽治療薬

原因に応じた特異的治療(＝診断的治療)を行うのが基本だが，咳嗽は患者のquality of life(QOL)を大きく損ねるため，状況に応じて非特異的治療を組み合わせる．非特異的治療を取り入れる状況の例は次の通りである．
- 咳嗽が強くて夜眠れない．
- 周囲の目が気になる．
- 肋骨骨折で咳をすると激痛がする．

A 中枢性鎮咳薬(非特異的治療)

① 麻薬性中枢性鎮咳薬：リン酸コデイン 1％：6 g 分 3 (成分量として 60 mg 分 3)
- 延髄孤束核(咳中枢)に対して抑制的に作用する．
- 気管支収縮作用：喘息発作中は禁忌
- 副作用：便秘，悪心，嘔吐，依存(いずれもモルヒネより軽度)
- メリット
  - 原因とは無関係に咳を抑える．
  - 患者満足度が高い．
- デメリット
  - 副作用(眠気，便秘)
  - 生理的な防御機構としての咳も抑える．

② 非麻薬性中枢性鎮咳薬：デキストロメトルファン(メジコン®)：15 mg，3～6 錠 分 3
- わが国の咳嗽診療で最も多く処方されている．
- 副作用が軽微：ふらつき(高齢者に注意)
- リン酸コデインよりは効果が弱い印象．
- 感染後咳嗽や診断未確定の咳嗽がよい適応か．

B その他の鎮咳薬

① 去痰薬
a．カルボシステイン(ムコダイン®)
- 分泌細胞正常化薬・気道粘液修復薬：痰の分泌を減らす．

b．アンブロキソール(ムコソルバン®)
- 気道粘膜潤滑薬：痰をサラサラにする．
- 1日1回の徐放剤あり．

表 1-5-2 急性咳嗽に対する各鎮咳薬の有効性のエビデンス

分類	自覚症状	咳カウント	咳受容体試験
デキストロメトルファン	あり	あり	あり
コデイン	なし	なし	なし
アンブロキソール	あり	なし	なし
ジフェンヒドラミン	なし	なし	なし

(Morice A, Kardos P：Comprehensive evidence-based review on European antitussives. BMJ Open Respir Res 3：e000137, 2016 より作成)

c．ブロムヘキシン（ビソルボン®）
- 気道分泌促進薬：痰のキレをよくする．
- 吸入薬は喘息発作悪化のリスクあり．

②漢方薬
a．麦門冬湯（ばくもんどうとう）
- 遷延性〜慢性の乾性咳嗽に有効（特に感染後咳嗽）．

b．小青竜湯（しょうせいりゅうとう）
- 急性〜遷延生の湿性咳嗽に有効．

c．柴朴湯（さいぼくとう）
- 気管支拡張作用と抗炎症作用あり．
- 好酸球性炎症による咳嗽に有効？

d．半夏厚朴湯（はんげこうぼくとう）
- サブスタンスPを増加させ咳反射を改善 ➡ 誤嚥に有効？

e．清肺湯（せいはいとう）
- 粘液線毛クリアランス改善効果あり ➡ 去痰効果

4 咳嗽の主要な原因疾患

A 咳喘息
- 慢性咳嗽の原因として最も多い．
- 治療は吸入ステロイドを中心に症状に合わせてβ_2刺激薬やロイコトリエン拮抗薬などの喘息治療を組み合わせる．
- 成人では経過中に30〜40％で典型喘息に移行する．

B アトピー咳嗽
- アトピー素因を有する中年女性に多く，咽喉頭の掻痒感を伴う．
- H_1受容体拮抗薬が第1選択薬だが，ステロイドも有効（**気管支拡張薬は無効**）．
- 喘息への移行は認めず，治療中止可能．
- 治療後4年間で約50％の患者が再燃するが，同じ治療で軽快する．

表1-5-3 咳喘息の診断基準

以下の1.〜2.のすべてを満たす
1. 喘鳴を伴わない咳嗽が8週間（3週間）以上持続
   聴診上もwheezeを認めない
2. 気管支拡張薬（β刺激薬またはテオフィリン製剤）が有効

参考所見
1) 末梢血・喀痰好酸球増多，呼気中NO濃度高値を認めることがある（特に後2者は有用）
2) 気道過敏性が亢進している
3) 咳症状にはしばしば季節性や日差があり，夜間〜早朝優位のことが多い

（日本呼吸器学会咳嗽に関するガイドライン第2版作成委員会：咳嗽に関するガイドライン第2版．p.43，2012より）

C 副鼻腔気管支症候群

- 副鼻腔気管支症候群(SBS)は慢性・反復性の好中球性気道炎症を上気道と下気道に合併した病態である.
- 慢性副鼻腔炎に加えて
    a. 慢性気管支炎(喫煙による慢性気管支炎は除く)
    b. 気管支拡張症
    c. びまん性汎細気管支炎(DPB)
  のいずれかを合併する症候群である.
- わが国の慢性咳嗽の原因として咳喘息,アトピー咳嗽に次ぐ頻度.
- 治療は 14・15 員環マクロライド系抗菌薬の少量投与.
    - 第 1 選択薬:エリスロマイシン(EM) 200 mg 2~3 錠 分 2~3
    - 第 2 選択薬:クラリスロマイシン(CAM) 200 mg 1~2 錠 分 1~2
    ※ *M. avium complex* の CAM 耐性化防止のために 1st は EM を推奨

表 1-5-4 アトピー咳嗽の診断基準

以下の 1.~4. のすべてを満たす
1. 喘鳴や呼吸困難を伴わない乾性咳嗽が 3 週間以上持続
2. 気管支拡張薬が無効
3. アトピー素因を示唆する所見※または誘発喀痰中好酸球増加の 1 つ以上を認める
4. ヒスタミン H₁ 受容体拮抗薬または/およびステロイド薬にて咳嗽発作が消失

※アトピー素因を示唆する所見
1) 喘息以外のアレルギー疾患の既往あるいは合併
2) 末梢血好酸球増加
3) 血清総 IgE 値の上昇
4) 特異的 IgE 抗体陽性
5) アレルゲン皮内テスト陽性

(日本呼吸器学会咳嗽に関するガイドライン第 2 版作成委員会:咳嗽に関するガイドライン第 2 版. p.48, 2012 より)

表 1-5-5 副鼻腔気管支症候群の診断基準

1. 8 週間以上続く呼吸困難発作を伴わない湿性咳嗽
2. 次の所見のうち 1 つ以上を認める
    1) 後鼻漏,鼻汁,咳払いなどの副鼻腔炎様症状
    2) 敷石状所見を含む口腔鼻咽頭における粘液性あるいは粘膿性の分泌液
    3) 副鼻腔炎を示唆する画像所見
3. 14・15 員環マクロライド系抗菌薬や去痰薬による治療が有効

(日本呼吸器学会咳嗽に関するガイドライン第 2 版作成委員会:咳嗽に関するガイドライン第 2 版. p.40, 2012 より)

表 1-5-6 　胃食道逆流症に伴う慢性咳嗽の診断基準

A) 治療前診断基準
8週間以上持続する慢性咳嗽で，以下のいずれかを満たす
①胸焼け，呑酸など胃食道逆流の食道症状を伴う
②咳払い，嗄声など胃食道逆流症の咽喉頭症状を伴う
③咳が会話，食事，起床，上半身前屈，体重増加などに伴って悪化する
④咳嗽の原因となりうる薬剤の服用(ACE阻害薬など)がなく，気管支拡張薬，吸入ステロイド薬，抗アレルギー薬などの治療が無効あるいは効果不十分
B) 治療後診断基準
胃食道逆流に対する治療(プロトンポンプ阻害薬，ヒスタミンH2受容体拮抗薬など)により咳嗽が軽快する

(日本呼吸器学会咳嗽に関するガイドライン第2版作成委員会：咳嗽に関するガイドライン第2版．p.51, 2012 より)

D 胃食道逆流症

- 胃食道逆流症(GERD)は胃酸や胃内容物が胃から食道に逆流することによって何らかの症状や合併症が惹起された状態である．
- 表 1-5-6 の診断基準以外に問診票(Fスケール問診票〈FSSG〉，QUEST)や 24 時間食道 pH モニタリングも有用．
- 基本治療は**胃酸分泌抑制剤＋保存療法**
- H_2 受容体拮抗薬は PPI よりも効果が劣る．
- 初期治療の反応が乏しい場合や重症例では**消化管運動機能改善薬**を併用する．
- 処方例
  - ランソプラゾール(タケプロン®)15 mg　1錠　分1
  - ファモチジン(ガスター®)10 mg　2錠　分2
  - モサプリドクエン酸塩 15 mg　3錠　分3
- 保存療法：GERD のリスク因子(肥満，喫煙，激しい運動，飲酒，カフェイン，チョコレート，高脂肪食，炭酸，柑橘類，トマト製品，各種薬剤)の回避

参考文献

1) 日本呼吸器学会咳嗽に関するガイドライン第2版作成委員会：咳嗽に関するガイドライン第2版．2012.
2) Chung KF, Pavord ID：Prevalence, pathogenesis, and causes of chronic cough. Lancet 371：1364-1374, 2008.
3) Morice A, Kardos P：Comprehensive evidence-based review on European antitussives. BMJ Open Respir Res 3：e000137, 2016.

(村上行人)

6 胸水

1 概要

胸腔内に異常に大量の液体が貯留した状態.
機序は,
① 毛細血管透過性の亢進
② 静脈圧の上昇
③ 膠質浸透圧の低下
である.

2 鑑別疾患

A 漏出性胸水

- うっ血性心不全
- 肝硬変
- ネフローゼ症候群
- 上大静脈閉塞
- 低アルブミン血症
- サルコイドーシス

B 滲出性胸水

① 悪性腫瘍
- 転移性腫瘍
- 胸膜中皮腫
- 体腔の悪性リンパ腫
- 膿胸原発悪性リンパ腫

② 感染症(肺・胸膜)
- 肺炎
- 胸膜炎
- 膿胸
- 結核
- ウイルス感染
- 寄生虫:フィラリア症

③ 肺塞栓症
④ 消化管疾患
- 肝障害
- 膵炎
- 食道破裂
- 横隔膜ヘルニア

⑤ 心疾患
- 冠動脈グラフト術後
- 心膜疾患

⑥ 産婦人科領域疾患
- 卵巣過剰刺激症候群
- Meigs症候群
- 子宮内膜症

⑦ 膠原病類縁疾患
- リウマチ性胸膜炎
- SLE

⑧ 薬剤性胸水
⑨ 分類不能疾患
- アスベスト暴露
- yellow nail 症候群
- 尿毒症性胸膜炎
- アミロイドーシス

3 診察

A バイタル

- 緊急性の確認
  ➡ 酸素投与,ドレナージのタイミングを考慮する.

B 問診

- 鑑別疾患の確からしさを考慮する.

C 視診・聴診・打診

- 胸水の局在の同定の目安をつける.

表 1-6-1 胸水貯留を疑う身体所見

身体所見	感度(%)	特異度(%)
胸膜摩擦音	5.3	99
胸郭非対称性拡張	74	91
声帯共鳴の減弱	76	88
声音振盪の減弱	82	86
聴打診上の異常	30〜96	84〜95
呼吸音減弱	42〜88	83〜90
打診上の濁音	30〜90	81〜98
crackles	56	62

(Saguil A, Wyrick K, Hallgren J: Diagnostic approach to pleural effusion. Am Fam Physician 90: 99-104, 2014 より作成)

4 検査・診断

A 検査項目と診断アルゴリズム

① **血液ガス**
酸素化低下を伴った場合に提出する.
② **X線, CT エコー**
局在診断, 穿刺できるかの判断に有用.
③ **胸水検査**
- 外観：色, 透明度, 形状
- 提出項目
  - 穿刺液検査（白血球, 細胞分画）
  - 胸水生化（タンパク, アルブミン, 乳酸脱水素酵素〈LDH〉など）
  - 胸水 pH
  - 微生物検査
  - 抗酸菌検査
  - 細胞診

（続く）

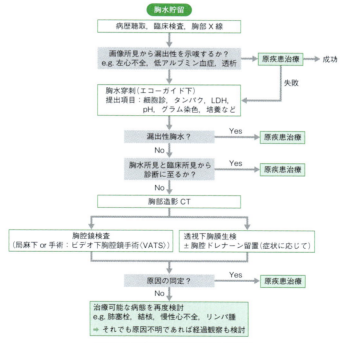

図 1-6-1 胸水貯留の病態診断のアルゴリズム

(Hooper C, Lee YC, Maskell N. et al.：Investigation of a unilateral pleural effusion in adults：British Thoracic Society Pleural Disease Guideline 2010. Thorax Suppl 2：ii4-17, 2010 より作成)

(続き)

B 胸水検査所見評価の流れ

評価の流れは表 1-6-2 を参照.

表 1-6-2 胸水検査所見の評価の流れ

評価の流れ		
① 滲出性か漏出性かを判断する.		
Light の基準[2]	① 胸水／血清　タンパク比 > 0.5 ② 胸水／血清　LDH 比 > 0.6 ③ 胸水 LDH　血清正常上限の 2/3 以上 少なくとも 1 項目を満たせば滲出性胸水と判断	
② 胸水の細胞分画から示唆される主な疾患を想起する[3].		
リンパ球優位（> 50%）	癌性胸水, 結核性胸膜炎, 悪性リンパ腫, 関節リウマチ, 心不全, 尿毒症性胸膜炎, サルコイドーシス, yellow nail 症候群	
好中球優位（> 50%）	細菌性胸膜炎, 膿胸, 肺塞栓, 肺結核, 石綿関連胸水の初期	
好酸球優位（> 10%）	胸腔内にエアや血液に伴う胸水, 肺炎随伴性胸水, 薬剤性, 良性石綿胸水, 好酸球性多発血管炎性肉芽腫症, リンパ腫, 癌性胸水	
③ 胸水検査結果から鑑別診断を絞る.		
pH, 糖[1]	pH < 7.20 かつ 糖 < 60 mg/dL 複雑性肺炎随伴性胸水, 膿胸	
アデノシンデアミナーゼ（ADA）[4]	ADA > 35〜40 U/L 結核性胸膜炎（感度 93%, 特異度 92%）, 膿胸, 癌性胸水	
ヘマトクリット（Hct）[1]	胸水 Hct > 1% 肺炎, 肺塞栓, 癌性胸水, 外傷 胸水 Hct/血清 Hct > 0.5 血胸	
NT-proBNP[4]	NT-proBNP > 1,500 pg/mL 心不全（感度 94%, 特異度 91〜94%） Light の基準で滲出性胸水に分類された心不全の鑑別に有用	
中性脂肪[5] コレステロール	トリグリセリド（TG）> 110 mg/dL かつ 胸水総コレステロール（T-chol）/血清 T-chol < 1 乳糜胸水 偽性乳糜胸水ではコレステロールは上昇, 中性脂肪は減少	
アミラーゼ[1]	膵炎, 癌性胸水, 食道穿孔, 結核	
腫瘍マーカー[1]	臨床上の鑑別疾患に応じて提出 癌胎児性抗原（CEA）, CA125, CA15-3, シフラ, メソセリン	
ヒアルロン酸	悪性胸膜中皮腫	

表 1-6-3 参考資料：肺炎随伴性胸水と膿胸の分類と治療法

Class	分類	定義と推奨治療
1	通常胸水	側臥位 X 線で 10 mm 以下 ➡ 胸腔穿刺の適応なし
2	典型的 肺炎随伴胸水	側臥位 X 線で 10 mm 以上 グルコース > 40 mg/dL, pH > 7.2 LDH < 正常血清の 3 倍 グラム染色と培養が陰性 ➡ 抗菌薬投与のみ
3	境界性複雑性 肺炎随伴胸水	7.0 < pH < 7.20 または LDH > 正常上限の 3 倍 グルコース > 40 mg/dL グラム染色と培養が陰性 ➡ 抗菌薬投与 + 胸腔穿刺
4	通常複雑性 肺炎随伴胸水	pH < 7.0 またはグルコース < 40 mg/dL グラム染色か培養陽性 小房化しておらず，明らかな膿なし ➡ 抗菌薬投与 + 胸腔ドレナージ
5	高度複雑性 肺炎随伴胸水	pH < 7.0 またはグルコース < 40 mg/dL グラム染色か培養陽性 多房化している ➡ 抗菌薬投与 + 胸腔ドレナージ 　　　　＋ フィブリン溶解剤 （まれに胸腔鏡や被膜剥離術が必要）
6	通常膿胸	明らかな膿の存在 単房性もしくは流動性あり ➡ 抗菌薬投与 + 胸腔ドレナージ 　　　± 被膜剥離術
7	高度膿胸	明らかな膿の存在 多房化している ➡ 抗菌薬投与 + 胸腔ドレナージ 　　　± フィブリン溶解剤 （しばしば胸腔鏡や被膜剥離術が必要）

（リチャード・W・ライト（著），家城隆次，慶長直人，ほか（監訳）：
胸膜疾患のすべて 改訂第 3 版．診断と治療社，2015 より作成）

参考文献

1) Saguil A, Wyrick K, Hallgren J: Diagnostic approach to pleural effusion. Am Fam Physician 90: 99-104, 2014.
2) リチャード・W・ライト（著），家城隆次，慶長直人，ほか（監訳）：胸膜疾患のすべて 改訂第 3 版．診断と治療社，2015.
3) Hooper C, Lee YC, Maskell N, et al.: Investigation of a unilateral pleural effusion in adults: British Thoracic Society Pleural Disease Guideline 2010. Thorax Suppl 2: ii4-17, 2010.
4) Porcel JM: Biomarkers in the diagnosis of pleural diseases: a 2018 update. Ther Adv Respir Dis 12: 1753466618808660, 2018.
5) Staats BA, Ellefson RD, Budahn LL, et al.: The lipoprotein profile of chylous and nonchylous pleural effusions. Mayo Clin Proc 55: 700-704, 1980.

（末安巧人）

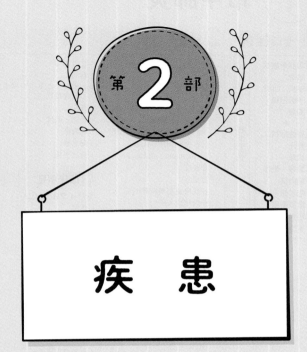

第2部

疾　患

市中肺炎

1 受診(主訴)

呼吸器系症状
- 咳嗽
- 喀痰,血痰
- 呼吸困難
- 胸痛

+

全身性症状
- 発汗
- 発熱
- 悪寒・戦慄
- 筋肉痛
- 倦怠感
- 食欲不振
- 活動性低下
- 意識障害

→ 肺炎を疑う

2 肺炎の確認

Ⓐ 問診

① 肺炎のリスク因子
- 年齢
- 性別
- ワクチン接種歴(肺炎球菌・インフルエンザ)
- 日常生活動作(ADL)/performance status(PS)/介護度
- 認知症
- 長期療養型病床群/介護施設入所
- 90日以内の入院歴
- 透析歴
- 誤嚥リスク(表2A-1-1)
- 海外渡航歴
- sick contact
- アルコール歴
- 慢性呼吸器疾患
- 薬剤歴(抗菌薬,抗癌化学療法,免疫抑制薬,生物学的製剤)
- ヒト免疫不全ウイルス(HIV)感染
- 脾臓摘出

② 自覚症状
a. 下気道感染兆候
- 咳嗽
- 喀痰
- 呼吸困難
- 胸痛

b. 少なくとも1つ以上の全身症状
- 発汗
- 悪寒・戦慄
- 筋肉痛
- 倦怠感
- 食欲不振

Ⓑ 臨床所見

③ バイタルサイン
- 体温
- 呼吸数
- SpO_2
- 血圧
- 脈拍
- 意識障害

④ 身体所見
- 濁音
- 呼吸音減弱
- 気管支呼吸音
- ラ音
- 皮膚乾燥/湿潤
- その他皮膚所見

Ⓒ 検査
- 胸部単純X線
- 血液検査

表2A-1-1 誤嚥/誤嚥性肺炎のリスク

自覚・他覚症状	チェックすべきポイント
・むせ ・頻回の口腔内分泌の吸引 ・胸やけ,逆流感 ・咳反射低下,呼吸筋力低下 ・喀痰の粘稠性上昇	・全身状態(衰弱,長期臥床,低栄養) ・脳神経疾患,意識障害 ・口腔異常(義歯など) ・咽頭・喉頭の異常(気管切開チューブ,手術など) ・消化管異常(胃食道逆流,食道機能不全/狭窄など) ・経鼻・経腸管栄養 ・慢性気道炎症性疾患 ・薬剤(鎮静薬,睡眠薬,抗コリン薬など)

1 市中肺炎

- 血液一般検査（CBC）
- 生化学検査：肝・腎機能，電解質
- 細菌学的検査
  - 喀痰：グラム染色・培養，抗酸菌染色・培養
  - 血液培養：2セット
  - 尿中抗原：肺炎球菌

*必要時下記検査を追加
- 動脈血液ガス分析
- インフルエンザ迅速抗原
- 尿中抗原：レジオネラ
- マイコプラズマ loop-mediated isothermal amplification（LAMP）法もしくはペア血清（受身凝集〈PA〉法）（施設採用規格の診断精度を参照）
- 血清クラミドフィラ抗体（施設採用規格の診断精度を参照）
- 検尿・尿培養
- 胸部CT（次の場合に検討）
  - 他疾患との鑑別が必要．
  - 侵襲処置が必要．
  - 既存肺疾患のため評価困難．

3 肺炎の診断・分類

A 肺炎の診断

得られた所見より，「微生物により引き起こされた肺実質の急性の炎症」と考えられる場合．

B 肺炎の分類

① 市中肺炎（CAP）
- 定義：基礎疾患を有しない，あるいは有しても軽微な基礎疾患の人に起こる肺炎．

② 医療・介護関連肺炎（NHCAP）
- 定義：以下の1つ以上を満たす：
  a. 長期療養病床群もしくは介護施設に入所中（精神科病棟も）．
  b. 90日以内に病院を退院した．
  c. 介護（PS ≥ 3）を必要とする高齢者・身障者
  d. 通院にて継続的に血管内治療（透析・抗菌薬・抗癌化学療法・免疫抑制薬などで治療中）

③ 院内肺炎（HAP）
- 定義：入院後48時間以降発症の肺炎

CAPの診断がついたら

4 敗血症の有無・重症度判定と，治療の場の決定

A 敗血症の有無：qSOFAスコア

quick Sequential Organ Failure Assessment（qSOFA）スコアが2項目以上陽性なら疑う．
- 呼吸数 ≥ 22回/分
- 意識レベルの低下（Glasgow Coma Scale < 15）
- 収縮期血圧 ≤ 100 mmHg

B 重症度判定：A-DROP

① 男性 ≥ 70歳，女性 ≥ 75歳
② 血中尿素窒素（BUN）≥ 21 mg/dL，または脱水あり
③ SpO_2 ≤ 90%（PaO_2 < 60 Torr）
④ 意識障害
⑤ 収縮期血圧 ≤ 90 mmHg

C 治療の場の決定

（可能なら SOFA スコア評価）

ICU/HCU	≥ 4：超重症 3：重症
一般病棟	1～2：中等症
外来	0：軽症

5 参考資料

表 2A-1-2 重症度

	pneumonia severity index	スコア
年齢／性別／環境	男性 女性 nursing home	年齢 年齢 − 10 上記に + 10
合併症	悪性腫瘍 肝疾患 うっ血性心不全 脳血管障害 腎疾患	+ 30 + 20 + 10 + 10 + 10
身体所見	意識障害 呼吸数 ≧ 30/分 収縮期血圧 < 90 mmHg 体温 < 35℃ もしくは ≧ 40℃ 脈拍 ≧ 125/分	+ 20 + 20 + 20 + 15 + 10
検査所見	動脈血 pH < 7.35 BUN ≧ 30 mg/dL Na < 130 mEq/L 血糖 ≧ 250 mg/dL ヘマトクリット < 30% PaO_2 < 60 mmHg(SpO_2 < 90%) 胸水	+ 30 + 20 + 20 + 10 + 10 + 10 + 10

⬇

	class	30 日死亡率
50 歳未満かつその他 0 点	class Ⅰ	0.1%
≦ 70 点	class Ⅱ	0.6%
71～90 点	class Ⅲ	2.8%
91～130 点	class Ⅳ	8.2%
≧ 131 点	class Ⅴ	29.2%

表 2A-1-3 細菌性肺炎と非定型肺炎の鑑別（マイコプラズマもしくはクラミジア属）

① 年齢 < 60 歳
② 基礎疾患がない，あるいは軽微
③ 頑固な咳がある
④ 胸部聴診上所見が乏しい
⑤ 痰（−）or 迅速診断法で原因菌（−）
⑥ 末梢血白血球数 < 1 万/μL

➡ ①～⑤のうち 3 項目以上
　感度 83.9%／特異度 87.0%
➡ ①～⑥のうち 4 項目以上
　感度 77.9%／特異度 93.0%

表 2A-1-4 レジオネラ肺炎の予測因子

① 体温 > 39.4℃
② 喀痰（−）
③ 血清 Na < 133 mEq/L
④ LDH > 255 IU/L
⑤ C 反応性タンパク質（CRP）> 18.7 mg/dL
⑥ 血小板 < 17.1 万/μL

➡ 4 項目以上 → 診断率 66%
　1 項目以下 → 99%否定的

6 入院治療の経過

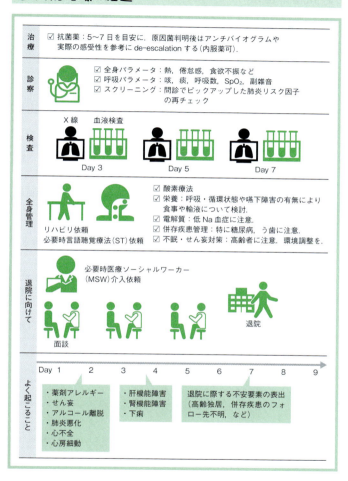

治療	☑ 抗菌薬：5〜7日を目安に，原因菌判明後はアンチバイオグラムや実際の感受性を参考に de-escalation する（内服薬可）．
診察	☑ 全身パラメータ：熱，倦怠感，食欲不振など ☑ 呼吸パラメータ：咳，痰，呼吸数，SpO_2，副雑音 ☑ スクリーニング：問診でピックアップした肺炎リスク因子の再チェック
検査	X線　血液検査　Day 3　Day 5　Day 7
全身管理	リハビリ依頼 必要時言語聴覚療法（ST）依頼 ☑ 酸素療法 ☑ 栄養：呼吸・循環状態や嚥下障害の有無により食事や輸液について検討． ☑ 電解質：低Na血症に注意． ☑ 併存疾患管理：特に糖尿病，う歯に注意． ☑ 不眠・せん妄対策：高齢者に注意．環境調整を．
退院に向けて	必要時医療ソーシャルワーカー（MSW）介入依頼 面談　退院
よく起こること	Day 1〜2：薬剤アレルギー・せん妄・アルコール離脱・肺炎悪化・心不全・心房細動 Day 3〜4：肝機能障害・腎機能障害・下痢 Day 5〜7：退院に際する不安要素の表出（高齢独居，併存疾患のフォロー先不明，など）

7 抗菌薬選択

原則① 原因菌は肺炎球菌・インフルエンザ菌・マイコプラズマを中心に,重症例ではレジオネラ・インフルエンザウイルスを忘れない!

原則② 基礎疾患・併存薬・腎機能などにあわせ抗菌薬を選択・調整する.(当科では「サンフォード感染症治療ガイド」を参照している)

原則③ 治療期間は 7 日間以内を目安に, 状況に応じて変更する.

原則④ 原因菌が判明すれば de-escalation する.

Ⓐ 細菌性肺炎を疑うとき

①外来治療
a. 内服
1) アモキシシリン(AMPC, サワシリン®) 250 mg　6 カプセル　分 3　毎食後
2) アモキシシリン/クラブラン酸(AMPC/CVA, オーグメンチン®)250 RS　3 錠　分 3　毎食後 + AMPC(サワシリン®) 250 mg　3 カプセル　分 3　毎食後

b. 点滴
1) セフトリアキソン(CTRX, ロセフィン®) 1 g + 生理食塩水 100 mL　1 時間で点滴　24 時間ごと

②入院治療
1) CTRX(ロセフィン®) 1 g + 生理食塩水 100 mL　1 時間で点滴　24 時間ごと
2) スルバクタム/アンピシリン(SBT/ABPC, スルバシリン®) 3 g + 生理食塩水 100 mL　1 時間で点滴　6 時間ごと
3) 原因菌として肺炎球菌を強く疑うとき:
   a) ABPC(ビクシリン®) 2 g + 生理食塩水 100 mL　1 時間で点滴　4〜6 時間ごと
   b) ペニシリン G(PCG, 注射用ペニシリン G カリウム) 200 万単位 + 生理食塩水 100 mL　1 時間で点滴　4 時間ごと, または 600 万単位 + 5%ブドウ糖液 500 mL　6 時間で点滴　12 時間ごと
4) 重症〜超重症例:SBT/ABPC(スルバシリン®) 3 g +生理食塩水 100 mL　1 時間で点滴　6 時間ごと + アジスロマイシン(AZM, ジスロマック® 点滴静注用) 500 mg + 蒸留水 20 mL + 生理食塩水 500 mL　2 時間で点滴　24 時間ごと

Ⓑ 非定型肺炎を疑うとき(マイコプラズマやクラミドフィラ属)

①外来治療
1) AZM(ジスロマック®) 250 mg　2 錠　分 1　朝食後　3 日間またはジスロマック®SR　2 g　1 回内服
2) CAM(クラリス®) 250 mg　2 錠　分 2　朝夕食後
3) 結核の可能性が低ければ, レボフロキサシン(LVFX, クラビット®) 500 mg　1 錠　分 1　朝食後

②入院治療
1) AZM(ジスロマック® 点滴静注用) 500 mg + 蒸留水 20 mL + 生理食塩水 500 mL　2 時間で点滴　24 時間ごと
2) ミノサイクリン(MINO, ミノマイシン® 点滴静注用) 200 mg + 生理食塩水 100 mL　1 時間で 1 回点滴 ➡ 以後 12 時間ごとに 100 mg を投与

C レジオネラ肺炎

1) LVFX（クラビット®点滴静注）500 mg ＋ 生理食塩水 100 mL　1時間で点滴　12時間ごと
2) AZM（ジスロマック®点滴静注用）500 mg ＋ 蒸留水 20 mL ＋ 生理食塩水 500 mL　2時間で点滴　24時間ごと

D インフルエンザ肺炎

1) オセルタミビル（タミフル®）（75 mg）2錠　分2　朝夕食後
2) ペラミビル（ラピアクタ®）点滴静注液バッグ（300 mg）/30分　点滴
3) 二次感染（肺炎球菌・黄色ブドウ球菌・インフルエンザ菌・A群溶連菌）などの疑いがあれば抗菌薬を併用．

ポイント

- 高齢者が多く，併存疾患・嚥下障害・身体機能低下などが基礎にある頻度が高いため，スクリーニングと対応を行う．
- 社会背景へのアプローチも重要であり，MSWや看護師との連携を密にする．
- 適切な培養検体（特に痰）を提出することは，個人の治療経過にかかわるだけでなく，各施設のアンチバイオグラム作成に重要である．

参考文献

1) 日本呼吸器学会成人肺炎診療ガイドライン2017作成委員会：成人肺炎診療ガイドライン 2017.
2) David N. Gilbert, Henry F. Chambers, George M. Eliopoulos, et al.：サンフォード感染症治療ガイド 2018. ライフサイエンス出版，2018.
3) Fiumefreddo R, Zaborsky R. Haeuptle J, et al.：Clinical predictors for Legionella in patients presenting with community-acquired pneumonia to the emergency department. BMC Pulm Med 9：4, 2009.

（飛野和則）

2 嚥下性肺疾患（医療・介護関連肺炎）

1 受診（主訴）

呼吸器系症状
- 咳嗽
- 膿性痰
- 呼吸困難

＋

全身性症状
- 発熱
- 悪寒・戦慄
- 筋肉痛
- 倦怠感
- 食欲不振
- 活動性低下
- 意識障害
- 失禁

＋

誤嚥のリスク因子
（表2A-2-3）
- むせこみ
- 頻回の吸引
- 胸焼け，逆流感

**誤嚥による肺炎の
リスク因子**
（表2A-2-4）
- 咳反射低下
- 呼吸筋力低下
- 喀痰の粘稠性上昇
- 口腔内不衛生

呼吸器症状

＋

全身症状

＋

NHCAPの定義
- 長期療養型病床
- 介護施設に入所中
- 90日以内に退院
- 介護が必要
- 血管内治療：
  - 透析
  - 抗菌薬
  - 抗癌化学療法
  - 免疫抑制剤など

→ 嚥下性肺疾患を疑う / 医療・介護関連肺炎を疑う

2 肺炎の確認

- 基本的にはCAPと同じである．
- ただし次の❹～❻に注意して丁寧な問診と診察を！

❹ 高齢者では症状が出にくい

① 熱が出にくい（平熱が低い，日内変動が少ない）
- 平熱と比較．
- 頻脈，悪寒戦慄，発汗，硬直，皮膚紅潮を確認．

② 咳や痰が出にくい
- 排痰困難，痰絡み，呼吸困難について聴取．
- 呼吸数，努力呼吸，肺ラ音を確認．

③ 典型的な症状が出にくい
- 食欲低下，意識レベルの変化（傾眠やせん妄），活動性の低下が診断や経過の指標になることも多い．

❺ 嚥下性肺疾患をきたした原因は？

① 基礎疾患
- 脳血管障害，頭頸部癌，反回神経麻痺，神経変性疾患，神経筋疾患，慢性呼吸不全，サルコペニアなど

② 嚥下機能をさらに悪化させた要因
- 感染症：インフルエンザ，尿路感染症など
- 内服薬の変化（睡眠薬，抗痙攣薬，抗パーキンソン病薬の調整）
- 食習慣の変化（食事内容，摂取方法，姿勢）

③ 逆流，嘔吐をきたす疾患
- GERD，食道裂孔ヘルニア，イレウス，虫垂炎，胃腸炎，胆道系感染症，尿路感染症

❻ そもそも肺炎でよいのか

① 菌血症の原因として最も多い疾患
- 尿路感染症，胆道系感染症

② 要介護者の熱源として多い疾患
- 褥瘡感染，偽痛風，憩室炎，虫垂炎，蜂窩織炎，膿瘍，感染性心内膜炎，腫瘍，薬剤熱

③ 繰り返す／慢性化しているとき
- 膿胸，膿瘍，結核も鑑別に

- ①～③のいずれも「絶食」「抗菌薬投与」といった嚥下性肺疾患の治療でいったん改善するため，気付かれにくい．

3 診断・分類

Ⓐ 嚥下性肺疾患

① 嚥下性肺炎
- 概念：いわゆる「誤嚥性肺炎」
- 原因：表 2A-2-4
- 症状：発熱，膿性痰，呼吸困難
- 画像：下葉背側に浸潤影を認める．背側ではなく肺底部全体や側胸部のこともある．重力に応じて分布するため，普段の姿勢に注目！
- 鑑別：細菌性肺炎，器質化肺炎など

② メンデルソン症候群
- 概念：胃内容物の嘔吐による急性化学性肺炎
- 原因：大量嘔吐（胃酸や胃内残渣の大量誤嚥）
- 症状：嘔吐後の急激な発熱，呼吸困難，頻脈
- 画像：肺水腫様のびまん性すりガラス陰影
- 鑑別：通常型の嚥下性肺炎，肺水腫，急性呼吸窮迫症候群（ARDS），間質性肺炎など

③ 胃切除後嚥下性肺炎
- 概念：胃切除後に胃食道逆流により繰り返し起こる嚥下性肺炎
- 原因：胃の部分切除または全切除（下部食道括約筋の機能障害）
- 症状：胃食道逆流症状，急性発症の発熱，呼吸困難
- 画像：多区域性の病変や結節陰影（背側優位）
- 鑑別：気管支肺炎など

④ びまん性嚥下性細気管支炎（DAB）
- 概念：慢性的な微量誤嚥により，DPB に類似した画像所見を呈する．
- 原因：中枢神経疾患，食道アカラシアなどによる嚥下障害
- 症状：繰り返す咳や痰，喘鳴，呼吸困難（喘息に似る）
- 画像：下葉を中心にほぼ全肺にびまん性小葉中心性小粒状影，肺の過膨張，X 線では発見しにくい．
- 鑑別：気管支喘息，心不全などと間違われやすい．高齢者の難治性喘息や繰り返す気管支炎をみたときは鑑別にあげる．

Ⓑ 医療・介護関連肺炎

- 肺炎の診断基準を満たす．
- NHCAP の定義のうち 1 つ以上を認める．
  ① 長期療養病床もしくは介護施設に入所している（精神科病棟も含む）．
  ② 90 日以内に病院を退院した．
  ③ 介護（PS 3 以上）を必要とする高齢者，身体障害者
  ④ 通院にて継続的に血管内治療（透析，抗菌薬，抗癌化学療法，免疫抑制薬）を受けている．

Ⓒ 重症度分類

- A-DROP，Pneumonia Severity index を使用する（2A-1「市中肺炎」〈p.32〉を参照）．

表 2A-2-1 入院する肺炎のうち,嚥下性肺炎の頻度

市中肺炎の6割,院内肺炎の8割![2)

↓

つまり救急外来や病棟で日常的に接する
肺炎の大多数は嚥下性肺炎である.

表 2A-2-2 嚥下性肺炎は右下肺野背側?

- 誤嚥時の姿勢により異なる.
- 寝たきりの患者が(食後の逆流や経管栄養に伴い)誤嚥すると上肺野にきたしやすい.
- 右大腿骨骨折後で左向きで寝ている患者では左肺野にきたす.

表 2A-2-3 誤嚥のリスク因子

病態	自覚的,他覚的症状	疾患
嚥下機能低下	むせ,頻回の口腔内分泌の吸引	意識障害,全身衰弱,長期臥床,急性の脳血管障害,慢性神経疾患,認知症,脳梗塞後遺症,パーキンソン病など,医原性,気管切開チューブ留置,経管栄養,咽頭に関わる頭頸部手術,鎮静薬,睡眠薬,抗コリン薬など口内乾燥をきたす薬剤
胃食道機能不全	胸焼け,逆流感	胃食道逆流,食道機能不全または狭窄,医原性,経管栄養,胃切除

表 2A-2-4 誤嚥による肺炎のリスク因子

病態	自覚的,他覚的症状	疾患
喀出能低下	咳反射低下 呼吸筋力低下	全身衰弱,長期臥床
気道クリアランス能低下	喀痰の粘稠性上昇	慢性気道炎症性疾患
免疫能低下		全身衰弱,長期臥床,急性脳血管障害,低栄養

表 2A-2-5 退院はゴールではなくスタート!再発予防のためにできること

- インフルエンザワクチン + 肺炎球菌ワクチンの併用接種:ガイドラインで強い推奨(肺炎の罹患率,入院率,死亡率の低下が証明されている.)
- 口腔ケアの継続:特に毎食前と就寝前(セルフケアの場合も,終了後に家族やスタッフによる確認を.)
- 自宅や施設での食事形態,摂取方法(椅子かベッドか,スプーンの大きさ,自力か介助か)を確認し,同じ形で院内でも練習する(変更が必要な場合は情報共有を行う).

4 嚥下性肺疾患，NHCAP の治療

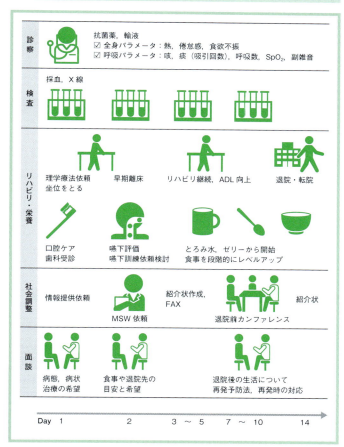

5 抗菌薬選択

A 嚥下性肺炎の抗菌薬選択

- CTRX：SBT/ABPC に非劣勢
- AZM 点滴：SBT/ABPC に非劣勢の可能性
- 軽症であれば内服も可能．ただし内服しやすいよう工夫を（小児用の SBT/ABPC 細粒を使用，CVA/AMPC を内服直前に粉砕する，AMPC＋クリンダマイシン〈CLDM〉内服，簡易懸濁など）．
- 非感染性の可能性もあり（抗菌薬を投与せずに経過観察する選択肢）
- 食事レベルを下げるなどして経過観察も検討

B HAP/NHCAP の抗菌薬選択

- 図 2A-2-1，表 2A-2-7 を参照．

表 2A-2-6 耐性菌のリスク因子

2 項目以上で耐性菌の高リスク群
1. 過去 90 日以内の経静脈的抗菌薬の使用歴
2. 過去 90 日以内に 2 日以上の入院歴
3. 免疫抑制状態
4. 活動性の低下：PS ≧ 3，バーセル指数＜ 50 歩行不能，経管栄養または中心静脈栄養法

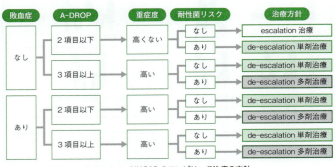

図 2A-2-1 NHCAP のエンピリック治療の方針

表 2A-2-7 HAP/NHCAP のエンピリック治療抗菌薬

	escalation 治療	de-escalation 治療	
		単剤	多剤（下記から2剤）
内服	・CVA/AMPC + AZM など ・LVFX など		
注射	・SBT/ABPC ・CTRX，CTX ・非定型疑い：LVFX	・TAZ/PIPC ・MEPM など ・CFPM ・LVFX など	・TAZ/PIPC ・MEPM など ・CPFM ・LVFX など ・SM など ・MRSA 疑うとき：＋VCM など

CTX：セフォタキシム，TAE：タゾバクタム，PIPC：ピペラシリン，MEPM：メロペネム，CFPM：セフェピム，SM：ストレプトマイシン，VCM：バンコマイシン，MRSA：メチシリン耐性黄色ブドウ球菌

処方例

いずれも腎機能に合わせ用量調整を行う．
- SBT/ABPC（スルバシリン®）3 g + 生理食塩水 100 mL　1 時間で点滴　6 時間ごと
- CTRX（ロセフィン®）1 g + 生理食塩水 100 mL　1 時間で点滴　24 時間ごと
- AZM（ジスロマック®点滴静注用）500 mg + 蒸留水 20 mL + 生理食塩水 500 mL　2 時間で点滴　24 時間ごと
- AMPC/CVA（オーグメンチン®）250 RS　6 錠　分 3　毎食後（つぶす）

参考文献
1）日本呼吸器学会：成人肺炎診療ガイドライン 2017. 2017.
2）Teramoto S, Fukuchi Y, Sasaki H, et al.：High incidence of aspiration pneumonia in community- and hospital-acquired pneumonia in hospitalized patients：a multicenter, prospective study in Japan. J Am Geriatr Soc 56：577-579, 2008.

（吉松由貴）

③ 院内肺炎

1 肺炎の診断 → 2 肺炎のリスク評価

患者背景のアセスメント
- 誤嚥性肺炎のリスク判断
- 疾患終末期や老衰状態の判断

Ⓐ 易反復性の誤嚥性肺炎のリスク（＋）または疾患末期や老衰状態
- 患者個人・家族の意思やQOLを考慮した治療・ケアを行う

Ⓑ Ⓐに非該当
治療薬の決定（1〜3を評価し表2A-3-4参照）
1. 敗血症の有無（qSOFAスコア≧2）
2. 重症度の判断（HAP：I-ROAD，NHCAP：A-DROP）
3. 耐性菌リスクの判断

表2A-3-1 耐性菌のリスク因子

1. 過去90日以内の経静脈的抗菌薬の使用歴
2. 過去90日以内に2日以上の入院歴
3. 免疫抑制状態
4. 活動性の低下：PS≧3，バーセル指数＜50，歩行不能，経管栄養または中心静脈栄養療法

➡ 2項目以上で耐性菌の高リスク群

バーセル指数：1.食事，2.移動，3.整容，4.トイレ動作，5.入浴，6.歩行，7.階段昇降，8.着替え，9.排便，10.排尿について各々0〜15点で評価し，0〜100点でスコアリングする．

表2A-3-2 わが国の院内肺炎検出菌

1.	MRSA	17.5%
2.	緑膿菌	13.9%
3.	肺炎球菌	7.7%
4.	MSSA	6.5%

MSSA：メチシリン感受性黄色ブドウ球菌

表2A-3-3 院内肺炎の処方例

- AMPC/CVA（オーグメンチン®）250 RS　6錠　分3　毎食後 ＋ AZM（ジスロマック®）250 mg　2錠　分1　朝食後　3日間 または ジスロマックSR® 2 g　1回内服
- LVFX（クラビット®）500 mg　1錠　分1　朝食後
- SBT/ABPC（スルバシリン®）3 g ＋ 生理食塩水100 mL　1時間で点滴　6時間ごと
- CTRX（ロセフィン®）1 g ＋ 生理食塩水100 mL　1時間で点滴　24時間ごと
- LVFX（クラビット点滴静注®）500 mg ＋ 生理食塩水100 mL　1時間で点滴　12時間ごと
- TAZ/PIPC（ゾシン®）4.5 g ＋ 生理食塩水100 mL　1時間で点滴　6時間ごと
- MEPM（メロペン®）0.5 g ＋ 生理食塩水100 mL　1時間で点滴　8時間ごと
- VCM ＋ 生理食塩水100 mL　1時間で点滴　12時間ごと
  ＊血中濃度モニタリングを行う

いずれも腎機能に合わせ用量調整を行う．

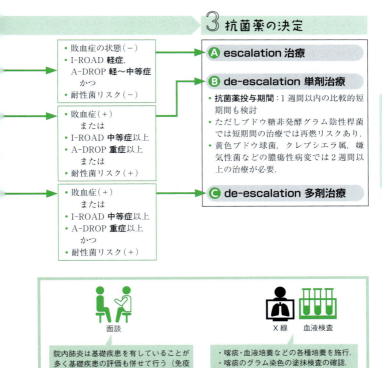

表 2A-3-4 HAP/NHCAP のエンピリック治療抗菌薬

Escalation 治療	De-escalation 単剤治療	De-escalation 多剤治療
・敗血症(−)で，重症度が高くない*1 かつ ・耐性菌リスク(−) **内服薬(外来治療が可能な場合)** ・β-ラクタマーゼ阻害薬配合ペニシリン系薬*2＋マクロライド系薬*3 ・レスピラトリーキノロン*4*5 **注射薬** ・スルバクタム・アンピシリン ・セフトリアキソン*6，セフォタキシム*6 **非定型肺炎が疑われる場合** ・レボフロキサシン*5*6	・敗血症(+)，または，重症度が高い*1 または ・耐性菌リスク(+) **注射薬(単剤投与)** ・タゾバクタム・ピペラシリン ・カルバペネム系薬*7 ・第四世代セフェム系薬*6*8 ・ニューキノロン系薬*5*6*9	・敗血症(+)，または，重症度が高い*1 かつ ・耐性菌リスク(+) **注射薬(2 剤併用投与，ただしβ-ラクタム系薬の併用は避ける)** ・タゾバクタム・ピペラシリン ・カルバペネム系薬*7 ・第四世代セフェム系薬*6*8 ・ニューキノロン系薬*5*6*9 ・アミノグリコシド系薬*6*10*11 **MRSA 感染を疑う場合*12** ＋ ・抗 MRSA 薬*13

＊1：重症度が高い：NHCAP では A-DROP で重症以上，HAP では I-ROAD で中等症(B 群)以上．
＊2：スルタミシリン，アモキシシリン・クラブラン酸(いずれも高用量が望ましい)．
＊3：クラリスロマイシン，アジスロマイシン．
＊4：ガレノキサシン，モキシフロキサシン，レボフロキサシン，シタフロキサシン，トスフロキサシン．
＊5：結核に対する抗菌力を有しており，使用に際しては結核の有無を慎重に判断する．
＊6：嫌気性菌感染を疑う際には使用を避けるか，クリンダマイシンまたはメトロニダゾールを併用する．
＊7：メロペネム，ドリペネム，ビアペネム，イミペネム・シラスタチン．
＊8：セフォゾプラン，セフェピム，セフピロム．
＊9：レボフロキサシン，シプロフロキサシン，パズフロキサシン(パズフロキサシンは高用量が望ましい)．
＊10：アミカシン，トブラマイシン，ゲンタマイシン．
＊11：腎機能低下時や高齢者には推奨されない．
＊12：以前に MRSA が分離された既往あり，または，過去 90 日以内の経静脈的抗菌薬の使用歴あり．
＊13：リネゾリド，バンコマイシン，テイコプラニン，アルベカシン．

(日本呼吸器学会：成人肺炎診療ガイドライン 2017．2017 より)

(宮嶋宏之)

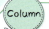

誤嚥性肺炎の哲学

1 誤嚥性肺炎にみる主治医力

　誤嚥性肺炎と聞いてどのような印象をもつでしょうか．治らない，再発する，退院できない，ややこしい…あまりよくない気持ちになる方が多いかもしれません．筆者はというと，卒後すぐに誤嚥性肺炎の患者さんを初めて受け持ったとき，自分自身に任せられたものの大きさに，身の引き締まる思いと喜びを感じていました．明確な治療が定まっている疾患とは違い，誤嚥性肺炎の抗菌薬治療以外の部分には，決まったものがありません．だからこそ，立場や専門性にかかわらず，学生や研修医，そして非専門医も，観察力と配慮に長けた者こそが質の高い診療を行えるのです（そもそも誤嚥性肺炎の専門医というのはあまりいません）．

　患者さんをよくよく診察していると，実に多くのことを教えてくれていることに気づきます．おかずは噛んで食べているが，お米は噛まずに丸飲みしている．ご家族がいると話しながら食べるので，よくむせこんでいる．お風呂の後は疲れていて，飲み込むまでに時間がかかる．持ち込み禁止だが，栄養ドリンクやサプリメントは薬だからよいと思って飲んでいた．主治医がいかに患者さんのもとへ足繁く通い，患者さんが出すいろいろなサインに気づき，そしてそれに対して本人の生き方を損なわない範囲での工夫を一緒に考えることができるか．ご家族ともよい関係を築き，患者さんの診療をよりよくすることにつなげられるか．多職種と連携して患者さんのケアをよりよくできるか．これが誤嚥性肺炎の患者さんの診療そのものだと思うのです．

2 そもそも誤嚥性肺炎とは

　では誤嚥性肺炎とは一体なにを指すのでしょうか．ガイドラインや教科書，論文では色々と定義されています．「肺炎」という言葉がつきますので，肺で起きている炎症を指すのでしょう．しかし医師が接する誤嚥性肺炎，そして患者さんやご家族が困っている誤嚥性肺炎というのは，肺の炎症以上のものを指しているように思います．肺炎が治ってからも，食事摂取に悩み，再発に苦しみ，過ごす場所や生活の在り方に患者さんもご家族も，われわれ医療者も頭を抱えます．一度の治療で治るいわゆる肺炎とは異なり，増悪と改善を繰り返す「症候群」ともいえますし，「体質の変化」「お身体がこれまでのようには食べ物を受け付けなくなってきているようです」とお伝えすることもあります．誤嚥性肺炎は1つの点ではなく，加齢の過程に伴ってくる

ものです.

　加齢とともに食事の摂り方は変わります．徐々にその速度は低下し，量も減り，ついには自力ではほとんど食べられなくなります．こうしたお年寄りの姿に，「食べられないのなら，食べさせてあげよう」という介護をするのは，実は日本人の国民性もかかわっているようです．尊敬する医師の「誤嚥性肺炎は，食べさせる文化があるから起こるのだ」という言葉が耳に残っているのですが，なるほど，海外ではお年寄りが食べなくなると，「自然なことだから仕方がない」と，加齢に伴う変化として受け入れられることも多いようです．介護施設や病院でも，食事介助をされている場面はあまりみられません．すると死因は肺炎ではなく，老衰になるかもしれません．

　もちろんお国柄だけでなく，他疾患や経過，家族ごとの在り方，医療資源へのアクセスのしやすさなど，いくつもの要素が関わっています．けれどあえて誤解を恐れずに言うと，誤嚥性肺炎は，とてもわが国らしい人間の終末期なのかもしれません．また医療や技術が発達したからこそ対処の方法も幅が広がり，数十年前とはとらえ方も変わってきた，現代病ともいえるかもしれません．実際，誤嚥性肺炎に関するエビデンスの多くはわが国から発信されています．これは，お年寄りを敬い，命を大切にしてきた日本人の誇れる精神です．欧米を真似して食事介助をやめようというわけではありません．大切に思う気持ちをもちつづけながらも，その実践方法にもっと柔軟性があってもよいと思うのです．

3 誤嚥性肺炎とともに生きる：慢性疾患の視点

　前述のような誤嚥性肺炎に対する負の印象は，「治るはずの疾患」ととらえることからきているのではないかと思います．治るはずなのに治らない，治したはずなのに再発してしまった，治ったはずなのに退院できない…報われない思いになるのも当然です．今度こそしっかり治そうとより広域な抗菌薬を選択したり，経口摂取に対してより慎重になるでしょう．

　誤嚥性肺炎を起こしやすい体質のお年寄りであることを受け入れられると，こうしたフラストレーションを感じすぎず，前向きなエネルギーに変えることができます．体質を改善するにはどうしたらよいのでしょうか．肺炎球菌ワクチンの接種により高齢者の肺炎は40％以上減少します[1]．またインフルエンザワクチンを接種することで，誤嚥性肺炎を減らすことができるといわれています．インフルエンザウイルス感染後の二次性細菌性肺炎は少なくないですし，高熱を出すと，ただでさえ苦手だった嚥下が，ますますうまくできなくなるのは当然ですので，確かに効果があるでしょう．両ワクチンの相乗効果も報告されています[2]．

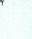

インフルエンザや尿路感染で体調を崩したときには,解熱剤を使ったり体を休めるとともに,体調がよくなるまで食事を1レベル下げることを提案してみてもよいかもしれません.例えば軽度の嚥下障害がある方には,体調が悪いときには水分は少しずつ飲みましょうとか,パサパサするものは控えましょう,無理をせずゼリーだけでも大丈夫です,などとお伝えしています.寝込んでしまうと,横になったまま水分を摂ってしまい誤嚥につながることもあるため,摂取時は起き上がるよう伝えています.糖尿病ではシックデイの食事や服薬について指導をしますし,腎臓内科では体調によって透析条件を調整します.慢性疾患ならではの重要な視点です.

4 誤嚥性肺炎とともに生きる:緩和ケアの視点

これまでなんとか普通の生活を送ってきた方も,ひとたび誤嚥性肺炎になると途端に衰弱し,絶食・寝たきりとなってしまう姿には悲しいものがあります.肺炎が再燃しては困るので,仕方のないことではあります.けれど,筆者だったらリスクがあっても食べたいと(自他ともに認める食いしん坊なので)思ってしまいます.そんなとき,緩和ケアの視点は大変役立ちます.

「死んでもいいから食べたい」と言われる方がいますが,だからといって食べたがるお饅頭を丸ごと渡すわけにはいかないでしょうし,本人も今この瞬間に死にたいと思っているわけではないように思います.けれど予後が何十年もあるわけではありません.本人らしい生き方を支えるには,例えば小さく切り分けて食べてもらったり,舐めるだけで出してもらったり,嚥下障害に配慮された市販品の和菓子を活用したり,代わりにとろみのついたお汁粉を味わってもらってもいいかもしれません.食べること以外で本人にとって楽しい,心地よいと感じられることを見つけるのも大事です.

しかしそれだけではなかなかうまくいきません.誤嚥性肺炎は予後の予測が容易ではありませんし,そもそも誤嚥性肺炎になったあとの長期予後に関する報告がほとんどありません.衰弱やフレイルに伴う嚥下障害を認めた患者では,嚥下性肺疾患をきたすリスクが高いことや,絶食にすることで肺炎を避けられないことが報告されています.一方で,訓練や食事療法の報告も多いのです.悪性腫瘍の終末期のようにはご家族も医療者も受け入れにくいでしょうし,緩和ケアだけでは天寿を全うできないかもしれません.

5 誤嚥性肺炎とともに生きる:リハビリの視点

そこで欠かせないのがリハビリの視点です.筆者が思うには,緩和ケアとリハビリの根本には「本人らしく生きる支え」という,共通の精神があるので

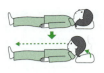
図1

図2

す．その精神こそ誤嚥性肺炎の診療において大切にしたいことであり，そのためには両者から学ばされることはとても多いのです．

3C-7「リハビリテーション」(p.367)では4つのアプローチについてご紹介しますが，ここでは誤嚥性肺炎に対してどのような手段があるかをさらに見ていきたいと思います．

治療的アプローチでは，嚥下筋を鍛えたり，誤嚥防止術を行うなどして嚥下機能障害そのものを改善させます．自宅でも簡単にできる訓練法として患者さんには「頭部挙上訓練」を勧めています(図1)．仰向けで，つま先を見るように頭を挙上して10秒維持して，下ろす．これを起床時と寝る前に3セットずつから始めます．座ってできる「嚥下おでこ体操」は，額を後ろ方向へ手の平で押しながら，おへそをのぞき込むように額で抵抗します(図2)．ご家族に協力してもらうのもよいでしょう．歌うこと，大きな声で話すことも，よい訓練です．外来の患者さんにはカラオケを勧めています．嚥下と呼吸によい日本文化だと思います．筋トレに熱中しなくとも，日常生活や遊びに訓練を取り入れることができるのです．

代償的アプローチでは，例えば摂食時の体幹角度を下げることで誤嚥の頻度を減らすなど，低下した機能を補う工夫を取り入れます．舌圧が低下し嚥下圧をうまく形成できないために残留が増えて誤嚥をしている患者さんには，歯科口腔外科で装具を作成してもらうこともあります．一口量が大きすぎるようなら，小さなスプーンと交換します．患者さん自身の状態が変わらなくても，障害を代償する手段を利用することは，特に高齢者に多いサルコペニアや廃用症候群に伴う嚥下機能障害には有効です．

環境改善的アプローチでは，患者さんの関係者が連携したり，リクライニング車椅子や介護ベッドなどの介護設備を整え，取り巻く環境に介入します．当科では院内全職員を対象に勉強会「えんげ塾」を定期開催し，院内の理解を深める試みを行っています．また退院時には地域のスタッフに食事介助の様子を見に来てもらったり，カンファレンスや書面を通じて，気を付ける点や介護する上でのポイントを共有しています．

忘れがちですが，心理的アプローチも大変重要です．この仕事をしていると，食べられなくなっていくことは自然なこととして慣れてしまう面があります．しかしご本人やご家族にとっては，人生を大きく揺るがせることなの

です.「癌ならしょうがないけど,病気がないのにどうして弱っていくのか」という言葉に,はっとさせられます.そういうとき,主治医,院内の多職種スタッフ,そしていつもそばにいてくださる地域の先生方や介護福祉職の声かけや心配りが,何よりの支えになるのではないでしょうか.患者,家族同士のつながりも力になるようで,当科では病棟の編成も検討しているところです.

「ほんの少しの工夫」の積み重ねが,誤嚥性肺炎の診療には大きな意味合いをもちます.そしてその工夫を見いだすための,患者さんとご家族,生活環境への理解が大切になります.いかにその方の生き方に思いをはせることができるかが工夫をみつける鍵となる気がします.呼吸器内科の知識や技術のみでは限界もあり,緩和ケアやリハビリの考え方に学びながら診療に当たる日々です.

6 「肺炎を治療しない選択」の意味するもの

2017年には成人肺炎診療ガイドラインが改定され,「肺炎を治療しない選択」が明記されたことが話題を呼びました.これは,どのような治療を望むかを日頃から相談しておきましょう,というメッセージとして私は捉えています.欧米ではDNH(do not hospitalize)=入院を希望しないという指示が広まりつつあるといいます.医療が進歩し選択肢が増えたために,われわれは道に迷い,大切なものを見失いがちです.

偉大な内科医ウィリアム・オスラーが,「肺炎は老人の仇敵」として,生涯をかけてその病態究明や治療に奮闘した末に,「肺炎は老人の友である」と考えるに至ったという話は,不思議ととても腑に落ちます.1898年に彼はこう述べています.「肺炎は老人の友と呼んでもよいだろう.急性の,短期間の,痛みを伴わないことも多いこの疾患により,老人たちは,自分自身にとっても友人にとっても苦悩の種となる『じわじわと進む冷たい腐食』から逃れることができるからだ」.1世紀のときを隔てても変わらない肺炎という概念を,われわれの手により「老人の敵」にしてしまわないよう,その人らしい生き方を支えられるよう,何ができるのかを模索する日々です.

参考文献
1) 日本呼吸器学会:成人肺炎診療ガイドライン2017. 2017.
2) Christenson B, Lundbergh P, Hedlund J, et al.:Effects of a large-scale intervention with influenza and 23-valent pneumococcal vaccines in adults aged 65 years or older:a prospective study. Lancet 357:1008-1011, 2001.

(吉松由貴)

4 急性上気道炎／インフルエンザ

1 受診(主訴)

呼吸器系症状
(カタル症状)
- 鼻汁・鼻閉
- 咽頭痛
- 咳嗽
- くしゃみ
- 嗄声

＋

全身性症状
- 発熱
- 倦怠感
- 頭痛

→ 急性上気道炎を疑う

2 急性上気道炎の確認

Ⓐ 問 診

① リスク因子
- 周囲での流行
- 喫煙歴
- 基礎疾患

② 自覚症状
- 症状の持続期間
- 悪寒・戦慄

Ⓑ 臨床所見

① バイタルサイン
- 体温
- 呼吸数
- SpO_2

② 身体所見
- 副鼻腔の圧痛
- 咽頭壁や軟口蓋の発赤
- 扁桃腫大や滲出物の付着
- 頸部リンパ節腫脹
- ラ音

Ⓒ 検 査

基本的には病歴と臨床症状で診断．

必要時(3日以上発熱が持続する場合や7日以上かぜ症状の改善がない場合など)に検査施行を考慮．

① 胸部単純X線写真
② 血液検査
- CBC
- 生化学検査：肝機能，腎機能，CRP

③ 細菌学的検査
- 喀痰グラム染色・培養
- 抗酸菌染色・培養
- インフルエンザ迅速検査
- アデノウイルス迅速検査
- RSウイルス迅速検査
- A群β溶連菌咽頭ぬぐい液による迅速抗原検査
- ウイルス検査法：ペア血清法(4倍以上の抗体価上昇)

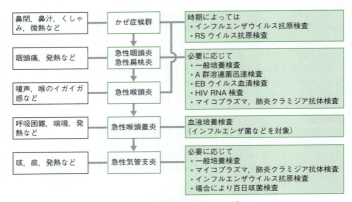

図 2A-4-1　急性気道感染症診断へのアプローチ
(山城清二：成人気道感染症診療の基本的考え方．日内会誌 98：424-428，2009 より)

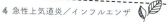

3 診断・分類

Ⓐ 急性上気道炎

① かぜ症候群（上気道炎・感冒と同義）
- 80〜90%はウイルス感染．残りは一般細菌やマイコプラズマ，クラミジアなど．ウイルスとしてはライノウイルス（約30〜40%），コロナウイルス（約10%）が多く，そのほかRSウイルスやインフルエンザウイルス，パラインフルエンザウイルス，アデノウイルスなど．
- 原因ウイルスの潜伏期間は1週間以内が多く，同一集団で短期間に伝播している場合はかぜ症候群の可能性が高い．2週間程度の時間差がある場合はマイコプラズマやクラミジア感染を考慮する．
- 全身状態良好であり，鼻・咽頭・咳嗽などすべてが急性に存在する場合はかぜと判断可能．
- 1〜2週間以内に自然治癒する．
- 38℃を超える高熱となることは少ない．
- 咳嗽を伴うことが多いが通常は7〜10日で鎮静化する．

② A群β溶連菌性咽頭炎
- 咽頭痛が強い場合に疑う．
- centor criteria（表2A-4-1）と溶連菌迅速キットの併用が診断に有用．

Ⓑ インフルエンザ

- 突然発症の38℃を超える発熱，頭痛，筋肉痛，全身倦怠感，上気道症状を認める．成人では高熱をきたさない症例もある．
- 迅速診断キット：特異度はほぼ100%であるが感度は60〜90%と報告に幅がある．発症12時間以内の感度は50%前後．
- 迅速診断キットの保険適用：① 1回のエピソードにつき発症後48時間以内に2回まで，② 同日の再検査は不可．

表 2A-4-1　centor criteria：A群β溶連菌性咽頭炎

① 扁桃の白苔，浸出液
② 前頸部の有痛性リンパ節腫脹
③ 発熱（38℃以上）
④ 咳がない

0〜1点：溶連菌感染の可能性は低い ➡ 抗菌薬は処方しない
2〜3点：溶連菌迅速検査陽性 ➡ 抗菌薬投与
　　4点：40%以上の可能性，検査なしで抗菌薬投与

4 治療

Ⓐ 急性上気道炎

① かぜ症候群

基本的に対症療法が主体．抗菌薬は使用しない．

対症療法として，解熱剤(アセトアミノフェン)，鼻汁やくしゃみに対しては抗ヒスタミン薬，咳嗽に対して鎮咳薬(中枢性あるいは末梢性鎮咳薬)，およびうがい薬などが使用される．

二次的に細菌感染を合併することもあるので，次の場合は抗菌薬の適応を考慮する．抗菌薬はβラクタム系薬やマクロライド系薬を中心に選択する．

- 高熱が持続(3日以上)
- 膿性の喀痰，鼻汁
- 扁桃腫大と膿栓・白苔付着
- 中耳炎・副鼻腔炎の合併
- 強い炎症反応(白血球増多，CRP陽性，赤沈値の亢進)
- ハイリスク患者(高齢者，糖尿病，肺や循環器系に慢性疾患を有するもの，腎不全，免疫不全を有するものなど)

② A群β溶連菌性咽頭炎

- 抗菌薬の使用により症状緩和，周囲への感染予防，合併症予防(扁桃周囲膿瘍やリウマチ熱など)が期待できる．
- アモキシシリンなどのペニシリン系を10日間投与．
- 処方例：アモキシシリン1回500 mg　1日3回，10日間

Ⓑ インフルエンザ

- 発症48時間以内にノイラミニダーゼ阻害薬を投与することにより症状の期間を1～3日間短縮する．
- ノイラミニダーゼ阻害薬の内服，吸入，注射薬では効果に差はなく，アドヒアランスを考慮し使い分ける．
- 重症化のハイリスク群では治療の絶対適応である．
  ①65歳以上，②5歳未満，③妊婦および産後2週間以内，④基礎疾患を有するもの，⑤著しい肥満
- 妊婦，授乳婦には安全性に関し比較的データの多いオセルタミビル(タミフル®)，ザナミビル(リレンザ®)が推奨される．
- 細菌性呼吸器感染症を続発し死亡の原因となり得るため，肺炎合併例は原則入院加療が望ましい．ただしパンデミック期には軽症の細菌感染合併例は外来治療の対象になり得る．高熱が持続する場合や，いったん解熱した後に再上昇する場合，膿性痰が増加した場合，呼吸困難が増強した場合などは再受診するよう説明する．

表 2A-4-2 推奨される抗インフルエンザ薬と注意事項

A 群．入院管理が必要とされる患者	
A-1 群：重症で生命の危険がある患者	
オセルタミビル (タミフル®) ペラミビル (ラピアクタ®)	重症例での治療経験はオセルタミビルがもっとも多い．経口投与が困難な場合や確実な投与が求められる場合，また，その他の事情により静注治療が適当であると医師が判断した場合にはペラミビルの使用を考慮する．その際，1日1回600 mgを投与し，重症度に応じて反復投与を考慮するが，副作用の発現などに十分留意しながら投与することが必要である(3日間以上反復投与した経験は限られている)．なお，A-1群では，吸入の困難な患者が多いと考えられるため，吸入剤の投与は避けるべきである．
A-2-1 群：生命に危険は迫っていないが入院管理が必要と判断され，肺炎を合併している患者	
オセルタミビル (タミフル®) ペラミビル (ラピアクタ®)	オセルタミビルの使用を考慮するが，経静脈補液を行う場合，その他の事情により静注治療が適当であると医師が判断した場合にはペラミビルの使用を考慮する．なお，肺炎を合併しているこの群の患者では吸入剤の効果は限定されると考えられるため，吸入用製剤を投与適応から除外する．また，前述したように，ペラミビルの増量例や反復投与例における安全性は慎重に観察すべきである．
A-2-2 群：生命に危険は迫っていないが入院管理が必要と判断され，肺炎を合併していない患者	
オセルタミビル (タミフル®) ペラミビル (ラピアクタ®) ザナミビル (リレンザ®) ラニナミビル (イナビル®)	オセルタミビルの使用を考慮するが，経静脈補液を行う場合，その他の事情により静注治療が適当であると医師が判断した場合にはペラミビルの使用を考慮する．なお，吸入投与が可能な例ではザナミビル，ラニナミビルの投与も考慮する．また，前述したように，ペラミビルの増量例や反復投与例における安全性は慎重に観察すべきである．
B 群．外来治療が相当と判断される患者	
オセルタミビル (タミフル®) ラニナミビル (イナビル®) ザナミビル (リレンザ®) ペラミビル (ラピアクタ®) バロキサビル (ゾフルーザ®)	オセルタミビルやラニナミビルあるいはザナミビルの使用を考慮する．ラニナミビルは1回で治療が完結するので，医療機関で服用することにより確実なコンプライアンスが得られるが，吸入剤であるので吸入可能な患者に使用することを考慮する．経口や吸入が困難な場合や，その他の事情により静注治療が適当であると医師が判断した場合にはペラミビルの使用も考慮できる．なお，外来での点滴静注や吸入投与に際しては患者の滞留時間を考慮し，特に診療所などで有効空間が狭い場合でも，飛沫感染予防策・空気感染予防策など他の患者などへのインフルエンザ感染拡散の防止策を考慮することが必要である．バロキサビルは耐性化のリスクが高いとの報告もあり，使用に際しては注意する．

(社団法人日本感染症学会・新型インフルエンザ対策委員会：社団法人日本感染症学会提言〜抗インフルエンザ薬の使用適応について(改訂版)．2011 より改変後作表)

参考文献

1) 日本呼吸器学会呼吸器感染症に関するガイドライン作成委員会：成人気道感染症診療の基本的考え方．2003.
2) 新型インフルエンザ等への対応に関する研究：成人の新型インフルエンザ治療ガイドライン(第2版)．2017.
3) 社団法人日本感染症学会・新型インフルエンザ対策委員会：社団法人日本感染症学会提言〜抗インフルエンザ薬の使用適応について(改訂版)．2011.

(井手ひろみ)

⑤ 気管支炎

1 受診(主訴)

呼吸器系症状
- 咳嗽
- 喀痰
  (ときに膿性)
- 咽頭痛

＋

全身性症状
- 発熱
- 倦怠感
- 食欲不振
- 活動性低下

→ 急性気管支炎を疑う

呼吸器症状
- 咳嗽
- 咽頭痛
- 喀痰増加
- 膿性痰
- 血痰
- 息切れの増加

＋

全身症状
- 発熱
- 倦怠感
- 食欲不振
- 活動性低下

→ 慢性気管支炎急性増悪を疑う

2 気管支炎の確認

Ⓐ 問診

①リスク因子
- 年齢
- ADL
- sick contact
- 喫煙歴
- 基礎疾患
- 栄養状態

②自覚症状
- 咳嗽
- 喀痰
- 発熱

Ⓑ 臨床所見

①バイタルサイン
- 体温
- 呼吸数
- SpO_2

②身体所見
- 呼吸音減弱
- 気管支呼吸音
- ラ音

Ⓒ 検査

①胸部単純X線写真
②血液検査
- CBC
- 生化学検査：肝機能，腎機能，CRP

③細菌学的検査
- 喀痰グラム染色・培養
- 抗酸菌染色・培養
- 百日咳毒素に対するIgG抗体価(PT-IgG)
- インフルエンザ迅速検査
- マイコプラズマLAMP法や血清抗体価

3 診断・分類

Ⓐ 急性気管支炎

① 気管支炎
- 咳嗽が5日以上持続し，多くは1〜3週間持続する．ウイルス感染が原因であっても膿性痰になり得る．

② 百日咳
- 感染後7〜10日間の潜伏期間を経て，鼻汁や咽頭痛，軽い咳嗽が1〜2週間持続する．その後咳嗽が次第に強くなり，発作性のせき込みや吸気性笛声，せき込み後の嘔吐などを呈しやすくなる．強い咳は3〜6週間持続し，徐々に症状は減衰する．全経過は2〜3ヵ月と長期に及ぶ．
- 14日間以上続く咳に「発作性のせき込み」「吸気性笛声」「せき込み後の嘔吐」のいずれか1つ以上を伴っていれば臨床的に診断できる．
- 病原体の分離による診断
  - 発症から4週間以内であればLAMP法や培養
  - 発症から4週間以上であれば血清診断：IgG抗体価（PT-IgG）のペア血清での上昇あるいは単血清で100 EU/mL以上により診断．
- ※ 10〜100 EU/mLの場合，ジフテリア・百日咳・破傷風混合ワクチン接種歴を確認する．ワクチン接種歴がなければ確定診断，不明の場合もしくは接種歴があればペア血清で2倍以上上昇を確認し診断となる．

③ マイコプラズマ感染症
- 感染初期は乾性咳嗽で夜間眠れないほど強くしつこい咳嗽を呈する．3〜4週間経過すると湿性咳嗽になるが，他の細菌との重複感染でなければ黄色膿性痰にはならない．
- 軽症であることがほとんどだが，まれに重症呼吸不全をきたすことがある．感染症としての反応以外に細胞性免疫反応が関連していると考えられている．
- 病原体の分離による診断：ペア血清で4倍以上の上昇，もしくは単一血清で320倍または640倍で診断できる．現在はLAMP法を使用することが多い．

Ⓑ 慢性気管支炎急性増悪

- 慢性気管支炎とは，「慢性の咳，痰が少なくとも年に3ヵ月以上あり，それが少なくとも連続2年以上認められ，この症状が他の肺疾患や心疾患を原因としない」と定義されている[3]．
- 急性増悪時の原因微生物は，肺炎球菌やインフルエンザ桿菌，*Moraxella catarrhalis* などが細菌性原因の約90％を占める．また，基礎疾患である慢性気管支炎が進行した場合は，緑膿菌や腸内細菌が問題になることもある．
- すでに気道病変が強い状況では，緑膿菌が定着し完全な除菌は困難となるため，安易な広域抗菌薬の長期投与は多剤耐性緑膿菌のリスクとなり得る．急性増悪時の抗菌薬使用は7〜14日程度にとどめることが望ましい．
- 急性増悪時の抗菌薬投与の有用性は認められているが，慢性安定期におけるマクロライド少量長期療法や予防的抗菌薬投与による湿性咳嗽の軽減などに関する明確なエビデンスは現時点では乏しい[4]．

4 治療

A 急性気管支炎

① 気管支炎
- 対症療法が主体．抗菌薬は使用しない．
- 痰が膿性化し黄色粘調，量も増加し，また呼吸困難や倦怠感などがみられ，血液検査にて白血球増加や CRP 陽性化の程度が強くなれば細菌性二次感染に進展した可能性があると考え抗菌薬投与に踏み切ることを検討してもよい．

② 百日咳
- 特徴的な咳嗽が出現する前に抗菌薬（マクロライド系）を開始すれば臨床症状の減少を期待できるが，家庭内感染などに限られる．家庭内感染以外で本疾患を疑うのが，典型的な咳嗽が出始めた頃や長引く咳の場合であり，この時期の抗菌薬治療は咳の改善効果は期待できない．ただし，除菌することによる周囲への感染予防を目的に抗菌薬治療が推奨されている[5]．通常は治療開始後5〜7日間で百日咳菌は陰性となる．

処方例：クラリスロマイシン（クラリス®）400〜500 mg　1日2回，7日間

③ マイコプラズマ感染症
- マクロライド系薬が第1選択．
- 近年マクロライド耐性が増加しており，その際はテトラサイクリン系やニューキノロン系への変更を考慮する．

B 慢性気管支炎急性増悪

抗菌薬は①息切れの増加，②喀痰量の増加，③膿性喀痰が認められる場合に積極的に考慮する．

重症度に応じて起因菌を推定し抗菌薬を選択する．

① 軽症
インフルエンザ桿菌，肺炎球菌，*Moraxella catarrhalis*，*Chlamydophila pneumoniae*，ウイルス

② 中等症
①に加えて腸内細菌科（*Klebsiella*，大腸菌，*Enterobacter*，*Proteus*）

③ 重症
①，②に加えて緑膿菌

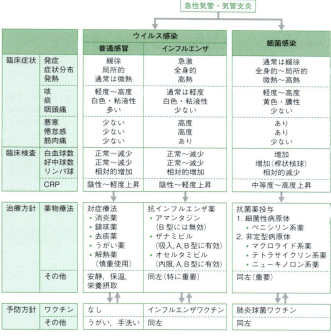

図 2A-5-1 急性気管・気管支炎におけるウイルス感染と細菌感染の鑑別,治療,予防
(山城清二:成人気道感染症診療の基本的考え方.日内会誌 98:424-428, 2009 より)

参考文献

1) 日本呼吸器学会呼吸器感染症に関するガイドライン作成委員会:成人気道感染症診療の基本的考え方. 2003.
2) 咳嗽に関するガイドライン第2版作成委員会:咳嗽に関するガイドラン(第2版). 2012.
3) 日本呼吸器学会 COPD ガイドライン第5版作成委員会:COPD(慢性閉塞性肺疾患)診断と治療のためのガイドライン 2018(第5版). 2018.
4) Braman SS:Chronic cough due to chronic bronchitis:ACCP evidence-based clinical practice guidelines. Chest 129:104S-115S, 2006.
5) Tiwari T, Murphy TV, Moran J, et al.:Recommended antimicrobial agents for the treatment and postexposure prophylaxis of pertussis:2005 CDC Guidelines. MMWR Recomm Rep 54:1-16, 2005.

(井手ひろみ)

6 日和見感染症

1 受診(主訴)

肺炎を疑う症状
- 発熱
- 咳嗽
- 呼吸困難

＋

免疫不全をきたす疾患や背景

2 確認

A 問診

免疫不全をきたす疾患や背景(免疫不全タイプの分類)
- 好中球減少や機能の低下：血液悪性腫瘍，抗癌薬，薬剤性
- 液性免疫不全：血液悪性腫瘍，脾摘出後，抗CD20抗体使用
- 細胞性免疫不全：HIV患者，血液悪性腫瘍，抗癌薬，生物学的製剤，免疫抑制剤，ステロイド➡びまん性肺炎発症時には，ニューモシスチス肺炎(PCP)，サイトメガロウイルス(CMV)肺炎が重要となる．

※ 2A-1「市中肺炎」(p.32)を参照．

B 臨床所見

- バイタルサイン
- 身体所見

※ 2A-1「市中肺炎」(p.32)を参照．

C 検査

①血液検査
- CBC
- 生化学検査：肝機能，腎機能，CRP
- β-D-グルカン，CMVアンチゲネミア，アスペルギルス抗原，クリプトコッカス抗原

②喀痰一般細菌および抗酸菌
- 塗抹・培養・PCR
- 血液培養2セット

③尿中抗原検査
- 肺炎球菌
- レジオネラ菌

④気管支鏡
- 気管支肺胞洗浄液(BALF)で細胞診，培養，PCR(結核菌，非結核性抗酸菌，ニューモシスチス)
- 経気管支肺生検(TBLB)

⑤胸部単純X線写真

⑥胸部CT検査
- HRCTが望ましい

3 診断・分類

Ⓐ PCP

- 確定診断：喀痰や気管支肺胞洗浄液(BALF)などの気道由来検体から病原体ニューモシスチスの菌体を証明する.
- 染色・鏡検で病原体が検出されず, PCR でのみ陽性の場合は, 基礎疾患・臨床経過・画像・β-D-グルカン値を考慮して総合的に診断を行う.

Ⓑ CMV 肺炎

- 確定診断：BALF からのウイルス迅速同定, PCR などでのウイルス検出, 肺組織での感染細胞の検出を行う.

4 治療

Ⓐ PCP

- 第1選択薬：ST 合剤(バクタ®)をトリメトプリムとして 15〜20 mg/kg/日を 3〜4 分割投与(腎機能に応じて用量調整が必要)
- 第2選択薬：アトバコン(サムチレール®) 750 mg を 1 日 2 回内服
- 治療期間は HIV-PCP では 3 週間, 非 HIV-PCP では 2 週間程度が推奨されているが, 重症例では治療期間の延長を考慮する必要がある.
- HIV-PCP の呼吸不全(PaO_2 70 mmHg 以下)ではステロイド剤の併用が推奨されている[2]. プレドニゾロンを 1〜5 日目 80 mg/日, 6〜10 日目 40 mg/日, 11〜21 日目 20 mg/日とすることが一般的である.

Ⓑ CMV 肺炎

- 第1選択薬：ガンシクロビル(デノシン®) 5 mg/kg/日を 2 回分割投与
- 第2選択薬：ホスカルネット(ホスカビル®) 60 mg/kg/回を 3 回分割投与
- 治療期間は 2〜3 週間が目安であるが確立されたものはない.

表 2A-6-1 検査と解釈

検査	解釈
PCP と β-D-グルカン	β-D-グルカンが 31.1 pg/mL 以上の値を呈した場合に, PCP 診断における陽性的中率, 陰性的中率がそれぞれ 0.610, 0.980 であったと報告されている[3].
CMV アンチゲネミア	HRP-C7 の明確なカットオフはないが, びまん性肺疾患患者のカットオフ設定を試みた研究では 7.5 個/5 万以上という結論であった[4].

5 疾患と画像所見

A PCP

- 真菌に属する *Pneumocystis jirovecii* による肺炎であり，HIV 感染者(特に CD4 陽性細胞数が 200 cells/mm³ 以下)，免疫抑制療法施行中の患者に高頻度に発症し，しばしば致死的となる．
- 非 HIV-PCP は HIV-PCP に比べて菌量は少なく検出しづらいが，進行が急であり重症なことが多い．
- 胸部単純 X 線写真：肺門部主体のすりガラス陰影が典型的所見で，上中肺野主体である．
- HRCT 所見：両肺の内側域，および上肺野主体にモザイク様に分布するすりガラス陰影が特徴的所見で，コンソリデーションや結節はまれである．HIV-PCP では上肺野に薄壁囊胞を生じることがある．

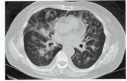

図 2A-6-1　PCP

B CMV 肺炎

- 成人の大多数は CMV の不顕性感染の状態にあり，細胞性免疫が高度に低下した場合に再活性化が起こり肺炎や腸炎として発症する．
- 胸部単純 X 線写真：下肺野優位のびまん性すりガラス陰影を呈することが多いが非特異的である．
- HRCT 所見：すりガラス陰影，コンソリデーション，および小葉中心性，あるいはランダム分布を呈する結節の混在した所見が高頻度にみられる．

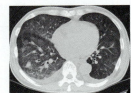

図 2A-6-2　CMV 肺炎

参考文献
1) 伊藤功朗：京都大学医学部附属病院市中肺炎・院内肺炎治療マニュアル．ライフ・サイエンス，2010.
2) Ewald H, Raatz H, Boscacci R, et al.：Adjunctive corticosteroids for Pneumocystis jiroveci pneumonia in patients with HIV infection. Cochrane Database Syst Rev 4：CD006150, 2015.
3) Tasaka S, Hasegawa N, Kobayashi S, et al.：Serum indicators for the diagnosis of pneumocystis pneumonia. Chest 131：1173-1180, 2007.
4) Arai T, Inoue Y, Tachibana K, et al.：Cytomegalovirus infection during immunosuppressive therapy for diffuse parenchymal lung disease. Respirology 18：117-124, 2013.

(後藤夕輝)

> **Column** 各学会の特徴

1 学会参加のすすめ

　学会に参加する目的は何でしょうか．人によってさまざまと思います．新しい知識を効率よく得るには最高の場ですが，なかでも「何が議論になっているのか」「どのような意見があるのか」「どのような方向に進むのか」を肌で感じられる臨場感が，学会で講演を聞く面白さのように感じます．

　自ら発表をすれば，それに興味を示してくださる方や，同じ領域で頑張っている方と出会い，話も尽きません．こうしてつながった方々とまた次の学会で再会することも，学会ならではの楽しみです．切磋琢磨しあう仲間との特別な「同窓会」のような感覚です．

　智に貪欲な私の同志は，学会の一番の楽しみは「書店コーナー巡り」と言います．確かに，呼吸器に関連する書籍がこれほど多く集められ，手に取れる機会はほかにありません．みなさんもぜひ，独自の学会の面白さを見つけてみてください．呼吸器と関連の深い学会をいくつか紹介します．

2 国内の学会

a．日本呼吸器学会
- カバーされる範囲が広く，ガイドラインの変更点や話題のトピックスを学べる．
- 臨床呼吸機能講習会では呼吸機能検査や各呼吸器疾患について網羅的に学べる．

b．日本呼吸療法医学会
- 人工呼吸や呼吸不全の管理について集中的に学ぶことができる．
- 最新の機器を手にとれる企業展示も興味深い．

c．日本呼吸ケアリハビリテーション学会
- 人工呼吸と呼吸リハに焦点を当てている．
- 医師以外の参加も多く，演題が幅広い．

d．日本呼吸器内視鏡学会
- 講演，一般演題いずれも画像が多く，視覚的でわかりやすい．
- 明日から使えるような具体的な手技手法も学ぶことができる．

e．日本肺癌学会
- 単一の疾患に捧げられた学会ならではの，最新かつ細分化された内容．
- 若手向けの preceptorship program も面白い（体験記は飯塚病院呼吸器内科ブログ〈https://res81.exblog.jp〉をご覧ください）．

f．日本アレルギー学会
- 喘息や鼻炎，好酸球性肺疾患など呼吸器疾患と，よく出会う他科疾患も学べる．
- 毎年開催される総合アレルギー講習会では充実のテキストも勉強になる．

g．日本緩和ケア学会
- 参加者もテーマも多種多様．
- 近年は非がんの緩和ケアに関する話題も増えている．

3 国際学会

学会は国内でさえ緊張するのに，海外になんて行けるわけがない！と思うかもしれません．確かに言葉の壁や，長い移動距離，食事など，不安は尽きないと思います．一歩を踏み出すには大きな勇気が必要です．

けれど実際に行ってみると，案外恐れるものではないことがわかります．英語が「外国語」でありながらも頑張って参加している人が大勢いるのです．各々が母国の訛りで，母国の習わしで発表や意見交換をする姿は新鮮で，こちらも自分たちなりに頑張れば大丈夫なのだと感じさせてくれます．

また異世界の国際学会では，日本人同士の親近感が沸くためか，学会会場や懇親会で日本人の先生にお声かけしてみるととっても暖かく迎えてくださることが何度もありました．日本国内であれば恐れ多くて話しかけられないであろう偉大な先生方と気さくにお話しができたり，初めての共同研究が生まれたのも国際学会の場でした．

当科では毎年，全員が国際学会に参加できます．指導医が演題を一緒に考え，指導してくださいます．準備段階ではこれまでの参加経験から大勢の先輩後輩が熱心にアドバイスをしてくれます．不在中も皆が一丸となり業務を滞りなく引き継いでくれます．そして「ともに参加する仲間」が何よりの支えとなります．

呼吸器分野の主な国際学会と日本呼吸器学会とを比較した特徴を紹介させていただきます．詳しくは各学会のホームページや，当科のブログをご参照ください．

a．米国胸部学会 American Thoracic Society(ATS)
- 多いテーマ：集中治療，SAS/睡眠関連，医療経済，小児，嚢胞性線維症
- 少ないテーマ：肺癌，びまん性肺疾患
- 英語：英語が母国語の参加者が多い（発音はきれい，話す速度は速め）．
- その他：ガイドラインやメジャージャーナルを発行しているため大規模．医師以外の参加者も多い（看護師，理学療法士，臨床心理士）．

b．ヨーロッパ呼吸器学会 European Respiratory Society(ERS)
- 多いテーマ：喘息，COPD，感染症，リハビリ，画像

- 少ないテーマ：肺癌，びまん性肺疾患，膠原病
- 英語：英語圏以外からの参加者も多い，比較的ゆっくり話される．
- その他：ATS 同様大規模，一般演題の採択はやや厳しめ，2018 年からは症例報告の募集もある．

c．アジア太平洋呼吸器学会 Asian Pacific Society of Respirology（APSR）
- 多いテーマ：感染症（結核），気管支喘息，塵肺，職業性疾患，公衆衛生
- 少ないテーマ：肺癌，膠原病，びまん性肺疾患など
- 英語：英語圏以外からの参加者が多い，ゆっくり話される，外国人に親切．
- その他：日本や近隣で開催されることもあり，参加しやすい．

d．Chest Annual Meeting
- 多いテーマ：気管支鏡，気道管理，胸腔ドレーン，循環器疾患（肺高血圧症）
- 少ないテーマ：肺癌，肺炎など
- 英語：英語が母国語の参加者が多い．
- その他：シミュレーション，トレーニングが多い．

〔吉松由貴〕

7 膿胸

1 受診(主訴)

- 咳嗽
- 喀痰
- 胸痛（深吸気時に増強）
- 呼吸困難
- ＋
- 発熱
- 悪寒・戦慄
- 食欲不振

膿胸を疑う

2 膿胸の確認と分類

Ⓐ 問診

① 発症のリスク因子[1]
- 呼吸器疾患
- 慢性心疾患
- アルコール多飲
- 糖尿病
- う歯
- 嚥下機能障害

② 自覚症状
a．気道症状
- 咳嗽
- 喀痰
- 胸痛（深吸気時に増強）
- 呼吸困難

b．全身症状
- 発熱
- 悪寒・戦慄
- 食欲不振

Ⓑ 臨床所見

① バイタルサイン
- 発熱
- 呼吸数増加
- SpO₂
- 頻脈

② 身体所見
- 打診上濁音
- 呼吸音消失
- 胸郭運動の左右差
- 触覚振盪音の左右差
- 胸膜摩擦音

Ⓒ 検査

① 胸部単純X線写真
- 胸水貯留

② 胸部CT
- 胸水貯留
- 胸膜の造影効果
- 胸膜肥厚
- 胸壁との角度が鈍角
- split pleura sign
- 形態がレンズ状
- 肺の圧排

③ 超音波検査
- 受動的無気肺

表 2A-7-1　膿胸のポイント

- 急性膿胸の急な悪化を見逃さないため，入院後数時間で胸水の評価を行う．
- 胸水培養の検査は通常の培養に加えて血液培養のボトルを使用すると，培養率が上昇する．
- 膿胸と診断したら呼吸器外科に早めに相談しておく．

表 2A-7-2　肺炎関連性膿胸の病態

急性期(滲出期)	発症2週間以内	・漿液性の胸水，培養で菌が検出されにくい
亜急性期(線維素膿性期)	発症後1〜6週間以内	・粘稠度の高い膿性胸水 ・隔壁形成
慢性期(器質化期)	発症5週間以降	・沈殿物を伴う粘稠度の高い胸水 ・胸膜肥厚

- 隔壁形成
- ④ **血液検査**
- 血算
- 生化学
- ⑤ **胸水検査**
- 肉眼的性状
- pH
- 生化学
- ADA
- 細胞診
- ⑥ **細菌学的検査**[2]
- 胸水培養
  - 緑色連鎖球菌（20％）
  - 連鎖球菌属（18％）
  - 黄色ブドウ球菌（4％）
  - 肺炎球菌（3％）
  - クレブシエラ桿菌（18％）
  - 大腸菌（4％）
  - *Peptostreptococcus*（6％）
  - *Fusobacterium*（6％）

3 診断・治療

A 膿胸の診断[4]

次の①あるいは②が認められれば診断する．
① 胸水検査で，肉眼的にもわかるような膿の吸引
② 胸水グラム染色または培養検査で細菌の検出，pH＜7.2，糖＜60 mg/dL

B 治療[3]

① 適切な抗菌薬投与
a．市中肺炎に起因する場合
- PCG
- ABPC

b．嫌気性菌の関与が疑われる場合
- PCG または ABPC ＋ CLDM
- PCG または ABPC ＋ メトロニダゾール（MNZ）
- ABPC／SBT

② 迅速な胸腔ドレナージ

③ フィブリン溶解療法
ウロキナーゼ12万単位＋生食100 mLを胸腔ドレーンから注入し，3時間クランプ後に吸引する．
診断後4日以内の投与で，死亡率や外科治療まで必要になる率が低く，入院日数も短縮される[4]．

④ 外科的治療
次の症例で検討する．
- 胸腔ドレナージ不良な症例
- 気管支胸膜瘻を形成した有瘻性膿胸
- 胸膜肥厚により肺が虚脱した症例

参考文献
1) Maskell NA, Davies CW, Nunn AJ, et al.：U.K. Controlled trial of intrapleural streptokinase for pleural infection. N Engl J Med 352：865-874, 2005.
2) Chen KY, Hsueh PR, Liaw YS, et al.：A 10-year experience with bacteriology of acute thoracic empyema：emphasis on Klebsiella pneumoniae in patients with diabetes mellitus. Chest 117：1685-1689, 2000.
3) 日本感染症学会・日本化学療法学会：呼吸器感染症治療ガイドライン，2014.
4) 橋口洋子，原田英治，中西洋一：膿胸（empyema）．医学と薬学 64：479-484，2010.
5) Menzies SM, Rahman NM, Wrightson JM, et al.：Blood culture bottle culture of pleural fluid in pleural infection. Thorax 66：658-662, 2011.

（棟近　幸）

⑧ 真菌症　肺アスペルギルス症

1 受診(主訴)

a. 単純性肺アスペルギローマ（SPA）
- 初期：無症状
- 菌球形成時期：
  - 持続的な咳嗽
  - 膿性痰
  - 血痰，喀血
  - 発熱

b. 慢性進行性肺アスペルギルス症（CPPA）
- 慢性咳嗽，喀痰，血痰
- 発熱，体重減少

c. 侵襲性肺アスペルギルス症（IPA）
- 咳嗽，喀痰，血痰
- 発熱，倦怠感，呼吸困難

d. アレルギー性気管支肺アスペルギルス症（ABPA）
- 咳嗽，喀痰，血痰，粘液栓
- 発熱，倦怠感

→ 肺アスペルギルス症を疑う

2 肺アスペルギルス症の確認と分類

Ⓐ 問診

① 発症のリスク因子[2]

a. SPA
- 肺結核後遺症，気管支拡張症，間質性肺炎，COPD，胸部外科手術歴

b. CPPA
- 肺結核後遺症，気管支拡張症，間質性肺炎，COPD，NTM，糖尿病の既往

c. IPA
- ステロイド大量長期投与，免疫抑制薬や生物学的製剤投与，抗菌薬長期投与，低栄養，肝不全，COPD，間質性肺炎，臓器移植後などの免疫不全宿主，CPPA併存

d. ABPA
- 気管支喘息，気管支拡張症

Ⓑ 検査

① 血清診断，皮膚反応[3]

a. SPA
- 抗アスペルギルス沈降抗体：約90〜100%で陽性

b. CPPA
- 抗アスペルギルス沈降抗体：感度88.6%
- アスペルギルスガラクトマンナン抗原：感度27.3%
- β-D-グルカン：Sn 23%

c. IPA
- アスペルギルスガラクトマンナン抗原
- β-D-グルカン

d. ABPA
- 末梢血好酸球増多
- 血清総IgE上昇
- 抗アスペルギルス沈降抗体
- アスペルギルスGM抗原に対する即時型皮膚反応

② 画像検査

a. SPA
- 空洞壁および胸膜の肥厚像，空洞内の類円形の菌球，その周囲の含気層

b. CPPA
- 新規空洞陰影，空洞陰影の拡大，空洞壁の肥厚，空洞周囲の浸潤影の増大

表 2A-8-1　肺アスペルギルス症の分類

SPA	治療先行疾患により肺の既存構造が破壊された状態にアスペルギルスが生着し次第に増殖，やがて空洞などの気腔内に菌球あるいはfungus ballと呼ばれるボール状の真菌の塊が形成される慢性疾患．
CPPA	基本的に，肺の基礎疾患を有する患者で，緩徐に進行し，増悪・寛解を繰り返すことが多い．5年死亡率は50〜85%と報告されており，その予後予測因子はほとんど同定されていない．
IPA	日和見感染症のなかでも重篤な基礎疾患や治療が行われた際に発症することが多い．急激な経過で症状が出現，増悪するため経験的治療も行われる．
ABPA	アスペルギルス属に反応して誘発される気道の炎症性破壊を伴う肺のアレルギー疾患（I型，III型あるいはIV型）．喘息患者全体の1〜2%程度であり重症喘息ではさらに増加する[5]．

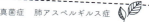

- c. IPA
- 急速に増悪する, 多発性・単発性の結節影, 浸潤影, 空洞性陰影, halo sign, air-crescent sign
- ※白血球数 1,500/μL 以上で小葉から広がる肺炎類似像を呈し, 白血球数 1,500/μL 未満で結節影や halo sign が主体となる[4].
- d. ABPA
- 上中肺野に移動性あるいは固定性の浸潤影, 気管支壁肥厚, 中枢性気管支拡張, 気管支内の粘液栓貯留

③ 病理組織学的検査
- a. SPA, b. CPPA
- 肺胞洗浄液の鏡検より菌糸の検出
- c. IPA
- 肺胞洗浄液や肺生検の鏡検より菌糸の検出
- d. ABPA
- 喀痰や気管支洗浄液よりシャルコーライデン結晶, 好酸球, 菌糸の検出

④ 培養検査
- 喀痰, 気管支洗浄液などからアスペルギルス属の分離培養

3 診断・治療

Ⓐ 診断

a. SPA, b. CPPA
- 臨床診断例：血清診断陽性, または／かつ, 病理組織学的診断陽性
- 確定診断例：臨床診断, かつ, 培養検査陽性

c. IPA
- 臨床診断例：臨床症状や画像所見に加えて血清診断陽性, または, 病理組織学的診断陽性
- 確定診断例：臨床診断, かつ, 培養検査陽性

d. ABPA
- 確定診断例：臨床診断, かつ, 培養検査陽性

Ⓑ 治療

a. SPA
外科的切除が基本だが手術困難例では次のようにする.
- ミカファンギン(MCFG) 150～300 mg/回(1日1回点滴静注)
- ボリコナゾール(VRCZ) 4 mg/kg/回(1日2回点滴静注)：初回のみ 6 mg/kg/回
- VRCZ 200 mg/回(1日2回経口投与)：初回のみ 300 mg/回

b. CPPA(入院で行う)
- MCFG 150～300 mg/回(1日1回点滴静注)
- VRCZ 4 mg/kg/回(1日2回点滴静注)：初回のみ 6 mg/kg/回

c. IPA
疑い症例では経験的治療を行う.
- VRCZ 4 mg/kg/回(1日2回点滴静注)：初回のみ 6 mg/kg/回
  臨床診断例・確定診断例
- VRCZ 4 mg/kg/回(1日2回点滴静注)：初回のみ 6 mg/kg/回
- アムホテリシン B(AMPH-B) 2.5～5 mg/kg/回(1日1回点滴静注)

d. ABPA
- ステロイド(プレドニゾロン〈PSL〉) 0.5 mg/kg/日で開始し漸減する.
- 培養陽性例では, 抗真菌薬の併用(イトラコナゾール〈ITCZ〉400 mg/日：16週)が推奨される.

肺クリプトコッカス症

1 受診(主訴)

- 無症状が多い（胸部X線異常で受診）
- 基礎疾患を有する症例で
  - 咳嗽
  - 喀痰
  - 呼吸困難
  - 発熱
  - 倦怠感

肺クリプトコッカス症を疑う

2 肺クリプトコッカス症の確認と分類

A 問診

① 発症のリスク因子
- 免疫抑制状態
  - 免疫抑制剤使用中
  - 悪性腫瘍の併存
  - 化学療法中
- 肺結核後遺症
- 気管支拡張症
- 環境因子
  - 住宅環境：ハトとの接触

② 自覚症状
- 基本的には自覚症状はないことが多い．

B 臨床所見

① バイタルサイン
- 発熱

② 身体所見
- ないことが多い．

③ 胸部単純X線写真
- 孤立性あるいは多発結節
- 経過中に空洞を認める．
- 基礎疾患あり：浸潤影

④ 胸部CT
a．基礎疾患なし
- 胸膜から数mm離れて肺の末梢に結節影
- 散布像
- 胸膜陥入像
- 多発結節：同一肺葉内

b．基礎疾患あり
- 浸潤影
- 胸水貯留
- 多肺葉分布

C 検査

① 血液検査
- 血算，生化学：白血球やCRPは正常
- クリプトコッカス抗原
- 血清クリプトコッカス抗体

② 細菌学的検査
- 気道由来の臨床検体でクリプトコッカス属が陽性
- 診断がついた場合は，髄液検査を検討

③ 病理学的検査
- 生検組織

表 2A-8-2 肺クリプトコッカス症のポイント

- *Cryptococcus* 属による呼吸器感染症である．
- 土壌やハトなどの糞中で増殖し，これを吸入することで感染する．
- わが国では肺クリプトコッカス症の約半分は基礎疾患を有しない健常者に発症し，その場合は臨床症状に乏しい．
- 診断がついた場合は脳脊髄液を検査し，脳髄膜炎合併の有無を評価する．

3 診断・治療

A 肺クリプトコッカス症の診断

- 臨床診断：抗原陽性
- 確定診断：培養陽性

B 治療

① 第1選択薬（健常者）
- フルコナゾール（FLCZ）
  - 400 mg/回（1日1回静脈投与）
  - 200〜400 mg/回（1日1回経口投与）
- ITCZ
  - 200 mg/回（1日1回点滴静注）：2日間のみ 200 mg/回を1日2回点滴静注
  - 200 mg/回（1日1回経口投与）

② 重症例
- フルシトシン（5-FC）25 mg/kg/回（1日4回経口投与）を併用．

③ 免疫能正常の無症例
- 経過観察または FLCZ 200〜400 mg/日を3〜6ヵ月間

④ 軽度〜中等症の有症状例，各種培養陽性例
- FLCZ または ITCZ 200〜400 mg/日を6〜12ヵ月間，あるいは AMPH-B 0.5〜1 mg/kg/日を投与．

※無症例でも血清クリプトコッカス抗原価8倍以上では全身に播種する危険が高く FLCZ あるいは ITCZ 内服が必要．

参考文献

1) 深在性真菌症のガイドライン作成委員会：深在性真菌症の診断・治療ガイドライン 2014. 協和企画，2014.
2) Walsh TJ, Anaissie EJ, Denning DW, et al.：Treatment of aspergillosis：clinical practice guidelines of the Infectious Diseases Society of America. Clin Infect Dis 46：327-360, 2008.
3) Kohno S, Izumikawa K, Ogawa K, et al.：Intravenous micafungin versus voriconazole for chronic pulmonary aspergillosis：a multicenter trial in Japan. J Infect 61：410-418, 2010.
4) Greene RE, Schlamm HT, Oestmann JW, et al.：Imaging findings in acute invasive pulmonary aspergillosis：clinical significance of the halo sign. Clin Infect Dis 44：373-379, 2007.
5) 松瀬厚人，河野茂：アレルギー性気管支肺アスペルギルス症．呼吸 32：1188-1193, 2013.

（棟近　幸）

⑨ 肺結核

1 受診(主訴)

肺結核を疑う

- 咳嗽(2週間以上持続)
- 血痰・喀血
- 喀痰
- 発熱
- 全身倦怠感
- 体重減少
- 寝汗

2 肺結核の確認と分類

A 問診

① 発症のリスク因子[1]
- ステロイド,免疫抑制薬使用中
- HIV感染
- 維持透析中
- 珪肺症,結核の既往
- 高齢者
- 社会経済的弱者
- 医療介護従事者
- 糖尿病
- 妊娠
- リンパ腫
- 低栄養
- 結核の家族歴

② 自覚症状
a. 呼吸器症状
- 2週間以上続く咳嗽
- 血痰・喀血
- 喀痰

b. 全身症状
- 発熱
- 全身倦怠感
- 体重減少
- 寝汗

B 臨床所見

① バイタルサイン
- 発熱

② 身体所見
- るい瘦
- 聴診所見はないことが多い.

C 検査

① 血液検査
- 血算,生化学,血沈
- IGRA

② 胸部レントゲン,CT
※多彩な所見をとりうる.
- 経気道性に散布する小葉中心性粒状影
- tree in bud(分岐状影)
- 結節影
- 空洞形成
- リンパ節病変の造影効果

表 2A-9-1 結核の感染と発病

- 結核の感染様式は,飛沫核感染(空気感染)である.
- ほとんどが自然治癒するが,約半数が感染し,そのうち約10%が発病する.
- 一次結核:感染に引き続いて直接的に発病する.
- 二次結核:感染後,宿主の免疫が低下した際に菌が活動を再開し,内因性発病となる.
- 感染の診断:ツベルクリン反応,IGRA
  - ツベルクリン反応はわが国ではBCG接種者がほとんどを占めるため特異度は低い.
  - 現在わが国で使用可能なIGRAは,クォンティフェロン®TBゴールド(QFT-3G),Tスポット®
- 発病の診断:微生物学的検査を行い評価する.

表 2A-9-2 各検査の感度(%),特異度(%)

検査		感度	特異度
塗抹	直接塗抹法	31~80	93~100
	集菌法	52~98	91~100
	蛍光法	57~97	94~100
PCR		83	99
培養		82	98
ツベルクリン反応		64	57
QFT®		80	79
Tスポット®		81	59

(De Keyser E, De Keyser F, De Baets F : Tuberculin skin test versus interferon-gamma release assays for the diagnosis of tuberculosis infection. Acta Clin Belg 69 : 358-366, 2014 より作成)

3 診断・分類

不良
③微生物学的検査
喀痰検査(喀出困難時3%食塩水で誘発もしくは胃液や気管支洗浄液を採取)を行う.
- 塗抹検査:排菌の有無,程度の評価
  - 染色から鏡検まで2時間程度
  - 結核菌と他の抗酸菌との区別はできない.
- 核酸増幅法:結核菌かNTMかの鑑別
  - PCR:1〜2日間で結果判定可能
  - 死菌も増幅してしまう.
- 培養検査:生菌を確認
  - 結果判明まで数週間かかる.
- 同定検査:菌株の菌種名を同定
- 薬剤感受性試験:耐性の評価

Ⓐ 診断〜治療開始までに行うこと

① 診断後ただちに発生届けを提出し,本人・家族に説明する.
② 治療に備える
次の事項を確認する.
- 結核菌培養検査陽性例では薬剤感受性も提出しているかどうか.
- 服用中の薬剤を把握し相互作用の確認.
- 結核治療歴の再確認.
- エタンブトール投与予定の症例では眼科受診歴の確認.
- 高尿酸血症,ウイルス性肝炎の既往の確認.
- 肝機能,腎機能の確認.
③ 患者指導
次の事項を説明する.
- 不規則な内服と治療の中断によって,薬剤耐性が起こること.
- サージカルマスクまたはガーゼマスクを着用すること.
- 抗結核薬の種類,副作用

表 2A-9-3 微生物学的検査結果の解釈

塗抹	結核PCR	培養	解釈
陽性	陽性	陽性	結核菌
陽性	陽性	陰性	結核菌の死菌
陽性	陰性	陽性	NTM
陽性	陰性	陰性	コンタミネーションなど
陰性	陽性	陽性	結核菌
陰性	陽性	陰性	結核菌の死菌
陰性	陰性	陽性	結核菌またはNTM
陰性	陰性	陰性	結核菌群陰性

4 肺結核の入院治療

原則① 短期化学療法による直接監視下短期化学療法(DOTS)による多剤耐性結核の防止.
原則② 単剤による治療は絶対に行わない.

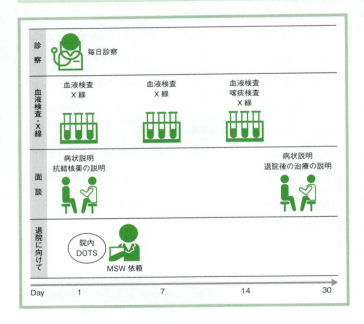

表 2A-9-4 感染症法による入院基準

①肺結核, 咽頭結核, 喉頭結核, 気管・気管支結核で, 喀痰塗抹陽性のとき
②喀痰塗抹陰性であるが, 喀痰, 胃液または気管支鏡検体で塗抹または培養または核酸増幅法検査が陽性で, かつ次の1〜3のいずれかに該当するとき
1. 呼吸器などの症状があり, 感染防止のために入院が必要
2. 外来治療中に排菌量の増加
3. 不規則治療や治療中断により再発

(四元秀毅, 山岸文雄, 永井英明:医療者のための結核の知識, 第4版. 医学書院, p.103, 2013 を参考に作成)

5 肺結核の外来治療

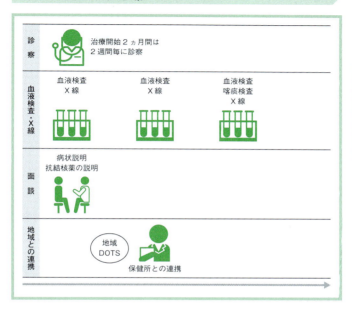

図 2A-9-1 標準治療

イソニアジド(INH), リファンピシン(RFP), エタンブトール(EB), ピラジナミド(PZA)
・PZA を使用できない時は B 法を選択する.
・EB を使用できない時は代わりにストレプトマイシン(SM)も可能.
(四元秀毅, 山岸文雄, 永井英明:医療者のための結核の知識. 第 4 版. 医学書院, p.27, 2013 を参考に作成)

6 肺結核の治療

A 治療[3]

① 標準療法
- INH + RFP + EB + PZA(体重 60 kg の場合)
- イソニアジド(イスコチン®) 100 mg 3錠 分1 朝食前(6ヵ月間)
- リファンピシン(リファンピシンカプセル®) 150 mg 4カプセル 分1 朝食前(6ヵ月間)
- エタンブトール(エブトール®) 250 mg 3錠 分1 朝食前(2ヵ月間)
- ピラジナミド(ピラマイド®) 1500 mg 分1 朝食前(2ヵ月間)
- INH + RFP + EB(体重 60 kg の場合)
- イソニアジド(イスコチン®) 100 mg 3錠 分1 朝食前(9ヵ月間)
- リファンピシン(リファンピシンカプセル®) 150 mg 4カプセル 分1 朝食前(9ヵ月間)
- エタンブトール(エブトール®) 250 mg 3錠 分1 朝食前(2ヵ月間)

② 治療期間の延長[5]
次の症例では維持期治療の3ヵ月延長を考慮する.
- 治療開始2ヵ月後に培養陰性化が得られない症例
- 重症結核例(粟粒結核,中枢神経結核,広範空洞型など)
- 再治療例
- 免疫力の低下が想定される患者(糖尿病や塵肺,ステロイドや免疫抑制薬使用中など)

③ INH,RFP などのキードラッグが使用できない場合
治療内容・期間については,日本結核病学会の結核診療ガイドライン改訂第3版(2015年)を参照する.

B 主な副作用対策

① 肝機能障害:PZA,INH,RFP
自覚症状(食思不振,倦怠感,嘔気,嘔吐,腹痛など)があり,かつ AST または ALT が基準上限値の3倍以上の場合や,自覚症状はないが AST または ALT が基準上限値の5倍以上に上昇した場合,自覚症状の有無にかかわらず T-Bil $\geq$ 2 mg/dL の場合には,抗結核薬をすべて中止.

表 2A-9-5 成人の1日の標準投与量と最大投与量

薬剤	標準投与量	最大投与量
INH	5 mg/kg/日	300 mg/body/日まで
RFP	10 mg/kg/日	600 mg/body/日まで
EB	15 mg/kg/日	750 mg/body/日まで
PZA	25 mg/kg/日	1,500 mg/body/日まで

腎機能低下(クレアチニンクリアランス〈Ccr〉< 30 mL/分,維持透析)では PZA と EB の用量調整が必要.

②末梢神経障害:INH,EB
- INHによるビタミンB₆吸収阻害:ビタミンB₆併用
- EBによる亜急性脊髄視神経ニューロパチー(SMON)様の足の裏から上昇してくる末梢神経障害:EBを疑い中止(不可逆性のことが多い).

③薬疹
軽度であれば抗ヒスタミン薬や抗アレルギー薬を投与しながら抗結核薬治療を継続.アナフィラキシー,スティーブンス-ジョンソン症候群や中毒性表皮壊死症(TEN)を疑う粘膜疹の出現を認めた場合は全薬剤を即時中止.

④消化器症状:RFP,PZA
食後に変更,制吐剤併用,数日休薬し少量の食事と一緒に20分以上の長時間をかけて内服.

⑤血球減少:RFP,INH
被疑薬の再投与は原則不可.

⑥その他,注意事項
- RFP:尿や胆汁に排泄され,尿や便を赤く着色するため前もって患者に伝えておく.
- PZA:血中尿酸値の上昇により関節痛が生じる.
- SM:第8脳神経障害により聴力障害が起こる.その際は高音領域から障害される.平衡覚障害によるめまいや歩行障害が起こる.
- EB:不可逆性の視力障害を認めることがあり,定期的な視力測定が必要である.

※結核治療において最も重要な薬剤となるINHおよびRFPが副作用のため使用できない場合は,同薬剤の減感作療法も検討する.

C DOTS[3]

DOTSは,結核患者に確実に抗結核薬を服用させることで,結核のまん延を防止するとともに多剤耐性結核の発生を予防するための服薬確認を軸とした患者支援である.

D 治療終了後[3]

- 標準治療を完了した例でも2〜3%の患者が再発する[4].
- 再発は,糖尿病合併例,アルコール多飲者などに多い.
- 再発時期は治療終了後2年以内が多く,治療終了後もX線フォローや喀痰検査を行う.
- 結核再発以外に,空洞病変が残存している症例では真菌感染症に留意しながらフォローする.
- 将来,結核後遺症として肺機能障害や心機能低下が出現しないか慎重にフォローする.

E 外科治療[5]

近年は適応例は非常に少ないが,次の症例で全身状態が良好であれば検討する.
- 強力な化学療法にもかかわらず排菌が継続する多剤耐性結核
- 慢性膿胸:特に気管支胸腔瘻を有する有瘻性膿胸は絶対的適応
- 気管支結核による気管支狭窄
- 大量かつ持続的な喀血

7 肺結核診療のポイント

わが国では，結核は，いつでもどこでも遭遇しうる疾患であり，早期に診断し治療することが重要である．

Ⓐ 診 断

- まずは，結核を「疑う」ことから始まる．
- 咳嗽はもちろん，発熱や倦怠感など非特異的な症状が一般的な治療で改善しない場合は，喀痰抗酸菌検査を提出する．
- 呼吸器感染症症例では喀痰の一般培養と合わせて抗酸菌検査も提出する．
- どの検査も，陰性であっても結核を否定できない．
- 検査結果が判明するまで疑診症例は個室管理とする．

Ⓑ 治 療

- 入院の必要性を判断する．
- 結核についての患者教育を徹底する．
- 服薬アドヒアランスを高めるために院内だけではなく地域保健所スタッフとも連携を図る．
- 多剤耐性結核菌の発生を少しでも予防するため多剤による強力な治療を行う．

Ⓒ 治療終了後

- 再発しないか定期的にフォローする．
- 特に空洞残存病変において真菌感染の発症を見逃さないようフォローする．
- 結核後遺症に伴う症状の出現がないか慎重にフォローする．

参考文献
1) 青木眞：レジデントのための感染症診療マニュアル．第3版．医学書院，2015．
2) De Keyser E, De Keyser F, De Baets F：Tuberculin skin test versus interferon-gamma release assays for the diagnosis of tuberculosis infection. Acta Clin Belg 69：358-366, 2014.
3) 四元秀毅, 山岸文雄, 永井英明：医療者のための結核の知識．第4版．医学書院，2013．
4) 結核療法研究協議会内科会：ピラジナミドを含む標準治療後の再発率．Kekkaku 84：617-625, 2009．
5) 日本結核病学会教育委員会：結核症の基礎知識．第4版．p.1-5, 2014．

〈棟近　幸〉

⑩ 非結核性抗酸菌症

1 受診(主訴)

- 検診異常
- 喀痰
- 咳嗽
- 発熱
- 盗汗
- 全身倦怠感
- 易疲労感
- 血痰
- 喀血
- 息切れ
- 呼吸困難
- 体重減少
- 胸痛

2 非結核性抗酸菌症の確認

Ⓐ 問診

- 家庭菜園などを行っているか.
- 職業
- 服用薬(抗リウマチ薬, PSL 使用)
- 性交渉歴(HIV 感染)

Ⓑ 診察所見

- 聴診:ラ音を聴取する.

Ⓒ 検査

- 胸部 X 線:両側下肺野における気管支拡張像および浸潤影
- 胸部 CT:上肺野に進行性の空洞病変(=線維空洞型), 中葉・舌区に気管支拡張・粒状影・結節影(=結節・気管支拡張型)
- 喀痰抗酸菌検査:塗抹, 培養, PCR
- 補助的な検査:
  - IGRA(クォンティフェロン® TB ゴールド, T スポット®):陰性の場合, 結核の除外診断に有用
  - 抗 *Mycobacterium avium* complex(MAC)抗体:抗 GPL-core IgA 抗体(カットオフ値を 0.7 とした時, 感度 84%, 特異度 100%)[1]

表 2A-10-1 肺非結核性抗酸菌症における原因菌種(日本)

Mycobacterium avuim	58%
Mycobacterium intracellulare	25%
Mycobacterium kansasii	8%
Mycobacterium gordonae	2%
Mycobacterium abscessus	2%
Mycobacterium fortuitum	1%
Mycobacterium chelonae	1%
Mycobacterium szulgai	<1%

3 診 断

表 2A-10-2 非結核性抗酸菌症の診断基準（日本結核病学会・日本呼吸器学会合同基準）

A. 臨床的基準（以下の 2 項目を満たす）
① 胸部画像所見（HRCT を含む）で，結節性陰影，小結節性陰影や分枝状陰影の散布，均等性陰影，空洞性陰影，気管支または細気管支拡張所見のいずれか（複数可）を示す．ただし，先行肺疾患による陰影がある場合は，この限りではない．
② 他の疾患を除外できる

B. 細菌学的基準（菌種の区別なく，以下のいずれか 1 項目を満たす）
① 2 回以上の異なった喀痰検体での培養陽性．
② 1 回以上の気管支洗浄液での培養陽性．
③ 経気管支肺生検または肺生検組織の場合は，抗酸菌症に合致する組織学的所見と同時に組織，または気管支洗浄液，または喀痰での 1 回以上の培養陽性．
④ 稀な菌種や環境から高頻度に分離される菌種の場合は，検体種類を問わず 2 回以上の培養陽性と菌種同定検査を原則とし，専門家の見解を必要とする．

以上の A，B を満たす．

（日本結核病学会非結核性抗酸菌症対策委員会・日本呼吸器学会感染症・結核学術部会：肺非結核性抗酸菌症診断に関する指針— 2008 年．Kekkaku 83：525-526，2008 より）

表 2A-10-3 肺非結核性抗酸菌症に対する外科治療の指針（日本結核病学会）

(1) 排菌源または排菌源となりうる主病巣が明らかで，かつ以下のような病状の場合
 ・化学療法にても排菌が停止しない，または再排菌があり，画像上病巣の拡大または悪化傾向が見られるかが予想される．
 ・排菌が停止しても空洞性病巣や気管支拡張病変が残存し，再発再燃が危惧される．
 ・大量排菌源病巣からのシューブを繰り返し，病勢の急速な進行がある．
(2) 喀血，繰り返す気道感染，アスペルギルスの混合感染例などでは排菌状況にかかわらず責任病変は切除の対象となる．
(3) 非結核性抗酸菌症の進行を考えると年齢は 70 歳程度までが外科治療の対象と考えられるが，近年の元気な高齢者の増加や，症状改善の期待などを考慮すると 70 歳代での手術適応もありうる．
(4) 心肺機能その他の評価で耐術である．
(5) 対側肺や同側他葉の散布性小結節や粒状影は必ずしも切除の対象としなくてよい．
 術前 3〜6 ヵ月と術後最低 1 年の化学療法の併用が必要である．

（日本結核病学会非結核性抗酸菌症対策委員会：肺非結核性抗酸菌症に対する外科治療の指針．Kekkaku 83：527-528，2008 より）

4 非結核性抗酸菌症について

 非結核性抗酸菌(NTM)とは環境常在菌であり,日常的に曝露されているが,一部の人間のみ感染を起こす.
 抗酸菌の菌種はさまざまあるが,NTM症の原因菌としてはMACが88.8%を占める.(肺MAC症の原因菌には地域格差があり,中国・四国地方より西では*M.intracellulare*が多く,近畿地方より東では*M.avium*が多い.なおMACとは,*M.avium*と*M.intracellulare*の総称で,両者による感染症にまったく差がないため,まとめて呼称している.)
 次に多い原因菌は*M.kansasii*であり,ついで*M.abscessus*である[5].
 患者層としては① MAC症は中高年の女性に,② *M.kansasii*は喫煙男性に,③関節リウマチに対する生物学的製剤使用患者などに多い.
 結核とは違い,基本的にはヒトからヒトへの感染は否定されており,保健所への届け出や隔離は不要である.
 本項では,病原性をもつNTMで頻度の高いMAC,*M.kansasii*,*M.abscessus*について述べる.

5 MAC症

 抗結核薬を用いるが治療抵抗性が高く,治療期間も長期となる.年齢,ADL,臨床症状や画像所見を総合的に踏まえて治療を開始するか否かを決定する.
 画像所見が軽く(空洞病変がない),高齢である場合などは経過観察を行うこともある(3~6ヵ月毎の画像フォローなど).
 血痰症状あり,喀痰・咳嗽増悪,空洞化病変を認める場合,画像所見の悪化などを認める場合は治療介入を検討する.

A 治療介入開始の時期

①MAC症でただちに治療を開始すべき症例
A)線維空洞型の症例に加えて,
B)結節・気管支拡張型の症例において
 ①患者年齢が若い症例
 ②血痰や喀血や喀痰などの症状がある症例
 ③画像所見において,空洞や悪化傾向を認める症例
 ④塗抹排菌量が多く,気管支拡張病変が高度である症例
 ⑤病変の範囲が一側肺の1/3を超える症例

②経過観察を考慮する症例
 ①結節・気管支拡張型の症例で病変の範囲が一側肺の1/3以下で気管支拡張病変が軽度かつ,自覚症状に乏しく喀痰塗抹陰性の症例
 ②75歳以上の高齢者

B 手術療法と化学療法

 手術療法の適応は米国胸部学会(ATS),日本結核病学会から提示されている(表2A-10-2, 3).

C 具体的な治療[6,7]

Key drug は **CAM** であり，単剤治療では耐性となってしまうため注意が必要である．
① RFP 10 mg/kg(600 mg まで)/日　分1
② EB 15 mg/kg(750 mg まで)/日　分1
③ CAM 15〜20 mg/kg(800 mg まで)/日　分1 or 分2

これらの3剤併用が基本ではあるが，病状に応じて重症の場合，ストレプトマイシン(SM)またはカナマイシン(KM)の各々 15 mg/kg 以下(1,000 mg まで)を週2回または3回筋注を併用する．

- 標準治療薬のいずれかが使用できない場合は，キノロン系抗菌薬に変更もしくは上乗せすることがある
- キノロン系抗菌薬はシタフロキサシン(STFX)＝モキシフロキサシン(MFLX)＞ガチフロキサシン(GFLX)＞LVFX
- EB の副作用に視神経障害がある．結核治療よりも長く，薬剤投与は必要であり，使用前に眼科受診をさせておく．

D 治療期間

わが国と米国のガイドラインでは菌培養陰性化後1年と記載されているがエビデンスはない[4,7,8]．
英国胸部学会(BTS)ガイドラインでは薬剤投与期間を2年としている[9]．
わが国における長期観察報告では ATS ガイドラインの指示期間以降も継続投与のほうが予後がよいとされているが，明確な治療期間はなく今後の課題となっている．

6 M.kansasii

ピラジナミドを除く主要な抗結核薬，CAM，フルオロキノロン系は基本的にすべて有効である．化学療法が有効．

A 具体的な治療

診断した場合ただちに3剤併用療法を行う．
① INH 5 mg/kg(300 mg まで)/日　分1
② RFP 10 mg/kg(600 mg まで)/日　分1
③ EB 15 mg/kg(750 mg まで)/日　分1

INH の副作用軽減のためにビタミン剤を併用する．

- Key drug は **RFP** であり，薬剤感受性試験は RFP の結果のみ参考とする．
- RFP 耐性菌は 1% 未満．

B 治療期間

化学療法が有効であり，喀痰培養陰性後1年間投与を継続すればほとんどの症例が治癒可能である．

7 M.abscessus

MACやM.kansasiiに比べて予後は比較的不良である.
早期の限局型の場合は,手術を考慮する.外科治療適応外の場合,内科的治療を行う.
① イミペネム(IPM)/シラスタチン(CS)0.5〜1 g,6〜24時間毎
② アミカシン(AMK)400 mg,時間ごとに(血中濃度測定を)
③ CAM 200 mg,4錠 分2またはAZM(ジスロマック®)500 mg,1錠 分1
- 投与量はサンフォード感染症治療ガイドなどの成書を参照すること.
- 外来へ移行後,マクロライド投与を継続し,キノロン系内服を併用し治療を継続する.
- ①+②+③を1〜2ヵ月継続後に外来で内服治療に移行することが多い.

参考文献

1) Kitada S, Kobayashi K, Ichiyama S, et al.: Serodiagnosis of Mycobacterium avium-complex pulmonary disease using an enzyme immunoassay kit. Am J Respir Crit Care Med 177:793-797, 2008.
2) 日本結核病学会非結核性抗酸菌症対策委員会,日本呼吸器学会感染症・結核学術部会:肺非結核性抗酸菌症診断に関する指針— 2008年.Kekkaku 83:525-526, 2008.
3) 日本結核病学会非結核性抗酸菌症対策委員会,日本呼吸器学会感染症・結核学術部会:肺非結核性抗酸菌症化学療法に関する見解— 2008暫定.Kekkaku 83:731-733, 2008.
4) 日本結核病学会非結核性抗酸菌症対策委員会:肺非結核性抗酸菌症に対する外科治療の指針.Kekkaku 83:527-528, 2008.
5) Namkoong H, Kurashima A, Morimoto K, et al.: Epidemiology of Pulmonary Nontuberculous Mycobacterial Disease, Japan(1). Emerg Infect Dis 22:1116-1117, 2016.
6) American Thorac Society: Diagnosis and treatment of disease caused by nontuberculous mycobacteria. Am J Respir Care Med 156:S1-25, 1997.
7) Griffith DE, Aksamit T, Brown-Elliott BA, et al.: An official ATS/IDSA statement: diagnosis, treatment, and prevention of nontuberculous mycobacterial diseases. Am J Respir Crit Care Med 175:367-416, 2007.
8) 日本結核病学会非結核性抗酸菌症対策委員会,日本呼吸器学会感染症・結核学術部会:肺非結核性抗酸菌症化学療法に関する見解— 2012年改訂.Kekkaku 87:83-86, 2012.
9) Subcommittee of the Joint Tuberculosis Committee of the British Thoracic Society: Management of opportunist mycobacterial infections: Joint Tuberculosis Committee Guidelines 1999. Thorax 55:210-218, 2000.

(西澤早織)

1 気管支喘息

1 受診(主訴)

呼吸器系症状
- 咳嗽
- 喘鳴
- 発作性の呼吸困難
- 息切れ

気管支喘息を疑う

2 気管支喘息の確認

Ⓐ 問診

- 自覚症状(咳嗽〈夜間・早朝に出現しやすい〉,喘鳴,息切れ,**発作性の呼吸困難**)
- 既往歴
- アレルギー歴
- 家族歴
- 喫煙歴
- 環境因子(公害地域への居住,粉塵暴露の有無,ペット飼育の有無など)
- 薬剤服用歴(**アスピリン,ACE 阻害剤**など)※アスピリン喘息を忘れない.

Ⓑ 臨床所見

- **バイタルサイン**(血圧,脈拍,SpO_2,発熱)
- 身体所見(連続性雑音〈笛性ラ音〉の聴取,チアノーゼ,四肢浮腫〈心不全鑑別〉)

Ⓒ 検査

- 胸部単純 X 線写真
- 血液検査
  - CBC
  - 生化学検査:肝・腎機能,電解質
- 非特異的 IgE 検査(RIST-IgE),特異的 IgE 検査(RAST-IgE)(当科でスクリーニングで提出している 13 項目:スギ,ハンノキ,カモガヤ,ブタクサ,ヨモギ,アルテルナリア,ハウスダスト,ヤケヒョウダニ,アスペルギルス,カンジダ,犬,猫,ゴキブリ〈蛾〉)
- *鑑別疾患に応じて追加 (例:BNP,ANCA,沈降抗体,IGRA など)
- 細菌学的検査
  喀痰:グラム染色・培養
  　　　抗酸菌染色・培養
- 喀痰好酸球比率
- 肺機能検査(気道可逆性試験を含む.気道可逆性試験前に中止することが望ましい薬剤については 3A-3「呼吸機能検査」〈p.264〉を参照.)
- 呼気 NO(FeNO)
  ※ 3A-12「呼気 NO 検査」(p.298)を参照.
- 気道過敏性試験(表 2B-1-2)

3 診断

A 成人喘息での診断の目安

1. 発作性の呼吸困難，喘鳴，咳（夜間・早朝に出現しやすい）の反復
2. 可逆性気流制限：自然に，あるいは治療により寛解する．PEF 値の日内変動 20% 以上，β_2 刺激薬吸入により1秒量が 12% 以上増加，かつ絶対量で 200 mL 以上増加
3. 気道過敏性の亢進：アセチルコリン，ヒスタミン，メサコリンなどに対する気道収縮反応の亢進
4. 気道炎症の存在：喀痰，末梢血中の好酸球数の増加，好酸球陽イオンタンパク質（ECP）高値，クレオラ体の証明，FeNO 濃度上昇（表 2B-1-3）
5. アトピー素因：環境アレルゲンに対する IgE 抗体の存在
6. 鑑別診断疾患の除外

* 1, 2, 3, 6. は診断に重要．4. は好酸球性の場合は診断的価値が高い．5. は喘息の診断を支持する．

B 鑑別診断

- 上気道疾患：副鼻腔炎，喉頭炎，喉頭蓋炎，vocal cord dysfunction（VCD）
- 中枢気道疾患：気管内腫瘍，気道異物，気管軟化症，気管支結核，サルコイドーシス
- 気管支〜肺胞領域の疾患：COPD，DPB，肺線維症，過敏性肺炎
- 循環器疾患：うっ血性心不全，肺血栓塞栓症
- ACE 阻害薬などの薬物による咳
- その他の原因：自然気胸，迷走神経刺激症状，過換気症候群，肺線維症，心因性咳嗽
- アレルギー性呼吸器疾患：アレルギー性気管支肺真菌症，好酸球性多発血管炎性肉芽腫症，好酸球性肺炎

表 2B-1-1 喘鳴の強度分類

Johnson の分類	0 度	Ⅰ度	Ⅱ度	Ⅲ度	Ⅳ度
wheezes	なし	強制呼気時のみ	平常呼気時	吸気時と呼気時	silent chest
最大呼気流量（PEF）	正常	60〜70%	40〜60%	20〜40%	〜20%

表 2B-1-2 気道過敏性試験

喘息診断に有用な検査．気道収縮物質を吸入投与することにより生じる気道収縮反応を計測して気道過敏性の有無および程度を評価．特異度は高くないが，感度は高く陰性であれば喘息はほぼ否定できる．ただし，この検査は一部の施設でしか行えない．

表 2B-1-3 気道炎症の存在

喘息の診断における喀痰好酸球比率の基準は 3% 以上，血中好酸球は 220〜320/μL とする場合が多い（ただし，血中好酸球は喀痰好酸球比率と比較して，診断における感度・特異度ともに低い）．FeNO の正常上限は 37 ppb であることから，35 ppb を喘息病態検出の目安としている．

4 安定期の治療

Ⓐ 吸入ステロイド薬(ICS)

① ドライパウダー吸入器(DPI)
- ブデソニド(BUD):パルミコート® タービュヘイラー® 100, 200
  1回1〜4吸入,1日2回 step 1〜4
- フルチカゾンプロピオン酸エステル(FP):フルタイド® ディスカス® 100, 200
  1回1〜2吸入,1日2回 step 1〜4
- フルチカゾンフランカルボン酸エステル(FF):アニュイティ® エリプタ® 100, 200
  1回1吸入,1日1回 step1〜4
- モメタゾンフランカルボン酸エステル(MF):アズマネックス® ツイストヘラー® 100, 200
  1回1〜2吸入,1日2回 step1〜4

② 加圧式定量噴霧吸入器(pMDI)
- ベクロメタゾンプロピオン酸エステル(BDP):キュバール® エアゾール® 100
  1回1〜4吸入,1日2回 step 1〜4
- シクレソニド(CIC):オルベスコ® インヘラー 50, 100
  1回1〜4吸入 1日1回(最大800μgでその際は1日2回) step1〜4

③ ネブライザー
- BUD:(パルミコート® 吸入液)0.5 mg 1回1〜2包 1日2回

Ⓑ 長時間作用性β₂刺激薬(LABA)

- 単独使用は不適切であるが,吸入ステロイドとの併用は非常に有用であり,ステロイドとテオフィリン徐放製剤との組み合わせよりも優れている.
- ツロブテロール:(ツロブテロールテープ®)2 mg/日 1日1枚
- サルメテロール:セレベント® ディスカス® 50 1回1吸入,1日2回

表 2B-1-4 喘息の危険因子:発作のトリガー

1. 呼吸器感染症(ウイルス感染が一番多い,ライノ,RS,インフルエンザ,パラインフルエンザ) 2. アレルゲンの暴露 3. 運動ならびに過換気	4. 天候 5. 薬物 6. 食品・食品添加物 7. アルコール 8. 刺激物質(煙,臭気,水蒸気)	9. 二酸化硫黄,黄砂 10. 感情変化とストレス,過労 11. 月経

表 2B-1-5 未治療患者の症状と目安となる治療ステップ

治療ステップ1 (軽症間欠型相当)	治療ステップ2 (軽症持続型相当)	治療ステップ3 (中等症持続型相当)	治療ステップ4 (重症持続型相当)
・症状が週1回未満 ・症状は軽度で短い ・夜間症状は月に2回未満	・症状が週1回以上,しかし毎日ではない ・月1回以上日常生活や睡眠が妨げられる ・夜間症状は月2回以上	・症状が毎日ある ・SABAがほぼ毎日必要 ・週1回以上日常生活や睡眠が妨げられる ・夜間症状が週1回以上	・治療下でもしばしば増悪 ・症状が毎日ある ・日常生活が制限される ・夜間症状がしばしば

C ICS/LABA 合剤

① DPI
- FP/サルメテロール(アドエア® ディスカス®) 100, 250, 500
  1回1吸入, 1日2回 step 2〜4
- BUD/ホルモテロールフマル酸塩水和物(FM):シムビコート® タービュヘイラー®
  1回1〜4吸入, 1日2回 step 2〜4(SMART療法使用可)
- FF/ビランテロールトリフェニル酢酸塩(VI):レルベア® エリプタ® 100, 200
  1回1吸入, 1日1回 step2〜4

② pMDI
- FP/FM(フルティフォーム® エアゾール) 50, 125
  1回2〜4吸入, 1日2回 step2〜4
- FP/サルメテロール(アドエア® エアゾール®) 50, 125
  1回1吸入, 1日2回 step 2〜3

③ SMART療法
FMの気管支拡張効果は即効性であるため,増悪時に短時間作用性 β_2 刺激薬(SABA)の代わりにBUD/FM(シムビコート®)1回1吸入を追加吸入する方法が,single inhaler maintenance and reliever therapy(SMART療法)である. 追加吸入時にICSも吸入することで症状が安定し,増悪頻度も減少する. 定期吸入+追加吸入でMAX 8吸入(一時的には12吸入)まで可.

④ 吸入薬の選択時のポイント
デバイス(pMDIもしくはDPIもしくはネブライザー),吸入回数(アドヒアランスなども考慮),薬剤の特徴,粒子径,吸入速度,患者背景(妊娠)などを考慮し決める.
例:アドヒアランス不良症例:1日1回のレルベア®
  吸気流速が低く,スペーサーを利用して吸入したい:フルティフォーム®
  SMART療法を活かして治療したい:シムビコート®
  寝たきりの患者:パルミコート® ネブライザー+ツロブテロールテープ®

表 2B-1-6 喘息治療ステップ

	治療ステップ1	治療ステップ2	治療ステップ3	治療ステップ4
長期管理薬 基本治療	吸入ステロイド薬 (低用量)	吸入ステロイド薬 (低〜中用量)	吸入ステロイド薬 (中〜高用量)	吸入ステロイド薬 (高用量)
	上記が使用できない場合は以下のいずれかを用いる ・LTRA ・テオフィリン徐放製剤 ＊症状がまれならば必要なし	上記で不十分な場合に以下のいずれか1剤を併用する ・LABA (配合剤の使用可) ・LAMA ・LTRA ・テオフィリン徐放製剤	上記に下記のいずれか1剤,あるいは複数を併用 ・LABA (配合剤の使用可) ・LAMA ・LTRA ・テオフィリン徐放製剤	上記に下記の複数を併用 ・LABA (配合剤の使用可) ・LAMA ・LTRA ・テオフィリン徐放製剤 ・抗IgE抗体 ・抗インターロイキン(IL)-5抗体 ・抗IL-5Rα抗体 ・経口ステロイド ・気管支熱形成術
追加	LTRA以外の抗アレルギー剤			
発作治療	吸入SABA	吸入SABA	吸入SABA	吸入SABA

D 長時間作用性抗コリン薬(LAMA)

- チオトロピウム：スピリーバ® レスピマット® 2.5 μg　1回2吸入　1日1回

E ロイコトリエン受容体拮抗薬(LTRA)

- プランルカスト：オノンカプセル® 112.5 mg　1日4カプセル　分2
- モンテルカスト：シングレア®錠 10 mg　1日1錠　分2　眠前
- プランルカスト：プランルカストカプセル 112.5 mg　1日4カプセル　分2

F テオフィリン徐放製剤

- テオドール®錠 100, 200　1日2錠　分2　朝夕食後　もしくは　1日2錠　分1　眠前
- 有効安全域が狭く，種々の因子で血中濃度が変動するため副作用の回避に血中濃度のモニタリングが有用である．血中濃度は5～15 μg/mLを目標とする．高齢者には少量から開始する．

G 処方例

① 治療ステップ2

- ICS/LABA + LTRA + SABA(SMART療法の場合はシムビコート®)
  (±抗アレルギー薬±テオフィリン± LAMA)

※治療開始後1ヵ月で評価．効果乏しければ，ステップアップ

※3ヵ月から半年コントロール良好であればステップダウンを考慮．しかし，ステップダウンは慎重に行う(前回増悪した季節を増悪なく乗り越えられるかどうかも参考にしている).

② ICS/LABA(次より選択)

- アドエア®100 もしくは 250　1日2回　1回1吸入
- シムビコート®　1日2回　1回1～2吸入
- フルティフォーム®50 もしくは 125　1日2回　1回2吸入
- レルベア®100　1日1回　1回1吸入

③ ICS/LABAの選択について

- アドエア®：レルベア® が発売されて以降新規処方の機会は減っているが，以前から使用している患者には引き続き使用．
- シムビコート®：SMART療法を活かせそうな患者，操作に問題なければ処方．
- フルティフォーム®：エアゾールに慣れている患者，スペーサーを用いることができるため，低肺機能の患者，自分でうまく吸えない患者(ADL低下)にも使用できる．
- レルベア®：1日1回製剤なのでアドヒアランス不良の患者．

このようなことを参考にしているが，吸入を継続してもらうことが重要なので，操作方法，アドヒアランス，金額，患者背景(ADL,妊娠など)，患者の意見などを参考にしながら決めている．

H 抗体製剤の適応と作用機序

既存治療によっても喘息症状をコントロールできない難治性の喘息患者に使用する．

① オマリズマブ（ゾレア®，抗 IgE 抗体）
- 特発性の慢性蕁麻疹にも適応．
- 1 回 75〜600 mg を 2 または 4 週間毎に皮下に注射する．1 回あたりの投与量並びに投与間隔は，初回投与前の血清中総 IgE 濃度（30〜1,500 IU/mL）および体重に基づき設定する．

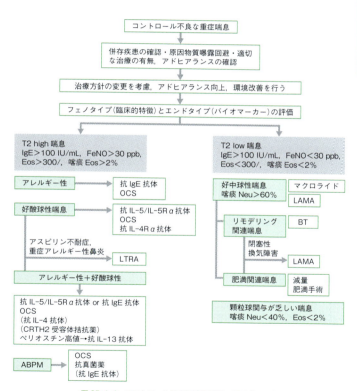

図 2B-1-1 コントロール不良な喘息患者へのアプローチ
OCS：経口ステロイド，ABPM：アレルギー性気管支肺真菌症，BT：Brochial Thermoplasty
(Zervas E, Samitas K, Papaioannou AI, et al.: An algorithmic approach for the treatment of severe uncontrolled asthma. ERJ Open Res 4：00125-2017, 2018 より作成)

② メポリズマブ(ヌーカラ®,抗IL-5抗体)
- 好酸球性多発血管炎性肉芽腫症にも適応.
- 1回100 mgを4週間毎に皮下注.
- 特発性の慢性蕁麻疹にも適応.
- 参考(第Ⅲ相国際共同試験):血中好酸球数が試験開始時に150/μL以上の患者,または過去12ヵ月間に300/μL以上が認められた患者に使用.

③ ベンロリズマブ(ファセンラ®,抗IL-5受容体α抗体)
- 1回30 mgを4週間毎に3回,その後8週間毎に皮下注
- 参考(第Ⅲ相国際共同試験):血中好酸球数が150/μL以上の患者に使用(ZONDA試験),血中好酸球数が300/μL以上とそれ以下の患者で評価(SIROCCO, CALIMA試験)

❶ 気管支サーモプラスティ/気管支熱形成術[3]

① 気管支サーモプラスティ/気管支熱形成術とは
気管支サーモプラスティ/気管支熱形成術(BT)は高周波電流により気管支壁を加熱することで増生肥大した気道平滑筋を減少させ,喘息発作を緩和させる新しい治療法として開発された.平滑筋量が減ることで気道の反応性を抑制し,従来の薬剤治療とは異なった作用機序で喘息発作時の症状緩和をはかる治療である.

② 適応
気管支鏡手技が可能な,高用量の吸入ステロイド薬およびLABAで喘息症状がコントロールできない,18歳以上の重症喘息患者.

③ 禁忌
- ペースメーカー,または植込み型除細動器(ICD),その他の植込み型医用電気機器を使用している患者.
- リドカイン,アトロピン,ベンゾジアゼピン系抗不安薬など,気管支鏡手技に必要な薬剤が使用できない患者.
- 以前に同一部位においてBTを実施した患者(有効性だけでなく,形態学的変化などについて未知であり安全性も確立されていないため).
- 呼吸器感染症に罹患している患者.
- 過去14日間に喘息増悪または経口ステロイド薬の用量変更(増量または減量)を行った患者.
- 血液凝固障害が疑われる患者.
- 他の気管支鏡手技と同様,BT前に医師の指示による抗凝固薬,抗血小板薬,アスピリン,NSAIDsなどの中止ができない患者.

④ 処置の実際
- 手技後の炎症を最小限に抑えるために,PSLの予防投与を行う(基本は,PSL 50 mg/日 手技前3日間,手技当日,手技翌日の合計5日間).
- 手技は,気管支鏡専門医の指導の下,3回に分割して行う.それぞれの手技は3週間の間隔を空けて実施する.
- 静脈麻酔下で処置を行う(局所麻酔/全身麻酔で行う施設がどちらもある).
- Alair™カテーテルのバスケット電極により,高周波通電を行い,気管支壁を65℃に10秒間加熱する.
- BT手技後,患者は他の気管支内視鏡手技と同様の観察下に管理し入院下で実施する.呼吸,心拍数,血圧,血中酸素濃度,肺機能検査などに問題がなければ,退院可能.

5 喘息の管理

A 喘息管理の指標

- スパイロメトリー(治療開始後1～3ヵ月,その後は半年～1年ごと)
- ピークフロー
- 喘息日誌,質問票(ACT, ACQ, AQLQなど,筆者は診察毎にACT記載)
- 喀痰中好酸球比率
- 気道過敏性
- FeNO
- 末梢血好酸球
- その他:特異的IgE,テオフィリン血中濃度,血漿コルチゾール濃度,増悪時は,SpO_2や動脈血ガス,一般採血,胸部X線写真,心電図など

B 質問票

- 喘息コントロールテスト asthma control test(ACT)(表2B-1-7)
- 喘息管理質問票スコア asthma control questionnaire(ACQ):症状(5項目),発作治療薬使用(1項目),1秒量(1項目)から構成される質問票.平均値0.75以下でコントロール良好,1.5以上でコントロール不良.
- Japan Asthma Control Survey(JACS):15個の質問から構成され,トータルスコアの他,4つの下位尺度(症状,心,治療,活動)が算出できる喘息質問票である.コントロール良好>8点,コントロール不十分>4.8から≦8.0の間,コントロール不良が≦4.8.
- 喘息QOL質問票 Asthma Quality of Life Questionnaire(AQLQ):喘息専門に作られたQOL評価スケール.スコアは1～7で,値が小さいほど重度の障害を示し,0.5単位の変化は臨床的に重要とみなされる.

表2B-1-7 喘息コントロールテスト

①この4週間に,喘息のせいで職場や家庭で思うように仕事がはかどらなかったことは時間的にどの程度ありましたか?				
いつも ①	かなり ②	いくぶん ③	少し ④	まったくない ⑤
②この4週間に,どのくらい息切れがしましたか?				
1日に2回以上 ①	1日1回 ②	1週間に3～6回 ③	1週間に1,2回 ④	まったくない ⑤
③この4週間に,喘息の症状(ゼイゼイ,咳,息切れ,胸が苦しい,痛い)のせいで夜中に目が覚めたり,いつもより朝早く目が覚めてしまうことがありましたか?				
1週間に4回以上 ①	1週間に2,3回 ②	1週間に1回 ③	1週間に1,2回 ④	まったくない ⑤
④この4週間に,発作止めの吸入薬(サルブタモールなど)をどのくらい使いましたか?				
1日に3回以上 ①	1週間に1,2回 ②	1週間に数回 ③	1週間に1回以下 ④	まったくない ⑤
⑤この4週間に,自分自身の喘息をどの程度コントロールできたと思いますか?				
まったくできなかった ①	あまりできなかった ②	まぁまぁできた ③	十分できた ④	完全にできた ⑤

[評価] 25点:十分なコントロール,20～24点:コントロール良好,20点未満:コントロール不良
(グラクソ・スミスクライン株式会社:喘息お役立ちツール.喘息コントロールテスト(ACT)より)

6 発作期の治療

A 治療内容

① SABA 吸入
例：①プロカテロール：メプチンエアー®(10 μg/puff)を 2 puff　20 分おきに 2 回反復可
　　②BUD/FM：シムビコート®　発作時に 1 吸入　数分間経過しても改善なければ 1 吸入追加

② SABA ネブライザー
- サルブタモール吸入
　例：ベネトリン吸入液® 0.5% 0.3 mL ＋生理食塩水 3 mL
　＊20〜30 分おきに 2〜3 回反復可．脈拍< 130/ 分に保つように．

③ ステロイド点滴
- **初回投与では 1 時間かけて点滴投与**を推奨．
- デキサメタゾン(リン酸エステル)　初回：4〜8 mg，定期：6.6〜9.9 mg　6〜12 時間毎
　例：デカドロン®(8 mg/2 mL) 1 A ＋生理食塩水 100 mL
- ベタメタゾン(リン酸エステル)　初回：4〜8 mg，定期：4〜8 mg　6〜12 時間毎
　例：リンデロン®(2 mg) 2〜4 A ＋生理食塩水 100 mL
- アスピリン喘息の可能性が否定できている場合は次を選択
  - ヒドロコルチゾン(コハク酸エステル)
    初回：200〜500 mg，定期：100 mg　4〜6 時間毎
    例：ソル・コーテフ®(100 mg)を 2〜5 A ＋生理食塩水 100 mL
  - メチルプレドニゾロン(m-PSL，コハク酸エステル)
    初回：40〜125 mg，定期：40〜80 mg　4〜6 時間毎 or プレドニン® 0.5 mg/kg 経口
    例：ソル・メルコート®(40 mg) 1〜2 A or(125 mg) 1 A ＋生理食塩水 100 mL

④ アミノフィリン点滴
- アミノフィリン 125〜250 mg ＋生食 or 維持液 200〜250 mL　1 時間で点滴投与
　➡ その後の持続投与はアミノフィリン 125〜250 mg を 5〜7 時間程度で点滴静脈投与．
- 経口テオフィリン薬内服中の方には，初回投与量は 125 mg 程度までとし，副作用には十分注意．

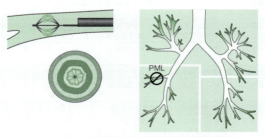

図 2B-1-2　気管支サーモプラスティ／気管支熱形成術
バスケット型電極カテーテルを用いて，65℃で 10 秒間温める(左)．

- 肥満がある場合は標準体重
- 目標血中濃度：$8 \sim 20 \mu g/mL$
- 点滴の途中で，テオフィリンの中毒症状(頭痛，悪心，嘔吐，頻脈，不整脈など)が出現すればただちに中断する．

⑤ **0.1％アドレナリン皮下注射**
- 例：ボスミン®(0.1％) 0.1～0.3 mL 皮下注射
- 必要に応じて 20～30 分間隔で反復投与可能．3 回まで．

表 2B-1-8 喘息発作の強度と目安となる発作治療ステップ

発作強度	呼吸困難	動作	検査値(気管支拡張薬投与後)			
			PEF (mmHg)	SpO$_2$	PaO$_2$ (%)	PaCO$_2$ (mmHg)
喘鳴／胸苦しい	急ぐと苦しい，動くと苦しい	ほぼ普通	≧80％	≧96％	正常	<45
軽度 小発作	苦しいが横になれる	やや困難				
中等度 中発作	苦しく横になれない	かなり困難，かろうじて歩ける	60～80％	91～95％	>60	<45
高度 大発作	苦しくて動けない	歩行不能，会話困難	<60％	≦90％	≦60	≧45
重篤	呼吸減弱 チアノーゼ 呼吸停止	会話不能，体動不能，意識障害，錯乱，失禁	測定不能	≦90％	≦60	≧45

表 2B-1-9 喘息の発作治療ステップ

	治療	対応の目安
発作治療 ステップ1	SABA 吸入(pMDI) シムビコート®吸入追加(SMART 療法施行時)	医師による指導のもとで自宅治療可
発作治療 ステップ2	SABA ネブライザー吸入反復 酸素吸入(SpO$_2$ 95％前後を目標) ステロイド薬全身投与 アミノフィリン点滴静注併用可 0.1％アドレナリン(ボスミン®)皮下注使用可	救急外来 2～4 時間で反応不十分，1～2 時間で反応なし→入院 入院治療：高度喘息症状としてステップ3 を施行
発作治療 ステップ3	SABA ネブライザー吸入反復 酸素吸入(SpO$_2$ 95％前後を目標) ステロイド薬全身投与 アミノフィリン点滴静注併用可 0.1％アドレナリン(ボスミン®)皮下注使用可 吸入短時間作用性抗コリン薬(SAMA)併用可	救急外来 1 時間以内に反応なければ入院治療． 悪化すれば重篤症状の治療へ
発作治療 ステップ4	ステップ1～3 の治療を継続 症状，呼吸状態悪化で挿管，人工呼吸器管理 酸素吸入にもかかわらず，PaO$_2$ 50 mmHg 以下および／または意識障害を伴う急激な PaCO$_2$ の上昇 →人工呼吸器管理 全身麻酔(イソフルラン，セボフルラン)を考慮	ただちに入院，ICU 管理

治療目標：呼吸困難の消失，体動，睡眠正常，日常生活正常，PEF 値が予測値または自己最良値の 80％以上，SpO$_2$>95％，平常服薬，吸入で喘息症状悪化なし．
ステップアップの目標：治療目標が 1 時間以内に達成できなければステップアップを考慮

- 脈拍は130/分以下にとどめる.
- 脱水や代謝性アシドーシスがある場合は,注意して施行.
- ハロタン,抗精神病薬,α遮断薬,カテコールアミン製剤などの併用禁忌薬剤には注意.
- 動脈硬化症,甲状腺機能亢進症,緑内障(ただし開放隅角〈単性〉緑内障は可),糖尿病,重症不整脈,精神神経症などの合併症がある場合は原則禁忌であるが,特に必要とする場合には慎重に使用する.
- 妊婦の場合は極力避けることが望ましい.低酸素状態では副作用発現のリスクが高い.

B 帰宅時の注意点と処方

- 長期間管理薬は適切に使用できていたか確認.継続の必要性を説明,使用できていた場合はステップアップを行う.
- 喫煙者には禁煙指導を行う.
- 3〜5日分の発作治療薬(気管支拡張薬,経口ステロイド PSL 0.5 mg/kg/日の処方)
- 治療継続の必要性を説明(救急外来の場合は必ずかかりつけ医を受診するように説明).

7 その他の側面

A 妊娠と喘息

① 妊娠中の喘息管理
妊娠中の喘息は悪化,改善,不変がそれぞれ1/3ずつという報告がよく知られているが,報告によってバラバラである.悪化例の中では妊娠中の薬物使用に対する不安から,患者自身,あるいは医療従事者が必要な抗喘息薬の使用を中止・制限してしまっている例が少なからずあり,適切な治療・説明/教育を行うことが大切である.

② 妊娠中の喘息増悪時のポイント
- 妊婦と胎児の状態をモニター
- SABA(pMDI もしくはネブライザー)を20分おきに繰り返す.
- SpO_2 95%以上に保つ(母体の低酸素状態はダイレクトに児の低酸素状態を引き起こす).
- 適切な母体の心拍出量を維持するため,飲水管理や点滴を行う.
- 0.1%アドレナリンの投与は子宮の収縮を惹起するためアナフィラキシーの場合のみの使用にとどめる.
- 発作の程度によってはステロイド薬の点滴を行う(アスピリン増悪呼吸器疾患〈AERD〉の既往の場合はコハク酸エステルを避ける).
- 治療反応性が悪い場合は,気管内挿管,人工呼吸器管理を早めに行う
  ($pH < 7.35$, $PCO_2 ≧ 28〜32$ mmHg or $PO_2 < 70$ mmHg).
- 産科に児の状態を確認してもらうことを忘れない.

③ 治療について
a.$β_2$刺激薬
- SABA は安全性に関するエビデンスは高い(特にサルブタモール〈ベネトリン®〉).
- LABA の安全性に関するエビデンスは SABA と比較すると少ないが,ほぼ安全と考えてよい(良好な治療効果が得られている場合は継続する).

b．吸入ステロイド薬

- ブデゾニド(パルミコート®)が最も安全性が高い．
- ICS が第1選択薬として推奨されるが，コントロール不良の場合は LABA(ICS/LABA の使用)やテオフィリンなどを追加する．

c．経口ステロイド／点滴ステロイド

- 妊娠初期の使用で口蓋裂の報告はあるが，コントロール不良の場合は使用する．
- 胎児移行性：m-PSL，PSL(1/10 程度)が胎児移行性が低い．デキサメサゾンやベタメサゾンは移行率がより高い．ただし，AERD の既往の場合はコハク酸エステルを避ける(発作時の安全性が確立されているのは，PSL 換算で 1 日最大 60 mg までという報告もあるが[4]，喘息のコントロール不良の場合は増量を検討する)．

d．テオフィリン

- 以前から使用されており，妊婦における安全性は高い．
- ただし，副作用を懸念し，母体の血中濃度は < 12 μg/mL を目標とするようにモニタリングをする．

e．LTRA，その他の抗アレルギー薬

- 妊娠を知らずに内服していたとしても危険性は低いが，有益が上回る場合のみ使用．
- インタール吸入は安全性が高いとされている．その他のものは原則として使用しない(ただし，ロラタジン，セチリジン，レボセチリジンは比較的安全)．

f．0.1％アドレナリン

- 子宮の収縮を惹起するためアナフィラキシーなどの場合のみ使用．

g．生物学的製剤

- 妊娠前からオマリズマブやアレルゲン免疫療法を継続している場合は継続してよい．(抗 IL-5/IL-5R α 抗体については現時点ではデータがなく使用を避ける．)

Ⓑ 喘息患者の術前管理

①把握

病歴，身体所見，薬剤歴，ハイリスク患者・アスピリン喘息のチェック，呼吸機能検査，可能であればピークフロー値のモニタリング(朝，夕)

②治療

- 症状不安定な場合，PEF が自己最高値の 80％未満の場合は，全身ステロイド投与が必要 ➡ PSL 0.5 mg/kg/日 7 日間投与[5]
- さらにコントロール不良の場合 ➡ 手術前日および当日にヒドロコルチゾンコハク酸エステル 100 mg ＋生食 100 mL を 8 時間毎点滴(術後 24 時間以内に速やかに減量)
- 高用量ステロイド吸入を使用していて，術前・術後に吸入が行えないような場合
  ➡ 経口または点滴のステロイドへ切り替える．
- テオフィリン，β_2 刺激薬は通常通り使用する．

Ⓒ 喘息・COPD オーバーラップ(ACO)[6]

①定義

ACO は，「慢性の気流閉塞を示し，喘息と COPD のそれぞれの特徴を併せもつ疾患」と定義されている．

②ACO の診断(図 2B-1-3)

すでに診断がついている固定性の気流閉塞を伴う 40 歳以上喘息症例では，①喫煙歴，②胸部 CT における気腫性変化，③肺拡散能障害，のいずれか 1 つを認めれば ACO と診断できる．

ACOはCOPD要素のない喘息と比べて,増悪頻度が高く,喘息コントロール状態が不良で呼吸器症状が強く,呼吸機能が低く,QOLが低く,入院頻度や期間が多く,医療費が高額で,全身へ依存症の数が多く,特に心血管系への依存症のために予後が不良である.

③治療方針
- 中用量のICSとLABAの配合剤もしくは中用量ICSとLAMAで治療開始.
- 治療効果をみながら,LAMAもしくはLABAを追加.
- すでに喘息と診断し治療中 ➡ LAMA追加.COPDと診断し治療中 ➡ ICS追加

D アスピリン喘息（NSAIDs過敏喘息,AERD）

　アスピリン喘息はアスピリンに対するアレルギーではなく,シクロオキシゲナーゼ（COX）阻害作用,特にCOX-1阻害作用をもつアスピリンなどのNSAIDsにより,強い鼻閉と鼻汁,喘息発作が誘発される（顔面紅潮,結膜充血なども伴いやすく,1/3は消化器症状,ときに胸痛や蕁麻疹なども認める）.非アレルギー性の過敏症（不耐症）である.

　近年,国際的に喘息と同時に上気道疾患を伴うことからAERDと呼称される.

①疫学・病態
- 成人喘息の約5～10%.
- 女性に多く（男女比1:2）,20～40歳代に多い.
- システイニールロイコトリエンの過剰産生体質があり,NSAIDsの誘発によりロイコトリエンの合成が促進され喘息発作を引き起こす.

②診断
- 問診と負荷試験が基本.
- 問診で次の事項を確認.
  ①喘息発作後のNSAIDs使用歴と副反応を尋ねる.
  ②嗅覚障害の確認（約90%,篩骨洞有意の鼻茸により嗅覚障害を生じやすい）.
  ③鼻茸や副鼻腔炎の既往,手術歴を確認.
- 確定診断は専門施設での内服負荷試験がゴールドスタンダード.

③リスク因子
- 成人になってからの喘息発症
- 女性（20～40歳）
- 通年性の鼻炎症状
- 慢性副鼻腔炎や鼻茸を合併している,もしくはその手術を受けたことがある
- 嗅覚異常,無嗅覚症
- アレルギー検査の結果が陰性
- 末梢血好酸球増多

④NSAIDs過敏喘息に対する発熱疼痛時の薬剤選択
a．危険
- NSAIDsの注射薬,坐薬,内服薬,貼付薬,NSAIDsを含んだ塗布薬,点眼薬も禁忌
- アセトアミノフェン* 1回500 mg以上

b．ほぼ安全（ただし重症例や不安定例で悪化あり）
- PL顆粒®*（アセトアミノフェン*含有）
- アセトアミノフェン* 1回300 mg以下
- MS冷シップ

c．安全性が高い
- 選択性の高いCOX-2阻害薬（エトドラク*,メロキシカム*）

- 選択的 COX-2 阻害薬(セレコキシブ*)
- 塩基性消炎剤(塩酸チアラミド*など)
(*：添付文書では AERD において禁忌と記載されている薬剤である.)

d．安全(喘息の悪化は認めない)
- モルフィン, ペンタゾシン
- 非エステル型ステロイド薬(内服ステロイド薬)
- 漢方薬(地竜, 葛根湯など)
- その他, 鎮痙薬, 抗菌薬, 局所麻酔薬など, 添加物のない一般薬はすべて使用可能

⑤ 安定期の治療
通常の喘息治療に加え, クロモグリク酸(インタール®)が追加治療として奏効しやすい. オマリズマブ(ゾレア®)が有効であるという報告もある.

⑥ 発作時の治療
通常の喘息の急性増悪時と同様だが, 次の点に注意する.
- アドレナリン(ボスミン®)が奏効しやすい.
- ステロイドの急速静注で重い(ときに致死的な)喘息発作を生じやすい.
- ブロムヘキシン塩酸塩(ビソルボン®吸入液)で悪化しやすい.

a．アドレナリン皮下注射
- 奏効しやすい.
- 例：ボスミン®(0.1%) 0.1～0.3 mL 皮下注射

b．ステロイド点滴
次のステロイドは使用可能ではあるが, 添加物による過敏反応の恐れもあり, **急速静注は禁忌である. 1～2 時間かけてゆっくりと静注する.**

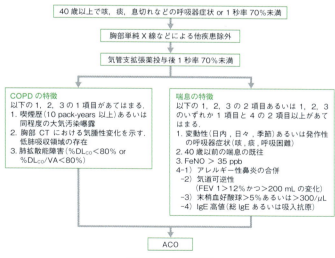

図 2B-1-3　ACO の診断

- デカドロン®(8 mg/2 mL)1 A ＋生理食塩水 100 mL　1 時間で点滴静注
 （デキサメタゾンリン酸エステル〈デカドロン®〉6.6〜9.9 mg とする）
- リンデロン®(2 mg) 2〜4 A ＋生理食塩水 100 mL　1 時間で点滴静注
 （ベタメタゾンリン酸エステル〈リンデロン®〉4〜8 mg とする）

※経口の PSL は安全に使用可能

E 運動誘発喘息

運動の数分後に喘息発作や一過性に気管支収縮が生じることを運動誘発喘息(EIA)あるいは，運動誘発気管支収縮(EIB)と呼ぶ．

① 病態・機序
- 運動の数分後から一過性の気管支収縮をきたし，60 分以内に自然回復する．
- 最大心拍数の 80％以上となるような激しい運動を 3〜8 分間することで誘発されやすい．
- ランニング，特に短距離走の繰り返しや中距離走で起きやすい．

② 予防
- 吸入 β_2 刺激薬，クロモグリク酸ナトリウム，LTRA などを使用．
- 運動直前の SABA の単回投与と長期管理薬による喘息のコントロールが EIA 管理，予防の両輪である．

表 2B-1-10　運動誘発喘息の治療薬

治療薬	連日投与	運動前単回投与
SABA		推奨（15 分前）
LABA	効果的 （単剤投与は推奨されない）	効果的
LTRA	推奨	推奨（12 時間前）
クロモグリク酸ナトリウム		推奨（直前）
ICS	推奨	推奨されない

表 2B-1-11　アスリートにおける喘息管理

喘息治療薬	投与経路	使用可否	TUE 申請	注
糖質コルチコイド*1	内服，注射	不可	必要	遡及的治療使用特例(TUE)の申請必要
	吸入	可		検査時に申告
β_2 刺激薬	吸入	可	必要	サルブタモール，サルメテロール，ホルモテロール*2 のみ TUE 申請不要
	内服，貼付	不可		通常，TUE 申請は承認されない
LTRA	内服	可		
テオフィリン薬	内服，注射	可		
抗コリン薬	吸入	可		
抗アレルギー薬	内服	可		
抗 IgE 抗体	注射	可		
エフェドリン	内服	不可		通常，TUE 申請は承認されない

使用が認められている薬物．
*1：糖質コルチコイドは競技会外検査では禁止されていないため，重積発作などの際に全身に投与しても競技会に参加しないものであれば，TUE 申請は不要．
*2：ホルモテロールは，54 μg/日を超える場合は TUE 申請が必要．

参考文献

1) 「喘息予防・管理ガイドライン2018」作成委員会：喘息予防・管理ガイドライン2018. 協和企画, 2018.
2) Zervas E, Samitas K, Papaioannou AI, et al.：An algorithmic approach for the treatment of severe uncontrolled asthma. ERJ Open Res 4：00155-2017, 2018.
3) Wechsler ME, Laviolette M, Rubin AS, et al.：Bronchial thermoplasty：Long-term safety and effectiveness in patients with severe persistent asthma. J Allergy Clin Immunol 132：1295-1302, 2013.
4) National Heart, Lung, and Blood Institute；National Asthma Education and Prevention Program Asthma and Pregnancy Working Group：NAEPP expert panel report. Managing asthma during pregnancy：recommendations for pharmacologic treatment-2004 update. J Allergy Clin Immunol 115：34-46, 2005.
5) Fung DL：Emergency anesthesia for asthma patients. Clin Rev Allergy 3：127-141, 1985.
6) 日本呼吸器学会 喘息とCOPDのオーバーラップ(Asthma and COPD Overlap：ACO)診断と治療の手引き2018作成委員会(編)：喘息とCOPDのオーバーラップ診断と治療の手引き2018. メディカルレビュー社, 2018.

（安田美奈）

2 COPD

1 COPDの概念

- COPDとは、タバコ煙を主とする有害物質を長期に吸入暴露することにより生じる肺疾患で、呼吸機能検査で気道閉塞を示す.
- 気道閉塞は末梢気道病変と気腫性病変がさまざまな割合で複合的に関与して起こる.
- 臨床的には徐々に進行する労作時呼吸困難や慢性の咳・咳嗽を示すが、これらの症状に乏しいこともある.

2 併存症

- 栄養障害
- 骨格筋機能障害
- 心血管疾患
- 骨粗鬆症
- 代謝性疾患
- 消化器疾患
- 睡眠時無呼吸症候群(SAS)

3 疫学

- 世界各国の40歳以上におけるCOPDの有病率は10%前後であることが報告されている. 2016年のWHO調査では、COPDは死因の第3位である[2].
- 日本COPD疫学研究(NICE study)の結果では、日本人のCOPD有病率は8.6%、40歳以上の約530万人、70歳以上では約210万人がCOPDに罹患していると考えられる. わが国ではCOPDは死因の第10位であり、高齢者の割合が高い[3].

4 診断・分類

A 問診

- 長期の喫煙歴がある40歳以上の成人で、労作時呼吸困難や慢性咳嗽・喀痰がみられる患者で疑う.
- International Primary Care Airways Group(IPAG)(表2B-2-1)やCOPD Population Screener(COPD-PS)、COPD Screening Questionnaire(COPD-Q)などの質問票はスクリーニングに利用できる.
- IPAGでは17ポイント以上でCOPDの可能性が考えられ、16ポイント以下で喘息など別の診断を検討していく必要がある.

B 身体診察

① 視診
- 樽状胸郭
- 呼気延長と口すぼめ呼吸
- 補助呼吸筋活動の亢進
- ばち指
- 気管短縮
- Hoover's sign:吸気時に肋間や鎖骨上窩・下部胸郭の内側へ陥凹する奇異呼吸様の動き

② 触診・打診・聴診
- 心尖拍動
- 肝触知
- 呼気延長
- 異常呼吸音:wheezes, ronchus

(続く)

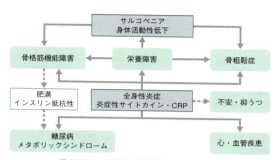

図 2B-2-1　COPD の全身性炎症と併存合併症

表 2B-2-1　COPD 質問票

No.	質問	選択肢	ポイント
1	あなたの年齢はいくつですか？	40〜49 歳	0
		50〜59 歳	4
		60〜69 歳	8
		70 歳以上	10
2	1 日に何本くらい，タバコを吸いますか？ （もし，今は禁煙しているならば，以前は何本くらい吸っていましたか？） 〔今まで，合計で何年間くらい，タバコを吸っていましたか？ 1 日の喫煙箱数＝1 日のタバコ数／20 本（1 箱入数） pack・year ＝ 1 日の喫煙箱数×喫煙年数〕	0〜14 Pack・year	0
		15〜24 Pack・year	2
		25〜49 Pack・year	3
		50 Pack・year 以上	7
3	あなたの体重は何キログラムですか？ あなたの身長は何センチメートルですか？ 〔BMI ＝体重(kg)／身長(m)²〕	BMI ＜ 25.4	5
		BMI 25.4〜29.7	1
		BMI ＞ 29.7	0
4	天候により，せきがひどくなることがありますか？	はい，天候によりひどくなることがあります	3
		いいえ，天候は関係ありません	0
		せきは出ません	0
5	風邪をひいていないのにたんがからむことがありますか？	はい	3
		いいえ	0
6	朝起きてすぐにたんがからむことがよくありますか？	はい	0
		いいえ	3
7	喘鳴（ゼイゼイ，ヒューヒュー）がよくありますか？	いいえ，ありません	0
		時々，もしくはよくあります	4
8	今現在（もしくは今まで）アレルギーの症状はありますか？	はい	0
		いいえ	3

（IPAG 診断・治療ハンドブック日本語版．2006．p.12 より）

(続き)

C 検査

① 画像検査
a. 胸部単純X線写真
- 肺野透過性亢進,肺野末梢血管陰影の狭小化,横隔膜平坦化,滴状心

b. 胸部CT
- 気腫性病変では明瞭な壁をもたない低吸収域として認められる.

② 呼吸機能検査
- 閉塞性換気障害(1秒率〈FEV_1〉/努力肺活量〈FVC〉が70%未満)を気流閉塞の判断基準とし,気管支拡張薬吸入後の測定値を用いて評価する.
- FEV_1 が12%かつ200 mL以上増加すれば可逆性ありと判断する[4].しかしFEV_1の経時的な低下や健康状態の悪化・増悪の出現などを予想できるものではなく,診断に際しても気道可逆性の有無や程度は問わない.

③ 動脈血ガス分析
- 動脈血ガス分析とパルスオキシメーターは,ガス交換障害の程度や低酸素症に関連する病態を評価する目的で行われる.
- パルスオキシメーターで明らかな異常がなくても呼吸困難を訴える場合,動脈血ガス分析を行うべきである.
- COPD患者の経過をみるために,パルスオキシメーターは必須の機器である.

D COPDの評価

① COPDの病期分類
指標としては予測1秒量に対する比率(対標準1秒量:%FEV_1)を用いる.%FEV_1に基づいた病期分類を表2B-2-2に示す.ただし気管支拡張薬吸入後のFEV_1/FVC 70%未満が必須条件である.

② 増悪リスクの評価:GOLDのABCD分類
Global Initiative for Chronic Obstructive Lung Disease(GOLD)2017 document には症状(mMRCもしくはCOPD Assessment Test〈CAT〉)と増悪リスクを考慮してCOPDの患者分類が記載されている.カテゴリーC・Dが増悪リスクの高い群でもあり,日常臨床で積極的にCATなどを用いることもすすめている.

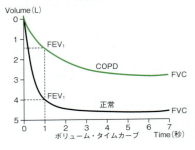

図 2B-2-2 健常者および重症COPD患者のスパイログラム
(日本呼吸器学会COPDガイドライン第5版作成委員会:COPD(慢性閉塞性肺疾患)診断と治療のためのガイドライン第5版.メディカルレビュー社,p.62, 2018 より)

2 COPD

表 2B-2-2 COPD の病期分類

GOLD 1	軽度	FEV_1 が予測値の 80%以上である
GOLD 2	中等度	FEV_1 が予測値の 50%以上,80%未満である
GOLD 3	重度	FEV_1 が予測値の 30%以上,50%未満である
GOLD 4	最重度	FEV_1 が予測値の 30%未満である

対象:FEV_1/FVC が 0.70 未満の患者
(日本呼吸器学会 COPD ガイドライン第 5 版作成委員会:COPD(慢性閉塞性肺疾患)診断と治療のためのガイドライン第 5 版.メディカルレビュー社,p.50,2018 より改変)

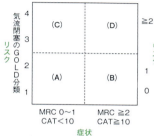

図 2B-2-3 COPD の重症度分類
(領域が定まらない時は悪い方を採択する)
(Global Initiative for Chronic Obstructive Lung Disease:Global Strategy for the Diagnosis, Management and Prevention of Chronic Obstructive Pulmonary Disease. 2017 Report. より作成)

		点数
まったく咳が出ない	⓪①②③④⑤	いつも咳が出ている
まったく痰がつまった感じがない	⓪①②③④⑤	いつも痰がつまっている感じがする
まったく息苦しくない	⓪①②③④⑤	非常に息苦しい
坂や階段を上っても,息切れがしない	⓪①②③④⑤	坂や階段を上ると,非常に息切れがする
家での普段の生活が制限されることはない	⓪①②③④⑤	家での普段の生活が非常に制限される
肺の状態を気にせずに,外出できる	⓪①②③④⑤	肺の状態が気になって,外出できない
よく眠れる	⓪①②③④⑤	肺の状態が気になって,よく眠れない
とても元気だ	⓪①②③④⑤	まったく元気がない

記入後は,先生にお渡しください. 総合点

図 2B-2-4 COPD アセスメントテスト(CAT 質問票)
(日本呼吸器学会 COPD ガイドライン第 5 版作成委員会:COPD(慢性閉塞性肺疾患)診断と治療のためのガイドライン第 5 版.メディカルレビュー社,p.55,2018 より)

5 治療

Ⓐ COPD の管理目標

- 現状の改善:症状・QOL の改善,運動耐容能と身体活動性の向上および維持
- 将来リスク低減:増悪予防,全身へ依存症や肺合併症の予防・診断・治療

Ⓑ 禁煙

- COPD の最大のリスクファクターは喫煙であり,禁煙でほとんどの COPD は予防可能である.すべての COPD 病期で禁煙をすすめるべきである
- 5A アプローチ(Ask, Advise, Assess, Assist, Arrange)が推奨されている.医師が 3 分間の短い禁煙アドバイスをするだけで,禁煙成功率が上昇する[5].

Ⓒ ワクチン

- インフルエンザワクチンの接種により COPD の増悪頻度が有意に減少する.
- 肺炎球菌ワクチンの併用により,インフルエンザワクチン単独に比較して COPD の感染増悪の頻度は減少する[6].

Ⓓ 呼吸リハビリテーション

COPD の呼吸困難の軽減,運動耐容能の改善,健康関連 QOL(HRQOL)の改善に有効であり,他の治療に加えると上乗せ効果もある[7].

Ⓔ セルフマネジメント教育

目的は疾患に対する理解を深め,安定期・増悪期のセルフマネジメント能力を取得し,患者・医療者が協働で疾患に取り組む姿勢を向上させることである.単に知識や技術のみにとどまらず,感染予防や身体活動性の向上・維持などの自己管理行動へのアドヒアランスを高めるものである.

Ⓕ 栄養管理

- Ⅲ期(重症)以上の COPD では約 40%に体重減少がある.体重減少は気道閉塞とは独立した予後因子だが,除脂肪量は体重よりも鋭敏に予後を反映する.

Ⓖ 酸素療法

- COPD による慢性呼吸不全に対して長期酸素療法(LTOT)を行う最も重要な目的は生命予後改善である.LTOT の社会保険適用は表 2B-2-3 の通りである.

H 薬物療法

① 薬物療法の実際
図 2B-2-5 に示す.

② 吸入薬一覧
a．LAMA
- チオトロピウム：スピリーバ® ハンディヘラー®　　1回1カプセル吸入　1日1回
- チオトロピウム：スピリーバ® レスピマット®　　　1回2吸入　　　　　1日1回
- グリコピロニウム：シーブリ® ブリーズヘラー®　　1回1カプセル吸入　1日1回
- アクリジニウム：エクリラ® ジェヌエア®　　　　　1回1吸入　　　　　1日2回
- ウメクリジニウム：エンクラッセ® エリプタ®　　　1回1吸入　　　　　1日1回

b．LABA
- サルメテロール：セレベント® 50 ディスカス®　　　1回1カプセル　　　1日2回
- インダカテロール：オンブレス® ブリーズヘラー®　1回1カプセル吸入　1日1回
- ホルモテロール：オーキシス® タービュヘイラー®　1回2吸入　　　　　1日2回

c．LAMA/LABA
- グリコピロニウム・インダカテロール：
  ウルティブロ® ブリーズヘラー®　　　　　　　　　1回1カプセル吸入　1日1回
- ウメクリジニウム・ビランテロール：
  アノーロ® エリプタ®　　　　　　　　　　　　　　1回1吸入　　　　　1日1回
- チオトロピウム・オロダテロール：
  スピオルト® レスピマット®　　　　　　　　　　　1回2吸入　　　　　1日1回

③ 吸入薬以外の薬剤
- 喀痰調整薬（L-カルボシステイン，アンブロキソール）
- マクロライド（クラリスロマイシン，エリスロマイシン，アジスロマイシン）

表 2B-2-3　LTOT の社会保険適用

1. 高度慢性呼吸不全例
   （動脈血酸素分圧 55 mmHg 以下の者および動脈血酸素分圧 60 mgHg 以下で睡眠時または運動負荷時に著しい低酸素血症をきたす者であって，医師が在宅酸素療法を必要であると認めたもの．）
2. 肺高血圧症
3. 慢性心不全
   （医師の診断により NYHA 3 度以上であると認められ，睡眠時のチェーン・ストーク呼吸がみられ，無呼吸低呼吸指数（1 時間当たりの無呼吸数および低呼吸数をいう）が 20 以上であることが，睡眠ポリグラフィー上確認されている症例．）
4. チアノーゼ型先天性心疾患

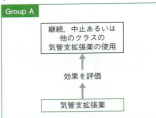
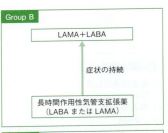
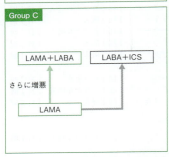
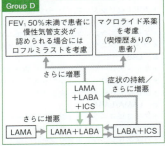

図 2B-2-5　グループ別にみた COPD 治療方針

→：好ましい治療を示す

(Global Initiative for Chronic Obstructive Lung Disease：Global Strategy for the Diagnosis, Management and Prevention of Chronic Obstructive Pulmonary Disease. 2017 Report. より作成)

6 COPD 急性増悪

A COPD 急性増悪の定義

- 息切れの増加，咳や痰の増加，胸部不快感・違和感の出現あるいは増強などをみとめ，安定期の治療の変更が必要となる状態をいう．
- ただし，他疾患(心不全，気胸，肺血栓塞栓症など)の先行の場合を除く．
- 症状の出現は急激のみならず緩徐の場合もある．

B 増悪原因

- 呼吸器感染症
- 大気汚染
- 原因不明(30％)

C 重症度判定・入院基準

- 増悪の重症度判定は症状，病歴，徴候・身体所見，呼吸状態(パルスオキシメーター，動脈血ガス分析)などの臨床検査に基づいて総合的に判断する．
- 症状が強い患者や呼吸不全を呈している患者，重症な合併症をもつ患者では入院加療が勧められる．

D 治療

① 薬物療法

基本は ABC アプローチで，A(antibiotic：抗菌薬)，B(bronchodilators：気管支拡張薬)，C(corticosteroids：ステロイド薬)である．このアプローチで 80%以上が外来管理可能と報告されている[8]．

処方例は次の通りである．

- セフトリアキソン(ロセフィン®) + 生理食塩水 100 mL　1 時間で点滴　24 時間ごと
- 吸入(次のいずれか)
  - プロカテロール(メプチンエアー®) 2 吸入　1 日 3〜4 回
  - サルブタモール(ベネトリン®吸入液 0.5%) 0.3 mL + 生理食塩水 2〜5 mL　1 日 3〜4 回
- m-PSL(ソル・メルコート® 40 mg) + 生理食塩水 100 mL　1 時間で点滴　12〜24 時間ごと　5〜7 日間

表 2B-2-4　COPD 急性増悪の重症度判定

軽症	呼吸困難悪化，喀痰量増加，喀痰膿性化のうち 1 つ 5 日以上の上気道感染，他に原因のない発熱，喘鳴増加，咳嗽増加，呼吸数あるいは心拍数の 20 以上増加のうち 1 つ以上
中等症	呼吸困難悪化，喀痰量増加，喀痰膿性化のうち 2 つ
重症	呼吸困難悪化，喀痰量増加，喀痰膿性化のすべて

(Anthonisen NR, Manfreda J, Warren CP, et al.：Antibiotic therapy in exacerbations of chronic obstructive pulmonary disease. Ann Intern Med 106：196-204, 1987 より作成)

表 2B-2-5　COPD 急性増悪の入院および ICU 適応

入院適応	ICU 適応
呼吸不全を呈している患者および安定期の病期がⅢ期以上の患者．その他， ・呼吸困難の急激な増悪 ・チアノーゼや浮腫の出現 ・重大な併存症 ・頻回の増悪 ・不整脈の出現 ・診断が不確実で，鑑別診断が必要 ・高齢者 ・在宅サポートが不十分	・初期治療に反応しない呼吸困難 ・錯乱・昏睡などの精神状態出現 ・酸素投与や非侵襲的陽圧換気療法(NPPV)投与にもかかわらず低酸素血症や高二酸化炭素血症 ・間欠的陽圧換気療法(IPPV)が必要な状態 ・血行動態が不安定

(Global Initiative for Chronic Obstructive Lung Disease：Global Strategy for the Diagnosis, Management and Prevention of Chronic Obstructive Pulmonary Disease. 2017 Report. より作成)

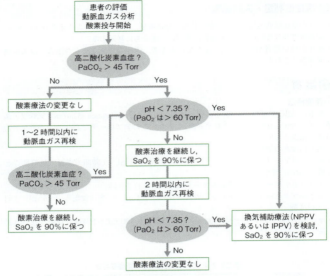

図 2B-2-6　酸素療法の評価方法

(日本呼吸器学会 COPD ガイドライン第5版作成委員会：COPD(慢性閉塞性肺疾患)診断と治療のためのガイドライン第5版. メディカルレビュー社, 2018 より作成)

② 酸素療法

- $PaO_2 < 60$ Torr, あるいは $SpO_2 < 90\%$ の場合には酸素療法の適応となる. 酸素療法の目標は $PaO_2 \geqq 60$ Torr, あるいは $SpO_2 \geqq 90\%$ である.
- $PaCO_2 > 45$ Torr かつ $pH < 7.35$ の場合, 十分な薬物療法・酸素療法などを行うも呼吸状態が改善しない場合, 換気補助療法の適応を検討する.
- COPD 増悪時における換気補助療法の第1選択は NPPV である(3C-2「人工呼吸器」〈p.349〉を参照)[9].

E 予後

- COPD の予後因子には年齢, 性別, 喫煙, 呼吸困難の程度, FEV_1, 気腫性病変の程度, 低酸素血症, 肺高血圧症, 運動耐容能, 身体活動性, 増悪の頻度, 全身併存症と肺合併症などがある.
- 禁煙, インフルエンザワクチン, LTOT/在宅酸素療法(HOT)は COPD 患者の生命予後を改善する. LAMA の吸入治療は生命予後を改善する可能性がある.

参考文献

1) 日本呼吸器学会 COPD ガイドライン第 5 版作成委員会：COPD（慢性閉塞性肺疾患）診断と治療のためのガイドライン 2018［第 5 版］．2018．
2) World Health Organization：The top 10 causes of death. 2017.
　〈http://www.who.int/mediacentre/factsheets/fs310/en/index1.html〉（2019 年 3 月アクセス）
3) Fukuchi Y, Nishimura M, Ichinose M, et al.：COPD in Japan：the Nippon COPD Epidemiology study. Respirology 9：458-465, 2004.
4) Pauwels RA, Buist AS, Calverley PM, et al.：Global strategy for the diagnosis, management, and prevention of chronic obstructive pulmonary disease. NHLBI/WHO Global Initiative for Chronic Obstructive Lung Disease（GOLD）Workshop summary. Am J Respir Crit Care Med 163：1256-1276, 2001.
5) 2008 PHS Guideline Update Panel, Liaisons, and Staff：Treating tobacco use and dependence：2008 update U.S. Public Health Service Clinical Practice Guideline executive summary. Respir Care 53：1217-1222, 2008.
6) Bonten MJ, Huijts SM, Bolkenbaas M, et al.：Polysaccharide conjugate vaccine against pneumococcal pneumonia in adults. N Engl J Med 372：1114-1125, 2015.
7) Parshall MB, Schwartzstein RM, Adams L, et al.：An official American Thoracic Society statement：update on the mechanisms, assessment, and management of dyspnea. Am J Respir Crit Care Med 185：435-452, 2012.
8) Hurst JR, Vestbo J, Anzueto A, et al.：Susceptibility to exacerbation in chronic obstructive pulmonary disease. N Engl J Med 363：1128-1138, 2010.
9) Plant PK, Elliott MW：Chronic obstructive pulmonary disease*9：management of ventilatory failure in COPD. Thorax 58：537-542, 2003.

〔大井隆之介〕

3 気管支拡張症

1 気管支拡張症の概念

- 気管支拡張症は,さまざまな原因により,不可逆的な気管支拡張と気道壁の肥厚を呈する症候群である.
- 気管支拡張症の進展は,悪性サイクルという概念がある.「気道の好中球性炎症→気道の破壊とねじれ→粘液クリアランスの障害→細菌定着→気道好中球炎症」というサイクルであり,いずれかの段階で改善させることが重要.
- 気管支拡張症は副鼻腔炎との関連が知られており,遺伝性,先天性ではほぼ100%関連するといわれている.

2 受診(主訴)

気管支拡張症を疑う

- 咳嗽
- 大量の喀痰
- 血痰,喀血
- 呼吸困難
- 喘鳴
- 発熱

表 2B-3-1 気管支拡張症の原因疾患とその病態,副鼻腔炎合併率

障害	疾患別	副鼻腔炎の頻度
特発性		45〜84%
先天性	DPB,SBS(Kartagener 症候群,immotile cilia 症候群),原発性線毛機能不全症候群(PCD),囊胞性線維症(CF),Young 症候群,yellow nail 症候群	ほぼ100%
免疫不全	HIV,免疫グロブリン欠損症	ほぼ100%
感染後	結核,非結核性抗酸菌症,麻疹,百日咳,真菌感染(ヒストプラズマなど),ウイルス	50%
免疫過剰反応	ABPA,移植片対宿主病(GVHD),炎症性腸疾患,関節リウマチ(RA),シェーグレン症候群(SjS)	40〜90% 気管支拡張の程度による
機械的閉塞	腫瘍,異物,リンパ節腫脹	まれ

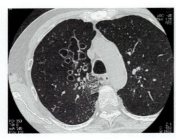

図 2B-3-1 DPB

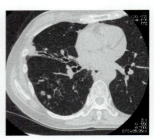

図 2B-3-2 NTM

3 検査・診断

Ⓐ 問診
- 咳嗽の種類／程度
- 喀痰の色
- 血痰の有無
- 労作時の呼吸困難の有無
- 副鼻腔炎の有無

Ⓑ 臨床所見

① バイタルサイン
- 体温
- 呼吸数
- SpO_2

② 身体所見
- 病変部に一致して coarse crackle
- 分泌物が多い場合は,squeak や squawk を聴取

Ⓒ 検査
- 画像検査
  - 胸部単純 X 線写真
  - 胸部 HRCT(診断の確定,病変分布の確定に有用)(図 2B-3-1, 2)
  - 副鼻腔写真
- 細菌学的検査(安定期／増悪期)
  - 喀痰:グラム染色・培養,抗酸菌染色・培養
- 呼吸機能検査:閉塞性換気障害の有無,程度を確認.
  ※ 6 分間歩行:QOL と相関するという報告あり[1].
- 血液検査
  - CBC(末梢分画),生化学検査,血清グロブリン(IgA, IgM, IgG, IgE)
  - 動脈血ガス

※ 必要時次の検査を追加(検査:病態,疾患)
- 線毛機能(サッカリテスト,線毛運動異常の観察,線毛の電子顕微鏡写真):PCD
- 気管支鏡検査:異物などの閉塞の存在が疑われる場合/DPB/NTM などの感染症
- 自己抗体(RA,ANA,抗 SS-A 抗体,抗 SS-B 抗体など):血管炎,自己免疫疾患(関節リウマチ,シェーグレン症候群など)
- アスペルギルス沈降抗体:ABPA
- 大腸検査:炎症性腸疾患
- 関節写真:リウマチ関連疾患
- 24 時間食道 pH モニタリング:重症の逆流性食道炎
- IgG サブクラス:免疫不全
- HIV 検査:免疫不全
- 汗テスト sweat test:CF
- 精子検査:Young 症候群

4 治療

A 治療方針の決定

気管支拡張症の原因病態によって治療方針を決定する(図2B-3-3参照).

B 安定期の治療(増悪予防目的)

① 手洗い・うがいの徹底
② マクロライド長期投与療法
- 頻回に増悪を繰り返す症例に使用(増悪減少,QOL改善,FEV₁改善する可能性あり).
- 例:
  - エリスロマイシン(エリスロシン®)
    200 mg/回 2~3回/日
  - クラリスロマイシン(クラリス®)
    200 mg/回 1~2回/日
  - ※アジスロマイシン(ジスロマック®)
    保険適応外
    3回/週(500 mg/日 6ヵ月)(EMBRACE study[3])
    1回/日(250 mg/日 12ヵ月)(BAT study[4])

③ 喀痰調整・粘液用解薬
- 内服:カルボシステイン,アンブロキソール,フドステイン
- 吸入:マンニトール,高張食塩水,アセチルシステイン,ブロムヘキシン(まとまったエビデンスは少ない.)
- 例:
  - カルボシステイン 500 mg/回 3回/日
  - アンブロキソール(ムコソルバン®)
    15 mg/回 3回/日
  - アセチルシステイン(ムコフィリン®)
    2 mL/包 1/2~2包/日 1日
    2~3回吸入
  - サルブタモール(ベネトリン®)0.2 mL
    + ブロムヘキシン(ビソルボン®)
    1 mL + 生食10 mL 1日2~4回吸入

④ 気管支拡張薬
閉塞性換気障害を有する患者において使用を検討.エビデンスレベルは低いが,長時間作用性 β_2 刺激薬であるホルモテロールの有用性を示唆する臨床試験の報告がある[5].
- 例:ホルモテロール(オーキシス®)
  9 µg 1吸入/回 1日2回

⑤ 抗菌薬吸入療法
トブラマイシン,アミカシン,シプロフロキサシン,コリスチン,アズトレオナムなどで緑膿菌感染において有意な菌量減少,除菌効果,急性増悪の減少の報告あり[6].
- 例:トブラマイシン(トービイ®)
  300 mg 1日2回(保険診療上困難.気管支攣縮に注意.)

⑥ ワクチン接種
- インフルエンザワクチン
- 肺炎球菌ワクチン

⑦ 理学療法,呼吸リハビリテーション
体位ドレナージ,呼気陽圧を用いた気道クリアランスなどの理学療法,吸気筋トレーニングなどの呼吸リハビリテーションは有用である.

⑧ 外科的治療
限局型で,その病変により増悪や出血を繰り返す症例が適応.また,十分な治療を行うも進行する症例に関しては,肺移植も検討.

C 急性増悪時の治療

喀痰検査を適切に実施し,起炎菌推定し,適切な抗菌薬を使用する.喀痰培養結果が得られない場合は,インフルエンザ桿菌,緑膿菌,*Moraxella catarrhalis*,黄色ブドウ球菌,肺炎球菌などをカバーする抗菌薬を選択する(安定期の喀痰培養結果も参考にする).

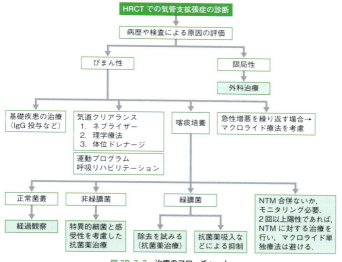

図 2B-3-3　治療のフローチャート

(McShane PJ, Naureckas ET, Tino G, et al.：Non-cystic fibrosis bronchiectasis. Am J Respir Crit Care Med 188：647-656, 2013 より作成)

参考文献

1) Lee AL, Button BM, Ellis S, et al.：Clinical determinants of the 6-Minute Walk Test in bronchiectasis. Respir Med 103：780-785, 2009.
2) Serisier DJ, Martin ML, McGuckin MA, et al.：Effect of long-term, low-dose erythromycin on pulmonary exacerbations among patients with non-cystic fibrosis bronchiectasis：the BLESS randomized controlled trial. JAMA 309：1260-1267, 2013.
3) Wong C, Jayaram L, Karalus N, et al.：Azithromycin for prevention of exacerbations in non-cystic fibrosis bronchiectasis(EMBRACE)：a randomised, double-blind, placebo-controlled trial. Lancet 380：660-667, 2012.
4) Altenburg J, de Graaff CS, Stienstra Y, et al.：Effect of azithromycin maintenance treatment on infectious exacerbations among patients with non-cystic fibrosis bronchiectasis：the BAT randomized controlled trial. JAMA 309：1251-1259, 2013.
5) Martínez-García MÁ, Soler-Cataluña JJ, Catalán-Serra P, et al.：Clinical efficacy and safety of budesonide-formoterol in non-cystic fibrosis bronchiectasis. Chest 141：461-468, 2012.
6) Brodt AM, Stovold E, Zhang L：Inhaled antibiotics for stable non-cystic fibrosis bronchiectasis：a systematic review. Eur Respir J 44：382-393, 2014.
7) 日本呼吸器学会：新呼吸器専門医テキスト．p.325. 南江堂，2015.
8) 杉山幸比古，門田淳一，弦間昭彦(編)：呼吸器疾患最新の治療 2016-2018. p.282. 南江堂，2016.

(安田美奈)

特発性間質性肺炎

1 受診(主訴)

呼吸器系症状
- 咳嗽
- 呼吸困難
- 喘鳴
- 血痰
- 胸痛

±
- 関節痛
- 筋肉痛
- 皮疹
- 副鼻腔炎

＋

胸部単純X線写真で両肺にびまん性陰影を認める

→ びまん性肺疾患を疑う

2 びまん性肺疾患の確認・鑑別

Ⓐ 問診

① 年齢/性別
- **50代以上**
  男性:
  - IPF
  - 関節リウマチに伴う間質性肺炎
  - 塵肺
  - アスベスト肺

  女性:
  - NSIP
  - 慢性好酸球性肺炎
  - サルコイドーシス

  男女差なし:
  - AIP
  - COP

- **40代以下**
  男性:特になし
  女性:
  - 膠原病肺
  - LIP
  - LAM
  - Hermansky-Pudlak症候群

  男女差なし:
  - 急性好酸球性肺炎
  - サルコイドーシス
  - 家族性間質性肺炎

② 喫煙歴
- あり:RB-ILD, DIP, IPF, 急性好酸球性肺炎
- なし:過敏性肺炎, サルコイドーシス, COP

③ 職業歴
- 塵肺:金属鉱山, トンネル作業, 石材業, ガラス, セラミック, 鋳物, 絶縁・断熱作業員
- アスベスト肺:アスベスト関連工場および周辺居住, 造船, 建築, 解体作業
- 過敏性肺炎:酪農, ハウス作業, 塗装

④ 生活環境要因
- 過敏性肺炎関連:環境曝露での増悪と回避での改善の有無
  - 繰り返す有機粉塵吸入による, 古い木造家屋(夏型, 6～9月の季節性, 西日本に多い)
  - ペット(特にハト)
  - 公園, 神社, 駅, 近隣での鳥(特にハト)との接触
  - 羽毛布団使用歴
  - 空調
  - 加湿器
  - 24時間循環風呂
  - 酪農・ハウス作業

⑤ 家族歴
- 家系内に2人以上の肺線維症が存在 ➡ 家族性肺線維症の可能性
- 過敏性肺炎, サルコイドーシス, 結節性硬化症, 神経線維腫症などで家族歴あり

⑥ 既往歴
- ヒトTリンパ球向性ウイルス1型(HTLV-1)キャリア:HTLV-1 associated bronchiolo-alveolar disorder
- 放射線治療:放射線肺炎
- 血尿:血管炎
- 気胸:LAM, LCH, 結節性硬化症
- 尿崩症:LCH, サルコイドーシス
- C型肝炎でのインターフェロン治療:薬剤性肺障害, サルコイドーシス (続く)

表 2C-1-1 びまん性肺疾患の分類

びまん性肺疾患の分類	詳細
特発性間質性肺炎（IIPs）： major 6 疾患 + rare 2 疾患	・慢性繊維化性間質性肺炎 　特発性肺線維症（IPF）／非特異性間質性肺炎（NSIP） ・急性／亜急性間質性肺炎 　特発性器質化肺炎（COP）／急性間質性肺炎（AIP） ・喫煙関連間質性肺炎 　剥離性間質性肺炎（DIP）／呼吸細気管支炎を伴う間質性肺疾患（RB-ILD） ・稀少 IIPs（rare IIPs） 　リンパ球性間質性肺炎（LIP）／特発性胸膜肺実質線維弾性症（PPFE） ・分類不能型 IIPs
膠原病関連肺病変	関節リウマチ（RA），強皮症，多発性筋炎（PM）／皮膚筋炎（DM），ARS 抗体症候群，SLE，混合性結合組織病，SjS，ANCA 関連血管炎，多発血管炎性肉芽腫症，結節性多発動脈炎，顕微鏡的多発血管炎，好酸球性肉芽腫性多発血管炎，ベーチェット病，強直性脊椎炎
医療および薬剤性肺炎 〈薬剤誘起性肺疾患の分類〉 ・間質性／肺胞性肺障害 ・好酸球性肺炎 ・気管支攣縮 ・非心原性肺水腫 ・SLE 様症状 ・肺胞出血／肺血管障害／肺高血圧 ・呼吸筋麻痺／呼吸抑制 ・胸水／胸膜炎	・抗菌薬：ミノサイクリン，セファロスポリン，ピペラシリンなど ・抗不整脈薬：アミオダロン ・抗癌薬：メソトレキセート，ブレオマイシン，シクロホスファミド，エトポシドなど ・分子標的薬剤：ゲフィチニブ（イレッサ），ボルテゾミブ（ベルケイド） ・抗炎症薬／抗リウマチ薬：ジクロフェナク（ボルタレン），ペニシラミン，金製剤，ブシラミン，レフルノミドなど ・漢方薬：小柴胡湯，柴朴湯など ・生物学的製剤：インターフェロン，顆粒球コロニー刺激因子（G-CSF）など ・放射線照射 ・その他：酸素，パラコート，BC，コカインなど
職業性／環境性間質性肺疾患	・塵肺関連：珪肺症，石綿肺，ベリリウム肺，アルミニウム肺，溶接工肺，超硬合金肺，との粉塵 ・過敏性肺炎関連：夏型過敏性肺炎，鳩飼病，農夫肺，サトウキビ肺，加湿器肺，キノコ栽培者肺，イソシアネートによる過敏性肺炎
肉芽腫性間質性肺疾患	サルコイドーシス，ベリリウム肺，過敏性肺炎，多発血管炎性肉芽腫症，感染症（抗酸菌，真菌）
腫瘍性肺疾患	癌の血行性肺転移，癌性リンパ管症，細気管支肺胞上皮癌，pulmonary epithelioid hemangioendothelioma，悪性リンパ腫，Castleman 病，Kaposi 肉腫，リンパ腫様肉芽腫症など
感染症関連	細菌性肺炎，マイコプラズマ肺炎，レジオネラ肺炎，ウイルス性肺炎（インフルエンザ，SARS），ニューモシスチス肺炎，クラミジア肺炎，抗酸菌症（粟粒結核など），真菌症
気道系疾患	びまん性汎細気管支炎，原発性線毛機能不全（Kartagener 症候群など），Cystic fibrosis，閉塞性細気管支炎（特発性，薬剤性，移植後など）
その他の原因不明な疾患	好酸球性肺炎（急性／慢性），Langerhans 細胞組織球症（LCH），LAM，肺胞蛋白症，アミロイドーシス，肺胞微石症，ヘモジデローシス，Hermansky-Pudlak 症候群，Pulmonary veno-occlusive disease，IgG4 関連肺疾患，HTLV-1 関連肺疾患，HIV 関連肺疾患，びまん性肺骨形成症　など

(続き)

- インフリキシマブ使用歴：サルコイドーシス
- HIV治療中：サルコイドーシス，LIP
- 免疫抑制状態：PCP
- 骨髄異形成症候群，白血病，抗酸菌感染症，ベーチェット病：続発性肺胞蛋白症

⑦ **薬剤使用歴**
- すべての薬剤が重要

⑧ **自覚症状の経過**
- 急性，亜急性（数日〜3ヵ月以内）
  - AIP
  - IPF急性増悪
  - 急性好酸球性肺炎
  - 薬剤性肺炎
  - 過敏性肺炎
  - 血管炎関連・肺胞出血
  - cellular NSIP
  - COP
  - 放射線肺炎
  - 気胸を伴うLCHやLAM
- 慢性（3ヵ月以上〜）
  - IPF
  - fibrotic NSIP
  - サルコイドーシス
  - 慢性過敏性肺炎
  - 慢性好酸球性肺炎
  - 膠原病肺
  - アスベスト肺
  - 塵肺
  - 肺胞蛋白症
  - LCH
  - LAM
  - HTLV-1関連肺疾患
  - 遺伝性間質性肺疾患

B 身体所見

① **ばち指**
- IPF（30〜60％）
- DIP（50％）
- アスベスト肺（43％）
- NSIP（10〜35％，ただし特発性NSIPでは8％と少ない.）
- 慢性過敏性肺炎，関節リウマチに伴う間質性肺炎なども多い.
- 既知の間質性肺炎での新たなばち指発生では，肺癌を疑う.
- ばち指はまれな疾患：多発性筋炎／皮膚筋炎に伴う間質性肺炎，COP, RB-ILD, LCH, AIP, サルコイドーシス

② **副雑音**
- 吸気終末ラ音（捻髪音）
  - 胸部単純X線で異常が認められない段階で聴取される. IPFでは90％以上だが，肺気腫を伴うIPFでは聴取されないことも.
  - 膠原病やアスベストによる間質性肺炎では約60％. PLCH, サルコイドーシス，肺胞蛋白症，過敏性肺炎では頻度が少ない.
- Squeak：吸気中期の高調性の短いwheezeで，細気管支病変を反映する. 進行した間質性肺炎，DPB, 亜急性過敏性肺炎，NSIPなどで聴取される.
- 喘鳴（wheeze）：Churg-Strauss症候群や好酸球性肺炎など. 喘息として治療されていることがある.

③ **肺高血圧症を示唆する身体所見**
- 頸静脈怒張（45°半座位），頸静脈a波の増強（三尖弁逆流）
- 胸骨左縁下部で右室隆起（heave），右室性揺動（rock）＝右室拡張
- 肺動脈閉鎖音の触知：胸骨左縁上部
- Kussmaul徴候：吸気で頸静脈が奇異性怒張，重症右心不全の徴候
- 肺性心徴候：肝腫大，腹水，下腿浮腫
- 聴診
  - 肺動脈音亢進や触知（肺動脈閉鎖音）
  - Ⅱ音分裂（心尖部）
  - 肺動脈駆出性雑音（肺動脈領域）：収縮期早期のclick音
  - 肺動脈拡張早期雑音（Graham Steel雑音）：続発性肺動脈閉鎖不全
  - 三尖弁収縮期逆流性雑音（胸骨左縁下部）：吸気時増強

（続く）

表 2C-1-2 肺外所見と考えられる鑑別疾患

	症状	考えられる疾患
皮膚	頬部紅斑・蝶形紅斑	SLE
	円板状紅斑	SLE
	光線過敏症	SLE
	仮面様顔貌	全身性強皮症(SSc)
	脱毛	SLE
	ヘリオトロープ疹(上眼瞼を中心に出現する浮腫性かつ紫紅色の紅斑でかゆみを伴わず、日光曝露で増悪することあり)	PM/DM
	皮下結節	SLE, RA, 神経線維腫症1型(NF-1)
	神経線維腫	NF-1
	皮膚硬化	SLE
	Raynaud 現象	SLE, PSS, 混合性結合組織病(MCTD)
	Gottron 徴候(手指関節の伸側に見られる落屑性の紅斑)	PM/DM, ARS抗体症候群
	機械工の手 mechanic's hand(手指腹側に紅斑や角質化が強い皮疹)	PM/DM, ARS抗体症候群
	強指症	SSc
	手指短縮	SSc
	ソーセージ様指	MCTD, SSc
	指先陥凹性瘢痕	SSc
	指尖潰瘍	SSc
	手指屈曲性拘縮	SSc
	四肢伸側の紅斑	PM/DM
	爪上皮の増殖・出血	SSc
	口周囲のしわ	SSc
	毛細血管拡張	SSc
	カルシノーシス(皮下石灰沈着)	SSc
	環状紅斑	SjS
	結節性紅斑	サルコイドーシス
	白皮症	Hermansky-Pudlak症候群
口腔内	口腔内潰瘍	SLE
	口腔乾燥	SjS
眼	ドライアイ	SjS
	ぶどう膜炎	サルコイドーシス
	強膜炎	サルコイドーシス
	弱視	Hermansky-Pudlak症候群
関節	関節炎	SLE, SjS, サルコイドーシス
	対称性関節炎	RA
	関節変形(スワンネック、ボタン穴、尺側偏移)	RA
筋肉	近位筋力の低下	PM/DM
	筋痛	PM/DM
骨	疼痛	サルコイドーシス, LCH
神経	痙攣	SLE
	精神症状	SLE
その他	肝脾腫	サルコイドーシス
	リンパ節腫大	サルコイドーシス
	唾液腺腫大	サルコイドーシス
	尿崩症	サルコイドーシス, LCH
	出血傾向	Hermansky-Pudlak症候群
	右心不全徴候(別記)	MCTD
	SLE, PSS, PM/DM所見のさまざまな組み合わせ	MCTD

(続き)

- 右室性ギャロップ：Ⅲ音，Ⅳ音（吸気時増強）

④ **肺外所見と考えられる鑑別疾患**
表 2C-1-2 を参照．

C 検査

① **血液検査**
- CBC・分画
- 生化学：肝機能，腎機能，ACE
- 血清学的検査
  - KL-6，SP-D，IgG，IgA，IgM
  - スクリーニング：抗核抗体，リウマチ因子，抗 CCP 抗体，抗 SS-A 抗体，抗 ARS 抗体，抗 MDA-5 抗体（急速進行性の場合に），MPO-ANCA
  - 必要時追加：抗 RNP 抗体，抗 SNP 抗体，抗 Scl-70 抗体，抗 Jo1 抗体，IgG4，トリコスポロン抗体，抗ハト・オウム・インコ抗体
- 凝固系：PT，APTT，D-ダイマー
- 肝炎ウイルスチェック（免疫抑制時にそなえ）
  - HBs 抗原，HBs 抗体
- ウイルス：HTLV-1 抗体，必要に応じ HIV 抗体
- 内分泌：BNP
- 糖代謝：HbA1c
- 動脈血液ガス分析

② **尿検査**
- 検尿，沈査（潜血，タンパク，円柱などをチェック）

③ **呼吸機能検査**
- フローボリューム，拡散能
- IPF では，FVC，VC，DL_{co} は予後因子
  - FVC，VC：経時的に計測し，6〜12 ヵ月で FVC あるいは VC が 10％以上低下する場合予後不良
  - $\%DL_{co}$：＜40％は予後不良
  - 経時的に計測し，6〜12 ヵ月で 5〜10％以上低下する場合予後不良

④ **6 分間歩行検査**
- 歩行距離は予後予測に有用
- 運動時の低酸素血症（$SpO_2 \leq 88\%$），運動後の心拍数増加の回復遅延は予後不良

⑤ **胸部単純 X 線写真**

⑥ **胸部 CT**
- HRCT を必ず作成する．UIP pattern の鑑別から行う（表 2C-1-7 参照）．

⑦ **心臓超音波検査**
- 三尖弁収縮期圧格差（TG）＞ 45 mmHg のときは右心カテーテルを考慮
- 心臓超音波検査での肺高血圧の予測精度は 40％程度 ➡ 疑わしければ右心カテーテルを検討

⑧ **気管支鏡検査**

a．気管支肺胞洗浄（BAL）
- 提出項目：細菌検査（グラム染色，培養，Grocott 染色も必ず行う）
- 抗酸菌検査（染色・培養・PCR）
- 細胞診
- 細胞数・細胞分画，CD4/8
- 方法：気管支鏡を目的気管支（通常は右中葉もしくは左舌区）に楔入し 37℃ の生食 50 mL を注入 ➡ 吸引の作業を 3 回．60％ 以上の回収率が目標．
- 施行に際し慎重になるべき症例：① 酸素投与でも酸素化不良，② 1 秒量が 1 L 未満，③ 活動性の心疾患，④ 血液凝固異常
- BAL 後の IPF 急性増悪について：頻度は 2.4％．感染の合併，炎症反応の上昇などが危険因子．

b．TBLB
可能ならクライオバイオプシーも検討．

（続く）

表 2C-1-3 抗核抗体の染色パターン

染色パターン	疑われる自己抗体	関連疾患
Homogeneous	抗 dsDNA 抗体,抗ヒストン抗体	SLE
Peripheral	抗 dsDNA 抗体	SLE
Speckled	抗 Sm 抗体,抗 RNP 抗体,抗 SS-B 抗体	SLE, MCTD, SSc, SjS
Centromere	抗セントロメア抗体	SSc(特に CREST)
Nucleolar	抗核小体抗体	SSc

表 2C-1-4 びまん性肺疾患における BAL の意義

感染性疾患	非感染性疾患
BAL で診断が確定する疾患	**BAL で診断が確定する疾患**
・PCP(Grocott,PCR) ・レジオネラ(PCR) ・結核(染色,培養,PCR) ・マイコプラズマ(PCR,特殊培養) ・インフルエンザ(PCR) ・RS ウイルス(PCR)	・肺胞蛋白症 ・悪性腫瘍 ・LCH(△)
BAL が診断や管理に有用な疾患	**BAL が診断に有用な疾患**
・サイトメガロウイルス(染色,PCR) ・単純ヘルペスウイルス(PCR) ・一般細菌(染色,培養) ・非結核性抗酸菌症(染色,培養,PCR) ・アスペルギルス(染色,PCR) ・カンジダ(染色) ・クリプトコッカス(染色)	・肺胞出血 ・好酸球性肺炎 ・ベリリウム肺 ・過敏性肺炎 ・石綿肺 ・珪肺 ・サルコイドーシス
	BAL が鑑別診断に有用な可能性のある疾患
	・IIPs ・膠原病に伴う間質性肺炎

表 2C-1-5 典型的な BAL 所見

		非喫煙健常者	喫煙健常者	cellular NSIP	fibrotic NSIP	COP	IPF
回収総細胞数 ($\times 10^5$/mL)		1.27 ± 8	2.23 ± 1.58	3.17 ± 2.65	5.89 ± 9.84	3.52 ± 2.54	1.87 ± 0.87
細胞分画(%)	Mφ	87.8 ± 7	95.0 ± 6.7	51.8 ± 20.6	42.3 ± 27.3	45.4 ± 7.1	83.0 ± 14.7
	リンパ球	10.7 ± 7	4.1 ± 5.4	40.0 ± 19.2	34.4 ± 27.3	44.4 ± 7.3	7.2 ± 7.4
	好中球	0.9 ± 1.3	0.4 ± 1.4	2.5 ± 3.9	13.9 ± 18.4	6.4 ± 3.7	5.9 ± 9.8
	好酸球	0.3 ± 0.6	0.2 ± 0.6	5.7 ± 12.7	5.4 ± 7.4	2.2 ± 3.1	3.3 ± 5.1
CD4/8 ratio		1.5〜2.0	1.30 ± 1.19	0.30 ± 0.17	1.20 ± 1.63	0.97 ± 1.35	1.65 ± 1.71

・好酸球性肺炎を疑う場合,BALF 中の好酸球比率が 25% 以上であればほぼ確定.10〜30% の場合は他の所見も参考にする.
・BALF 中の好酸球比率が 5% 以上となる疾患は,IIPs,AIDS 関連 PCP,好酸球性肺炎,薬剤性肺炎の 4 疾患.
・104 cfu/mL 以上の細菌が培養で認められれば起炎菌と判断.
・BALF の最後のほうでより赤くなる場合は肺胞出血を疑う.
・米のとぎ汁様の場合は肺胞蛋白症を疑う.

表 2C-1-6 BALF 細胞分画による鑑別診断

リンパ球増加なし（< 15%）	リンパ球増加あり（≧ 15%）
マクロファージ優位	**CD4 陽性細胞優位**
・IPF ・石綿肺	・サルコイドーシス ・慢性ベリリウム肺 ・農夫肺 ・薬剤性肺炎 ・ウイルス性肺炎の一部 ・マイコプラズマ肺炎 ・肺結核 ・リンパ増殖性疾患の一部
好中球優位（≧ 3%）	**CD8 陽性細胞優位**
・IPF ・細菌性肺炎 ・慢性気管支炎 ・DPB ・気管支拡張症 ・AIP ・ARDS ・膠原病に伴う間質性肺炎 ・Wegener 肉芽腫症 ・夏型過敏性肺炎の急性期	・過敏性肺炎 ・薬剤性肺炎 ・膠原病に伴う間質性肺炎 ・NSIP ・COP ・粟粒結核 ・HIV 感染症 ・リンパ増殖性疾患の一部 ・ウイルス性肺炎の一部
好酸球優位（≧ 2%）	
軽度の増多（5〜20%） ・寄生虫症 ・薬剤性肺炎 ・COP ・IPF ・PCP ・膠原病に伴う間質性肺炎 ・化学物質吸引 高度の増多（≧ 20%） ・ABPA ・Churg-Strauss 症候群 ・全身性血管炎 ・好酸球性肺炎（急性／慢性） ・気管支喘息	

表 2C-1-7 びまん性肺疾患における TBLB の意義

1. TBLB で診断が確定する疾患	・悪性腫瘍（特に癌） ・肺感染症 　・クリプトコッカス症 　・アスペルギルス症 　・ノカルジア症 　・PCP 　・抗酸菌症（結核，非結核性抗酸菌症）	・サイトメガロウイルス肺炎など ・肺リンパ脈管筋腫症 ・肺胞蛋白症 ・肺胞微石症
2. TBLB 所見と臨床所見で診断可能な疾患	・サルコイドーシス ・慢性ベリリウム肺 ・過敏性肺炎 ・塵肺 ・石綿肺	・珪肺 ・ヘモジデローシス ・好酸球性肺炎 ・急性間質性肺炎 ・特発性器質化肺炎
3. TBLB 所見では病理学的に診断確定ができない疾患（外科的肺生検が必要）	・IIPs（IPF, NSIP, RB-ILD, DIP 他） ・膠原病に伴う間質性肺炎 ・肺ランゲルハンス細胞肉芽腫症	・閉塞性細気管支炎 ・びまん性汎細気管支炎 ・リンパ球系増殖性肺疾患

(続き)

⑨外科的肺生検

a. 適応
典型的な UIP pattern 以外で，TBLB にて診断が困難な症例

b. 診断率
VATS 肺生検の診断率は 98.3％，合併症 7.8％，死亡率 1.2％（TBLB では診断率 72％，合併症 12.8％，死亡率 0.2％）

c. 合併症の高リスク群
低肺機能，高齢者（70歳以上），心疾患，血液凝固異常，免疫抑制状態，肺高血圧合併例，原疾患の急速な悪化例など

d. 間質性肺炎急性増悪
VATS 肺生検での間質性肺炎急性増悪は 2.6％で，そのうち半数弱（1.1％）が死亡と報告．
（ステロイド薬の予防投与の効果は否定的）．

e. 採取部位
CT 上，正常部＋初期変化が疑われる部＋病変が最も強い部分の 3 ヵ所を部分切除するのが理想．非特異的病変が多い中葉・舌区先端および CT 上蜂巣肺を呈している部位は生検しない．ただし，IPF を疑うのであれば蜂巣肺部分も採取する

f. 検体処理
① 小指頭大のサイズで採取．
② 無菌状態でステープラーをハサミでぎりぎりのところで切る．→ 細菌培養へ．
③ 26～28 G のツベルクリン針で肺組織の切離面および胸膜面の数ヵ所から 10％緩衝ホルマリンをゆっくり注入し肺を膨らませ，さらに固定液に浸し固定する．肺を膨らませすぎないように注意．
④ 一昼夜固定後に切片作成．HE 染色，弾性線維染色，アルシアンブルー PAS 染色などを行う．

D 評価

① IPF の診断／除外
- これまでの検査の結果を総合し，IIPs の場合は図 2C-1-1 を参照し IPF か否かを検討する．

② 病理学的評価と multi disciplinary discussion
- 非常に難しい領域であり，ガイドラインを参照する．
- 必ず上級医と相談し診断し，定期的に診断の正当性を振り返る．

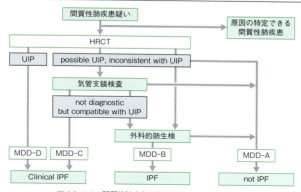

図 2C-1-1 間質性肺疾患を疑う場合のフローチャート

表 2C-1-8 HRCT での UIP pattern の検討

UIP	・胸膜直下,肺底部優位(分布はときに不均一)*1 ・蜂巣肺(末梢性の牽引性気管支拡張または細気管支拡張を伴う場合も,伴わない場合も)*2
probable UIP	・胸膜直下,肺底部優位(分布はときに不均一)*1 ・末梢性の牽引性気管支拡張または細気管支拡張を伴う網状影 ・軽度のすりガラス陰影がみられる場合がある
indeterminate UIP	・胸膜直下,肺底部優位 ・わずかな網状影,軽度のすりガラス陰影,または変性がみられる場合がある(早期 UIP パターン) ・他に特定の病因が示唆されない肺線維症の CT 所見および/または分布(真の indeterminate)
alternative diagnosis	他疾患が示唆される所見 ・CT の特徴 　・囊胞 　・顕著なモザイクパターン 　・すりガラス陰影優位 　・多数の微小結節 　・小葉中心性の結節 　・結節 　・コンソリデーション ・優位な分布 　・気管支血管束周囲 　・リンパ管周囲 　・上・中肺野 ・その他 　・胸膜プラーク(石綿肺を考慮) 　・食道拡張(膠原病を考慮) 　・鎖骨遠位端のびらん 　　(関節リウマチを考慮) 　・広範なリンパ節腫大 　　(その他の病因を考慮) 　・胸水,胸膜肥厚(膠原病/薬剤性を考慮)

*1 異なる分布:ときにびまん性,非対称の場合もある.
*2 重複する CT の特徴:軽度のすりガラス陰影,網状影,肺骨化.

表 2C-1-9 IPF を疑う場合の病理組織パターンと HRCT パターン

IPF 疑い*1		病理組織パターン			
		UIP	probable UIP	indeterminate for UIP	alternative diagnosis
HRCT パターン	UIP	IPF	IPF	IPF	non-IPF dx
	probable UIP	IPF	IPF	IPF(likely)*2	non-IPF dx
	indeterminate	IPF	IPF(likely)*2	indeterminate*3	non-IPF dx
	alternative diagnosis	IPF(likely)*2/ non-IPF dx	non-IPF dx	non-IPF dx	non-IPF dx

3 IPF：診断後の流れ

A 疾患についての説明

- 臨床経過が予測困難であり，急性増悪が年間10〜15%生じ生命に関わる可能性があること，肺癌の合併リスクが高いこと，生存期間中央値が3年程度の可能性があること，を伝える（患者の理解度をみながらタイミングを計る）．
- 急性増悪とは，「新たな広汎な肺胞陰影を特徴とする急性で臨床的に優位な呼吸状態の悪化」と定義され，次の4項目を満たす場合である．
  ① 過去あるいは増悪時のIPFの診断
  ② 通常1ヵ月以内の急性の悪化あるいは呼吸困難の進行
  ③ HRCT所見で，背景のUIP patternに合致する蜂巣影や網状影に加え急性のすりガラス陰影かつ／あるいは浸潤影の出現
  ④ 心不全あるいは体液過剰のみでは説明できない悪化
- 医療費助成制度（高額医療費助成制度，身体障碍者福祉制度，難病医療費助成制度など）を利用できる．
- 若年者であれば肺移植も手段となる．

B 薬物治療

① 安定期症例

a．治療開始のタイミング

早期が望ましいが，副作用，医療費，効果実感の問題があり，導入が難しいことも多い．

早期の治療導入が困難な場合は，3〜6ヵ月ごとにCTや呼吸機能検査でフォローしながら，明らかな悪化（特にFVCで5〜10%以上の低下）があれば治療導入を勧める．

b．処方例

- ピルフェニドン（ピレスパ®）200 mg 3錠　分3　毎食後
  状態を見ながら数日〜1週間ごとに6錠分3以上まで増量する（最大9錠分3）
  日光過敏症，消化器症状に注意．
- ニンテダニブ（オフェブ®）150 mg 2錠　分2　朝夕食後
  消化器症状，肝障害に注意．
  コントロール困難な場合は100 mg 2錠　分2まで減量する．
- 制酸薬によるGERD対策も重要．

② 急性増悪時

死亡率80%程度であることを必ず伝え，治療選択に当たる．

- 処方例
  - m-PSL（ソル・メドロール®）1,000 mg＋生食100 mL　1時間で点滴　1日1回
    以後PSL（プレドニン®）0.5〜1.0 mg/kg/日の維持投与に切り替える．
    ソル・メドロール®大量投与は病状が安定するまで1週間隔で1〜4回投与する．
    これらで改善が乏しい場合，免疫抑制剤を追加．
  - シクロホスファミド（エンドキサン®）パルス療法，シクロスポリン（ネオーラル®）内服など（3C-6「免疫抑制剤」〈p.364〉を参照）

C 定期評価

- 息切れ／QOL スコア：mMRC，St. George's Respiratory Questionnaire(SGRQ)
- 呼吸機能検査(拡散能含め)
- CT
- 血液検査
- 6分間歩行検査
- 心電図
- 心臓超音波検査

診断を定期的に見直すことも重要である．

D 地域連携，緩和ケア

- 在宅酸素の適応判断
- 先を見越した社会調整，リハビリテーションなど

4 NSIP：治療を中心に

A 疾患についての説明

- IPF に比較し良好で，5年生存率は80%以上といわれている．
- 細胞成分主体の cellular NSIP と比較し，線維化を伴う fibrotic NSIP は予後不良で IPF に近い．
- 急性増悪の報告もあり注意が必要である．

B 薬物治療

① cellular NSIP の処方例

PSL(プレドニン®) 0.5～1.0 mg/kg/日　分1　朝食後
2～4週ごとに5 mg ずつ減量し，10 mg/日程度で維持．
ST 合剤，制酸薬，骨粗鬆対策としてのビスホスホネートなどを併用．
ビスホスホネートや RANKL 抗体使用時には歯科コンサルトを行う．

② fibrotic NSIP の処方例

- PSL(プレドニン®) 0.5 mg/kg/日　分1　朝食後
  4週間使用後，2～4週ごとに5 mg ずつ減量し10 mg/日まで漸減する．
  その後免疫抑制薬併用(シクロスポリン〈ネオーラル®〉，アザチオプリン〈イムラン®〉，シクロホスファミド〈エンドキサン®〉，タクロリムス〈プログラフ®〉など，3C-6「免疫抑制剤」〈p.364〉を参照)．
  ST 合剤，制酸薬，骨粗鬆対策としてのビスホスホネートなどを併用．
  ビスホスホネートや RANKL 抗体使用時には歯科コンサルトを行う．
- PSL(プレドニン®) 10 mg　分1　朝食後＋前述の免疫抑制薬を最初から併用．

C 定期評価

- IPF と同様である．
- 膠原病の出現に注意する．

5 COP：治療を中心に

A 疾患についての説明

- IPF に比較し良好.
- ただし，予後が不良な acute fibrinous organizing pneumonia（AFOP）に注意が必要である．

表 2C-1-10　IPAF 診断基準

前提	1. HRCT または外科的肺生検で間質性肺炎が存在 2. 他疾患の除外 3. 膠原病の診断基準を満たさない 4. 少なくとも A〜C のうち 2 ドメインから 1 つを満たす
ドメイン A Clinical domain	1. メカニックハンド 2. 指尖部潰瘍 3. 関節炎または朝の関節のこわばり（60 分以上） 4. 手掌の血管拡張 5. レイノー症状 6. 説明のつかない手指の浮腫 7. Gottron 徴候
ドメイン B Serologic domain	1. ANA 　diffuse, speckled, homogeneous パターンなら，≧ 320 　nuclear パターンなら低値でも陽性 　centromere パターンなら低値でも陽性 2. RF ＞ 30〜40 3. 抗 CCP 抗体 4. 抗 ds-DNA 抗体 5. 抗 SS-A 抗体 6. 抗 SS-B 抗体 7. 抗 RNP 抗体 8. 抗 Sm 抗体 9. 抗 Scl-70 抗体 10. 抗 ARS 抗体（Jo1，PL-7，PL-12，EJ，OJ，KS，Zo，tRS） 11. 抗 PM-Scl 抗体 12. 抗 MDA-5 抗体
ドメイン C Morphological domain	1. HRCT パターン 　a. NSIP 　b. OP 　c. NSIP with OP overlap 　d. LIP 2. 外科的肺生検の病理学的パターン 　a. NSIP 　b. OP 　c. NSIP with OP overlap 　d. LIP 　e. 胚中心を伴うリンパ濾胞 　f. リンパ球・形質細胞のびまん性浸潤 3. 間質性肺炎プラスアルファの所見 　a. 胸水，胸膜肥厚 　b. 心嚢液，心膜肥厚 　c. 肺機能・画像・病理いずれかにおける気道病変 　d. 血管病変

Ⓑ 処方例

- PSL(プレドニン®) 0.5〜1.0 mg/kg/日　分1　朝食後
  4〜8週使用.
  その後2〜4週ごとに5 mgずつ減量し，10 mg/日以下へ減量，可能なら中止する.
  ST合剤，制酸薬，骨粗鬆対策としてのビスホスホネートなどを併用.
  ビスホスホネートやRANKL抗体使用中には歯科コンサルトを行う.
  ステロイド薬の減量が困難な場合，前述の免疫抑制薬を併用.
- 呼吸不全を伴う場合は，IPF急性増悪時と同様にステロイドパルス療法を行う.

Ⓒ 定期評価

- IPFと同様である.
- PSL(プレドニン®) 15 mg/日以下となった際に再燃が多いことに注意する.
- 膠原病の出現に注意.

6 特発性間質性肺炎の中の自己免疫の特徴をもった間質性肺炎(IPAF)について

- Interstitial pneumonia with autoimmune features(IPAF)は，膠原病の要素があり，予後や治療法が異なる可能性のある一群である.
- 診断時に必ず確認しておく.

参考文献
1) 日本呼吸器学会びまん性肺疾患診断・治療ガイドライン作成委員会(編)：特発性間質性肺炎診断と治療の手引き. 改訂第2版. 南江堂, 2011.
2) 日本呼吸器学会びまん性肺疾患診断・治療ガイドライン作成委員会(編)：第Ⅲ章 IIPs各疾患の概念と診断・治療. 特発性間質性肺炎診断と治療の手引き. 改訂第3版. p.54, 南江堂, 2016.
3) 日本呼吸器学会(監)：特発性肺線維症の治療ガイドライン2017. p.14, 南江堂, 2017.
4) Raghu G, Remy-Jardin M, Myers JL, et al.：Diagnosis of Idiopathic Pulmonary Fibrosis. An Official ATS/ERS/JRS/ALAT Clinical Practice Guideline. Am J Respir Crit Care Med 198：e44-e68, 2018.

〈飛野和則〉

② 膠原病・血管炎

1 膠原病関連肺疾患を疑う所見

A 全身性症状

発熱,体重減少,多発関節痛,腫脹,発疹,朝の手指こわばり(60分超え・機械工の手・指尖潰瘍),口渇感,手掌毛細血管拡張,Raynaud現象,手指の浮腫,硬化,上眼瞼の紅斑(ヘリオトロープ疹),手指の伸側の固定皮疹(Gottron徴候),四肢末梢のしびれなど

B 呼吸機能

- 喘息やCOPDで説明つかない閉塞性換気障害
- 喘息

C 検査/画像所見

- 間質性肺炎:びまん性肺胞傷害(DAD),通常型間質性肺炎(UIP),NSIP,器質化肺炎(OP),LIPパターン
- 両肺すりガラス陰影
- 気管支拡張/小葉中心性粒状影
- 結節影
- モザイクパターン
- 胸水
- 好酸球増多
- 尿潜血

2 検査項目(自己抗体)

- SSc:抗核抗体(ANA),抗Scl-70抗体,抗RNAポリメラーゼ抗体,抗セントロメア抗体
- RA:RF,抗CCP抗体
- PM/DM:ANA,抗ARS抗体,抗MDA5抗体(適宜)
- SjS:ANA,抗SS-A抗体,抗SS-B抗体
- SLE:ANA,抗ds-DNA抗体,抗RNP抗体,抗Sm抗体など
- MCTD:抗U1-RNP抗体
- ANCA関連血管炎:MPO-ANCA,PR3-ANCA

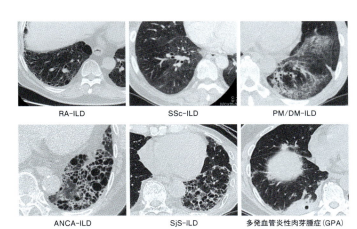

図 2C-2-1 膠原病でみられる間質性肺疾患の画像

3 膠原病関連肺疾患の頻度とその特徴・治療

Ⓐ 間質性肺疾患(ILD)

①SSc, ②RA, ③PM/DM, ④SjS, ⑤SLE, ⑥MCTD, ⑦ANCA関連血管炎, ⑧治療薬による薬剤性, があげられる. それらの治療について述べる.

初診時に画像上 IP が疑われた場合:画像パターンや皮膚症状などの全身症状から疾患を特定できる場合もあるが,まずは膠原病スクリーニングを行う(症状や所見のない場合のスクリーニング例:血算,生化学, KL-6, SP-D, IgG, RF, 抗核抗体, 抗 SS-A 抗体, P-ANCA, 抗 ARS 抗体, +α).

(続く)

表 2C-2-1 膠原病でみられる肺病変の頻度

疾患名	間質性肺疾患	細気管支気道病変	胸膜病変	肺高血圧	肺胞出血
SSc	+++	−	+	+++	−
RA	++	++	++	+	−
PM/DM	+++	−	−	+	−
SjS	++	++	+	+	−
SLE	+	+	+++	+	++
MCTD	++	+	+	+++	−
ANCA関連血管炎	+++	+	+	+	++

−:なし　+:低頻度　++:中頻度　+++:高頻度
(有村義宏,丸山彰一,本間栄(編):ANCA関連血管炎診療ガイドライン2017および
Fischer A, du Bois R:Interstitial lung disease in connective tissue disorders.
Lancet 380:689-698, 2012 より作成)

表 2C-2-2 膠原病でみられる間質性肺疾患の頻度

疾患名	DAD	UIP	NSIP	OP	LIP
SSc	−	−	+++	−	−
RA	−	++	++	+	−
PM/DM	++	−	+++	+	−
SjS	−	+	++	+	+
SLE	+	+	++	+	−
MCTD	+	+	+	+	−
ANCA関連血管炎		+++			

−:なし　+:低頻度　++:中頻度　+++:高頻度
(有村義宏,丸山彰一,本間栄(編):ANCA関連血管炎診療ガイドライン2017およびPark JH, Kim DS, Park IN, et al.:Prognosis of fibrotic interstitial pneumonia:idiopathic versus collagen vascular disease-related subtypes. Am J Respir Crit Care Med
175:705-711, 2007 より作成)

(続き)

① SSc-ILD
- 低用量ステロイド(< 15 mg/日) + エンドキサン® 経口 0.5〜2.0 mg/日や間欠大量静注(IVCY) 500〜800 mg/m²/月,3〜6 回
- シクロホスファミド(CPA)の有効性は報告されているが,1 年間と限られた使用であり,中止後は効果が消失している.また,期間や発癌リスクもあり,実臨床では使用しにくい実状もある[4].
- イムラン®(アザチオプリン〈AZP〉)の有効性も示されているが,CPA には劣る.ただし,CPA が副作用のため使用できない/CPA 6 ヵ月以上内服例には,AZP(0.5〜2.5 mg/kg/日)への変更を考慮[5].
- ミコフェノール酸モフェチルの有効性を示した報告もある.
- ステロイド単独での使用は,renal crisis の発症リスクがあり,効果も乏しい.

② RA-ILD
- ステロイド ± 免疫抑制剤
- OP や NSIP は治療反応性がよい.PSL 0.5〜1 mg/g/日で開始.
- UIP でも IPF よりはステロイドや免疫抑制剤治療の有効性がある.
- ステロイドのみで効果が乏しい/ステロイド漸減時/ステロイドが使用しにくい例:プログラフ®(タクロリムス〈TAC〉)(0.075 mg/kg/日)や AZP(0.5〜2.5 mg/kg/日)などを併用する.
- 重症例:ステロイドパルス療法に加え,初期より CPA(経口 0.5〜2.0 mg/kg/日や IVCY 500〜800 mg/m²/月,3〜6 回).
- メトトレキサート(MTX)は薬剤性肺障害を起こすリスクがあるため使用を控える.

③ PM/DM-ILD
- ステロイド ± 免疫抑制剤[6]
- PSL 0.5〜1 mg/g/日で開始.
- ステロイド無効/使用しにくい例:シクロスポリン(CyA)(1〜2 mg/kg/日)や TAC(0.75 mg/kg/日)の併用を考慮.CPA や AZP を使用されることもある.
- CyA 血中濃度:トラフ濃度 150 ng/mL 以下,内服 2 時間後 500〜100 ng/mL
- TAC 血中濃度:トラフ濃度 5〜10 ng/mL
- PM/DM-ILD で最も問題となるのは,急速に進行し予後不良である筋症状に乏しい皮膚筋炎,clinically amyopathic dermatomyositis(CADM)である.抗 MDA5 抗体が陽性となることがしばしばある.抗 ARS 抗体陽性でも急速進行性の経過をとる場合がある.
  → 初期よりステロイドパルス療法に,CyA(1〜2 mg/kg/日)あるいは IVCY(500〜800 mg/m²/2〜4 週)が併用されることが多い.
- また,抗 MDA-5 抗体陽性の場合,ステロイド,CyA,CPA の 3 剤で有効性があるという報告もある.

④ SjS-ILD
- ステロイド ± 免疫抑制剤
- 有症状の場合や慢性型には,PSL 0.5〜1 mg/g/日で開始.
- ステロイド無効/使用しにくい例:AZP(0.5〜2.5 mg/kg/日)の併用を考慮.
- LIP の場合:PSL 0.5 mg/g/日で開始.治療期間 6〜12 ヵ月.

(続く)

(続き)

⑤ SLE-ILD
- 慢性の経過では治療介入せず経過観察. ただし, 有症状で進行性の場合は, RA-ILD に準じて治療を行う.

⑥ ANCA 関連血管炎
- p.132 を参照.

Ⓑ 気道病変(気管支拡張, 細気管支炎, モザイクパターンなど)

① RA, SjS
- 気道病変として, 閉塞性細気管支炎, 濾胞性細気管支炎を生じることがある. 閉塞性細気管支炎では, モザイクパターン, 気管支拡張など, 濾胞性細気管支炎では, 小葉中心性陰影, すりガラス陰影などがみられる.

Ⓒ 胸膜病変(胸水, 胸膜炎)

① RA
- 症状を呈する胸膜炎の頻度は 20%(剖検症例では 40〜75%). 胸水の頻度は約 5%(高年齢の男性で皮下結節をもつ患者に多い).
- 特徴的な胸水所見:グルコース低値(< 40 mg/dL), pH 低値(< 7.2), LDH 高値(> 700 IU/L あるいは血清基準値上限の 2 倍を超える), 低補体価, リウマトイド因子(RF)高値を特徴とする滲出性胸水. ADA が上昇する場合もある.

② SLE
- 胸膜炎の頻度は 40〜60%にみられる. 胸痛を伴うことが多い. 胸水を伴う症例は半数で, その中の半数が両側性. 胸水量は多くない.

Ⓓ 血管病変(肺胞出血, 肺高血圧)

- 肺胞出血は① ANCA 関連血管炎, ② SLE に, 肺高血圧は① SSc, ② MCTD に合併することが多い.

Ⓔ 結節影

① GPA
- 中・下肺野に孤立性もしくは多発性の境界明瞭な結節影を認め, 大きさは数 mm から大きいものでは 10 cm に及ぶこともある. 25〜50%に空洞を伴う. 鑑別は悪性腫瘍, 抗酸菌感染, サルコイドーシス. VATS 含めた生検での診断が必要.

② RA(リウマチ結節)
- 大きさは数 mm から 7 cm に及ぶ. 単発あるいは多発結節で, 上葉に多い. 胸膜直下で半球に見えることが多い. 空洞を伴うこともある.

(続く)

(続き)

③ SjS
- 胸膜直下小結節影，腫瘤影，結節影を認める．
- SjSはリンパ増殖性疾患の合併あり，LIP，小葉中心部に大小の薄壁囊胞，悪性リンパ腫（約5％）などが合併する．

F 喘息，好酸球増多，多発単神経炎

① 好酸球性多発血管炎性肉芽腫症（EGPA）
- 典型的経過：気管支喘息，アレルギー性鼻炎をはじめとしたアレルギー疾患が先行し（重症喘息が数年先行），末梢血好酸球の著明な増加とともに全身の血管炎症状が出現する．血管炎症状は四肢末梢のしびれと疼痛を主訴とする多発単神経炎を高率に認め，他に肺，心，消化管，腎，皮膚，筋肉，眼，関節，中枢神経，副鼻腔など全身のあらゆる臓器に起こりうる．
- 血管炎発症前に一過性の肺浸潤（好酸球性肺炎），好酸球性胃腸炎を呈することも多い．
- 喘息発症から血管炎発症まで3年以内が多いといわれているが，喘息発症後8〜10年の報告が多く，中には30年以上経過して発症する症例もある．
- 発症時に喘息症状がなくても，経過中に喘息症状が顕在化する症例も多い．

表 2C-2-3 ANCA関連血管炎3疾患の臨床像

	MPA	GPA	EGPA
ANCA陽性率	70％	80〜90％	50％
ANCA抗原特異性	MPO > PR3	PR3 ≫ MPO	MPO > PR3
組織像	微小血管の肉芽腫を伴わない，白血球破壊性血管炎	壊死性肉芽腫性血管炎，白血球破壊性血管炎	好酸球浸潤を伴う肉芽腫，あるいはフィブリノイド血管炎
肺病変	肺出血（29〜36％），肺線維症（7.2〜36％）	結節，浸潤影，空洞病変，肺胞出血	喘息，浸潤影，肺胞出血
好酸球増多	なし	ときに軽度の上昇	全例で認める
耳/鼻/咽頭病変	なし，あるいは軽度	鼻中隔穿孔，鞍鼻，難聴	鼻ポリープ，アレルギー性鼻炎，難聴
眼病変	ときにあり	眼窩偽腫瘍，強膜炎	ときにあり
腎病変	巣状壊死性糸球体腎炎	巣状壊死性糸球体腎炎	巣状壊死性糸球体腎炎
心病変	まれ	ときに弁膜症	心不全，不整脈
末梢神経	血管炎性神経障害（58％）	血管炎性神経障害（10％）	血管炎性神経障害（78％）

(Radice A, Sinico RA：An：ineutrophil cytoplasmic antibodies (ANCA). Autoimmunity 38：93-103, 2005 および Homma S, Suzuki A, Sato K：Pulmonary involvement in ANCA-associated vasculitis from the view of the pulmonologist. Clin Exp Nephrol 17：667-671, 2013 より作成)

4 ANCA関連肺疾患

A 概念

- ANCA関連血管炎は肺病変と腎病変を高頻度に合併する．肺病変は，肺肉芽腫症，間質性肺炎，肺胞出血(29〜36%)などを合併しANCA関連肺疾患と呼ばれる．
- ANCAが陽性になる小血管炎の総称であり，①MPA，②GPA，③EGPAの3疾患がある．

B 主訴

①呼吸器症状
- 息切れ，呼吸困難，血痰，喘鳴

表2C-2-4 急速進行性糸球体腎炎(RPGN)の臨床学的重症度分類

スコア	血清Cr(mg/dL)	年齢	肺病変	CRP	臨床学的重症度	総スコア
0	< 3.0	< 60	なし	< 2.6	Grade Ⅰ	0〜2
1	3.0〜6.0	60〜69		2.6〜10.0	Grade Ⅱ	3〜5
2	6.0 ≦	70 ≦	あり	10.0 ≦	Grade Ⅲ	6〜7
3	透析				Grade Ⅳ	8〜9

表2C-2-5 重症度別の寛解導入療法

		GC初期量	GC以外の治療	減量法	維持量
軽症(*)		0.3〜0.6 mg/kg/日	免疫抑制剤適宜追加	初期量を4週以上	5〜10 mg/日
重症例(全身血管型・肺腎型)		0.6〜1.0 mg/kg/日 mPSL 500〜1,000 mg×3日の先行治療考慮	4週以内にIVCYまたは経口シクロホスファミド	初期量を4週以上	5〜10 mg/日
最重症例		重症例と同様	重症例と同様＋血漿交換	初期量を4週以上	5〜10 mg/日
RPGN型	①重症度Ⅰ〜Ⅱ＋70歳以上もしくは透析中	0.6〜1.0 mg/kg/日	CPA(初期治療が済み，GCを減量するタイミングで疾患活動性が持続すれば開始)	8週間で20 mg/日未満	20 mg/日未満
	②重症度Ⅰ〜Ⅱ＋70歳以下＋透析なし	mPSL 500〜1,000 mg×3日間 その後 0.6〜0.8 mg/kg/日			
	③重症度Ⅲ又はⅣで70歳以上もしくは透析あり				
	④重症度Ⅲ又はⅣで70歳以下＋透析なし		CPA(初期治療から開始)		

(*)RPGN以外の腎限局型，肺線維症型，筋・関節型，軽症全身型，末梢神経炎型
GC：グルココルチコイド
(厚生労働科学研究費補助金 難治性疾患等政策研究事業(難治性疾患政策研究事業)難治性血管炎に関する調査研究班 有村義宏，難治性腎疾患に関する調査研究班 丸山彰一，びまん性肺疾患に関する調査研究班 本間 栄(編)：ANCA関連血管炎診療ガイドライン2017．診断と治療社，2017より)

② **全身症状**
- 発熱,体重減少,手足のしびれ,多関節痛,鼻出血,中耳炎,難聴,血尿

C 確認

① **問診**
- 発熱,体重減少,耳・鼻・眼病変の有無,しびれ,血尿の有無(表 2C-2-3 参照)

② **バイタルサイン**
- 発熱,SpO₂,呼吸数聴診(fine crackle)

③ **検査**
- 画像検査:胸部 X 線写真,胸部 CT(結節影〈±空洞影〉,浸潤影,すりガラス陰影,UIP パターン)
- 血液検査:血算,生化学,MPO-ANCA(P-ANCA),PR3-ANCA(C-ANCA) + α (KL-6,SP-D,SP-A など)
- 尿検査:尿潜血,尿蛋白確認
- 気管支鏡検査
- BAL(肺胞出血),TBLB

D 診断・治療

- 診断基準については,厚生労働省の診断基準を参照する.
- 重症度別の寛解導入療法については表 2C-2-5 を参照.

参考文献
1) 有村義宏,丸山彰一,本間栄(編):ANCA 関連血管炎診療ガイドライン 2017. 診断と治療社,2017.
2) Fischer A, du Bois R:Interstitial lung disease in connective tissue disorders. Lancet 380:689-698, 2012.
3) Park JH, Kim DS, Park IN, et al.:Prognosis of fibrotic interstitial pneumonia:idiopathic versus collagen vascular disease-related subtypes. Am J Respir Crit Care Med 175:705-711, 2007.
4) Tashkin DP, Elashoff R, Clements PJ, et al.:Cyclophosphamide versus placebo in scleroderma lung disease. N Engl J Med 354:2655-2666, 2006.
5) Hoyles RK, Ellis RW, Wellsbury J, et al.:A multicenter, prospective, randomized, double-blind, placebo-controlled trial of corticosteroids and intravenous cyclophosphamide followed by oral azathioprine for the treatment of pulmonary fibrosis in scleroderma. Arthritis Rheum 54:3962-3970, 2006.
6) Kameda H, Nagasawa H, Ogawa H, et al.:Combination therapy with corticosteroids, cyclosporin A, and intravenous pulse cyclophosphamide for acute/subacute interstitial pneumonia in patients with dermatomyositis. J Rheumatol 32:1719-1726, 2005.
7) Radice A, Sinico RA:Antineutrophil cytoplasmic antibodies(ANCA). Autoimmunity 38:93-103, 2005.
8) Homma S, Suzuki A, Sato K:Pulmonary involvement in ANCA-associated vasculitis from the view of the pulmonologist. Clin Exp Nephrol 17:667-671, 2013.

〈安田美奈〉

③ 好酸球性肺炎

1 受診(主訴)

- 咳嗽
- 発熱
- 呼吸困難
- 胸痛
- 食欲不振
- 関節痛
- 筋肉痛

＋
急性好酸球性肺炎：1週間以内の急性の経過で発熱と呼吸困難を発症
慢性好酸球性肺炎：体重減少, 寝汗, 血痰

2 好酸球性肺炎の確認

A 問診

- 喫煙歴
- アレルギー既往

B 診察所見

- 聴診：wheezes や rhonchi を聴取する.

C 検査

- 胸部 X 線
- 胸部 CT
- 血液検査：血算(好酸球数)生化学, IgE, BNP, アスペルギルス抗体(自費)
- 気管支検査：組織生検, BALF(好酸球比率, CD4/CD8)

表 2C-3-1 特に鑑別すべき疾患

・マイコプラズマ肺炎	・ウイルス性肺炎
・クラミジア肺炎	・過敏性肺炎
・レジオネラ肺炎	・ARDS
・PCP	・AIP　　　　　など

表 2C-3-2 好酸球増多を呈する疾患の鑑別

原因が不明なもの	・単純性好酸球性肺炎 ・急性好酸球性肺炎 ・慢性好酸球性肺炎 ・好酸球増多症候群(HES)
原因が特定されるもの	・薬剤性 ・寄生虫(回虫, 線虫, 肺吸虫, 住血吸虫など) ・真菌症(アスペルギルス, カンジダ, コクシジオイデス, トリコスポロン, ABPA) ・細菌性(結核, NTM, ブルセラ症) ・ウイルス(RS ウイルス) ・血管炎(GPA, EGPA, 多発結節性血管炎) ・有害物質吸入(金属ヒューム, トリクロロエタン, アセチレンガス, ニッケル粉塵) ・好酸球性腸炎 ・炎症性腸疾患 ・骨髄移植後

3 診断

Ⓐ 急性好酸球性肺炎（AEP）の診断基準：（Allen）[1]

1. 7日以内に急性経過
2. 室内気で $PaO_2 < 60$ mmHg の低 O_2 血症
3. 両側のびまん性浸潤陰影
4. 肺組織への著明な好酸球浸潤（BALF 中の好酸球比率 > 25%）
5. 寄生虫や真菌を含む感染がない．気管支喘息や他のアレルギー性疾患の既往がない．
6. ステロイド薬に対する反応が良好である．
7. 治療後に再燃がない．

Ⓑ 慢性好酸球性肺炎（CEP）の診断基準

① 望月ら提唱 [2,3]

次の1～3のいずれかを満たす．

1. 外科的生検で CEP と診断される．
2. BALF あるいは末梢血好酸球が 30% 以上である．
3. a) TBLB で好酸球が多い．
   b) BALF 好酸球が 10% 以上
   c) 末梢血好酸球が 6% 以上
   a), b), c) のうち2つ以上を満たす．

② Marchad E [4]

1. 胸部画像上，肺の外側優位の浸潤影が認められる．
2. 末梢血好酸球 $\geq 1,000/\mu L$ または BALF 中好酸球数 $\geq 40\%$
3. 全身状態や呼吸状態が2週間を超えて続く．
4. 薬剤，寄生虫，アレルギー性気管支肺真菌症，血管炎などの原因の明らかな好酸球性肺疾患などがないこと．

好酸球性肺炎とは肺組織に著明な好酸球の浸潤を呈する疾患概念である．末梢血中の好酸球増多は必須ではない．
好酸球が増多する疾患には発症の原因や背景が明らかなものと不明なものがある（鑑別については表 2C-3-2 を参照）．

4 急性好酸球性肺炎

典型例は,喫煙を開始した若年男性である.
前頁の診断基準をすべて満たせば AEP と診断できるが,低酸素血症がない場合やアトピー歴などのある症例も認めており,現実的には急性の経過でびまん性の肺局所への著しい好酸球増多がある場合は,他の鑑別疾患を除外の上 AEP と診断する.

A 検査所見

- 血液検査:好酸球数は発症から1週間程度遅れて増加を認めるため,来院時に上昇していない場合もある.CRP 上昇,SP-A,SP-D の上昇[5].
- BALF:総細胞数,好酸球比率 > 25%,CD4/CD8 比 1.0 以上
- 胸部 X 線:両側びまん性にすりガラス陰影,浸潤影を認める.Kerley B line なども呈する.胸水貯留を伴う.
- 胸部 CT:辺縁優位に小葉間隔壁の肥厚を伴う淡いすりガラス陰影や気管支血管側の肥厚,粒状影を認める.胸水貯留を伴うことが多い.

B 治 療

無治療で自然軽快する例も存在するが,大部分はステロイド治療を行う.ステロイドに対する反応性は良好であり,通常数日以内に呼吸状態の改善が得られる.非定型肺炎などとの鑑別が難しい場合は抗菌薬併用も考慮する.

C 具体的な治療例

①呼吸不全を呈している場合
- ステロイドパルス療法(m-PSL 500〜1,000 mg/日 3日間 点滴静注)
- 投与終了後翌日から PSL 0.5〜1 mg/kg/日を内服する.病状に応じて適宜漸減する.

②呼吸不全を呈していない場合
- PSL 0.5〜1 mg/kg/日を内服する.病状に応じて適宜漸減する.
- ステロイドは経過をみながら適宜漸減を行い,通常,2〜4週でステロイドを中止する.予後は良好で再発はないといわれている.

※呼吸不全がある場合も治療期間は2週間程度でよいとの報告もある[6].

5 慢性好酸球性肺炎

典型例は中年女性での亜急性の経過の咳嗽,発熱,呼吸困難である.女性は男性の2倍の発症率であり,アレルギー性疾患の既往をもっていることが多い.気管支喘息が 30〜50% で共存もしくは先行している[2,7].

A 検査所見

- 血液検査:白血球数上昇,好酸球数上昇,CRP や IgE 上昇,血沈亢進
- BALF:総細胞数と好酸球数の著しい増多
- 胸部 X 線:末梢優位の浸潤陰影を認める.両側性の肺浸潤影で移動性である.
- 胸部 CT:上〜中葉優位・末梢胸膜直下優位に分布する非区域性の浸潤影およびすりガラス陰影

B 具体的な治療例

症状が軽微であれば経過観察でよい．

①呼吸不全を合併している場合
- ステロイドパルス療法(m-PSL 500〜1,000 mg/日　3日間　点滴静注)
- 投与終了後翌日から PSL 0.5〜1 mg/kg/日を内服する．病状に応じて適宜漸減する．

②呼吸不全を呈していない場合
- PSL 0.5〜1 mg/kg/日を内服する．病状に応じて適宜漸減する．

C 治療期間・予後

AEP と比較し，治療終了後に再燃することが多い．

ステロイド減量については胸部X線所見や末梢血好酸球数の変動で検討する．

6ヵ月以内に治療を終了した場合，再燃が多いとの報告があり，6ヵ月以上のステロイド投与が推奨されていたが，わが国の浜松医大から発表された論文によると治療期間を3ヵ月と6ヵ月で分けた場合に再発率に差はなかったとの報告もある[8]．

いずれにせよ，AEP よりも再発率が高いため，患者には再発する可能性があることは十分に説明しておく必要がある．

参考文献
1) Allen JN, Pacht ER, Gadek JE, et al.：Acute eosinophilic pneumonia as a reversible cause of noninfectious respiratory failure. N Engl J Med 321：569-574, 1989.
2) 望月吉郎，小橋陽一郎，中原保治，他：慢性好酸球性肺炎の予後の検討．日呼吸会誌 40：851-855，2002.
3) Cottin V, Cordier JF：Eosinophilic pneumonias. Allergy 60：841-857, 2005.
4) Marchand E, Etienne-Mastroianni B, Chanez P, et al.：Idiopathic chronic eosinophilic pneumonia and asthma：how do they influence each other？ Eur Respir J 22：8-13, 2003.
5) Daimon T, Tajima S, Oshikawa K, et al.：KL-6 and surfactant proteins A and D in serum and bronchoalveolar lavage fluid in patients with acute eosinophilic pneumonia. Intern Med 44：811-817, 2005.
6) Rhee CK, Min KH, Yim NY, et al.：Clinical characteristics and corticosteroid treatment of acute eosinophilic pneumonia. Eur Respir J 41：402-409, 2013.
7) Carrington CB, Addington WW, Goff AM, et al.：Chronic eosinophilic pneumonia. N Engl J Med 280：787-798, 1969.
8) Oyama Y, Fujisawa T, Hashimoto D, et al.：Efficacy of short-term prednisolone treatment in patients with chronic eosinophilic pneumonia. Eur Respir J 45：1624-1631, 2015.

(西澤早織)

4 過敏性肺炎

1 受診(主訴)

呼吸器症状・全身症状
- 乾性咳嗽(ときに湿性)
- 呼吸困難
- 発熱
- 全身倦怠感
- 食欲不振

または/もしくは

エピソード
- 抗原曝露後 4～8 時間後に症状が出現する
- 病初期に 38℃台の発熱を生じ，2～3 ヵ月の経過で微熱となり，咳嗽・呼吸困難を生じる
- 入院後に軽快，退院後に再発
- 特定の季節や特定の場所で症状が出現する

→ 過敏性肺炎を疑う

2 確認事項

Ⓐ 問診

- 喫煙歴
- 職業歴
- 居住環境(住居とその周辺環境)
- ペット飼育歴(特に鳥関連の問診)
  - 鳥飼育の有無
  - 近隣の野鳥飛来の有無
  - 羽毛布団・ダウンジャケット使用の有無
  - 鳥剥製所持の有無
  - 鶏糞肥料使用の有無
- 必要に応じ環境調査
  - 自宅や職場，その周辺の調査
  - 風呂場の脱衣所，台所，天井裏や畳の裏などを観察，適宜培養を採取
  - 落下真菌培養の採取
  - ハト小屋の有無

Ⓑ 臨床所見

- バイタルサイン(特に体温，呼吸数，SpO₂)
- fine crackles
- ばち指(潜在発症型の 60％)

表 2C-4-1　わが国における主な過敏性肺炎

病 名	原因抗原
夏型過敏性肺炎	家屋のトリコスポロン
住居関連過敏性肺炎	家屋の真菌(狭義にはトリコスポロン以外)
鳥飼病・鳥関連過敏性肺炎	鳥糞，羽毛
農夫肺	牧草に増殖する好熱性放線菌
塗装工肺	塗料中のイソシアネート
加湿器肺	加湿器に増殖する細菌・真菌
きのこ栽培者肺	きのこ胞子，栽培環境の真菌・細菌

過敏性肺炎は，環境中の有機物または無機物を吸入することで感作され，特異抗体や感作リンパ球の免疫反応により起こるアレルギー性肺疾患(Ⅲ型・Ⅳ型アレルギー)の総称である．

C 検査

① 血液検査
- 白血球・CRP 上昇
  (慢性例では正常〜軽度上昇)
- KL-6・SP-D 上昇
  - 急性例では著明に上昇
  - ときに季節性の変動あり
    (夏型→夏季,鳥関連→冬季)

② 画像検査(表 2C-4-2)
- 胸部 X 線
- 胸部 CT

③ 呼吸機能検査
- VC/FVC/DL_{co} の低下
- 動脈血ガス分析で肺胞—動脈血酸素分圧較差($A-aDO_2$)の開大
- 6 分間歩行時の SpO_2 低下

④ 気管支肺胞洗浄(BAL)
- リンパ球比率の増加
  (急性では 80%,慢性では 20〜30%)[2]
- CD4/8 比(急性例では 1.0 以下,農夫肺,慢性例では上昇)

⑤ 病理検査(表 2C-4-2)
- TBLB
- クライオバイオプシー
- BAL 中のリンパ球比率 < 20% など他疾患との鑑別を要する場合は,VATS も考慮[2]

⑥ 免疫学的検査
- 抗トリコスポロン・アサヒ抗体
  (感度 87%/特異度 96.1%)[3]
- 鳥関連抗体[4]
  - 急性
    (感度 80〜100%/特異度 92〜100%)
  - 慢性
    (感度 26〜79%/特異度 73〜93%)

⑦ 誘発試験
- 環境誘発試験
  - 帰宅試験,職場での試験など
  - 慢性例では,誘発による変化は軽微
- 吸入誘発試験/リンパ球刺激試験
  (特定の施設でしか行われていない)

表 2C-4-2 過敏性肺炎における画像所見・病理組織学的所見

	画像所見	病理組織学的所見
急性〜亜急性	**胸部 X 線** ・びまん性のすりガラス陰影 ・亜急性では軽微なことも多い **胸部 CT** ・小葉中心性の粒状影 ・汎小葉性すりガラス陰影(ときにモザイク分布) ・ときに浸潤影	・小葉・細気管支中心性炎症(細気管支炎) ・胞隔炎 ・粗な類上皮細胞肉芽腫 ・多核巨細胞,コレステリン結晶 ・organizing pneumonia もしくは Masson 体
慢性	**胸部 X 線** ・中下肺野主体に網状影 ・上肺野に陰影が目立つことも **胸部 CT** ・上肺野・末梢側優位の網状影 ・下肺野に病変を有することも(ときに小葉間隔壁肥厚や蜂巣肺,牽引性気管支拡張など線維化を呈し,IPF と鑑別難)	・急性に比べ肉芽腫の頻度は低下 ・多核巨細胞,コレステリン結晶 ・organizing pneumonia もしくは Masson 体 ・リンパ濾胞 ・小葉中心性の線維化(小葉中心と辺縁部の架橋線維化) ・NSIP (cellular/fibrotic) パターン ・UIP パターン(ときに蜂巣肺を呈す)

3 診断・分類

A 過敏性肺炎の診断

得られた所見より「何かしらの抗原を吸入したことで引き起こされたアレルギー性肺疾患」と考えられる場合.

B 過敏性肺炎の病型

急性〜亜急性発症
- 急性過敏性肺炎（表 2C-4-3） (続く)

表 2C-4-3 急性過敏性肺炎の診断基準

A. 臨床像：臨床症状・所見 1)〜4)のうち，いずれか 2 つ以上と，検査所見 1)〜4)のうち，1)を含む 2 つ以上の項目を同時に満たすもの
  1. 臨床症状・所見
    1) 咳, 2) 息切れ, 3) 発熱, 4) 捻髪音ないし小水泡性ラ音
  2. 検査所見
    1) 胸部 X 線像にてびまん性散布性粒状陰影（またはスリガラス状陰影）
    2) 拘束性換気機能障害
    3) 血沈値亢進，好中球増多，CRP 陽性のいずれか 1 つ
    4) 低酸素血症（安静時あるいは運動後）
B. 発症環境：1)〜6)のうち，いずれか 1 つを満足するもの
  1) 夏型過敏性肺炎は夏期（5〜10 月）に高温多湿の住宅で起こる
  2) 鳥飼病は鳥の飼育や羽毛と関連して起こる
  3) 農夫肺はかびた枯れ草の取り扱いと関連して起こる
  4) 空調病, 加湿器肺はこれらの機器の使用と関連して起こる
  5) 有機塵埃抗原に曝露される環境での生活歴
  6) 特定の化学物質と関連して起こる
  注：症状は抗原曝露 4〜8 時間して起こることが多く，環境から離れると自然に軽快する.
C. 免疫学的所見：1)〜3)のうち，1 つ以上を満足するもの
  1) 抗原に対する特異抗体陽性（血清あるいは BAL 液中）
  2) 特異抗原によるリンパ球増殖反応陽性（末梢血あるいは BAL リンパ球）
  3) BAL 所見（リンパ球増加，T リンパ球増加）
D. 吸入誘発：1), 2)のうち，1 つ以上を満足するもの
  1) 特異抗原吸入による臨床像の再現
  2) 環境曝露による臨床像の再現
E. 病理学的所見：1)〜3)のうち，いずれか 2 つ以上を満足するもの
  1) 肉芽腫形成
  2) 胞隔炎
  3) Masson 体

【診断基準】
確実 ：A, B, D または A, B, C, E を満たすもの
強い疑い：A を含む 3 項目を満たすもの
疑い ：A を含む 2 項目を満たすもの

（厚生省特定疾患びまん性肺疾患調査研究班：厚生省特定疾患びまん性肺疾患調査研究班研究報告書 平成元年度. 1990 より）

(続き)

慢性発症
- 慢性過敏性肺炎（表 2C-4-4）
  - 再燃症状軽減型（recurrent type）
  - 潜在発症型（insidious type）

急性では，夏型過敏性肺炎が多い（74.4％）．他，農夫肺（8.1％），空調器肺（4.3％），鳥関連（4.1％）などがある[5]．

慢性では，鳥関連が多い（60.4％）．夏型がときに慢性化することもある（14.9％）．他，住居関連（11.3％）などがある[6]．

表 2C-4-4　慢性過敏性肺炎の診断基準

1. 環境誘発あるいは抗原誘発試験で陽性
2. 組織学的に線維化が観察される（肉芽腫の有無は問わない）
3. HRCT で線維性所見と honeycomb が観察される
4. 肺機能の拘束性障害が 1 年以上にわたって進行性である
5. 過敏性肺炎と関連した症状が 6 ヵ月以上続く
6. 当該抗原に対する特異抗体あるいはリンパ球増殖試験かが陽性か，両者が陽性

以上，1 か 6，および 2 か 3，および 4 か 5 の 3 項目以上を満たせば慢性過敏性肺炎と診断する．

付記として
1) 環境誘発試験は陰性のこともあるが，抗原誘発試験は陽性となる．この場合，症状の発現は弱くても，白血球数，CRP，PaO_2，DL_{CO} などの検査所見の変化だけでも陽性と判定する．
2) 病理学的所見では肉芽腫はほとんど見られず，限局性の honeycomb，リンパ球主体の胞隔炎とリンパ球の集簇が見られる．
3) 症状は抗原吸入を持続しても軽くなることが多い．労作時呼吸困難が主な症状である．
4) 抗体が陰性で抗原添加リンパ球増殖試験だけが陽性の例もみられる．
5) KL-6，SP-D は高値．
6) 慢性過敏性肺炎の発症環境として，カビの多い住宅や仕事場，羽毛布団使用，隣人の鳩飼育，公園・神社・駅の野鳩，野鳥の集団棲息などがある．

（Yoshizawa Y, Ohtani Y, Hayakawa H, et al.：Chronic hypersensitivity pneumonitis in Japan：a nationwide epidemiologic survey. J Allergy Clin Immunol 103：315-320, 1999 より）

4 治療

Ⓐ 抗原回避・抗原除去

- 原因抗原の同定に努める.
- 入院して経過をみる(表 2C-4-5).
- 生活・職業の指導(転居, 転職なども含め)

Ⓑ 薬物治療

- 抗原回避で改善しない場合に行う.
- 副腎皮質ステロイド
  - 急性〜亜急性発症:PSL 20〜40 mg/日で開始. 適宜漸減し 4 週程度内服.
  - 慢性発症:PSL 30 mg/日程度で開始. 時間をかけながら減量.
- 重症呼吸不全例では, パルス療法も考慮する.
  (m-PSL〈ソル・メルコート®〉1 g/日×3 日間)
- 慢性症例で, 特に潜在発症型では, ステロイドに加え, シクロスポリンなど免疫抑制剤の追加も考慮する.
  (ネオーラル® 3 mg/kg/日 分 2, トラフ濃度 100 ng/mL 程度を目安に)
- 慢性症例で線維化が進行する場合, IPF に準じ, ニンテダニブ(オフェブ®)やピルフェニドン(ピレスパ®)を考慮する.

Ⓒ 急性増悪や肺癌の合併に注意

- 特に慢性症例で UIP パターンを呈する場合, 急性増悪を起こすことがある(2 年発症率:11.5%)[7].
- 肺癌も IPF と同等の合併率であり, 予後規定因子となりうる[8].

表 2C-4-5 抗原回避試験

- 2 週間自宅環境から離れる入院.
- 入院時と 2 週間後で評価する.
  - VC 3%以上増加
  - KL-6 13%以上低下
  - WBC 3%以上低下
- 3 項目中 2 項目該当 ➡ 抗原回避試験陽性
  (感度 51%/特異度 80.7%)[9]

参考文献

1) 吾妻安良太(編)：特発性肺線維症とその周辺疾患．最新医学社，2015．
2) Salisbury ML, Myers JL, Belloli EA, et al.：Diagnosis and Treatment of Fibrotic Hypersensitivity Pneumonia. Where We Stand and Where We Need to Go. Am J Respir Crit Care Med 196：690-699, 2017.
3) 三宅修司，浜岡 章，吉澤靖之：マウス抗Trichosporon asahii モノクローナル抗体D-8を用いた抗原接合ELISA法による夏型過敏性肺炎診断の有用性について．日呼吸会誌 39：7-11, 2001.
4) Suhara K, Miyazaki Y, Okamoto T, et al.：Utility of immunological tests for bird-related hypersensitivity pneumonitis. Respir investig 53：13-21, 2015.
5) Ando M, Arima K, Yoneda R, et al.：Japanese summer-type hypersensitivity pneumonitis. Geographic distribution, home environment, and clinical characteristics of 621 cases. Am Rev Respir Dis 144：765-769, 1991.
6) Okamoto T, Miyazaki Y, Ogura T, et al.：Nationwide epidemiological survey of chronic hypersensitivity pneumonitis in Japan. Respir Investig 51：191-199, 2013.
7) Miyazaki Y, Tateishi T, Akashi T, et al.：Clinical predictors and histologic appearance of acute exacerbations in chronic hypersensitivity pneumonitis. Chest 134：1265-1270, 2008.
8) Kuramochi J, Inase N, Miyazaki Y, et al.：Lung cancer in chronic hypersensitivity pneumonitis. Respiration 82：263-267, 2011.
9) Tsutsui T, Miyazaki Y, Okamoto T, et el.：Antigen avoidance tests for diagnosis of chronic hypersensitivity pneumonitis. Respir Investig 53：217-224, 2015.
10) 厚生省特定疾患びまん性肺疾患調査研究班：厚生省特定疾患びまん性肺疾患調査研究班研究報告書 平成元年度．1990．
11) Yoshizawa Y, Ohtani Y, Hayakawa H, et al.：Chronic hypersensitivity pneumonitis in Japan：a nationwide epidemiologic survey. J Allergy Clin Immunol 103：315-320, 1999.

（靍野広介）

⑤ サルコイドーシス

1 受診(主訴)

- 無症状(26.2%)
- 自覚症状(56.5%)
- 視覚症状(28.8%)
- 呼吸器系症状
  - 咳嗽(18.3%)
  - 呼吸困難(12.4%)
  - 喀痰, 血痰
  - 胸痛

＋

- 全身性症状
  - 皮膚症状
  - 倦怠感
  - 発熱

→ サルコイドーシスを疑う

2 サルコイドーシスの確認

A 問診(リスク因子)

- 不明
- 感染症として,
  - *Propionibacterium acnes*
  - α溶連菌
  - 抗酸菌

などが原因として提唱されているが, 確証は得られていない

B 検査異常所見

- 胸部画像所見異常(86%)
- 両側肺門リンパ節腫脹(75.8%)
- 眼症状(54.8%)
- 皮膚所見(35.4%)
- 心臓検査所見異常(23.0%)

3 検査

- 胸部単純 X 線写真
- 血液検査
  - CBC
  - 生化学:Ca・肝・腎機能
  - ACE
  - 血清リゾチーム
  - 可溶性 IL-2R
- 尿検査
- 細菌学的検査
  - 喀痰:グラム染色・培養
  - 抗酸菌染色・培養
- 画像検査
  - ガリウムシンチグラフィ
  - HRCT
  - 心筋シンチグラフィ・心臓 MRI
  - PET
- 肺機能検査
- 気管支肺胞洗浄
  - リンパ球増多・CD4/8 比上昇
- ツベルクリン反応の陰転化
- 心電図・心エコー
- 眼科受診

表 2C-5-1 各種臓器におけるサルコイドーシスを示唆する臨床所見

呼吸器所見	1. 両側肺門リンパ節腫脹(BHL) 2. CT/HRCT 画像で気管支血管周囲間質の肥厚やリンパ路に沿った多発粒状影. リンパ路に沿った分布を反映した多発粒状影とは小葉中心性にも, 小葉辺縁性 (リンパ路のある胸膜, 小葉間隔壁, 気管支動脈に接して)にも分布する多発粒状影である. 1. または 2. がある場合, 呼吸器系病変を強く示唆する臨床所見とする.
眼所見	1) 肉芽腫性前部ぶどう膜炎(豚脂様角膜後面沈着物, 虹彩結節) 2) 隅角結節またはテント状周辺虹彩前癒着 3) 塊状硝子体混濁(雪玉状, 数珠状) 4) 網膜血管周囲炎(主に静脈)および血管周囲結節 5) 多発するろう様網脈絡膜滲出斑または光凝固斑様の網脈絡膜萎縮病巣 6) 視神経乳頭肉芽腫または脈絡膜肉芽腫 参考となる眼病変:角膜乾燥症, 上強膜炎・強膜炎, 涙腺腫脹, 眼瞼腫脹, 顔面神経麻痺 6 項目中 2 項目を満たしたものを, 眼病変を強く示唆する臨床所見とする.
心臓所見	(1) 主徴候 　(a) 高度房室ブロック(完全房室ブロックを含む)または持続性心室頻拍 　(b) 心室中隔基部の菲薄化または心室壁の形態異常(心室瘤, 心室中隔基部以外の菲薄化, 心室壁肥厚) 　(c) 左室収縮不全(左室駆出率 50% 未満)または局所的心室壁運動異常 　(d) Gallium-67 citrate シンチグラムまたは fluorine-18 fluorodeoxygluose PET での心臓への異常集積 　(e) Gadolinium 造影 MRI における心筋の遅延造影所見 (2) 副徴候 　(a) 心電図で心室性不整脈(非持続性心室頻拍, 多源性あるいは頻発する心室期外収縮), 脚ブロック, 軸偏位, 異常 Q 波のいずれかの所見 　(b) 心筋血流シンチグラムにおける局所欠損 　(c) 心内膜心筋生検:単核細胞浸潤および中等度以上の心筋間質の線維化 心臓所見(徴候)は主徴候と副徴候に分けられ, 次の 1)または 2)のいずれかを満たす場合, 心臓病変を強く示唆する臨床所見とする. 1) 主徴候 5 項目中 2 項目以上が陽性の場合. 2) 主徴候 5 項目中 1 項目が陽性で, 副徴候 3 項目中 2 項目以上が陽性の場合.
皮膚所見	①皮膚サルコイドーシス(特異的病変) 　ⅰ. 結節型 　ⅱ. 局面型 　ⅲ. びまん浸潤型 　ⅳ. 皮下型 　ⅴ. その他(苔癬様型, 結節性紅斑様, 魚鱗癬型, その他のまれな病変) ②瘢痕浸潤 (皮膚病変を強く示唆する臨床所見として肉芽腫の組織学的証明が必要) すべて組織診断陽性のものをいう.

(日本サルコイドーシス/肉芽腫性疾患学会:サルコイドーシスの診断基準と診断の手引き. 2015 より)

4 胸部X線

確認ポイントは次の通りである.
- 肺門陰影
- 右気管傍線
- 奇静脈・食道陥凹
- 大動脈-肺動脈窓
- 大動脈-肺動脈境界

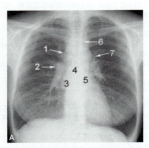

図 2C-5-1 両側肺門リンパ節腫大
(BHL)の胸部単純X線写真

表 2C-5-2 肺サルコイドーシスの Stage 分類

病期	胸部 X 線所見	頻度(%)	自然治癒率(%)
0期	胸部X線写真で異常影がみられない	5〜15	−
Ⅰ期	肺門・縦隔リンパ節腫脹を認めるが肺野病変はない	45〜65	50〜90
Ⅱ期	肺門・縦隔リンパ節腫脹および肺野病変を認める	30〜40	30〜70
Ⅲ期	肺野病変のみ認める(線維化はない)	10〜15	10〜20
Ⅳ期	網状影,肺構築改変,蜂巣肺など進行した肺線維化	5	0

5 胸部CT(HRCTを推奨)

A 縦隔・肺門リンパ節腫大

胸腔内異常では最も頻度が高く(胸部単純X線異常の80%, CTでは90%以上),中縦隔・肺門(右気管傍,大動脈傍,気管分岐下,両側肺門)に多いが,前縦隔リンパ節腫大はまれである. CTでは,腫大リンパ節は境界明瞭,辺縁平滑で,"potato like"と称されるような累々とした腫大で,腫大リンパ節は融合傾向に乏しく,周囲への浸潤所見に乏しい. 一般的に造影後期では淡く均一に造影されることが多い.

石灰化はCT上 45〜55%と比較的頻度は高く,石灰化のパターンは淡い高吸収の雲状ないし氷砂糖様ないし中心性結節状が特徴的とされる. リンパ節の大きさは,初回発見時が最大であることが多く,3〜6ヵ月で縮小傾向を示すことが多い.

B 肺野陰影

肺野病変は肉芽腫による粒状，結節状陰影が主体で，線維化病変が進行すると線状，索状影，肺構造の偏位，構築再変など間質性肺炎像がみられる．数mm大の微細粒状ないし小結節状陰影が，**広義間質：肺内リンパ路**（気管支血管束，小葉間隔壁・肺静脈，葉間胸膜，臓側胸膜）に沿って分布する像やそれらの不規則な結節状肥厚様陰影としてみられる．頭尾方向の分布はさまざまであるが，一般的には**上中肺野**に優位性がある．無数の小さな微小結節が集蔟し，1cmを超える大きな結節ないし腫瘤影を呈することもある（sarcoid galaxy sign）．

肺野の結節性病変としては小粒状影，5〜10mm程度の小結節，10mm以上の大結節（alveolar あるいは pseudoalveolar sarcoidosis とも呼ばれる）があり，大きいものでは空洞を伴うことがある．肉芽腫は完全寛解するか線維化を残して治癒する．肺の線維化は軽度から高度まで起こる．

C 気道病変

気道病変としては，気道壁の結節状，平滑な肥厚像，気道内腔の拡張が起こりうる．肉芽腫は気道を狭窄，閉塞させ，閉塞性換気障害を起こすこともあり，空気捉え込み現象（air trapping）による肺野吸収低下域がモザイク状に介在する mosaic attenuation などもみられる．

6 参考資料

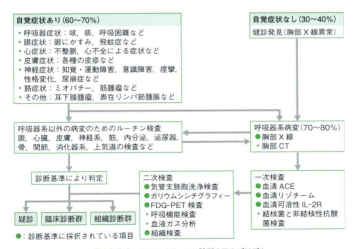

図 2C-5-2　サルコイドーシス診断のアルゴリズム
（日本サルコイドーシス／肉芽腫性疾患学会：サルコイドーシスの診断基準と診断の手引き．2015より）

表 2C-5-3 サルコイドーシスの診断基準

【組織診断群】
全身のいずれかの臓器で壊死を伴わない類上皮細胞肉芽腫が陽性であり,かつ,既知の原因の肉芽腫および局所サルコイド反応を除外できているもの.
ただし,特徴的な検査所見および全身の臓器病変を十分検討することが必要である.

【臨床診断群】
類上皮細胞肉芽腫病変は証明されていないが,呼吸器,眼,心臓の 3 臓器中の 2 臓器以上において本症を強く示唆する臨床所見を認め,かつ,特徴的検査所見の 5 項目中 2 項目以上が陽性のもの.

特徴的な検査所見

1) 両側肺門リンパ節腫脹
2) 血清アンジオテンシン変換酵素(ACE)活性高値または血清リゾチーム値高値
3) 血清可溶性インターロイキン-2 受容体(sIL-2R)高値
4) Gallium-67 citrate シンチグラムまたは fluorine-18 fluorodeoxygluose PET における著明な集積所見
5) 気管支肺胞洗浄検査でリンパ球比率上昇,CD4/CD8 比が 3.5 を超える上昇

特徴的な検査所見 5 項目中 2 項目以上陽性の場合に陽性とする.

付記
1) 皮膚は生検を施行しやすい臓器であり,皮膚に病変が認められる場合には,診断のためには積極的に生検を行うことが望まれる.微小な皮膚病変は皮膚科専門医でないと発見しづらいことがある.
2) 神経系をはじめとする他の臓器において,本症を疑う病変はあるが生検が得難い場合がある.このような場合にも,診断確定のためには全身の診察,諸検査を行って組織診断をえるように努めることが望まれる.
3) 臨床診断群においては類似の臨床所見を呈する他疾患を十分に鑑別することが重要である.

(日本サルコイドーシス/肉芽腫性疾患学会:サルコイドーシスの診断基準と診断の手引き. 2015 より)

表 2C-5-4 厚生労働省の指定難病の基準(2015)

① 組織診断群(確実):(A)①,②のいずれかで2つ以上の臓器病変があるかあるいは(A)③の2項目以上が陽性であり,かつ(B)が陽性のもの.
② 臨床診断群(ほぼ確実):(A)①,②のいずれかで2つ以上の臓器病変があり,かつ(A)③の2項目以上が陽性のもの.

(A) 臨床所見・検査所見
① 胸郭内病変
  (a) 胸部X線・CT所見(両側性肺門縦隔リンパ節腫脹,リンパ路に沿った肺野陰影,気管支・血管束病変,胸膜の変化など)
  (b) 肺機能所見(%VC・DL_{CO}・PaO_2の低下)
  (c) 気管支鏡所見(粘膜下血管の network formation,結節など)
  (d) 気管支肺胞洗浄所見(リンパ球の増加,CD4/8 上昇)
  (e) 心電図所見(房室ブロック,心室性不整脈,右脚ブロック,軸偏位,異常 Q 波など)
  (f) 心エコー所見(心室中隔の菲薄化,局所的な左室壁運動異常または形態異常)
  (g) ガドリニウム造影 MRI 所見(心筋の遅延造影所見)
② 胸郭外病変
  (a) 眼病変(肉芽腫性前部ぶどう膜炎,隅角結節,網膜血管周囲炎,塊状硝子体混濁など)
  (b) 皮膚病変(結節型,局面型,びまん浸潤型,皮下型,瘢痕浸潤,結節性紅斑)
  (c) 表在リンパ節病変(無痛性腫脹)
  (d) 唾液腺病変(両側性耳下腺腫脹,角結膜乾燥,涙腺病変など)
  (e) 神経系病変(脳神経,中枢神経障害など)
  (f) 肝病変(肝機能異常,腹腔鏡上の肝表面の小結節など)
  (g) 骨病変(手足短骨の骨梁脱落,囊胞形成など)
  (h) 脾病変(脾機能亢進に伴う汎血球減少,脾腫,巨脾など)
  (i) 筋病変(腫瘤,筋力低下,萎縮など)
  (j) 腎病変(腎機能異常,持続性タンパク尿,高カルシウム血症,結石など)
  (k) 胃病変(胃壁肥厚,ポリープなど)
③ 検査所見
  (a) 両側性肺門リンパ節腫脹
  (b) 血清 ACE 上昇または血清リゾチーム上昇
  (c) 血清可溶性インターロイキン2受容体上昇
  (d) 67Ga-citrate シンチグラム集積像陽性(リンパ節,肺など)または FDG/PET 集積像陽性(心など)
  (e) 気管支肺胞洗浄液のリンパ球増加,CD4/8 上昇

(B) 病理組織学的所見
類上皮細胞からなる乾酪性壊死を伴わない肉芽腫病変
生検部位(リンパ節,経気管支肺生検,気管支壁,皮膚,肝,筋肉,心筋,結膜など)
〈重症度分類〉重症度ⅢとⅣを公費助成の対象とする.次の3項目によるスコアで判定する.
1. 臓器病変数
   1または2臓器病変…1
   3臓器病変以上………2(ただし,心臓病変があれば,2とする)
2. 治療の必要性(全身ステロイド薬,免疫抑制薬)
   治療なし…0   必要性はあるが治療なし…1   治療予定または治療あり…2
3. サルコイドーシスに関連した各種臓器の身体障害の認定の程度
   身体障害なし…0   身体障害3級または4級…1   身体障害1級または2級…2
合計スコアによる判定 合計スコア 1   重症度 Ⅰ
                    合計スコア 2   重症度 Ⅱ
                    合計スコア 3または4 重症度 Ⅲ
                    合計スコア 5または6 重症度 Ⅳ

(厚生労働省:サルコイドーシス診断基準.2015 より)

7 治療

A 自然寛解

- Ⅰ期：60～80%
- Ⅱ期：50～60%
- Ⅲ期：30%

B 治療適応

　Ⅰ, Ⅱ期の症例に関しては，ステロイドはプラセボ群と比べて改善がみられたという論文が多いが，長期的な観察では両群に有意差はみられていない．

- 症状に悩まされている場合（咳，息切れ，胸痛，血痰など）
- 3～6ヵ月ごとの検査で呼吸機能が悪化している場合，特に次の1つ以上を満たす場合
  - 全肺気量（TLC）が10%以上低下
  - FVC が15%以上低下
  - DL_{CO} が20%以上低下
  - 安静時ないしは運動時のガス交換能の悪化
- 胸部 X 線の悪化

C 治療薬

① ステロイド

- Ⅰ期で重大な肺外病変がない場合，リンパ節腫大の増悪・持続のみで経口ステロイド治療の適応にはならない
- サルコイドーシス肺病変（Ⅱ, Ⅲ期）による自覚症状が強い場合や呼吸機能障害をきたしている場合，ステロイド治療の適応となる．
- 自覚症状や呼吸機能障害の程度が軽く画像所見のみが悪化する場合，ステロイド治療の適応となる．
- 画像所見の悪化とともに自覚症状（特に息切れ）が増強している場合や呼吸機能障害の程度が悪化しつつある場合にはステロイド剤の投与を考慮する．
- 自覚症状や呼吸機能障害の程度が軽く画像所見のみが悪化する場合はステロイド剤の投与は慎重に行う．胸部 X 線で肺野の粒状影や綿花状陰影のみの増強は無治療で改善することが多い．胸部 CT での太い気管支血管周囲の肥厚，気管支の変形拡張や無気肺の悪化（特に上葉）が投与開始の指標となる．したがってステロイド剤投与の前に胸部 CT 撮影（HRCT を含む）を施行することが必要である．
- 一般的に PSL 30 mg/日 連日または 60 mg/日 隔日で開始して1ヵ月間継続する．
- 4～8 週毎に 5～10 mg/日 連日または 10～20 mg/日 隔日ずつ減量する．
- 維持量は 2.5～5 mg/日 連日または 5～10 mg/日 隔日とする．全体の治療期間が1～2年となった時点で終了してみてもよい．
- 再燃時の投与量および投与期間再燃は維持量投与中，投与終了後6ヵ月以内に出現しやすく，再燃時には原則として初回投与量くらいまで増量し，以後前述の投与スケジュールで投与する．

②メトトレキサート

ステロイド減量効果があるという報告が多いが,メトトレキサート単独によるサルコイドーシス治療を裏付けるデータは今のところ乏しい.投与期間には一定のものはないが,Suda らは6ヵ月の使用後,漸減している[1].最近の Baughman ら[2]の報告では,2年まで使用可能であり,それ以降は肝生検をして投与持続について考慮する必要があるとされている.

- 使用例:10〜25 mg/週
- 副作用:本剤過敏症・肝障害・腎障害・催奇形性・骨髄障害・消化器障害

③アザチオプリン

ステロイド減量効果があるという報告が多いが,アザチオプリン単独によるサルコイドーシス治療を裏付けるデータは今のところ乏しい.

- 使用例:50〜200 mg/日
- 副作用:白血球減少・食欲不振・嘔気・肝障害・皮疹・脱毛・心悸亢進

④シクロホスファミド

- 使用例:50〜150 mg/日(経口),500〜2,000 mg/週(静注)
- 副作用:骨髄障害・腎障害・出血性膀胱炎・肝障害・過敏症・消化器症状・発癌性

⑤その他[4]

- テトラサイクリン系薬(ミノマイシン®,ビブラマイシン®)
- シクロスポリン,タクロリムス,ミコフェノール酸モフェチル,クロロキン,ヒドロキシクロロキン
- インフリキシマブ,エタネルセプト

参考文献

1) Suda T, Sato A, Toyoshima M, et al.:Weekly low-dose methotrexate therapy for sarcoidosis. Intern Med 33:437-440, 1994.
2) Baughman RP, Winget DB, Lower EE:Methotrexate is steroid sparing in acute sarcoidosis:results of a double blind, randomized trial. Sarcoidosis Vasc Diffuse Lung Dis 17:60-66, 2000.
3) Androdias G, Maillet D, Marignier R, et al.:Mycophenolate mofetil may be effective in CNS sarcoidosis but not in sarcoid myopathy. Neurology 76:1168-1172, 2011.
4) 森下宗彦:管理・治療の基本.長井苑子(編):サルコイドーシス.第2版.p157, 2012.

〈神 幸希〉

6 リンパ増殖性疾患

1 受診(主訴)

- 胸部異常陰影
- 発熱
- 体重減少
- 盗汗
- 全身倦怠感
- 咳嗽
- 呼吸困難感
- 皮疹
- リンパ節腫脹

リンパ増殖性疾患を疑う

2 リンパ増殖性疾患の確認

A 問診
- 年齢(リンパ腫は中高年に多い)
- 家族歴・出身地

B 身体診察
- リンパ節腫脹の確認(リンパ腫:弾性硬, 圧痛軽度のことが多い)
- 肝脾腫や皮疹の確認

C 血液検査
- 血算, 血液像, 目視
- 生化学(肝・腎機能, LDH, CRP 含む)
- 尿酸, Ca, 可溶性 IL-2 受容体

生検後に必要であれば免疫グロブリン(IgG4 含む), IL-6(IgG4 関連疾患で上昇しやすい), ヒト T リンパ球向性ウイルス 1 型(HTLV-1), EB ウイルスなど

D 画像検査
- 胸部 X 線
- 胸部 CT(HRCT)
- PET-CT

表 2C-6-1 リンパ増殖性疾患の分類

反応性疾患	・単純性リンパ節炎 ・LIP ・組織球性壊死性リンパ節炎 ・結核性リンパ節炎 ・Castleman 病 ・免疫不全関連リンパ増殖性疾患 　・先天性免疫不全 　・HIV 感染 　・移植後 　・医原性免疫不全(メトトレキサート関連など)
腫瘍性疾患	・Hodgkin リンパ腫 ・非 Hodgkin リンパ腫(B/T/NK 細胞)

詳細は WHO Ⅰ分類(2008)を参照[1].

表 2C-6-2 リンパ節腫大の鑑別疾患"MIAMI"

- **M**alignancy:悪性腫瘍
- **I**nfection:感染症
- **A**utoimmune disorder:自己免疫疾患
- **M**iscellaneous:その他
- **I**atrogenic:医原性

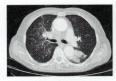

斑状影/粒状影
びまん性大細胞型 B 細胞リンパ腫

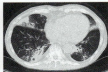

浸潤影
末梢性 T 細胞リンパ腫

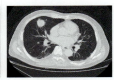

腫瘤影
未分化大細胞リンパ腫

図 2C-6-1 当科で経験した悪性リンパ腫の画像所見

3 診断・分類

リンパ増殖性疾患は大きく分けると反応性疾患と腫瘍性疾患の2つに大別(表2C-6-1)され,大半が腫瘍性疾患によるものと思われる.リンパ増殖性疾患の約50%はリンパ節に発生し,残りの約50%がリンパ節外に発生する.肺病変における画像のみによる鑑別は困難なことが多い.そのため生検での診断が必要となる.経皮的生検や気管支鏡下でのTBLB/超音波気管支鏡ガイド下針生検(EBUS-TBNA)などにて施行される.

Ⓐ 反応性疾患

感染症,自己免疫疾患,代謝障害が原因となることが多い.感染症,自己免疫疾患によるものはリンパ節腫大で発症することが多い.

Ⓑ 腫瘍性疾患

胸郭内リンパ腫では,リンパ節病変,縦隔リンパ節外病変,肺病変などがみられる.リンパ節病変や縦隔腫瘍性病変に比べて,肺病変の頻度は比較的低い.病変の部位にて病期分類(表2C-6-3)が行われる.肺悪性リンパ腫には原発性と続発性がある.原発性は非Hodgkinリンパ腫の1%以下とまれな病態である[3].肺病変のリンパ腫の特徴としてはB細胞＞T細胞であり,肺原発リンパ腫の58～87%がindolent B細胞リンパ腫である[4].頻度はMALTリンパ腫,リンパ腫様肉芽腫症,血管内悪性リンパ腫の順に多い.

画像所見としては多彩な肺病変(結節影,腫瘤影,浸潤影,すりガラス陰影など)の報告がある.リンパ病変であり広義間質に伴う陰影を認め,表2C-6-4にあげられるような疾患との鑑別が必要である.縦隔や肺門のリンパ節腫大,胸膜肥厚,あるいは胸水を伴うことも少なくない.胸部CTにおいて撮像範囲内となる肝臓,脾臓,腹部リンパ節などの確認も必要と考えられる.肺野の陰影に比べてリンパ節腫大の著明な場合や高度の腹部病変を伴う場合は,リンパ腫の肺病変である可能性も念頭に置くべきである.

表 2C-6-3 病期分類(Ann Arbor分類)

限局期		進行期	
1期	2期	3期	4期

1期:病変が1ヵ所に限局
2期:病変が2ヵ所以上ある.ただし,横隔膜は超えていない
3期:病変が2ヵ所以上ある.横隔膜を超えている
4期:病変がリンパ節以外の臓器や組織に存在する

(Carbone PP, Kaplan HS, Musshoff K, et al.: Report of the Committee on Hodgkin's Disease Staging Classification. Cancer Res 31:1860-1861, 1971 より)

表 2C-6-4 広義間質病変の鑑別疾患

- 間質性肺水腫
- 癌性リンパ管症
- 急性好酸球性肺炎
- サルコイドーシス
- リンパ増殖性疾患(悪性リンパ腫含む)
- multicentric Castleman病
- IgG4関連疾患
- 薬剤性肺炎
- 肺胞出血

4 治療

- 治療に関しては診断の結果によってさまざまであり,その病態に応じた治療が必要と考えられる.
- 反応性疾患に対しては総合的にステロイド治療が行われることが多く,腫瘍性疾患に対しては化学療法が行われることが多い.

参考文献
1) Swerdlow SH, Campo E, Harris NL, et al(ed):WHO Classification of Tumours of Haematopoietic and Lymphoid Tissues. 4th edition. World Health Organizations, 2008.
2) Carbone PP, Kaplan HS, Musshoff K, et al.:Report of the Committee on Hodgkin's Disease Staging Classification. Cancer Res 31:1860-1861, 1971.
3) Freeman C, Berg JW, Cutler SJ:Occurrence and prognosis of extranodal lymphomas. Cancer 29:252-260, 1972.
4) Cadranel J, Wislez M, Antoine M:Primary pulmonary lymphoma.Eur Respir J 20:750-762, 2002.

(神 幸希)

Column 臨床研究の始め方

臨床研究は臨床医のもう1つの大切な仕事です．精一杯診療した患者の記録を残し次の医療につなげていくのは，とても重要で意義のあることです．臨床研究の始め方にはいろいろなアプローチがあると思いますが，当科でのスタイルをお話しします．

1 たくさん症例を診る

まずはたくさん症例を経験しましょう．ただ研究をしたいから研究をする，というスタンスは当科では取っていません．患者をしっかり診療している臨床医ならではの視点でなければ，われわれが研究をする意義が薄まってしまい，オリジナリティが欠如してしまいます．

カンファレンスだけでなく，カルテなども共有し他人の症例も自分のものとしましょう．当事者意識が何よりも大切で，"自分ならどうする?"，"何が解決されていない問題なのか?"を考えることが，クリニカルクエスチョンの萌芽につながります．思いついたことは必ずメモしておきましょう．

2 症例報告をする

学会発表や論文として症例報告をすることで，きちんとデータを取ること，論文をたくさん読むこと，問題点をクリアにすることの重要性を学びましょう．

3 論文をたくさん読む

さまざまなタイプの論文を読みましょう．クリニカルクエスチョンの抽出法や研究手法の選択について学ぶことができます．筆者は興味ある分野の雑誌を決めて，定期的にチェックするようにしています．

4 データをきちんと記録・整理する

レジストリー作成が最も重要です．それさえあれば，質の高い後ろ向き研究がいつでもできますし，前向き研究も容易になります．

データ整理中にはさまざまな壁にぶつかります(データ不足，データの分類〈質的・量的〉など)．これがデータの分類法，論文の解釈の仕方，統計学などについて学ぶよい機会になります．また，日常臨床の見直しや，クリニカ

ルクエスチョンの発見にも有用です．興味のある分野の患者について，まず自分でデータを集めて整理してみましょう．

データの数が多くなるにつれ，大変な労力と時間が必要になります．その際には，仲間と手分けする，資金面を工夫してアルバイトを雇うなど，さまざまな工夫が必要です．職場の先輩たちにアドバイスをもらいましょう．

5 ディスカッション相手を探す

まずは周囲の先輩医師に相談しましょう．

また，できればその分野の専門家に思い切って会いに行ってみましょう．筆者もその道の専門家に突然電話やメールで連絡を取ってお会いしに行ったことが何度もありますが，嫌な顔をされたことは一度もありません．

できれば，自施設のデータを持って疑問をぶつけに行くとよいでしょう．とても具体的なアドバイスをいただけると思います．

6 後ろ向き研究から始めてみる

まずは後ろ向き研究から始めてみましょう．記述的検討，横断的研究，後ろ向きコホート研究などが手をつけやすいです．探索的な内容(例「何が鑑別の手掛かりになる？」「この治療法を行うとどのような臨床的変化が生じる？」)や，日常で感じていることだけれども誰も論文にしていないことを検証する(例「この因子があると予後が悪いのでは？」「このくらいの用量でも治るのでは？」など)ような内容がよいでしょう．

テーマと手法を選んだら，類似の論文がないか検索してください．似たような手法の研究が大抵の場合はありますので，参考にしてください．

7 統計について

統計学について自分ですべてを学ぶ必要はないと考えていますが，大まかな内容は理解しておく必要があるでしょう．今はインターネット上にたくさん有用なサイトがありますし，中には動画での講義や，統計ソフトと連動しているものもあります(EZRなどはとっつきやすいと思います)．是非活用してください．

一緒に研究に携わってくれる統計家を確保できればベストです．これも支援するようなサイトが多く立ち上がっています．自施設に臨床研究支援部門や，統計家の伝手がなければ，活用してください．

臨床研究法も施行されており，研究を行う際にクリアすべき手続きや倫理的なポイントをおろそかにしないようにせねばなりません．研究計画を立て

る際，できれば自施設の倫理委員会と話し合うとよいでしょう．

1～6の中では，4の"レジストリー作成"が肝になります．私見ですが，"とりあえず臨床研究のセミナーに参加してみる"よりも，"とりあえず参考書片手に患者データをまとめてみる"を優先し，その後にセミナーなどを受講して具体的な質問をするようにしたほうが，学習効果が高いと思います．まずはやってみること，です！

米国の専門医とディスカッションした際に，あまり患者を診ていないな，と思うことがあります．わが国で臨床研究を行うのは大変な努力を要しますが，実際によく患者を診ているわが国の臨床家が研究を行うことは，世界にとって有益なことだと思います．是非トライしてみてください．

（飛野和則）

7 肺胞蛋白症

1 受診(主訴)

Ⓐ 自覚症状
- 労作時呼吸困難
- 咳嗽
- 喀痰(白色)
- 体重減少
- 発熱
- 全身倦怠感
- 無症状

+

Ⓑ 採血
- KL-6,SP-A,SP-D 高値
- LDH 高値

+

Ⓒ 胸部HRCT
1. すりガラス陰影,通常両側性
2. 小葉内間質肥厚像および小葉間隔壁肥厚像
3. crazy-paving pattern(所見1と2の重なり合い)
4. consolidation
5. geographic distribution
6. subpleural sparing

その他の所見
- 牽引性気管支拡張像
- 囊胞
- 蜂巣肺

↓ 肺胞蛋白症を疑う

2 肺胞蛋白症の確認

Ⓐ 問診

① 続発性肺胞蛋白症の検索
- 喫煙歴
- 粉塵曝露歴
- 感染症(肺アスペルギルス症,肺炎,NTM,肺結核)
- 悪性腫瘍
- 自己免疫疾患
- 肺線維症

② 症状
- 労作時呼吸困難
- 咳嗽
- 喀痰(白色)
- 体重減少
- 発熱
- 全身倦怠感
- 無症状

Ⓑ 検査
- 胸部単純X線写真
- 胸部HRCT
- 血液検査
  - CBC
- 生化学検査:肝・腎機能
- 動脈血液ガス
- KL-6,SP-A,SP-D,LDH
- CEA
- 抗顆粒球マクロファージコロニー刺激因子(GM-CSF)自己抗体

(**専門施設に測定依頼**)
- 細菌学的検査
  - 喀痰:グラム染色・培養,抗酸菌染色・培養
  - 血液培養:2セット
- 肺機能検査
- 気管支鏡検査
  - BALF
  - TBLB
- 外科的肺生検

表 2C-7-1 続発性肺胞蛋白症の原因

血液疾患	骨髄異形成症候群,Hodgkinリンパ腫,非Hodgkinリンパ腫
感染症	ニューモシスチス,抗酸菌,ノカルジア,アスペルギルス,クリプトコッカス,ヒストプラズマ,サイトメガロウイルス
粉塵吸入	シリカ,アルミニウム,チタニウム,セメント NO_2
膠原病	アミロイドーシス,ベーチェット病,リジン尿性タンパク不耐症
免疫不全症	甲状腺リンパ腫,IgA欠損症,臓器移植後,イマチニブ投与後,後天性免疫不全症候群(AIDS),皮膚筋炎
肺移植後	特発性肺線維症

(Ishii H, Tazawa R, Kaneko C, et al.: Clinical features of secondary pulmonary alveolar proteinosis: pre-mortem cases in Japan. Eur Respir J 37: 465-468, 2011 より)

3 分類

A 肺胞蛋白症の分類

- 自己免疫性肺胞蛋白症：抗GM-CSF自己抗体陽性
- 先天性(遺伝性)肺胞蛋白症：常染色体劣性遺伝(SP-B遺伝子，SP-C遺伝子，ABCA3遺伝子，GM-CSFレセプター)
- 続発性肺胞蛋白症(表2C-7-1)
- 未分類肺胞蛋白症

B 重症度の分類

1：症状なし，$PaO_2 \geq 70$ Torr
2：症状あり，$PaO_2 \geq 70$ Torr
3：症状不問，70 Torr $> PaO_2 \geq 60$ Torr
4：症状不問，60 Torr $> PaO_2 \geq 50$ Torr
5：症状不問，50 Torr $> PaO_2$

- 管理区分重症度
  次の場合，難治例として，重症度を1度加えて管理区分重症度とする．
  - 明らかな肺線維症の合併
  - 反復，継続する感染症合併
  - CPAPの場合
  - 6分間歩行検査で，SpO_2 90％未満を認める場合

4 治療

- 全肺洗浄
- 骨髄移植(先天性のみ)
- GM-CSF吸入療法
- GM-CSF皮下注射療法(自己免疫性のみ)
※指定難病認定は管理区分重症度Ⅲ以上の自己免疫性肺胞蛋白症，先天性肺胞蛋白症が対象となる．

表2C-7-2 全肺洗浄の方法

①全身麻酔下でダブルルーメン挿管チューブを用いて行う．
②37℃加温生理食塩液を洗浄液として準備する．
③胸部タッピングを併用する．
④片肺ずつの肺洗浄を繰り返す．
- 洗浄液が透明になるまで10～20回反復洗浄する．
- 1回1～1.5Lの加温生理食塩液を用いる．

表2C-7-3 crazy-paving patternを呈する疾患

・ニューモシスチス肺炎	・放射線肺炎
・リポイド肺炎	・過敏性肺炎
・ARDS	・肺静脈閉塞症
・急性間質性肺炎	・肺水腫
・薬剤性肺炎	・ウイルス性肺炎
・肺胞出血	・レプトスピラ症
・細気管支肺上皮癌	・吸引性肺炎
・非特異的間質性肺炎	・肺胞微石症
・器質化肺炎	・菌状息肉症
・サルコイドーシス	・カポジー肉腫　など

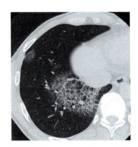

図2C-7-1 crazy-paving pattern

参考文献

1) 国立研究開発法人日本医療研究開発機構難治性疾患実用化研究事業：肺胞蛋白症専門情報 医療従事者向け．〈http://www.pap-guide.jp/index.html〉(2019年3月アクセス)

(神　幸希)

8 薬剤性肺障害

1 受診(主訴)

- 呼吸困難
- 乾性咳嗽
- 胸痛
- 喘鳴
- 血痰

薬剤性肺障害とは
薬剤性肺障害とは、薬剤を投与中に起きた呼吸器系の障害のなかで、薬剤(大衆薬、生薬、サプリメント、麻薬などを含む)と関連があるものが定義される。適正使用した薬剤に伴って発症する肺障害である。

薬剤性肺障害を疑う

2 薬剤性肺障害の確認

Ⓐ 問診
- 薬剤、栄養食品、サプリメントなどの摂取を聴取する。
- 放射線治療の既往を聴取する。

Ⓑ 身体診察
- バイタルサイン、皮疹、口腔内粘膜疹、表在リンパ節腫大
- 呼吸音の左右差、ラ音(特に fine crackles)の有無
- 気道病変の有無を深吸気、強制呼気にて確認する。

Ⓒ 血液検査
- 血算、血液像
- 生化学(肝機能、LDH、CRP含む)、BNP
- 赤沈、KL-6、SP-A、SP-D、RIST-IgE
- 動脈血液ガス分析
※感染症の除外
尿中肺炎球菌抗原検査、尿中レジオネラ抗原検査、マイコプラズマ(LAMP)法、インフルエンザ迅速検査、β-D-グルカン、CMV抗原、PCP-DNA検査
喀痰培養(一般細菌、抗酸菌)

Ⓓ 画像検査
- 胸部X線、胸部CT(HRCT)

Ⓔ 呼吸機能検査
- 拡散能も含めて行う。

Ⓕ 気管支鏡検査
- 気管支肺胞洗浄、経気管支肺生検を行う。
  - 呼吸器感染症や悪性疾患、肺胞蛋白症など特有所見を呈する疾患の除外
  - 病態・病理所見を推測する情報収集目的

Ⓖ 薬剤リンパ球刺激試験(DLST)
- 薬剤性肺炎のDLST陽性率は、全体の66.9%と報告されている[1]。

Ⓗ 再投与試験(チャレンジテスト)
- インフォームドコンセントが必要(安全面から当科では行っていない)。

表 2C-8-1 薬剤性肺炎の薬剤リンパ球刺激試験陽性率

薬 剤	陽性率(%)
抗悪性腫瘍薬	33.3
金製剤	72.7
漢方薬	67.6
漢方薬+インターフェロン(IFN)	25.0
抗結核薬	85.7
抗菌薬	58.0
消炎鎮痛薬	89.5
IFN	20.2
全例(n = 175)	66.9

(近藤有好:薬剤による肺障害(薬剤肺炎). 結核 74:33-41, 1999 より)

3 診断・分類

Ⓐ 薬剤性肺障害の診断基準[2]

1) 原因となる薬剤の摂取歴がある．
2) 薬剤に起因する臨床病型（臨床所見，画像所見，病理パターン）の報告がある．
3) 他の原因疾患が否定される．
4) 薬剤の中止により病態が改善する．
5) 再投与にてより増悪する．

薬剤性肺障害の最終診断は，他疾患を除外し，臨床経過や検査データを含めた総合的な判断に基づいて行われる．感染症，肺水腫，放射線肺障害，特発性肺線維症などの既存の間質性肺炎の増悪，さらに癌性リンパ管症などであるが，それぞれが相互に鑑別診断の対象になるため，結果的に鑑別困難となる場合も多い．

Ⓑ 発症時期

時間的経過は投与後数分で発症するもの（ヒドロクロロチアジドなど）から投与から数年を経て発症するもの（アミオダロンなど）まで多様である．一般的には，投与後2〜3週間から，2〜3ヵ月で発症するものが多い．薬剤投与終了後に生じる可能性があるので注意が必要である．

Ⓒ 薬剤性肺障害のリスク因子

肺障害をきたしやすい薬剤，高齢者（60歳以上），既存の肺病変（特に間質性肺炎），肺手術後，呼吸機能の低下，酸素投与，肺への放射線治療，抗悪性腫瘍薬の多剤併用療法，腎機能障害などがあげられる．

(続く)

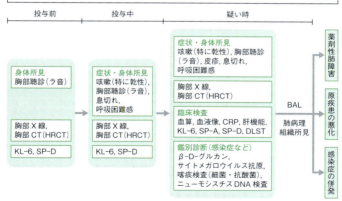

図 2C-8-1　診断のためのフローチャート

（日本呼吸器学会：薬剤性肺障害の診断・治療の手引き【短縮版】．メディカルレビュー社，p.6，2012 より）

表 2C-8-2 薬剤性肺障害の主な臨床病型および組織診断

主な病変部位	臨床病型（薬剤誘発性の病態であるが、非薬剤性類似病態を示す）	組織診断（必ずしも臨床病型と1対1対応ではない）
1. 肺胞・間質領域病変	急性呼吸窮（促）迫症候群／急性肺損傷	びまん性肺胞傷害（臨床的に重篤）
	特発性間質性肺炎（総称名）	
	急性間質性肺炎	
	特発性肺線維症	通常型間質性肺炎（臨床的に重篤）
	非特異性間質性肺炎	非特異性間質性肺炎
	剥離性間質性肺炎	剥離性間質性肺炎
	特発性器質化肺炎	器質化肺炎
	リンパ球性間質性肺炎	リンパ球性間質性肺炎
	好酸球性肺炎	好酸球性肺炎
	過敏性肺炎	過敏性肺炎
	肉芽腫性間質性肺疾患	肉芽腫性間質性肺炎
	肺水腫	肺水腫
	capillary leak syndrome	
	肺胞蛋白症	肺胞蛋白症
	肺胞出血	肺胞出血
2. 気道病変	気管支喘息	気管支喘息
	閉塞性細気管支炎症候群	閉塞性細気管支炎
		狭窄性細気管支炎（臨床的に重篤）
3. 血管病変	血管炎	血管炎
	肺高血圧症	肺高血圧症
	肺静脈閉塞症	肺静脈閉塞症
4. 胸膜病変	胸膜炎	胸膜炎

（日本呼吸器学会薬剤性肺障害の診断・治療の手引き作成委員会（編）：薬剤性肺障害の診断・治療の手引き【短縮版】．メディカルレビュー社，p.1，2012 より）

表 2C-8-3 びまん性肺疾患を呈する薬剤性肺障害の画像所見

	胸部 X 線画像	胸部 CT 画像
慢性間質性肺炎（CIP）	両側下肺野優位のすりガラス様陰影，斑状の浸潤影	両側肺野末梢優位のすりガラス様陰影，浸潤影，線状陰影，気管支血管束の肥厚，牽引性気管支拡張像
好酸球性肺炎（EP）	末梢優位の散在性浸潤影またはすりガラス様陰影	すりガラス様陰影，浸潤影，結節様陰影，縦隔リンパ節腫脹，胸水，小葉間隔壁，気管支血管束肥厚
器質化肺炎（OP）	両側の多発性，非区域性浸潤影	胸膜下または気管支血管束沿いに結節影や斑状陰影，すりガラス様陰影，reversed halo sign
びまん性肺胞傷害（DAD）	両側肺野に斑状の浸潤影，すりガラス様陰影	両側斑状のすりガラス様陰影と浸潤影（背側優位が多い）
過敏性肺炎（HP）	肺容量の減少および両肺底部の境界不明瞭な間質陰影	両側肺野にびまん性のすりガラス様陰影

（日本呼吸器学会薬剤性肺障害の診断・治療の手引き作成委員会（編）：薬剤性肺障害の診断・治療の手引き【短縮版】．メディカルレビュー社，p.8，2012 より）

(続き)

D 臨床病型

薬剤性肺障害の画像診断の役割は
①既存肺病変の評価
②早期診断とその鑑別診断
③画像パターンと重症度・予後推定
④経過観察による治療の効果判定と診断の是非の判断
である．
臨床上は治療法や予後の観点から，DAD(AIP)パターンであるのか非 DAD パターンであるのかの鑑別が最も重要である．

①肺胞・間質領域病変
a．AIP/DAD パターン

最も重篤な薬剤性肺障害のパターンで，生命予後が悪い．画像所見は両側性びまん性／斑状のすりガラス陰影や浸潤影で，すりガラス陰影内の網状影や線維化による牽引性気管支拡張など構造改変所見が認められる(図 2C-8-2)．しかし，早期であれば牽引性気管支拡張がみられない場合もあり，他のパターンの薬剤性肺障害も鑑別の対象となる．

- ゲフィチニブなどの分子標的治療薬

b．HP パターン

広範な構造改変のないほぼ均一なすりガラス陰影を呈するパターンで，ときに小粒状陰影が混在して認められる(図 2C-8-3)．小粒状影は広義間質あるいはランダムな分布を示す傾向にある．肺胞出血や日和見感染症(PCP や CMV など)と鑑別が必要である．

- 関節リウマチ治療薬の MTX やゲムシタビン(GEM)，ドセタキセル(DTX)，ゲフィチニブなどの抗癌薬

(続く)

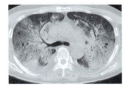

図 2C-8-2　AIP/DAD パターン

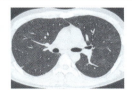

図 2C-8-3　HP パターン

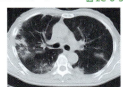

図 2C-8-4　COP パターン

(続き)

c．COP パターン

両側肺野末梢の非区域の斑状多発浸潤影や気管支血管束沿いの多発浸潤影を呈する(図 2C-8-4)．各種感染症との鑑別が必要である．

- ブレオマイシン，MTX，CPA，金製剤

d．EP パターン

末梢血の好酸球増多，肺組織への好酸球浸潤，BALF 中の好酸球増多(25%以上)のどれかを伴うことが必要である．急性の経過を示す急性好酸球性肺炎型と亜急性・慢性の経過を示す慢性好酸球性肺炎がある．急性型ではすりガラス陰影，網状陰影を示す．胸水貯留もしばしば見られる．慢性型では，末梢側優位の浸潤影やすりガラス陰影に加えて，小葉中心性の粒状陰影や，小葉間隔壁の肥厚などの多彩な所見を示す(図 2C-8-5)．

- NSAIDs，抗菌薬，抗てんかん薬など

e．NSIP パターン

気管支血管束沿いの浸潤影やすりガラス陰影を主体とする(図 2C-8-6)．

- アミオダロン，金製剤，D-ペニシラミン，MTX など

f．肺水腫パターン

薬剤による肺水腫は心原性肺水腫を呈する薬剤と非心原性肺水腫を呈する薬剤の 2 種類がある．

- 心原性：α 受容体作動薬，β 受容体遮断薬，Ca 拮抗薬，ステロイドなど
- 非心原性：抗悪性腫瘍薬，免疫抑制薬，抗真菌薬など

② 気道病変

- β 受容体遮断薬などの薬理作用による気道攣縮の他，D-ペニシラミン，金製剤，サラゾスルファピリジンでは閉塞性細気管支炎をきたす．
- 細気管支炎の原因薬剤は関節リウマチ患者で使用されている場合が多く，薬剤が原因であるか，基礎疾患に伴うものであるか鑑別することが難しい．

③ 肺血管病変

a．肺血栓塞栓症

エストロゲン製剤および経口避妊薬は血液凝固能を亢進させるため，肺血栓塞栓症のリスク因子としてあげられている．その他の薬剤としては，統合失調症をはじめとする精神障害で用いられる向精神薬と肺血栓塞栓症との関連が古くから数多く報告されている．

b．肺胞出血

抗血栓薬(抗凝固薬，抗血小板薬，血栓溶解薬など)の使用や抗甲状腺薬で代表される ANCA が関与する血管炎が原因で発症する．

(続く)

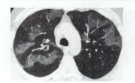

図 2C-8-5 EP パターン

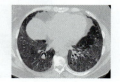

図 2C-8-6 NSIP パターン

(続き)

c. 肺高血圧症

薬剤性肺高血圧症は肺動脈性肺高血圧症(PAH)に含まれている. PAHの約10%を占めるとの報告もある.

④ 胸膜病変

薬剤により胸膜病変が誘発されることは, 頻度としては高くはない.

病像としては胸水貯留, 発熱, 胸痛など胸膜炎, あるいは緩徐に進行する胸膜肥厚の場合がある. 現在までに40以上の薬剤で胸膜病変の誘発が報告されているが, 新しい薬剤の導入に伴い増加している.

胸膜病変単独のものと, 他の病態(薬剤誘発性ループスや急性間質性肺炎)に合併するものとがある.

近年は薬剤性胸膜炎の原因薬剤として, 腫瘍壊死因子α(TNF-α)阻害薬も含めた生物学的薬剤に由来するものが報告の過半を占めるに至っている.

E 肺障害をきたしやすい薬剤

① 抗悪性腫瘍薬

- 殺細胞性抗癌薬, 分子標的治療薬, 免疫チェックポイント阻害薬
- リスク因子として65歳以上, 喫煙者, 既存の間質性肺炎, PS不良がある[3].

② 関節リウマチ治療薬

- 金製剤, MTX, レフルノミド, 生物学的製剤
- 関節リウマチでは慢性間質性肺病変は10〜30%の頻度で認められる. したがってリウマチ患者の治療中に間質性肺病変の新たな発現あるいは増悪がみられた場合に, 薬剤性肺障害の他に, リウマチ自体の間質性肺炎の出現・増悪, および呼吸器感染症(特にPCP)の三者の鑑別が必要となる.

(続く)

表 2C-8-4 抗悪性腫瘍薬の間質性肺炎, 肺障害の発現率

薬剤名	発現率
パクリタキセル(タキソール®)	1.6%
ドセタキセル(タキソテール®)	0.6%
ゲフィチニブ(イレッサ®)	5.8%
エルロチニブ(タルセバ®)	4.9%
ゲムシタビン(ジェムザール®)	1.0%
ビノレルビン(ナベルビン®)	1.4%
イリノテカン(トポテシン®, カンプト®)	0.9%
ペメトレキセド(アリムタ®)	3.6%
エトポシド(ラステット®, ベプシド®)	<0.1%
テガフール/ギメラシル/オテラシルカリウム(ティーエスワン®)	0.7%
カルボプラチン(パラプラチン®)	0.1%
シスプラチン(ブリプラチン®, ランダ®)	<0.1%
ブレオマイシン(ブレオ®)	10.2%
ペプロマイシン(ペプレオ®)	6.9%

(各薬剤の添付文書より作成)

(続き)

③ IFN
小柴胡湯との併用は,間質性肺炎の頻度,死亡率を高めるので禁忌とされている.

④ 免疫抑制薬
CPA,CyA,TAC,AZP などで発症する.

⑤ 漢方薬
小柴胡湯の報告が多い(発症頻度は 0.001〜0.004%).漢方薬は複数の生薬から構成されており,黄芩(おうごん)の関与が推定されている[4].

⑥ 抗菌薬
特にテトラサイクリン系,β-ラクタム系,ニューキノロン系での報告が多い.

⑦ 抗循環器病薬(アミオダロン)
約 700 例を対象とした二重盲検試験ではアミオダロン(300〜800 mg/日)による重篤な肺障害の頻度は 1.2% であった.開始6〜12ヵ月に多く,投与量との関係があり積算量が 100 g を超えると発症頻度が高い[5].脂溶性が高く体内に蓄積し半減期は 14〜107 日であるため,薬剤中止後の発症もある.病型にもよるが,肺障害の死亡率は 9〜50% と報告されている[6].

⑧ サプリメント
サプリメントの摂取は,患者からの申告がないことも多く,しつこく問診することが重要と考えられる.

原因薬剤検索には PNEUMOTOX ONLINE(https://www.pneumotox.com/drug/index/)などで検索を行い,可能性を判断する.

表 2C-8-5 関節リウマチ治療薬の間質性肺炎,肺障害の発現率

免疫調整薬	ブシラミン(リマチル®)	0.03%
	サラゾスルファピリジン(アザルフィジン®)	0.03〜0.06%
	ペニシラミン(メタルカプターゼ®)	記載なし
	アクタリット(オークル®,モーバー®)	< 0.1%
	オーラノフィン(リドーラ®)	< 0.1%
	金チオリンゴ酸ナトリウム(シオゾール®)	< 0.1%
免疫抑制薬	ミゾリビン(ブレディニン®)	頻度不明
	メトトレキサート(リウマトレックス®)	0.1〜5%
	タクロリムス(プログラフ®)	頻度不明
	レフルノミド(アラバ®)	頻度不明
生物学的製剤	トシリズマブ(アクテムラ®)	頻度不明
	エタネルセプト(エンブレル®)	< 1%
	インフリキシマブ(レミケード®)	頻度不明
	アダリムマブ(ヒュミラ®)	0.4%
	アバタセプト(オレンシア®)	< 1%

(各薬剤の添付文書より作成)

4 治療

A 治療のポイント

① 薬剤の中止
まずは疑わしい薬剤を中止する．薬剤の中止のみで軽快することがしばしばある．その後は重症度に応じて治療法を判断する．
- 軽症（80 Torr ≦ PaO_2）：被疑薬中止
- 中等症（60 Torr ≦ PaO_2 < 80 Torr）：ステロイド治療
- 重症（PaO_2 < 60 Torr）：ステロイドパルス施行＋ステロイド継続投与

② ステロイド治療
中等症では PSL 0.5～1.0 mg/kg/日である．重症では m-PSL 500～1,000 mg/日を3日間投与し，PSL 0.5～1.0 mg/kg/日である．

漸減方法や治療期間は一定のものがないが，治療期間の目安は2ヵ月程度である．しかし，アミオダロンのように原因薬剤が長期間体内に停留する場合には，それに合わせて投与期間を延長する必要がある．臨床病型には臨床経過が良好のものと不良のものがある．

③ その他の治療法
ステロイドパルス療法が無効な重症例において，ポリミキシン B（PMX）固定化線維カラム療法の有効性を示す報告がある．循環血液中の活性化好中球を吸着，除去する作用が PMX にあることが示され，AIP/DAD への有効性が検討されている[7,8]．

④ 生活指導
症状が改善した後，被疑薬はもとより類縁薬も原則使用しないように指導する．また，ステロイドを中止すると再悪化するため，長期間使用せざるを得ない症例においては，糖尿病，骨粗鬆症，感染症，胃潰瘍などの副作用対策をしっかりと行う．

B 治療の反応性

① 発生機序の観点
アレルギーの反応によって発生した肺病変，薬剤性間質性肺炎や好酸球性肺炎などでは，ステロイドの効果が期待できる．一方，細胞傷害性の機序で発生した DAD ではステロイド治療の効果は乏しい．

② 臨床像
炎症主体の病態であり，NSIP cellular/OP/EP パターンではステロイドに対する反応は良好である．

③ 病理組織像
リンパ球浸潤，ときに肉芽腫を認める炎症像が主体で組織障害や線維化がごく軽度ないし欠如する場合，また EP，肺胞空内器質化所見などである場合はステロイドに反応が期待できる．

④ 胸部画像所見
EP，OP，HP を示唆する所見の症例はステロイドに反応が期待できる．

⑤ DLST
DLST 陽性症例は薬剤性肺障害が Ⅳ 型アレルギー反応によって発症したことを示唆するためステロイド治療に反応が期待できる．

（続く）

(続き)

> ⑥ 血清 KL-6 値
> KL-6 値が正常を示した OP, HP はステロイド治療に反応するので, 薬剤性の場合でもこれらの臨床病型の場合にはステロイド治療に反応が期待できる.

参考文献
1) 近藤有好：薬剤による肺障害(薬剤肺炎). 結核 74：33-41, 1999.
2) 日本呼吸器学会薬剤性肺障害の診断・治療の手引き作成委員会(編)：薬剤性肺障害の診断・治療の手引き. メディカルレビュー社, 2012.
3) Kudoh S, Kato H, Nishiwaki Y, et al.：Interstitial lung disease in Japanese patients with lung cancer：a cohort and nested case-control study. Am J Respir Crit Care Med 177：1348-1357, 2008.
4) 寺田真紀子, 北澤英徳, 川上純一, 他：漢方薬による間質性肺炎と肝障害に関する薬剤疫学的検討. 医療薬学 28：425-434, 2002.
5) Singh SN, Fletcher RD, Fisher SG, et al.：Amiodarone in patients with congestive heart failure and asymptomatic ventricular arrhythmia. Survival Trial of Antiarrhythmic Therapy in Congestive Heart Failure. N Engl J Med 333：77-82, 1995.
6) Ernawati DK, Stafford L, Hughes JD：Amiodarone-induced pulmonary toxicity. Br J Clin Pharmacol 66：82-87, 2008.
7) Seo Y, Abe S, Kurahara M, et al.：Beneficial effect of polymyxin B-immobilized fiber column(PMX)hemoperfusion treatment on acute exacerbation of idiopathic pulmonary fibrosis. Intern Med 45：1033-1038, 2006.
8) Enomoto N, Suda T, Uto T, et al.：Possible therapeutic effect of direct haemoperfusion with a polymyxin B immobilized fibre column(PMX-DHP)on pulmonary oxygenation in acute exacerbations of interstitial pneumonia. Respirology 13：452-460, 2006.

〈吉峯晃平〉

⑨ 放射線肺炎

1 受診(主訴)

- 乾性咳嗽
- 発熱(多くは微熱)
- 呼吸困難感
- 体重減少
- 胸痛

→ 放射線肺炎を疑う

2 放射線肺炎の確認

A 問診
- 放射線治療の時期の確認

B 身体診察
- 照射野に一致した皮膚の発赤, 毛細血管拡張
- 呼吸音:ラ音や胸膜摩擦音

C 検査
① 血液検査
- 血算, 血液像
- 生化学(肝機能, LDH, CRP含む)
- 赤沈, KL-6, SP-A, SP-D
- 動脈血液ガス分析

② 画像検査
- 胸部 X 線
- 胸部 CT (HRCT)

③ 呼吸機能検査
- 拡散能も含めて行う.

3 診断・分類

臨床情報と画像所見で診断を行うことが多い.
必ずしも気管支洗浄液による診断や気管支鏡下肺生検による病理組織診断は必要とはしないが, 抗癌薬による薬剤性肺炎や癌の増悪, 感染症との鑑別が困難な場合には情報が求められることもある. しかし, これらの検査による病態の悪化については慎重になる必要がある.
放射線肺炎の範囲は照射野に一致することが多い(図 2C-9-1)が, 照射野以上に広範囲に広がることもある. 頻度は, 渡辺らは 25%(5/20)[1], Makimoto らは 15.3%(17/111)[2]であったと報告している.

A 発症関連因子の確認
- 放射線治療方法
  - 「短期間で照射量が多い」, 「照射範囲が大きい」とリスクが高い.
  - 照射線量が 20 Gy 以下はまれで 40 Gy 以上は必発する.
- 抗悪性腫瘍薬の併用
- 放射線治療の既往(過去に同部位に照射歴があると発症リスクが上昇する.)
- 肺の基礎疾患の有無
- 乳癌の放射線治療(照射部位に一致しない陰影を呈する. 胸壁への接線方向の照射の約 5% 程度発症する[3].)

B その他の危険因子
PS 不良, 高齢者, 喫煙歴, 低肺機能, CRP, 低酸素, アルブミン(Alb)値が関係している[4~6].

C 発症時期
放射線照射終了後すぐに症状が現れることは少ない. 終了後 6 ヵ月以内に出現しやすい. 発症時期が早いほど, 重篤で臨床経過も長い[7].

4 治療

Ⓐ 薬物治療

① Grade1 の症例
対症療法(鎮咳薬)を行う.

② Grade2 以上の症例
呼吸状態に合わせて副腎皮質ステロイドの調整を行う.

a. 呼吸状態安定症例(Grade2〜3)
- PSL:1 mg/kg/日もしくは 40〜60 mg/日を2週間投与する.
- 症状をみながら 2〜3ヵ月かけてゆっくり減量する.
- ステロイド漸減中の再増悪には十分注意して再増悪を認めた場合にはステロイドを増量する.
- 外来治療に移るのは改善を認めながら PSL 量が 20 mg/日以下であることが多い.

b. 重症呼吸不全症例(Grade3〜4)
- ステロイドパルス療法(m-PSL 1,000 mg/日を3日間)を行う場合がある.
- OP 型の放射線肺炎にはステロイドが著効する.
- 減量,中止後に悪化,再燃することがある.
- 減量に伴って増悪を繰り返す例や副作用で継続ができない症例は AZP(イムラン®)や CyA(ネオーラル®)などが有効な報告がある[8,9].

(続く)

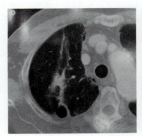 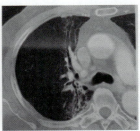

図 2C-9-1 典型的な画像所見
照射野に一致した肺区域に一致しない直線的な consolidation

表 2C-9-1 RTOG/EORTC による放射線肺炎の重症度分類

Grade1	症状がなく,画像所見のみ
Grade2	症状あり,日常生活に支障がない
Grade3	症状があり,日常生活に支障があり(酸素療法を要する)
Grade4	生命を脅かす(人工呼吸器を要する)
Grade5	呼吸障害による死亡

(The Radiation Therapy Oncology Group:RTOG/EORTC Late Radiation Morbidity Scoring Schema.〈https://www.rtog.org/ResearchAssociates/AdverseEventReporting/RTOGEORTCLateRadiationMorbidityScoringSchema.aspx〉(2019年3月アクセス)より)

(続き)

Ⓑ 生活指導

ステロイドを中止すると再悪化するため,長期間使用せざるを得ない症例においては,糖尿病,骨粗鬆症,感染症,胃潰瘍などの副作用対策をしっかりと行う.

参考文献
1) 渡辺 浩, 壽賀晶子, 土橋佳子, 他:過去10年間における放射線肺臓炎の臨床的検討. 日胸疾会誌 33:384-388, 1995.
2) Makimoto T, Tsuchiya S, Hayakawa K, et al.:Risk factors for severe radiation pneumonitis in lung cancer. Jpn J Clin Oncol 29:192-197, 1999.
3) Lingos TI, Recht A, Vicini F, et al.:Radiation pneumonitis in breast cancer patients treated with conservative surgery and radiation therapy. Int J Radiat Oncol Biol Phys 21:355-360, 1991.
4) Robnett TJ, Machtay M, Vines EF, et al.:Factors predicting severe radiation pneumonitis in patients receiving definitive chemoradiation for lung cancer. Int J Radiat Oncol Biol Phys 48:89-94, 2000.
5) Inoue A, Kunitoh H, Sekine I, et al.:Radiation pneumonitis in lung cancer patients: a retrospective study of risk factors and the long-term prognosis. Int J Radiat Oncol Biol Phys 49:649-655, 2001.
6) Wang JY, Chen KY, Wang JT, et al.:Outcome and prognostic factors for patients with non-small-cell lung cancer and severe radiation pneumonitis. Int J Radiat Oncol Biol Phys 54:735-741, 2002.
7) Movsas B, Raffin TA, Epstein AH, et al.:Pulmonary radiation injury. Chest 111:1061-1076, 1997.
8) Muraoka T, Bandoh S, Fujita J, et al.:Corticosteroid refractory radiation pneumonitis that remarkably responded to cyclosporin A. Intern Med 41:730-733, 2002.
9) McCarty MJ, Lillis P, Vukelja SJ:Azathioprine as a steroid-sparing agent in radiation pneumonitis. Chest 109:1397-1400, 1996.

(吉峯晃平)

1 肺癌

1 受診(主訴)

臨床症状
- 咳嗽
- 血痰
- 喀痰
- 発熱
- 呼吸困難
- 胸痛

画像所見
- 腫瘤
- 浸潤影

喀痰細胞診陽性

2 肺癌の確認

A 問診
- 高齢者, 男性, 呼吸器疾患合併, 喫煙者は肺癌の罹患率が高い.

B 身体所見

C 血液検査
- 血算, 血液像
- 生化学(肝・腎機能, 電解質, Ca, アルカリフォスファターゼ〈ALP〉, CRP 含む)
- 腫瘍マーカー(癌胎児性抗原〈CEA〉, CYFRA, プロガストリン放出ペプチド〈ProGRP〉)

D 画像検査
- 胸部 X 線, 胸部 CT

3 診断・分類

A 診断

① 診断確定
- 蛍光気管支鏡, EBUS-TBNA, 胸腔鏡
- 肺穿刺生検
  - 超音波ガイド下, CT ガイド下
- 胸水細胞診
  (提出時にはセルブロックを作成する.)
- 喀痰細胞診

② ステージング
- 全身造影 CT
- 造影頭部 MRI
- PET-CT(入院中は骨シンチグラフィ)

③ 追加検査
- 外科手術
  - 呼吸機能検査
  - 心電図(可能なら運動負荷心電図)
- 放射線治療
  (胸部 CT で IP の所見確認)
- 化学療法
  - *de novo* B 型肝炎対策
    HBs 抗原 ➡ HBs 抗体, HBc 抗体
    C 型肝炎ウイルス(HCV)抗体
- 免疫療法: アミラーゼ, HbA1c, 尿検査
  - 膠原病スクリーニング: ANA, RF
  - 甲状腺・副腎機能: 甲状腺刺激ホルモン(TSH), 遊離サイロキシン(fT$_4$), コルチゾール, 副腎皮質刺激ホルモン(ACTH)
  - 間質性肺炎スクリーニング: KL-6, SP-D

B 分類

① 原発性肺癌の分類
- 前浸潤性病変
  - 上皮内腺癌, 異型腺腫様過形成など
- 腺癌
  - 微少浸潤性腺癌, 微小乳頭型
  - 特殊型腺癌など
- 扁平上皮癌
- 神経内分泌腫瘍
  - カルチノイド(定型, 異型), 小細胞癌
  - 大細胞神経内分泌癌
- 大細胞癌
- 腺扁平上皮癌
- 肉腫様癌
- 唾液腺型腫瘍
- 分類不能癌

② TNM 臨床病期分類
表 2D-1-1, 2 参照.

表 2D-1-1　TNM 分類(第 8 版)

T―原発腫瘍		
TX		原発腫瘍の存在が判定できない，あるいは喀痰または気管支洗浄液細胞診でのみ陽性で画像診断や気管支鏡では観察できない
T0		原発腫瘍を認めない
Tis		上皮内癌(carcinoma *in situ*)：肺野型の場合は，充実成分径 0 cm かつ病変全体径 ≦ 3 cm
T1		腫瘍の充実成分径 ≦ 3 cm，肺または臓側胸膜に覆われている，葉気管支より中枢への浸潤が気管支鏡上認められない(すなわち主気管支に及んでいない)
	T1mi	微少浸潤性腺癌：部分充実型を示し，充実成分径 ≦ 0.5 cm かつ病変全体径 ≦ 3 cm
	T1a	充実成分径 ≦ 1 cm でかつ Tis・T1mi には相当しない
	T1b	充実成分径 > 1 cm でかつ ≦ 2 cm
	T1c	充実成分径 > 2 cm でかつ ≦ 3 cm
T2		充実成分径 > 3 cm でかつ ≦ 5 cm，または充実成分径 ≦ 3 cm でも次のいずれかであるもの ・主気管支に及ぶが気管分岐部には及ばない ・臓側胸膜に浸潤 ・肺門まで連続する部分的または一側全体の無気肺か閉塞性肺炎がある
	T2a	充実成分径 > 3 cm でかつ ≦ 4 cm
	T2b	充実成分径 > 4 cm でかつ ≦ 5 cm
T3		充実成分径 > 5 cm でかつ ≦ 7 cm，または充実成分径 ≦ 5 cm でも次のいずれかであるもの ・壁側胸膜，胸壁(superior sulcus tumor を含む)，横隔神経，心膜のいずれかに直接浸潤 ・同一葉内の不連続な副腫瘍結節
T4		充実成分径 > 7 cm，または大きさを問わず横隔膜　縦隔，心臓，大血管，気管，反回神経，食道，椎体，気管分岐部への浸潤，あるいは同側の異なった肺葉内の副腫瘍結節
N―所属リンパ節		
NX		所属リンパ節評価不能
N0		所属リンパ節転移なし
N1		同側の気管支周囲かつ/または同側肺門，肺内リンパ節への転移で原発腫瘍の直接浸潤を含める
N2		同側縦隔かつ/または気管分岐下リンパ節への転移
N3		対側縦隔，対側肺門，同側あるいは対側の前斜角筋　鎖骨上窩リンパ節への転移
M―遠隔転移		
M0		遠隔転移なし
M1		遠隔転移がある
	M1a	対側肺内の副腫瘍結節，胸膜または心膜の結節，悪性胸水(同側・対側)，悪性心囊水
	M1b	肺以外の一臓器への単発遠隔転移がある
	M1c	肺以外の一臓器または多臓器への多発遠隔転移がある

(日本肺癌学会・編：臨床・病理肺癌取扱い規約第 8 版．p.3, 4．金原出版，2017 より)

表 2D-1-2 TNM 臨床病期分類(第 8 版)

8版, 2017年		N0	N1	N2	N3	M1a	M1b 単発 遠隔転移	M1c 多発 遠隔転移
T1	T1a (≦1 cm)	ⅠA1	ⅡB	ⅢA	ⅢB	ⅣA	ⅣA	ⅣB
	T1b (1〜2 cm)	ⅠA2	ⅡB	ⅢA	ⅢB	ⅣA	ⅣA	ⅣB
	T1c (2〜3 cm)	ⅠA3	ⅡB	ⅢA	ⅢB	ⅣA	ⅣA	ⅣB
T2	T2a (3〜4 cm)	ⅠB	ⅡB	ⅢA	ⅢB	ⅣA	ⅣA	ⅣB
	T2b (4〜5 cm)	ⅡA	ⅡB	ⅢA	ⅢB	ⅣA	ⅣA	ⅣB
T3	T3 (5〜7 cm)	ⅡB	ⅢA	ⅢB	ⅢC	ⅣA	ⅣA	ⅣB
T4	T4 (>7 cm)	ⅢA	ⅢA	ⅢB	ⅢC	ⅣA	ⅣA	ⅣB

(日本肺癌学会・編:臨床・病理肺癌取扱い規約第 8 版. p.6. 金原出版, 2017 より改変)

4 治療

A 非小細胞肺癌

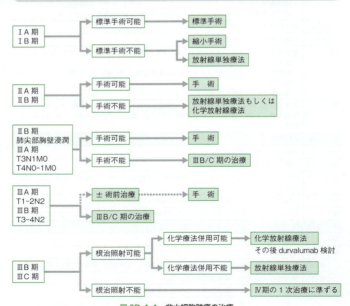

図 2D-1-1 非小細胞肺癌の治療

Ⅲ期, Ⅳ期の治療や遺伝子変異陽性症例の治療は現在目まぐるしく変わっているので, その時点のガイドラインを参照する.

表 2D-1-3 ECOG (Eastern Cooperative Oncology Group) Performance Status

Score	定義
0	まったく問題なく活動できる．発病前と同じ日常生活が制限なく行える．
1	肉体的に激しい活動は制限されるが，歩行可能で，軽作業や座っての作業は行うことができる．例：軽い家事，事務作業
2	歩行可能で自分の身の回りのことはすべて可能だが作業はできない．日中の50％以上はベッド外で過ごす．
3	限られた自分の身の回りのことしかできない．日中の50％以上をベッドか椅子で過ごす．
4	まったく動けない．自分の身の回りのことはまったくできない．完全にベッドか椅子で過ごす．

(Common Toxicity Criteria, Version 2.0 Publish Date: April 30, 1999〈https://ctep.cancer.gov/protocoldevelopment/electronic_applications/docs/ctcv20_4-30-992.pdf〉
JCOG ホームページ〈http://www.jcog.jp/〉より作成)

B 小細胞肺癌

小細胞肺癌の限局型および進展型の定義は次の通りである．
- 限局型：病変が同側胸郭内に加え，対側縦隔，対側鎖骨上窩リンパ節までに限られており悪性胸水，心嚢水を有さないもの
- 進展型：上記以外

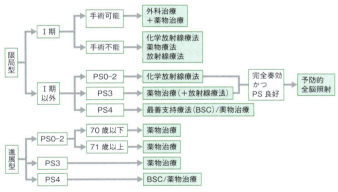

図 2D-1-2 小細胞肺癌の治療

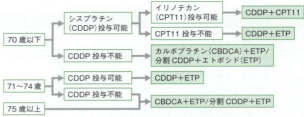

図 2D-1-3　1st line の化学療法レジメン選び方

再発症例のうち，sensitive relapse：初回治療終了後から再発までの期間が長い患者(60〜90 日以上の場合が多い)，refractory relapse：60〜90 日より短い期間での再発する患者.
sensitive relapse のほうが再発時の薬物療法の効果が高く，生存期間が長い.
sensitive relapse の場合は初回治療のレジメンを re-challenge することが多い.

5 合併症や治療有害事象

A 悪心・嘔吐

セロトニン受容体の 5-ヒドロキシトリプタミン 3(5-HT_3)受容体やニューロキニン 1(NK1)受容体などにセロトニン，サブスタンス P，ドパミンなどが神経伝達物質として作用して生じる.

①分類
- 急性悪心・嘔吐：投与後，数時間〜24 時間以内
- 遅発性悪心・嘔吐：投与後，24 時間〜7 日間程度
- 予期性悪心・嘔吐：前治療時の悪心・嘔吐が強かった場合など精神的要素によって誘発され，抗癌薬投与前から出現する.
- 突出性悪心・嘔吐：制吐薬の予防的投与にもかかわらず出現する.

②治療
1) ドパミン D2 受容体拮抗薬：メトクロプラミド，ドンペリドン
2) 副腎皮質ステロイド：デキサメタゾン
3) 5-HT_3 受容体拮抗薬：グラニセトロン，パロノセトロン，ラモセトロン
4) NK1 受容体拮抗薬：アプレピタント，ホスアプレピタント
5) ドパミンセロトニン受容体拮抗薬：オランザピン

③マネジメント(表 2D-1-4，図 2D-1-4)
- 抗癌薬の種類，投与量，併用抗癌薬により催吐性は異なっており，リスク分類に伴って治療薬の変更を行う．癌薬物療法における基本的な制吐薬として，NK1 受容体拮抗薬，5-HT_3 受容体拮抗薬，デキサメタゾンの 3 剤があり，これらを催吐性リスクによって使い分けていく．

B 汎血球減少

抗癌薬投与にて汎血球減少をきたす．有害事象に関しては Common Terminology Criteria for Adverse Events(CTCAE)ver4.0 に応じて判断する．

表 2D-1-4 抗癌薬の催吐性リスク分類

催吐性リスク	点滴抗癌薬	経口抗癌薬
高度リスク (high emetic risk：HEC)	シスプラチン	
中等度リスク (moderate emetic risk：MEC)	カルボプラチン アムルビシン イリノテカン ネダプラチン	クリゾチニブ セリチニブ
軽度リスク (low emetic risk：LEC)	ドセタキセル ゲムシタビン パクリタキセル ナブパクリタキセル ペメトレキセド エトポシド ノギテカン	S-1 テガフール・ウラシル 配合剤 アファチニブ アレクチニブ
最小度リスク (minimal emetic risk)	ベバシズマブ ラムシルマブ ニボルマブ ペムブロリズマブ ビノレルビン	ゲフィチニブ エルロチニブ

(日本癌治療学会：制吐薬適正使用ガイドライン．2015 年 10 月(第 2 版)一部改訂版 ver.2.2, 2015 より作成)

① 赤血球(Hb 値)減少

Grade3：8.0 g/dL 以下もしくは輸血を要する状態，Grade4：生命を脅かす状態．

血液製剤の使用指針では Hb 値 7.0 g/dL が赤血球輸血を行う 1 つの目安とされ，メリットとデメリットのバランスを考慮して行う．輸血後の Hb 値は 10.0 g/dL にする必要はない．

② 血小板減少

Grade3：2.0〜5.0 万/μL，Grade4：2.0 万/μL 以下．

血液製剤の使用指針では固形腫瘍の化学療法時血小板数が 2.0 万/μL 未満に減少し，出血を認める場合には，血小板が 1.0〜2.0 万/μL を維持するよう輸血を行う．

③ 白血球・好中球減少

白血球が Grade3：2,000〜1,000，Grade4：1,000 以下，好中球が Grade3：1,000〜500，Grade4：500 以下．白血球・好中球減少の状態によっては顆粒球コロニー刺激因子(G-CSF)製剤の使用が検討される．

a．一次予防的投与

G-CSF の一次予防的投与とは，抗癌薬治療の 1 コース目から，発熱性好中球減少症(FN)を予防する目的で，好中球減少や発熱を確認することなく G-CSF を投与することである．

G-CSF 適正使用診療ガイドラインにおいて FN 発症率が 20% 以上のレジメンを使用するときには，G-CSF 一次予防的投与が推奨されている．肺癌における 20% 以上の報告としては SCLC における CDDP/VP-16/CPT-11：31%[1]，NSCLC における DTX/Ram：34.0%[2]などがあげられる．

FN 発症リスクが高いと判断されるとき，治療強度を下げて FN 発症リスクを下げるという選択肢もあるが，治癒もしくは生存期間の延長を目的とする化学療法で，治療強度を下げることで予後の悪化が予想される場合には，G-CSF 一次予防的投与を行って，治療強度を維持することが推奨される．

図 2D-1-4 制吐マネジメント
(日本癌治療学会:制吐薬適正使用ガイドライン. 2015年10月(第2版)一部改訂版 ver.2.2, 2015より)

b．二次予防的投与

G-CSF の二次予防的投与とは，抗癌薬治療において前コースで FN を生じたり，遷延性の好中球減少症で投与スケジュールの延期が必要となったりした場合に，次コースで予防的に G-CSF を投与する場合を指す．

C 発熱性好中球減少症

①定 義

1) 好中球数が $500/\mu L$ 未満，または $1,000/\mu L$ 未満で 48 時間以内に $500/\mu L$ 未満に減少する状態
2) 腋窩温 37.5℃以上（口腔内温 38℃以上）の発熱

これらを生じた場合を発熱性好中球減少症（FN）と定義する．

FN が起こった場合に重症化する危険性を評価するには，Multinational Association for Supportive Care in Cancer（MASCC）スコア（表 2D-1-5）が広く使用されている．スコアの合計が 21 点以上の場合は低リスク，20 点以下は高リスクと判断される．

②治 療

FN を発症した場合は，グラム陰性桿菌を抗菌スペクトラムに含む β-ラクタム薬を単剤で経静脈的に投与する．推奨される薬剤は，セフェム系薬の CFPM，セフタジジム（CAZ），カルバペネム系薬の IPM，MEPM，もしくは抗緑膿菌ペニシリン薬の TAZ/PIPC である．

感染巣症状・徴候がない不明熱としての FN の場合は，好中球数が $500/\mu L$ 以上に回復し 48 時間以上解熱していれば抗菌薬は中止してよい．感染巣症状・徴候を伴う場合はより長期間の治療が必要で，例えば細菌の血流感染症の場合は 7～14 日間，肺炎では 10～21 日間の治療が必要である．

好中球減少が 7 日以上続くと予想される場合は，キノロン系薬の予防内服が有用である．キノロン系薬を予防投与するとプラセボ群に比べて発熱のエピソードが減少，感染症関連死亡率が低下し，全生存率が上昇したとの報告がある[3]．

D 上大静脈症候群

①症 状

顔面・頸部の腫脹，上肢の浮腫，頸部・胸部の静脈怒張，呼吸困難，咳嗽などが多い（50～80％）．さらに顔面の発赤，嗄声，喘鳴，めまい，頭痛，失神などがある．致死

表 2D-1-5　MASCC スコア

危険因子	スコア
症状（次の中から 1 つ選ぶ）	
症状なし	5
軽度の症状	5
中等度の症状	3
低血圧なし	5
慢性閉塞性肺疾患なし	4
固形腫瘍／真菌感染の既往のない血液疾患	4
脱水なし	3
発熱時外来	3
60 歳未満	2

（日本癌治療学会：G-CSF 適正使用ガイドライン 2013 年版 Ver.5, 2013 より）

的な脳浮腫を生じることがあるといわれているが，まれである[4]．

最も有用な診断方法は造影 CT であり，閉塞部位の確認と気管・脊髄など重要部位の圧排・閉塞についても同時に評価する．造影剤が腎機能低下もしくはアレルギーのため使用できない症例では，胸部 MRI を実施し上大静脈の閉塞あるいは圧排を確認する．

②治療

重症度と基礎疾患の薬物治療・放射線療法への感受性により決定される．重症の際には早期放射線療法，致死的な際には緊急血管内ステント留置を考慮する．糖質コルチコイドや利尿薬の効果は不明である[5]．

E 心タンポナーデ

①症状

心拍出量の低下に起因する呼吸困難，倦怠感，起坐呼吸，奇脈があげられ，静脈圧上昇，収縮期血圧低下，心音減弱は Beck の 3 徴として知られている．

胸部単純 X 線写真で心陰影の拡大および氷嚢状の心陰影，胸水貯留，間質陰影の増強を認める．

心電図では非特異的な ST-T 上昇や低電位，QRS の短縮を認める．

②治療

心嚢穿刺，持続的心嚢ドレナージ，心膜癒着術(ブレオマイシンやミノサイクリン，OK-432〈ピシバニール®〉)，心膜開窓術などがあげられる．

F 低 Na 血症

抗利尿ホルモン不適合分泌症候群(SIADH，小細胞肺癌の 10〜45％ に合併)や抗癌薬の副作用(嘔吐，下痢，腎不全)，癌性腹膜炎に伴う腸閉塞など，悪性腫瘍の治療経過中にはさまざまな原因による低 Na 血症が起こりうる．シスプラチン，シクロホスファミドなどの抗癌薬による薬剤性の SIADH にも注意が必要である．

①症状

倦怠感，食欲不振，悪心・嘔吐，脱力，頭痛などがあり，低 Na が高度(110 mEq/L 以下)になると傾眠，けいれん，意識障害などの中枢神経症状を呈してくるが，特徴的なものはない．

②治療

1) 原疾患の治療をする．
2) 生理食塩水による低 Na の補正をする．
3) 水分制限をする(急速な補正を行うと浸透圧性脱髄症候群などの重篤な障害を招く危険性がある)．

G 脳転移

非小細胞肺癌の 20〜45％，小細胞肺癌の 40％ 以上に合併する．CT よりも MRI の診断能が高い．

①症状

頭痛，嘔吐，麻痺，けいれん，意識障害などの症状が生じることがある．さまざまな神経症状は，QOL を低下させる．

②治療

a．外科的摘出
神経学的に症候性である比較的大きな病変，多くは直径が 3 cm を超えるものが適応である．

b．放射線治療

- 全脳放射線治療：全脳放射線治療に起因する白質脳症といった長期有害事象が問題となっている．
- 定位手術的照射(SRS)：1回照射で治療が完結する．
- 定位放射線治療(SRT)：数回(3～5回)に分割して照射する．ガンマナイフ，Xナイフ，サイバーナイフがある．

c．薬物治療

ステロイド(デキサメタゾン 2～8 mg/日)，浸透圧利尿(グリセオール®注 200 mL × 1～4回)

Ⓗ 高 Ca 血症

癌患者では低アルブミン血症を伴っていることが多いため，補正式で補正した血清 Ca 値を算出する．癌細胞で産生される液性因子(主に副甲状腺ホルモン関連ペプチド)や骨転移に伴う骨破壊にて起こりうる[6]．

癌に関係した機序以外の血清 Ca を上昇させるような原因(脱水，サプリメントの過剰摂取，薬剤性，副腎不全，甲状腺機能亢進など)の併存も鑑別が必要である．

①症状

軽度(12 mg/dL 以下)では無症状が多い．中等度(12～14 mg/dL)では口渇，食欲不振，便秘，多飲，多尿，倦怠感を生じる．高度(14 mg/dL 以上)では消化器症状はさらに悪化し，中枢神経障害や腎機能障害も出現し致死的となることもある．

②治療

a．原疾患の治療

通常血清 Ca 値が 11 mg/dL を超えた場合は次の治療で補正を行う．

b．輸液＋利尿

Ca フリーの輸液(生理食塩水など)を行い脱水が改善された後に，ループ利尿薬を使用する．サイアザイド利尿薬は Ca 再吸収を促進するために禁忌とされる．

c．骨吸収抑制薬

ビスホスホネート製剤が第一選択となる．ビスホスホネートはその効果発現までに 3～4日を要する．即効性を期待したいときはカルシトニン製剤を併用する．

Ⓘ 静脈血栓塞栓症

静脈血栓塞栓症は深部静脈血栓症(DVT)と肺血栓塞栓症(PTE)の総称である．

D ダイマーは除外診断として用いられるが，担癌患者では感度・特異度が低下することに留意すべきである．PTE については胸部造影 CT が，DVT については下肢静脈エコーが有用である．

①症状

a．DVT

圧痛，腫脹，発赤など，約半数は無症状である．

b．PTE

呼吸困難感，低酸素血症，肺動脈本幹より末梢側の塞栓では無症状が多い．

②治療

a．ヘパリン製剤

未分画ヘパリンを 80 単位/kg 単回静注，その後持続投与(APTT 基準値の 1.5～2.5 倍程度)する．

b．経口抗凝固療法

1週間程度のヘパリン療法後，ワルファリン，直接経口抗凝固薬(DOAC)などの経口抗凝固療法へ切り替える．

治療期間は米国臨床腫瘍学会のガイドラインでは6ヵ月以上が推奨されている．

c．その他の治療

急性PTEでバイタルの維持が困難な場合には経皮的心肺補助法(PCPS)の導入や外科的血栓除去術も考慮する．また，出血傾向で抗凝固療法が実施できない症例・再発症例に対しては下大静脈フィルターの留置も検討する．

J 骨転移

骨転移の多くは，脊椎，骨盤骨，四肢骨，肋骨などに出現する．

① 症 状

骨病変部位の疼痛または骨病変による神経圧迫に起因する疼痛，骨転移に伴う病的骨折，脊髄損傷などがあげられる．

② 治 療

除痛や病的骨折予防目的に放射線治療は有用である．骨修飾薬であるゾレドロン酸(ゾメタ®)，デノスマブ(ランマーク®)の投与が検討される．骨修飾薬導入までに歯科チェックを行い，ビタミンDとCa製剤の併用を行うのが望ましい．四肢長幹骨は根治目的で切除される場合がある．

K 癌性胸膜炎

癌性胸膜炎とは，癌細胞が胸腔内に播種することにより生じる胸膜の炎症である．胸水細胞診で癌細胞が検出されることにより確定診断となる．原疾患は多い順に肺癌，乳癌，悪性リンパ腫の3つで，全体の50％を占める．担癌患者に胸水を認めた場合，初診時の大量胸水，肉眼的な性状が血性の場合に想起する．

呼吸困難感や患側の胸痛などの訴えで受診となり，胸水細胞診を提出し，癌細胞が確認されることで診断となる．胸水細胞診で陰性であるが，癌性胸膜炎がなお疑われる場合は，経皮的胸膜生検や胸腔鏡下胸膜生検を考慮する．

① 治療

a．胸腔穿刺

胸水量が少ない症例や呼吸困難感や低酸素血症を伴っていない症例，今後原疾患の治療としてEGFRチロシンキナーゼ阻害薬(EGFR-TKI)や血管内皮細胞成長因子(VEGF)阻害薬が用いられる症例では，まず胸腔穿刺で胸水量を減らして治療を開始することがある．

b．胸腔ドレーン留置

ドレナージが必要な場合は胸膜癒着を考慮して，ダブルルーメンのトロッカーを挿入し，胸水を排液する．

c．胸膜癒着術

タルク(ユニタルク®)，OK-432(ピシバニール®)，hypo CDDPが悪性胸水による胸膜癒着術に用いられることが多い．胸膜癒着術の副作用として発熱，疼痛がよくみられる．重篤な有害事象として呼吸不全，膿胸，間質性肺炎急性増悪，ARDSなどがあげられる．年齢や既往，背景肺疾患などを考慮して治療を検討する必要がある．

L 皮膚障害

皮膚障害にはざ瘡様皮疹，皮膚乾燥，爪囲炎などが含まれ，ざ瘡様皮疹が最も顕著にみられる．特に EGFR-TKI で出現する可能性が高い．図 2D-1-5 は EGFR-TKI による皮膚障害の典型的な時間経過であり，それぞれの症状の出現する時期を予測して，症状が出現し始める前に対策を講じることがコツである．

① 治療

清潔な状態に保つことが必要であり，毎日の入浴や刺激の少ない石鹸の指導を行う．入浴後には保湿剤を塗布する．

局所ステロイドとしては Grade1 でも出現時より使用が望ましい．頭皮は strong，顔面には medium，体幹には very strong の局所ステロイドを行う．頭皮にはローション，顔にはクリーム，顔以外には軟膏が望ましい．重症例には1段階ステロイドのクラスを上げる．痒みを伴う場合は抗ヒスタミン薬や抗アレルギー薬，感染を伴う場合はミノサイクリン抗菌薬内服の検討を行う．Grade2 以上になると治療継続に弊害がでることが多く，皮膚科に治療併診を依頼することが望ましい．

M アレルギー反応

タキサン系では 95％が 1〜2 コース目に起こり，カルボプラチンでは 6〜8 コース目に起こることが多い．頻度としてはカルボプラチンは 2％，パクリタキセルは 2〜4％，ドセタキセルは 1〜3％と報告[7]がある．

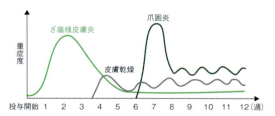

図 2D-1-5 皮膚障害の時間経過
(弦間昭彦(編)：肺癌診療 Q&A 第3版．一つ上を行く診療の実践．中外医学社．2017 より作成)

表 2D-1-6 爪囲炎の Grade と治療

爪囲炎	Grade 1	Grade 2	Grade 3
特 徴	軽度の発赤，腫脹 洗浄，テーピング必要	痛みを伴う発赤，腫脹 爪が食い込み肉芽形成	高度の発赤，腫脹，肉芽形成 激しい痛みを伴い日常生活に支障
局所処置	洗浄＋テーピング	洗浄＋テーピング	洗浄＋テーピング
外用剤	ステロイド(strong) 保湿剤	ステロイド(very strong) 保湿剤	ステロイド(very strong 以上) 保湿剤
内服薬		抗菌薬(感染を伴う場合)	抗菌薬(感染を伴う場合)
外科処置		凍結療法	爪の部分切除，人工爪など

① 症状

発熱，悪寒，掻痒，蕁麻疹，紅斑，血管浮腫，気管支けいれん，血圧低下，頭痛，関節痛，悪心，嘔吐，胸部圧迫感，呼吸困難，喘鳴，頻脈などが，薬剤投与後に発現した際にはアレルギー反応を疑う．

② 治療

ただちに薬剤の投与を中止して状態に応じて酸素投与や補液などを行う．中等症までならH1/H2ブロッカーとステロイドの投与などを行う．重症ではさらにエピネフリンの筋注を行う．

Ⓝ 間質性肺炎急性増悪／薬剤性肺障害

間質性肺炎合併進行肺癌における化学療法に起因した急性増悪の累計発症率は9〜29%と報告されている．平成21年度「びまん性肺疾患に関する調査研究班」では特発性間質性肺炎を合併した進行性肺癌症例では初回化学療法の急性増悪発症率は13.1%と報告された[8]．この調査では初回化学療法の選択の報告もあり，非小細胞性肺癌に対してCBDCA＋パクリタキセル(PTX)(CP療法)の急性増悪率は8.6%，小細胞性肺癌に対してCBDCA＋ETP(CE療法)の急性増悪率は5.8%と他の治療と比較して低い傾向が認められた．

各抗癌薬における間質性肺炎，肺障害の発現の割合は2C-8「薬剤性肺障害」(p.160)を参照．

治療：急性増悪の標準治療は確立されていない．

m-PSL 1,000 mg/日を3日間投与後にPSL 0.5〜1.0 mg/kg/日より漸減を行う．

Ⓞ 口内炎

口腔粘膜炎は抗癌薬投与後数日〜14日に発現しやすく，約2〜4週間で徐々に回復する．口腔粘膜炎は疼痛などを引き起こし，患者のQOLを損ない，治療意欲も低下する．

治療：発現前に予防(口腔ケア，水や食塩水でのうがい)が必要である．

うがい薬(リドカイン，アルギン酸ナトリウムなど)や軟膏(トリアムシノロンアセトニド)，それでも改善に乏しい際には鎮痛薬内服などで対応を行う．

参考文献

1) Goto K, Ohe Y, Shibata T, et al.：Combined chemotherapy with cisplatin, etoposide, and irinotecan versus topotecan alone as second-line treatment for patients with sensitive relapsed small-cell lung cancer(JCOG0605)：a multicentre, open-label, randomised phase 3 trial. Lancet Oncol 17：1147-1157, 2016.

2) Yoh K, Hosomi Y, Kasahara K, et al.：A randomized, double-blind, phase II study of ramucirumab plus docetaxel vs placebo plus docetaxel in Japanese patients with stage IV non-small cell lung cancer after disease progression on platinum-based therapy. Lung Cancer 99：186-193, 2016.

3) Engels EA, Lau J, Barza M：Efficacy of quinolone prophylaxis in neutropenic cancer patients：a meta-analysis. J Clin Oncol 16：1179-1187, 1998.

4) Lepper PM, Ott SR, Hoppe H, et al.：Superior vena cava syndrome in thoracic malignancies. Respir Care 56：653-666, 2011.

5) Schraufnagel DE, Hill R, Leech JA, et al.：Superior vena caval obstruction. Is it a medical emergency？ Am J Med 70：1169-1174, 1981.

6) Stewart AF：Clinical practice. Hypercalcemia associated with cancer. N Engl J Med

352：373-379, 2005.
7）Lenz HJ：Management and preparedness for infusion and hypersensitivity reactions. Oncologist 12：601-609, 2007.
8）峯岸裕司，弦間昭彦：特発性間質性肺炎合併肺癌に対する化学療法の現況と治療関連急性増悪に関する実態調査．びまん性肺疾患に関する調査研究班　平成21年度研究報告書，2010.
9）日本肺癌学会（編）：肺癌取扱い規約第8版．金原出版，2017.
10）日本肺癌学会（編）：EBMの手法による　肺癌診療ガイドライン2016年　悪性胸膜中皮腫・胸腺腫瘍含む．金原出版，2016.
11）日本肺癌学会（編）：肺癌診療ガイドライン2017年版　Ⅳ期非小細胞肺癌薬物療法．金原出版，2017.
12）日本癌治療学会：制吐薬適正使用ガイドライン．2015年10月（第2版）一部改訂版ver2.2．2015.
13）日本癌治療学会：G-CSF適正使用ガイドライン2013年版 Ver5．2013.
14）厚生労働省：重篤副作用疾患別対応マニュアル．
〈https://www.mhlw.go.jp/stf/seisakunitsuite/bunya/kenkou_iryou/iyakuhin/topics/tp061122-1.html〉（2019年3月アクセス）

（吉峯晃平）

2 縦隔腫瘍

1 受診(主訴)

- 胸部異常陰影(無症状が多い)
- 腫瘍増大によって周辺臓器の圧迫などによる種々の症状が生じる(胸痛，呼吸困難感，嚥下障害，神経症状)

縦隔腫瘍を疑う

2 縦隔腫瘍の確認

A 問診
- 胸痛，呼吸困難感，嚥下障害，神経症状の聴取

B 身体診察
- 呼吸音(stridor に注意)
- 周辺臓器の圧迫に伴う神経症状や浮腫出現など

C 血液・尿検査
- 血算，血液像，生化学
- 腫瘍マーカー(CEA，β-hCG，αフェトプロテイン)
- 抗アセチルコリンレセプター抗体(重症筋無力症)
- γグロブリン(胸腺上皮腫瘍，易感染徴候の際)
- IL-2 レセプター(悪性リンパ腫)
- CA125(嚢腫の癒着の有無)
- ACTH，副甲状腺ホルモン(胸腺カルチノイド)
- 尿中 VMA，HVA(神経芽細胞腫)

D 画像検査
- 造影胸部 CT
- 造影胸部 MRI
- PET/CT

3 縦隔とは[1]

左右を肺に挟まれた領域で縦隔(壁側)胸膜に覆われ，上方を胸郭入口部，下方を横隔膜，後方を脊椎体全面で囲まれた領域を定義する．

A 縦隔上部

縦隔の上縁から左腕頭静脈が気管正中線と交差する高さまで．その中で縦隔上部から下方，横隔膜に至る高さの縦隔で前縦隔，中縦隔，後縦隔に細分されている．

B 前縦隔

前縁は前胸壁後面で境界され，後縁は頭尾方向の位置．
左は左腕頭静脈前縁，左鎖骨下動脈，大動脈後縁，肺動脈幹，左主肺動脈前縁，上肺静脈，下肺静脈，心臓後縁より形成される．
右は上大静脈前縁，上肺静脈，下肺静脈，心臓の後縁により形成される．

C 後縦隔

前縁は椎体の前縁より 1 cm 後方と定められ，外側縁は，横突起外縁で後胸壁に立てた垂線とする．

D 中縦隔

前縦隔と後縦隔の間に挟まれた領域．

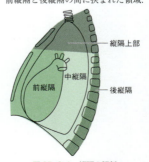

図 2D-2-1 縦隔の解剖

4 診断・分類

A 生検

- 経胸壁 CT ガイド下／超音波ガイド下生検
- 経気管支的生検，経食道的生検（困難な場合が多い）

※切除可能症例は針生検を回避して外科切除を検討する．

B 分類

- 縦隔腫瘍の頻度は胸腺腫瘍（約 40％）が最も多く，次いで神経原性腫瘍（約 15％），先天性嚢胞（約 15％），胚細胞性腫瘍（約 10％），リンパ性腫瘍（約 5％），甲状腺腫（約 5％），その他（約 10％）とされている[2]．

① 胸腺上皮性腫瘍

- 中年に好発．前縦隔腫瘍が最も頻度が高い．胸腺癌は扁平上皮癌が最多である．
- 胸腺腫と胸腺癌に大別される．まれに胸腺神経内分泌腫瘍や胸腺脂肪腫などがある．
- 胸腺腫では重症筋無力症，赤芽球癆，低γグロブリン血症，Good 症候群などの自己免疫疾患を合併することが多い．臨床進行度分類としては正岡分類や TNM 分類が使われる．

② 胚細胞腫瘍

- 奇形腫（成熟奇形腫，未熟奇形腫），悪性胚細胞腫瘍に大別される．
- 成人縦隔腫瘍の 16％を占める．10 歳台後半～40 歳台前半に多い．
- 前縦隔に発生するものがほとんどであるが，まれに中／後縦隔にも発生する．

③ 縦隔内甲状腺腫

- 甲状腺腫瘍の 0.1～3.3％，縦隔腫瘍の 2～4％を占める．胸骨下甲状腺腫と迷入性縦隔内甲状腺腫に分類され，胸骨下甲状腺腫が大部分を占める．
- 組織学的には腺腫様甲状腺腫が多いが，腺腫，癌の場合がある．

④ 悪性リンパ腫

- 悪性リンパ腫は前縦隔腫瘍で成人では 2 番目に多い．
- 縦隔原発大細胞型 B 細胞性リンパ腫，白血病，Hodgkin リンパ腫の 3 腫瘍組織型がある．
- 治療法を決定する上で病理学的分類だけでなく細胞形質的特徴を正確に診断するため，十分な検体を採取する必要がある．

⑤ 神経原性腫瘍

- 神経原性腫瘍は縦隔腫瘍の中では成人では 20％を占める．後縦隔腫瘍の中では最も多く見られる．
- 神経の走行に沿って発生し，90％は傍脊椎領域にみられる．

⑥ 縦隔嚢胞性疾患

- 気管支原性嚢胞，食道重複嚢胞，心膜嚢胞，胸腺嚢胞などがある．

5 治療

治療は病因により異なる．切除が可能な縦隔腫瘍では外科的治療を試みることが原則である．治療方針決定のステージングには正岡分類が使用されている．

Ⓐ 胸腺腫／胸腺癌

①初回治療の流れ

a．完全切除可能症例
- Ⅰ～Ⅱ期：胸腺全摘
- Ⅲ期：胸腺全摘および隣接浸潤臓器合併切除
- Ⅳ期：化学(放射線)療法後外科切除

b．完全切除不能症例
- Ⅲ期：放射線療法・化学放射線療法もしくは集学的治療
- Ⅳ期：化学(放射線)療法

②手術後の補助療法

手術にて完全切除を行えた症例と行えなかった症例で治療方針が分けられる．

a．完全切除症例
- 胸腺腫
  - Ⅰ～Ⅱ期：術後治療不要である．
  - Ⅲ期：術後放射線療法の考慮可能である(しかし，勧める科学的根拠がない)．
  - Ⅳ期：術後化学療法・放射線療法を考慮する．
- 胸腺癌
  - Ⅰ期：術後治療不要である．
  - Ⅱ～Ⅲ期：術後放射線療法を考慮する．
  - Ⅳ期：術後化学療法・放射線療法を考慮する．

(続く)

表 2D-2-1 各縦隔区分に好発する縦隔腫瘍病変

	縦隔上部	前縦隔	中縦隔	後縦隔
囊胞性	甲状腺囊胞 リンパ管腫 心膜囊胞	胸腺囊胞 心膜囊胞 リンパ管腫 囊胞性奇形腫	気管支原性囊胞 心膜囊胞 食道重複囊胞	神経腸管囊胞 髄膜瘤 神経鞘腫(囊胞変性)
充実性	甲状腺腫 副甲状腺腫 神経原性腫瘍 胸腺病変 リンパ節病変	胸腺病変 ・胸腺過形成 ・胸腺脂肪腫 ・胸腺上皮性腫瘍 　(胸腺腫，胸腺癌) ・胚細胞性腫瘍 　(奇形腫および悪性群) ・悪性リンパ腫 甲状腺腫 神経原性腫瘍	リンパ節病変 ・リンパ節転移 ・悪性リンパ腫 ・Castleman 腫 ・結核 ・塵肺 ・食道腫瘍 ・甲状腺腫 ・神経原性腫瘍	神経原性腫瘍 ・神経鞘腫 ・神経線維腫 ・神経節神経腫 ・神経芽腫 ・神経節神経芽腫 ・傍神経節腫 ・髄外造血巣

(佐土原順子，藤本公則，末藤伸子：縦隔腫瘤性病変の画像診断―診断の進め方．画像診断 29：356-368，2009 より)

表 2D-2-2 正岡分類

Ⅰ期	肉眼的に完全に被包され，顕微鏡的にも被膜への浸潤を認めない
Ⅱ期	周囲の脂肪織または縦隔胸膜への肉眼的浸潤，または被膜への顕微鏡的浸潤
Ⅲ期	隣接臓器への肉眼的浸潤：心膜，大血管，肺などへの浸潤
Ⅳ期 a	胸膜または心膜播種
Ⅳ期 b	リンパ行性または血行性転移

(正岡昭：胸腺腫の病期分類についての新しい考え方．日胸 39：433-438，1980 より)

(続き)

b．不完全切除症例

胸腺腫では術後放射線療法，胸腺癌では術後(化学)放射線療法を勧める．

③再発症例の流れ

- 完全切除可能症例：外科的切除を考慮する．
- 完全切除不能症例：集学的治療を考慮する．
- 耐術不能症例：放射線・化学療法を考慮する．

④放射線療法

局所進行切除不能症例に対しては放射線療法／化学放射線療法を行うことを勧める．耐術能がなく手術困難なⅠ～Ⅱ期に対しては放射線療法を考慮してもよい．

⑤化学療法のレジメン

a．胸腺腫

- ADOC療法：シスプラチン＋ドキソルビシン＋ビンクリスチン＋シクロホスファミド
- PAC療法：シスプラチン＋ドキソルビシン＋シクロホスファミド
- CODE療法：シスプラチン＋ビンクリスチン＋ドキソルビシン＋エトポシド
- CAMP療法：シスプラチン＋ドキソルビシン＋シクロホスファミド＋PSL／m-PSL

※合併症でアンスラサイクリン系抗癌薬(ドキソルビシン)が使用できない際

- PE療法：シスプラチン＋エトポシド
- VIP療法：シスプラチン＋エトポシド＋シクロホスファミド
- CP療法：カルボプラチン＋パクリタキセル

可能であればシスプラチンおよびアンスラサイクリン系の併用療法が勧められる．

b．胸腺癌

- CP療法

- ADOC療法(ADOC療法も胸腺癌において複数の奏効例の報告があることから考慮してもよい．ただCP療法と比較し毒性が強い傾向があるとの報告がある．)
- ニボルマブも今後選択肢となる可能性あり．

B 胚細胞腫瘍

①良性胚細胞腫瘍

腫瘍摘出術を行う．

②悪性胚細胞腫瘍

シスプラチン＋エトポシド±ブレオマイシンで抗癌薬治療を行う．セミノーマの場合は非セミノーマより抗癌薬治療の効果がよい．

C 縦隔内甲状腺腫

縦隔内甲状腺腫は術前に良悪性の診断がつきにくいことや，腫瘍増大による自覚症状が出現する可能性があるため，基本的には全例手術適応である．

D 悪性リンパ腫

化学療法および放射線治療が主体となる．

E 神経原性腫瘍

確定診断と治療を兼ねた外科的切除が第1選択である．

F 縦隔嚢胞性疾患

縦隔の嚢胞性疾患の多くは経過観察でよい場合が多い．急速な増大や増大に伴い症状が出現する症例は手術が検討される．

参考文献
1) 原真咲ら:画像診断. 日本胸腺研究会(編), 臨床・病理縦隔腫瘍取扱い規約(第1版). p.1-26, 金原出版, 2009.
2) 正岡昭(監), 藤井義敬(編):呼吸器外科学. 改訂3版. p.297-298, 南山堂, 2003.
3) 佐土原順子, 藤本公則, 未藤伸子:縦隔腫瘤性病変の画像診断—診断の進め方. 画像診断 29:356-368, 2009.

(吉峯晃平)

③ 悪性胸膜中皮腫

1 受診(主訴)

病初期：無症状
↓
胸水増加に伴い出現
- 咳嗽
- 発熱
- 胸痛
- 胸部圧迫感
- 労作時呼吸困難

2 悪性胸膜中皮腫の確認と分類

Ⓐ 問診

① 発症のリスク因子
- 職業歴
  - アスベストを取り扱う職業歴
  - 鉱山や工場での職業歴
- 住宅環境歴
  - 鉱山や工場周辺の居住歴
- 悪性胸膜中皮腫の家族歴

② 自覚症状

a. 病初期
- 自覚症状なし

b. 胸水が貯留・増加すると出現
- 咳嗽
- 発熱
- 胸痛，背部痛
- 胸部圧迫感
- 労作時呼吸困難

Ⓑ 臨床所見

① バイタルサイン
- 発熱
- 呼吸数増加
- SpO₂

② 身体所見
- 濁音
- 呼吸音減弱
- 胸郭の呼吸性運動の消失
- 患側胸郭の狭小化

Ⓒ 検査

① 胸部単純X線写真
- 胸水貯留
- びまん性胸膜肥厚

② 胸部CT(造影CTも行う)
- 肺を取り囲む全周性の胸膜肥厚
- 縦隔胸膜浸潤
- 厚さが1cmを超える胸膜肥厚
- 結節上の胸膜肥厚

③ その他画像検査
- PET-CT：良悪性の鑑別，転移巣の評価
- MRI：縦隔，胸壁，横隔膜などへの浸潤の評価，良悪性の鑑別

④ 血液検査[2]
- 腫瘍マーカー
  - CEA 陰性
  - シフラ上昇
  - 可溶性メソテリン関連ペプチド(SMRP)上昇

⑤ 胸水検査
- 細胞診：免疫染色を行う
- ヒアルロン酸上昇

⑥ 病理組織学的検査
- 胸膜生検：免疫染色で組織分類を行う

Ⓓ 腫瘍性

表 2D-3-1 悪性胸膜中皮腫のポイント

- 悪性胸膜中皮腫は胸膜中皮細胞に発生するきわめて予後不良の腫瘍である．
- アスベスト曝露と密接に関連し，曝露から発症までの潜伏期間は約40年である[1]．
- 急速に進行する症例もあり，臨床的に中皮腫が疑われた場合は，速やかに胸膜生検を行う．
- 分類型と免疫染色[3]：
  - 組織型(60%)：カルレチニン，WT-1，D2-40，トロンボモジュリン
  - 肉腫型(10%)：CAM5.2，AE1/AE3
  - 両者が混在する二相型(30%)

3 診断・分類[5] -TNM分類-

表 2D-3-2 TNM分類

T—原発巣	T1	同側胸膜(壁側または臓側胸膜)に腫瘍が限局(縦隔胸膜,横隔膜を含む)
	T2	同側胸膜(壁側または臓側胸膜)に腫瘍があり,以下のいずれかが認められる ・横隔膜筋層浸潤 ・肺実質浸潤
	T3	同側胸膜(壁側または臓側胸膜)に腫瘍があり,以下のいずれかが認められる ・胸内筋膜浸潤 ・縦隔脂肪織浸潤 ・胸壁軟部組織の孤在性腫瘍 ・非貫通性心膜浸潤
	T4	同側胸膜(壁側または臓側胸膜)に腫瘍があり,以下のいずれかが認められる ・胸壁への浸潤(肋骨破壊の有無は問わない) ・経横隔膜的腹膜浸潤 ・対側胸膜浸潤 ・縦隔臓器浸潤(食道,気管,心臓,大血管) ・脊椎,神経孔,脊髄への浸潤 ・貫通性心膜浸潤(心嚢液の有無は問わない)
N—リンパ節	N0	所属リンパ節転移なし
	N1	同側胸腔内リンパ節転移(肺門,気管支周囲,気管分岐部,内胸など)
	N2	対側胸腔内リンパ節,同側または対側鎖骨上窩リンパ節転移
M—遠隔転移	M0	遠隔転移なし
	M1	遠隔転移あり

(日本肺癌学会:肺癌診療ガイドライン2018年版,悪性胸膜中皮腫・胸腺腫瘍含む. p.271. 金原出版,2018より)

表 2D-3-3 予後不良因子

- 非上皮型
- 高齢
- 男性
- 進行臨床病期
- PS不良
- 血小板増加
- 白血球増多
- VEGF高値

(中野喜久雄,塩田雄太郎,小野智代,他:悪性胸膜中皮腫の臨床的ならびに生物学的予後因子の検討. 日呼吸会誌 45:153-159,2007より作成)

表 2D-3-4 ステージング

	N0	N1	N2
T1	Stage ⅠA	Stage Ⅱ	Stage ⅢB
T2	Stage ⅠB		
T3		Stage ⅢA	
T4	Stage ⅢB		
M	Stage Ⅳ		

(日本肺癌学会:肺癌診療ガイドライン2018年版,悪性胸膜中皮腫・胸腺腫瘍含む. p.271. 金原出版,2018より)

4 治療

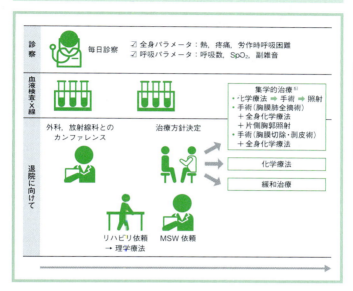

表 2D-3-5 労働災害認定, 石綿救済法

- 臨床経過や画像検査の他, 病理組織学的診断によって中皮腫の診断が確定していることが重要.
- 病理組織学的診断がなされていない場合は, 細胞診断結果とその他の所見との総合で判断できる場合がある.

Ⓐ 手術適応

- 切除可能中皮腫において外科的切除が生存率を改善するかは明らかではない.
- 病期分類Ⅰ, Ⅱ, Ⅲの一部の症例で手術を考慮する.
  - 胸膜肺全摘出術 pleuropneumonectomy:標準治療
  - 胸膜切除術+剝皮術:完全切除率は低い.
  (術式の選択は個々の症例に応じて選択する.)

Ⓑ 放射線治療

- 単独で根治目的に行われることはない.
- 胸膜肺全摘術が施行された症例に対して片側胸郭照射を考慮してよい.
- 胸膜切除・剝皮術が施行された症例に対する片側胸郭照射は有害事象が多く, 行うだけの根拠がない.

Ⓒ 化学療法

- 集学的治療において,
  - 術前・術後の施行を考慮してもよい.
  - シスプラチン+ペメトレキセドが標準治療である.
- 切除不能悪性胸膜中皮腫において, PS 0〜2で臓器機能が保たれていれば施行する.
  - 一次治療:シスプラチン+ペメトレキセド
  - 二次治療:ニボルマブ

Ⓓ 緩和治療

- 胸膜癒着術:胸水制御, 胸水貯留による症状の軽減を図る. 硬化剤には, タルクやOK-432(ピシバニール®)を用いる.
- 緩和照射:疼痛緩和を図る.

参考文献

1) Fujimoto N, Aoe K, Gemba K, et al.: Clinical investigation of malignant mesothelioma in Japan. J Cancer Res Clin Oncol 136: 1755-1759, 2010.
2) Hollevoet K, Nackaerts K, Thimpont J, et al.: Diagnostic performance of soluble mesothelin and megakaryocyte potentiating factor in mesothelioma. Am J Respir Crit Care Med 181: 620-625, 2010.
3) Johansson L, Lindén CJ: Aspects of histopathologic subtype as a prognostic factor in 85 pleural mesotheliomas. Chest 109: 109-114, 1996.
4) 中野喜久雄, 塩田雄太郎, 小野智代, 他:悪性胸膜中皮腫の臨床的ならびに生物学的予後因子の検討. 日呼吸会誌 45: 153-159, 2007.
5) 日本肺癌学会:EBMの手法による肺癌診療ガイドライン 悪性胸膜中皮腫・胸腺腫瘍含む. 2016年版. 金原出版, 2016.

(棟近 幸)

④ 良性肺腫瘍

1 受診(主訴)

- 検診など偶然発見
- 気管支内発生の場合
  ➡ 咳嗽,喘鳴,発熱,胸痛,血痰
- 中枢発生の場合
  ➡ 血痰,閉塞性肺炎症状(痰,発熱)
- 血管性の腫瘤
  ➡ シャントによる症状(呼吸困難,低酸素血症など)

良性肺腫瘍を疑う

2 良性肺腫瘍の確認

Ⓐ 問診
- 症状の期間
- 過去の画像検査

Ⓑ 臨床所見

① バイタルサイン
- 体温
- 呼吸数
- SpO_2

② 身体所見
- 呼吸音減弱,消失
- ラ音

Ⓒ 検査

① 胸部単純X線写真
② 血液検査
- CBC
- 生化学検査:肝機能,腎機能,CRP
- 腫瘍マーカー:CEA,シフラ,ProGRP,可溶性IL-2レセプター(sIL-2R)
- β-D-グルカン
- アスペルギルス抗原
- クリプトコッカス抗原

③ 細菌学的検査
- 喀痰抗酸菌染色・培養

④ 造影胸部CT(三次元再構築画像)
⑤ 造影胸部MRI
⑥ PET/CT
⑦ 血管造影

3 診断・分類

Ⓐ 診断（生検）

- 気管支鏡下での生検
- 経胸壁CTガイド下／超音波ガイド下生検
- VATS
- 良性腫瘍の頻度は原発性肺腫瘍の約2〜5％，切除された肺腫瘍の3％程度．
- 切除や生検をせずに経過観察されている症例も多い．
- 肺の良性腫瘍は径3cm以下の孤立性結節で，肺野にみられ，およそ5％は気管支内に発生．

Ⓑ 分類

① 過誤腫

- 30〜70歳の男性に好発．
- 良性腫瘍のうちおよそ70％を占める．単発性であることがほとんど．
- 約90％が肺野，10％が気管支内に発生．3cm以下の辺縁明瞭な孤立性結節．
- 胸部CT：内部にpopcorn様石灰化像がみえることもある（30％）．脂肪成分は50％にみられ，画像で明確な脂肪成分を有する場合は過誤腫と診断される．造影効果は乏しいが，ごくまれに強い造影を認める．
- MRI：造影効果の乏しい軟骨成分内に切れ込む隔壁像がみられる．T_2強調画像で高信号を示すものが多い[2]．
- 病理組織：軟骨や骨，脂肪，結合織や平滑筋細胞など少なくとも2種類の細胞を含む．

② 硬化性肺胞上皮腫

- 硬化性血管腫とよばれていたもの．
- 40〜50歳代の女性に好発．
- ほとんどが無症状だが症状を呈する場合は血痰が多い．
- 平均3cmの辺縁明瞭な孤立性結節．
- ときに緩徐に増大したり，多発（4％）することもある．
- 胸部CT：組織学的な出血や石灰化巣を反映し造影効果が高い．結節周囲に出血によるとされるすりガラス陰影がみられたり（20％），空気裂隙を伴うことがあり（2％），頻度は高くないものの特徴的な所見である．
- MRI：T_1/T_2強調画像で高信号と低信号が混在している．

③ 肺動静脈瘻

- 先天性に肺動脈と肺静脈が異常短絡したもの（詳細は2F-3「肺動静脈瘻」〈p.222〉を参照）．

④ 肺分画症

- 肺組織の一部が正常肺と分離して大動脈からの異常動脈の血液供給を受け囊胞状の肺組織となったもの．
- 胸部下行大動脈から分岐することが多く左下葉に多い．
- 臓側胸膜内に存在する肺葉内肺分画症（75〜90％）と，臓側胸膜外に存在する肺葉外肺分画症に分類される．
- 肺葉内肺分画症では肺感染の合併が多い．若年で肺感染を繰り返す場合は鑑別にあげる．
- 血管造影で異常血管により血液を供給されていることを確認し診断．

⑤ 炎症性偽腫瘍

- 40歳以下に好発し，男女差はない．
- 炎症性または腫瘍性があり後者は悪性の性格をもつ．
- 5cm以下の孤立性腫瘤がほとんど（80％）であるが気管支内に発生することもある．
- 咳嗽や発熱，胸痛，血痰，喘鳴などの症状がみられることもある（30％）．

4 治療

A 過誤腫

- 原則経過観察が可能である．機能に影響する際は外科的切除．
- 診断と治療を兼ねて手術を行うことも少なくない．
- 予後は一般的に良好であるが肺癌の合併が多いという報告もあり，慎重な経過観察が必要である．

B 硬化性血管腫

- 診断もかねて外科的手術が検討されることが多い．
- 予後は一般的に良好であるが，局所再発例やリンパ節転移例の報告もある．

C 肺動静脈瘻

- 流入血管が3 mm以上の場合は治療適応となる．
- ただし小さいものでも空気塞栓や膿瘍に関与する可能性があり治療を検討してもよい．
- 治療の第1選択はカテーテルによるコイル塞栓．
- カテーテル治療が困難な場合や感染が疑われる場合は手術が選択される（詳細は2F-3「肺動静脈瘻」〈p.222〉を参照）．

D 肺分画症

- 肺葉内肺分画症：無症状であっても手術適応．
- 肺葉外肺分画症：感染の合併はまれであり，悪性腫瘍の発生母地となった報告もなく，無症状であれば経過観察が推奨される．

E 炎症性偽腫瘍

- 低悪性度腫瘍性病変と考えられており，第1選択は外科的切除である．

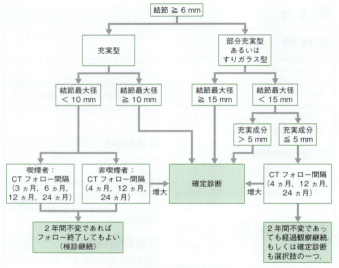

図 2D-4-1 肺結節の判定と経過観察
(Sakaki F, Sone S, Kiyono K, et al.: MR of pulmonary hamartoma: pathologic correlation.
J Thorac Imaging 9: 51-55, 1994 より作成)

参考文献
1) 日本肺癌学会: 臨床・病理 肺癌取り扱い規約(第8版). 金原出版, 2017.
2) Sakaki F, Sone S, Kiyono K, et al.: MR of pulmonary hamartoma: pathologic correlation. J Thorac Imaging 9: 51-55, 1994.
3) 日本CT検診学会肺がん診断基準部会(編): 低線量CTによる肺がん検診の肺結節の判定基準と経過観察の考え方. 第3版. 2013.

(井手ひろみ)

⑤ 転移性肺腫瘍

1 受診(主訴)

- 咳嗽
- 胸痛
- 呼吸困難

※無症候性であることが多い．健診や，ステージング・フォローのために施行した画像検査で偶発的に発見されることが多い．
臓側胸膜に腫瘍が浸潤することでまれに気胸を起こし，呼吸困難や胸痛が主訴となることがある．

転移性肺腫瘍を疑う

2 転移性肺腫瘍の確認

Ⓐ 問 診
- 既往歴

Ⓑ 臨床所見
① **バイタルサイン**
- 体温
- 呼吸数
- SpO_2

② **身体所見**
- 呼吸音
- ラ音

Ⓒ 検 査
① **胸部単純X線写真**
② **血液検査**
- CBC
- 生化学検査：肝機能，腎機能，CRP
- 腫瘍マーカー：CEA，シフラ，ProGRP，sIL-2R，前立腺特異抗原(PSA)，CA19-9 など
- クリプトコッカス抗原

③ **造影胸部CT**
④ **上下部消化管内視鏡検査**
⑤ **PET/CT**
⑥ **脳造影MRI**

3 診断・分類

A 診断（生検）

- 気管支鏡下での生検
- 経胸壁 CT ガイド下／超音波ガイド下生検
- VATS
- 肺は血流・リンパに富む臓器であるため，転移をきたす臓器として最も多い部位である．
- 頻度は報告によりさまざまであるが，悪性疾患で死亡した患者の約 20～50% に認められるとも報告されている[1]．

B 転移形式

① 血行性転移

- 画像パターンとして最も多いのは両肺の多発結節を呈する像である．球状，卵形状のものが多く，大きさはさまざまであり，また境界明瞭で辺縁平滑であることが多い．
- 上葉より下葉，また末梢側に多く認められる．
- 孤立性の転移性肺腫瘍と原発性肺癌を画像上で鑑別することは困難であり，病理学的検索が必要となる．
- びまん性の数 mm 大の小さな粒状影を呈する癌腫：甲状腺髄様癌，肺癌，腎癌，悪性黒色腫，乳癌，前立腺癌，骨肉腫，絨毛癌
- 孤立性結節影を呈しやすい癌腫：大腸癌，腎癌，精巣癌，乳癌，悪性黒色腫

② リンパ行性転移

- 転移性腫瘍がリンパ管を介して肺内に進展した際，癌性リンパ管症とよばれる．進行すると乾性咳嗽や呼吸困難が出現する．
- 両側びまん性に生じるが，約 50% は片側もしくは左右非対称である．
- HRCT：気管支血管束や胸膜，小葉間隔壁の肥厚像がみられる．これらは平滑なこともあるが，数珠状・結節状の肥厚を呈することがあり，その場合，間質性肺炎や間質の線維化との鑑別に有用である．
- きたしやすい癌腫：乳癌，胃癌，膵癌，前立腺癌
- 原発性肺癌では小細胞癌と腺癌できたしやすい．

③ 経気道性転移

- 経気道性転移をきたすほとんどが原発性肺癌であり，肺外原発性腫瘍では非常にまれである．
- 組織型はほとんどが腺癌，特に粘液産生性肺腺癌で多く認められる．
- 肺胞壁に沿って増殖した癌細胞が遊離して気道内に散布，原発巣から離れた領域の肺胞壁に生着し増殖することで生じる．
- 境界不明瞭な肺上皮置換型で進展する．
- 下葉・背側部に多い．
- CT：小葉中心性結節や分岐状陰影(tree-in-bud nodules)が認められ，結節は境界不明瞭なガラス陰影を呈する．

④ 経胸腔性転移

- 肺癌や胃癌を除けば肝転移からの血行性による 3 次的な転移が主であるが，その他胸壁や縦隔，腹部より胸膜に直接浸潤することによるものもある[2]．
- 胸水を伴うことが多いが，伴わないこともある．
- CT：不整な胸膜肥厚や結節状の胸膜肥厚が認められる．葉間胸膜や横隔膜に接した小さな胸膜転移もみられる[2]．

⑤ 非典型的な転移性肺腫瘍

- 腫瘍塞栓（乳癌，胃癌，肺癌，肝癌など）
- 石灰化（骨肉腫，軟骨肉腫など）
- 空洞（頭頸部扁平上皮癌），嚢胞（血管肉腫，腺癌など）
- halo sign（血管肉腫，絨毛癌，骨肉腫，悪性黒色腫など）
- 浸潤影・すりガラス陰影（膵癌，乳癌，卵巣癌など）
- 気管支内転移（胃癌，乳癌，大腸癌，悪性黒色腫など）
- 良性腫瘍の転移性肺腫瘍（子宮筋腫，多形腺腫など）

4 治療

- 原発臓器の特定を行う. その状態により治療方針が異なる.
- 肺転移症例は他臓器にも転移をきたしていることが多い. 根治は難しく, 長期予後を期待することはできない. 治療としては, 緩和と延命を目的とした化学療法を行う. しかし, 肺以外に転移がなく, 肺転移が単発または少数である症例の一部で, 局所コントロール(主に手術)によって生存期間の延長や根治が期待できるものがある[1,2].
  (肺転移切除に対する明確な適応基準は National Comprehensive Cancer Network(NCCN)ガイドラインの大腸癌肺転移以外にはない.)
- 手術を考慮する条件は次の5つである.
  ①全身状態良好
  ②原発巣が治療されている.
  ③肺以外に転移巣がない.
  ④肺の病巣が1ヵ所もしくは同一肺葉内に限局している.
  ⑤多発性であっても原発が骨肉腫や睾丸腫瘍など, 化学療法が著効する腫瘍である.
- 化学療法などは原発臓器のガイドラインに準ずる.

参考文献

1) Crow J, Slavin G, Kreel L：Pulmonary metastases：a pathologic and radiologic study. Cancer 47：2595-2602, 1981.
2) Hirakata K, Nakata H, Nakagawa T：CT of pulmonary metastases with pathological correlation. Semin Ultrasound CT MR 16：379-394, 1995.
3) Kondo H, Okumura T, Ohde Y, et al.：Surgical treatment for metastatic malignancies. Pulmonary metastasis：indications and outcomes. Int J Clin Oncol 10：81-85, 2005.
4) Jaklitsch MT, Mery CM, Lukanich JM, et al.：Sequential thoracic metastasectomy prolongs survival by re-establishing local control within the chest. J Thorac Cardiovasc Surg 121：657-667, 2001.

（井手ひろみ）

Column

学会発表のイロハ

1 学会発表を楽しもう!!

 学会発表と聞いて,気が重くなる方もいらっしゃるかもしれません.振り返ってみれば,最初の頃は,筆者もそうでした.上級医の先生に「発表やってみない?」と言われ,よく分からず何事も経験だと思い,首を縦に振ってはみたものの,はて何から手をつけたらよいのやら?と悶々としているうちに本番が迫ってきて,準備に本腰が入ってきた頃に限って,患者が急変し,上級医の先生に泣きついてスライドを見てもらい,なんとか本番を迎え,質疑応答でたじろぎ…….とても楽しめる感じではありませんが(笑),そういった場数を踏み,自分の担当患者の発表をするようになったり,少し勇気を出して,自分から質問をしてみたりしているうちに,いつの頃からか,発表や学会を楽しめるようになりました(自分自身の実体験に基づく……).学生時代,部活に明け暮れた日々を過ごした人間にとっては,学会発表が対外試合のように感じられ,燃えるような気持ちで臨んだこともあります(笑).

 発表や論文作成は,もちろん自身の業績になるわけですが,何よりも,自分が担当した患者の頑張りや歴史を世の中に伝えることで,もしかしたら他の患者の役に立つことがあるかもしれないわけです.そう考えると,少しワクワクしてきませんか? 舞台が国際学会ともなると,世界とつながったような高揚感に包まれたりもします.ここでは,学会発表にあたって,特にプレゼン資料の作成や発表のちょっとしたコツ,心構えを記載したいと思います.

2 発表が決まったら

 研究会の発表などで,突然1ヵ月前に発表をふられることがあるかもしれませんが(これを乗り越えるのもまたひとつの修行なわけですが……笑),多くの場合,発表の数ヵ月前に,機会を与えられるでしょう.まずしなければならないことは,抄録の作成です.症例報告にしろ,研究発表にせよ,オススメは,同じような発表内容の抄録の真似をすること(先輩が発表した抄録のデータをもらうことも含め).結論(発表する意義)は,基本的には定まっているはずですが,自分が直接担当した患者や研究でない場合は,指導医の先生の意図を十分に理解できていない可能性もありますので,発表する意義をきちんと確認しておくようにしましょう.研究発表の演題名でも,以前は「○○○に関する検討」といったかたちが多かったように思いますが,最近では「○○○は予後予測因子になりうる」といったように,結論が分かるか

数ヵ月前	・抄録作成，演題登録 ・考察を深める ・論文収集 ・スライド作成取りかかり
1ヵ月前	・スライドが大方でき上がる
1ヵ月前〜 2週間前	・スライド校正 ・発表原稿作成
2週間前〜 発表まで	・スライド校正 ・発表練習
発表当日	・発表，学会を楽しむ!!
発表後	・質疑応答の振り返り ・論文化

図1　発表までの理想のタイムスケジュール

たちで演題名をつけるスタイルも目立ってきています．これも，結論，発表の意義がきちんと理解できていてこそのことですね．特に研究発表であれば，こういったタイトルでもよいと思います．症例報告であれば，抄録作成の段階では，まだ論文収集や考察が十分できていないこともあるかと思います．ひとまず発表の方向性だけでも確認しておいて，「若干の文献的考察を踏まえ報告する」という決めゼリフ的な言葉で，抄録を乗り切ることができます．

演題登録にあたっては，慣れていないうちは（特に国際学会では），上級医の先生と登録するようにしましょう．時短につながり，登録ミスを減らすこともできるかと思います．

演題登録を終え一段落……かと思いますが，ここでもう一踏ん張り，特に論文が集まっていない場合は，論文収集を頑張りましょう．発表では「結論」が大切なことはいうまでもありませんが，じつは最も大切なところは「考察」です．どういった点に関して考察するのか，よく考え，上級医と相談しておきましょう．なぜ今回の発表を行うのか，今回の発表は，既報と比べどこが真新しいのか，そういった点が主な考察のポイントになるかと思います．考察のポイントが明確になれば，収集すべき論文もみえてくるでしょう．

3 発表資料の作り方のコツ

A スライド作成

おそらく最も使用する頻度が多いのが，パワーポイントのスライドでしょう．作成のコツを表1に列挙しますので，ご参照ください．

表1 スライド作成のコツ

作成のコツ	内容
まずは,ざっくりと構成を	・デザインや見た目は,後からいくらでも変更,調整が可能です.最初の段階では,見栄えにこだわりすぎず,どういった構成にするかを考えながら,スライドの枚数を重ねましょう. ・このとき,いらないと思ったスライドも,念のため最後のページに残しておきましょう.後々の校正の際に,復活させ,採用することもあります.
スライドの見栄えを意識する	・ここでいう見栄えとは,デザインのことではなく,スライド1枚あたりの文章や図,表に関してのことです.行数が多すぎると(多くとも7行以内を目標に),非常に見づらいスライドとなります.文章自体を削れないか,箇条書きにできないか,あるいは図や表に変換できないか,考えましょう. ・図や表は,論文に載せるものをそのまま使うと,やはり小さく見えづらいことが多いです.手間にはなりますが,発表スライド用に図表を作り直すことをオススメします.
一晩寝かせてから見直す	・熱中してスライドを作成すると,達成感,充実感に包まれることもありますが,それでよしとせずに,一晩あるいは数日後に,もう一度スライドを見直してみてください.勢いで作ったスライドは,変な文章になっていたり,誤字脱字が多かったり,なぜこのような構成にしたのだろうと思い直させられることが,しばしばあります.特に上級医の先生にチェックしてもらう場合は,先生に提出する前に今一度見直しを.
こまめに保存する	・Windowsでは「Ctrl」キーと「S」キーを,Macでは「command」キーと「S」キーを押すことで,スライドの保存ができます.なんなら1行書く度に押すくらい習慣づけておくことをオススメします.
原稿は手元に置いておく	・Windowsでは,スライドの下欄のノートに原稿を記入していても,本番でスライドショーを開くと,ノートの欄を見ることができません.もし原稿があったほうがよい場合は,別紙で作成するか,あらかじめプリントアウトして手元に置いておくとよいでしょう.

B ポスター作成

スライド作成より難しいと感じるのが,特に構成です.どこにどういう風に,文章や図表を配置するか,悩まされます.まずは,先輩医師のポスターを拝見するか,データをもらいましょう.学会会場で,他の先生方のポスターを,どういった構成で作成しているかに着目して見てみるのもよいでしょう.よいと思ったところを,次の自分のポスターに取り入れていきましょう.

4 発表にあたって

少し恥ずかしいかもしれませんが,特に慣れないうちは,事前に声を出して練習することをオススメします.実際どのくらい時間がかかりそうか,また話し方のクセをチェックする機会になります.「えっと」「ちょっと」「たぶ

ん」「一応」などの単語を連発していたり，プレゼンになると，必要以上に敬語，丁寧語を重ねる人もいます．話し方を注意しながら，そしてできる限り聴衆に発信できるよう，目線が画面やスライドばかりにならないように意識できると，よりよいプレゼンになると思います．某アスリートが言っていました．「試合では，いろいろな条件が重なって，100％の力を発揮することは難しい．むしろ，100％出しきれないことのほうが多い．大切なのは，90％あるいは80％の力でも勝ち切る力をつけること」．もちろん，そのためには，120％出し切るつもりで日々鍛錬していかねばならないということですね．大袈裟かもしれませんが，発表にも通じるところがあるように思います．

事前準備という点では，質問対策も練っておきましょう．上級医の先生や同僚とともに，想定される質問を考えておき，あらかじめ答えを用意しておきましょう．120％の準備ですね．なお，熟練者になると，プレゼンの時点では，あえて細かいところは説明せずに，質疑応答の際に聴衆からそこを質問させる，質疑応答さえも自分でコントロールしてしまうという匠の技をもつ方もいらっしゃいます．

発表後も，できればもう一踏ん張り．質疑応答で聞かれたこと，きちんと答えられましたか．答えられなかった場合は特に，質問をメモしておきましょう．論文化するときに，きっと役立つでしょう．名刺も忘れずに持っていきましょう．発表後に話しかけたり，質問に来てくれる先生を大切に，名刺交換や情報交換をしましょう．ときに，その分野のエキスパートの先生から意見をいただけることもあります．こうして，他院の先生方とつながりをもつことができるのも，学会発表の醍醐味のひとつでしょう．

研修医の頃は，筆者は目の前の患者の診療にいっぱいいっぱいで，発表することの意味など考える余裕すらありませんでした．そして，学会発表では，ここでは記載できないような，あまたの失敗を重ねてきました．そういった失敗も今となってはよき思い出，笑いのネタとなり……！？ なんだかんだ失敗を重ねながら，いつしか発表や学会を楽しめるようになったのです．本項が，発表がまだまだ苦手だなと感じている先生方の，発表を楽しむための一助となれば幸いです．なお，発表における究極の理想形は，発表の時点で，すでにある程度論文ができ上がっており，質疑応答で突っ込まれたところを発表後に手直しし，投稿するというかたちです．みなさん（筆者も……），楽しく頑張っていきましょう！！

（露野広介）

気胸（自然気胸）

1 受診(主訴)

呼吸器系症状
- 咳嗽
- 呼吸困難
- 胸痛

*いずれも突然または急性発症であることが多い．
*胸痛や呼吸困難が強い場合は続発性や血気胸を疑う．

気胸を疑う

2 気胸の確認

A 問診

① 気胸のリスク因子
- 年齢
- 性別
- ADL/PS/介護度
- 認知症
- 長期療養型病床群／介護施設入所
- 喫煙歴
- アルコール歴
- 慢性呼吸器疾患
- 気胸の既往

② 自覚症状
- 咳嗽
- 呼吸困難
- 胸痛

B 臨床所見

① バイタルサイン
- 呼吸数
- SpO_2
- 血圧
- 脈拍
- 意識障害
- 体温

② 身体所見
- 会話で息継ぎが必要
- 呼吸音減弱
- 声音振盪の減弱
- 打診での鼓音

C 検査

- 胸部単純 X 線写真
  - 呼気撮影も考慮
- 超音波検査

表 2E-1-1 続発性自然気胸の原因疾患

- COPD
- 間質性肺炎
- 月経随伴性気胸
- Birt-Hogg-Dubé 症候群
- リンパ脈管筋腫症
- HIV
- その他

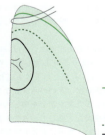

―― 軽　度：肺尖が鎖骨レベルまたはそれよりも頭側にある，またはこれに準ずる程度
‐‐‐‐ 中等度：軽度と高度の中間程度
―― 高　度：全虚脱またはこれに近いもの

図 2E-1-1 日本気胸・囊胞性肺疾患学会の気胸の分類
（日本気胸・囊胞性肺疾患学会（編）：気胸・囊胞性肺疾患規約・用語・ガイドライン 2009 年版．金原出版，2009 より）

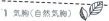

- バーコードサイン
- lung point
- 血液検査
  - CBC
  - 生化学検査：肝・腎機能
  - 凝固能

※必要時次の検査を追加
- 動脈血液ガス分析
- 胸部CT（次の場合検討）
  - 続発性が疑われる
  - 胸部X線で胸膜癒着がある
  - 手術を必要とする

※胸部X線で胸水を伴う場合
- 気胸発症後の経過が長い
- 胸水貯留疾患の併存
- 血気胸

を考慮する．

3 気胸の診断・分類

A 気胸の診断

画像検査で虚脱した肺を認める．

B 気胸の分類

① 明らかな誘因なし
- 自然気胸
  - 原発性
  - 続発性

② 明らかな誘因あり
- 外傷性気胸
- 医原性気胸
- 人工気胸

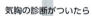

気胸の診断がついたら

4 重症度判定・サイズ判定とドレナージの適応の確認

図2E-1-1, 2を参照．
- Light法：$100 \times \{1 - (A + B)^3\}$（％）
- Collins法：$4 + 14 \times (C + D + E) / 3$（％）
- Rhea/Cjol法：$4 + 9 \times (C + D + E) / 3$（％）
- 米国胸部医師学会（ACCP）の基準：
  $C \geq 3$ cm ＝ large
  $C < 3$ cm ＝ small
- BTSの基準：
  $F \geq 2$ cm ＝ large
  $F < 2$ cm ＝ small

図 2E-1-2　気胸のサイズ評価法
（飛野和則：気胸（自然気胸）．Hospitalist 5：318，2017より）

ドレナージの適応を確認する

5 気胸のマネジメント [6, 7]

気胸のマネジメントについては表 2E-1-2, 穿刺脱気と胸腔ドレナージの比較については表 2E-1-3 を参照.

表 2E-1-2 気胸のマネジメント

気胸の主な初期治療選択肢	経過観察	① 原発性 ・適応 　気胸が軽度 ・方針 　基本的に外来経過観察 ・再診 　ACCP：12 時間以降〜2 日以内 　BTS：2〜4 週間以内 ・入院 　医療機関へのアクセスの悪い場合など ② 続発性 ・適応 　気胸が軽度かつ臨床的に安定している ・方針 　原則入院
	穿刺脱気	16 G 側孔付き静脈留置用カテーテルもしくは 8 Fr のアスピレーションキットを使用 ① 原発性 ・適応 　気胸が高度であるも臨床的に安定 ・方針 　ACCP：入院 　　　　外来：細径ドレーン ＋ 一方向弁接続 　　　　　（2 日以内の再診） 　BTS：外来経過観察 ② 続発性 ・適応 　気胸が軽度かつ臨床的に安定
	胸腔ドレナージ (詳細は p.314 を参照)	・適応 　経過観察・穿刺脱気の適応とならない症例すべて ・方針 　原則入院
気胸の主な二次治療選択肢	外科的治療	・手術を検討する気漏持続期間の目安 　ACCP：5 日 　BTS：3〜5 日 ・標準治療 　胸腔鏡下手術(VATS)
	胸膜癒着術 (詳細は p.324 を参照)	・適応 　手術適応とならない症例
	気管支鏡下気管支充填術	気漏部位の責任気管支を内視鏡的に充填剤で閉塞し, 気漏を減少させる方法 ・適応 　主に難治性続発性自然気胸で, 手術が困難な症例

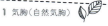

表 2E-1-3 自然気胸の一次治療としての穿刺脱気 vs 胸腔ドレナージの RCT

文献	症例数	アウトカム	穿刺脱気	胸腔ドレナージ	有意差
Harvey J ら[8]	73	成功率(%)	80	100	ND
		入院日数(日)	3.2	5.3	$p = 0.005$
		1年間再発率(%)	17	29	NS
Andrivet ₽ ら[9]	61	成功率(%)	67	93	$p = 0.01$
		入院日数(日)	7	7	NS
		3ヵ月間再発率(%)	14	29	NS
Noppen M ら[10]	60	初期治療成功率(%)	59	64	NS
		入院(%)	52	100	$p < 0.0001$
		1週間後成功率(%)	93	85	NS
		1年間再発率(%)	26	27	NS
Ayed AK ら[11]	137	初期治療成功率(%)	62	68	NS
		1週間後成功率(%)	89	88	NS
		1年間再発率(%)	22	24	NS
Parlak M ら[12]	56	初期治療成功率(%)	68	81	NS
		2週間後入院日数(日)	100	100	NS
		1年間再発率(%)	4	13	NS

ND：not done, NS：not significant

(Tschopp JM, Bintcliffe O, Astoul P, et al.：ERS task force statement: diagnosis and treatment of primary spontaneous pneumothorax. Eur Respir J 46：321-335, 2015 より作成)

6 入院治療の経過（ドレーン管理）

診察

患者の観察
- ☑ 全身パラメータ：疼痛，呼吸困難
- ☑ 呼吸パラメータ：咳，痰，呼吸数，SpO_2，副雑音

ドレーンの観察
- ☑ ドレーン刺入部：皮下気腫，刺入部の感染徴候，胸水・出血・排膿の漏出
- ☑ ドレーン内：呼吸性変動の有無，リーク，胸水の性状

検査

- 肺拡張不十分なら徐々に陰圧管理（最大 $-20\ cmH_2O$）
- 肺拡張得られればクランプテスト
- 難治性と判断すれば手術・癒着術も検討

X線　　血液検査　　　　　　　　　　　　　　CT

退院に向けて

必要時リハビリ依頼

- ☑ 酸素療法
- ☑ 栄養：呼吸・循環状態や基礎疾患により食事や輸液について検討．
- ☑ 併存疾患管理：凝固障害や易感染性宿主に注意．
- ☑ 不眠・せん妄対策：高齢者に注意．環境調整を．

必要時MSW介入依頼

退院

面談

面談

よく起こること

Day 1　2　3　4　5　6　7　8　9

- Day 1〜2:
  - 疼痛
  - 皮下気腫
  - ドレーン皮下迷入
  - 薬剤アレルギー
  - せん妄
- Day 3〜5:
  - 肺虚脱
  - ドレーン感染
- Day 6〜: 退院に際する不安要素の表出（高齢独居，併存疾患のフォロー先不明，など）

参考文献

1) 日本気胸・嚢胞性肺疾患学会(編):気胸・嚢胞性肺疾患規約・用語・ガイドライン 2009年版. 金原出版, 2009.
2) Light RW:Pneumothorax. Light RW(ed):Pleural Diseases. 5th edition. Lippincott Williams and Wilkins, p.306-339, 2007.
3) Collins CD, Lopez A, Mathie A, et al.:Quantification of pneumothorax size on chest radiographs using interpleural distances : regression analysis based on volume measurements from helical CT. AJR Am J Roentgenol 165 : 1127-1130, 1995.
4) Rhea JT, DeLuca SA, Greene RE:Determining the size of pneumothorax in the upright patient. Radiology 144 : 733-736, 1982.
5) Choi BG, Park SH, Yun EH, et al.:Pneumothorax size:correlation of supine anteroposterior with erect posteroanterior chest radiographs. Radiology 209:567-569, 1998.
6) Baumann MH, Strange C, Heffner JE, et al.:Management of spontaneous pneumothorax:an American College of Chest Physicians Delphi consensus statement. Chest 119 : 590-602, 2001.
7) MacDuff A, Arnold A, Harvey J, et al.:Management of spontaneous pneumothorax: British Thoracic Society Pleural Disease Guideline 2010. Thorax 65 Suppl 2 : ii18-31, 2010.
8) Harvey J, Prescott RJ:Simple aspiration versus intercostal tube drainage for spontaneous pneumothorax in patients with normal lungs. British Thoracic Society Research Committee. BMJ 309 : 1338-1339, 1994.
9) Andrivet P, Djedaini K, Teboul JL, et al.:Spontaneous pneumothorax. Comparison of thoracic drainage vs immediate or delayed needle aspiration. Chest 108 : 335-339, 1995.
10) Noppen M, Alexander P, Driesen P, et al.:Manual aspiration versus chest tube drainage in first episodes of primary spontaneous pneumothorax:a multicenter, prospective, randomized pilot study. Am J Respir Crit Care Med 165 : 1240-1244, 2002.
11) Ayed AK, Chandrasekaran C, Sukumar M:Aspiration versus tube drainage in primary spontaneous pneumothorax : a randomised study. Eur Respir J 27 : 477-482, 2006.
12) Parlak M, Uil SM, van den Berg JW:A prospective, randomised trial of pneumothorax therapy:manual aspiration versus conventional chest tube drainage. Respir Med 106 : 1600-1605, 2012.

(末安巧人)

2 縦隔気腫

1 受診(主訴)

縦隔気腫を疑う
- 胸痛
- 呼吸困難感
- 皮下気腫
- 嚥下痛
- 咳嗽
- 頸部腫脹

2 縦隔気腫の誘引となりうるエピソード

- 嘔吐
- 咳嗽
- 運動
- 排便
- 息詰まり

- 空洞性肺病変／気管支喘息などの既往歴
- (皮下気腫を伴う場合は)頸部皮下の握雪感

表 2E-2-1 特発性縦隔気腫 28 症例の検討

臨床症状	症例数(5)	誘引	症例数(5)
胸痛	57%	嘔吐	36%
呼吸困難感	39%	気管支喘息	21%
咳嗽	32%	咳嗽	7%
嚥下痛	4%	運動	4%
皮下気腫	32%	息詰まり	4%
頸部腫脹	14%	排便	4%
気胸	7%	不明	21%

(Caceres M, Ali SZ, Braud R, et al.: Spontaneous pneumomediastinum: a comparative study and review of the literature. Ann Thorac Surg 86: 962-966, 2008 より作成)

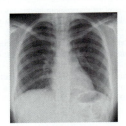

図 2E-2-1 特発性縦隔気腫症例の胸部 X 線

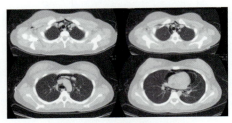

図 2E-2-2 特発性縦隔気腫症例の胸部 CT

3 検査

A 診断
- 胸部X線写真
- 胸部CT

B 誘引・合併症(続発性)精査
- 血液検査(血算,生化学,CRP)
- 食道造影

4 治療

- 発症から数日間は慎重に経過観察.
- 縦隔洞炎の発症予防に抗菌薬投与も検討.
- 縦隔洞炎や緊急性縦隔気腫を発症した場合は,外科的加療を考慮.

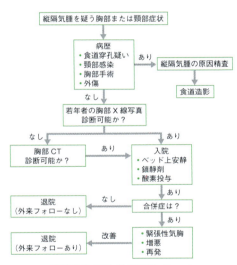

図 2E-2-3 診断・治療のフローチャート

(Dajer-Fadel WL, Argüero-Sánchez R, Ibarra-Pérez C, et al.:Systematic review of spontaneous pneumomediastinum:a survey of 22 years' data. Asian Cardiovasc Thorac Ann 22:997-1002, 2014 より作成)

(大井隆之介)

1 肺血栓塞栓症

1 受診(主訴)

- 突然発症の呼吸苦
- 胸痛
- 発熱
- 冷汗
- 失神
- 咳嗽
- 血痰
- 動悸

2 肺血栓塞栓症の確認

A 問診

- リスクの有無の確認
- 発症状況の確認
  - 手術後最初の歩行時
  - 排便・排尿時
  - 体位変換時

B 臨床所見

- 頻呼吸
- 頻脈
- 低血圧(ショック)
- 頸静脈怒張
- 聴診：Ⅱp音亢進，Ⅲ音，Ⅳ音，不連続性ラ音(1)
- 胸水貯留
- 深部静脈血栓
- 下腿浮腫
- Homans徴候

C 検査

① スクリーニング

a. 生化学検査
- Dダイマー

b. 動脈血液ガス分析
- 呼吸性アルカローシス，低 PaO_2，低 $PaCO_2$，A-aDO_2 開大

c. 胸部X線
- 肺門部の肺動脈影の拡大，胸水貯留
- 肺野の透過性亢進

d. 心電図検査
- 特異的な心電図所見なし．右側胸部誘導の陰性T波，洞性頻脈，SIQⅢTⅢ，右脚ブロックST低下，肺性P波，時計方向回転も出現する．また，右軸偏位，ST上昇がみられることもある．

e. 心エコー
- 右室拡張や三尖弁逆流，心室中隔の扁平化や偏位などの右室負荷所見

② 画像診断

a. 造影CT検査
- 胸部：中枢側から亜区域枝レベルまでの肺動脈内血栓や血管影の欠損，血流不均等などに由来する肺野のモザイク様陰影など
- 下肢：深部静脈血栓の確認

b. 肺換気・血流シンチグラフィー
- 換気に異常を認めず，区域以上の血流欠損を認める

c. 肺動脈造影と心臓カテーテル検査

d. 経食道心エコー

③ 重症度判定

a. バイオマーカー
- BNP，トロポニン

b. 下肢静脈エコー
- 静脈血栓所見の有無を確認

④ 血栓性素因のスクリーニング

- プロテインC欠乏症，プロテインS欠乏症，アンチトロンビン欠乏症

3 診断

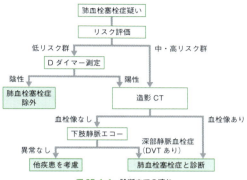

図 2F-1-1 診断までの流れ

表 2F-1-1 深部静脈血栓症のリスク因子

病歴	高齢者 DVT 家族歴 既往歴 肥満 喫煙歴 妊婦 長時間の坐位
薬剤歴	抗精神病薬 経口避妊薬 ホルモン補充療法 ステロイド
既往歴	手術歴 体動困難な状態 慢性心不全 心筋梗塞, 脳梗塞 悪性腫瘍 炎症性腸疾患 関節リウマチ 他の自己免疫疾患 抗リン脂質抗体症候群 中心静脈カテーテル 凝固阻害因子欠損

表 2F-1-2 Wells スコア(検査前確率)

肺塞栓(PE), DVT の既往	1.5
心拍数 > 100 bpm	1.5
過去 4 週間以内の手術もしくは 3 日以上の長期臥床	1.5
DVT の症状や所見あり	3
血痰・喀血	1
癌の既往	1
PE 以外が考えにくい	3

高リスク(> 6 点) 78%
中リスク(2〜6 点) 28%
低リスク(< 2 点) 3%

(Wells PS, Anderson DR, Rodger M, et al.: Derivation of a simple clinical model to categorize patients probability of pulmonary embolism: increasing the models utility with the SimpliRED D-dimer. Thromb Haemost 83: 416-420, 2000 より作成)

4 診断と治療

肺血栓塞栓症(PTE)は主に下肢および骨盤などの深部静脈血栓に起因する血栓性塞栓子により肺動脈が閉塞する疾患である．多くは DVT に起因する．

PTE に特異的な症状はなく，突然発症の呼吸苦，胸痛，失神，血痰などでは鑑別に上げる必要がある．

A 診断

図 2F-1-1 のチャートを参考に診断を進める．
リスクスコアには表 2F-1-2 の Wells スコアの他に Geneva スコアがあるが，どちらも予測能は同等である[6]．Wells スコアなどを用いてリスクを予想する．

①低リスク群
D ダイマーは感度 99.5％，特異度 30％であり陰性であれば PTE は否定的である[6]．

②中～高リスク群もしくは D ダイマー陽性群
造影 CT を施行し，血栓像があれば確定．
造影 CT で血栓が指摘できないが，呼吸苦・胸痛などの症状がある場合は下肢静脈エコーを施行．DVT があれば PTE として治療を開始する[7]．
血栓像がないが血栓症の疑いが強い場合は V/Q スキャンを考慮する．

B 治療

①急性期治療(発症から 5～10 日)

a．血行動態が安定していない場合
- 線溶療法や抗凝固法が可能な場合，
  - 絶対的禁忌がなければモンテプラーゼ(組織プラスミノゲンアクチベーター〈t-PA〉)(線溶療法)投与を行う．投与法としては 13,750～27,500 単位/kg を 2 分間で静脈内投与を行う．
  - その後，未分化ヘパリン持続静注を施行する．
- 血栓溶解療法は抗凝固薬と比較して，一時的な血栓溶解率の向上や肺血流動態改善効果はあるものの長期的な予後改善効果は認めず出血性合併症は有意に増加する．以上から，発症直後に急速に重症呼吸不全やショックを呈するような広範な PTE の症例が血栓溶解療法の対象になると考えられる．
- $SpO_2 > 90\%$ に保つように酸素投与を行う．
- 正常血圧・低心拍出量状態：ドブタミン，ドパミンを使用する．
- ショック状態：エピネフリンで血圧を維持するが不応例では経皮的心肺補助装置を装着し，外科的血栓摘除術を考慮．

b．血行動態が安定している場合
- 抗凝固療法が不可能な場合，下大静脈フィルター留置を考慮．
- 抗凝固療法が可能な場合，
  - Ccr < 30 mL/分：未分化ヘパリンを使用する
  - Ccr > 30 mL/分：(皮下注)未分化ヘパリン，フォンダパリニクス
    (内服)アピキサバン，リバーロキサバン

(続く)

(続き)

② 急性期以降

a．DOAC への切り替え
- 未分化ヘパリン使用者は，ワルファリン，DOAC への切り替えを行う．
  Ccr ＜ 30 mL/分：ワルファリンを使用
  Ccr ＞ 30 mL/分：ワルファリン，アピキサバン，リバーロキサバン，エドキサバン
- ワルファリンとエドキサバンは未分化ヘパリン治療後に薬剤を開始する必要があるが，アピキサバンとリバーロキサバンは急性期から同じ薬剤を使用可能である．
- ワルファリン使用の場合はヘパリンとワルファリンを同時に開始して 5 日以上投与した後，PT-INR が目標値に達して 24 時間以上経過した時点でヘパリン投与を中止することが推奨されている．

b．治療期間
- 一過性の誘因の場合：誘因が除去されれば 3 ヵ月で抗凝固薬は終了する．一過性誘因による DVT の再発率は 3.3％である．
- 持続性の誘因：出血リスクが許容できれば抗凝固薬は長期間継続する．
- 誘因不明：悪性腫瘍の精査を行う．それでも誘因が不明な場合は 6 ヵ月以上抗凝固薬を継続する．

c．未分化ヘパリンの投与法
80 単位/kg あるいは 5,000 単位を単回静注し，その後，18 単位/kg/時あるいは 1,300 単位を持続静注する．APTT がコントロール値の 1.5～2.5 倍になるように投与量を調整する[8]．

d．ワルファリン投与法
未分化ヘパリン投与開始と同時にワルファリンを 3～5 mg で投与を開始し，PT-INR 1.5～2.5 を目標に投与量を調整する．

e．DOAC
- リバーロキサバン：15 mg 1 日 2 回を 3 週間，その後，15 mg 1 日 1 回で継続．
- アピキサバン：10 mg 1 日 2 回を 10 日間，その後 5 mg を 1 日 2 回．
- エドキサバン：未分化ヘパリン投与終了後に
  - 体重 ＞ 60 kg　60 mg　1 回/日
  - 体重 ＜ 60 kg　30 mg　1 回/日
  で開始．

f．抗凝固療法や血栓溶解療法の合併症
- 未分化ヘパリンによる出血合併症の頻度は 3～10％と報告されている．

③ 慢性肺血栓塞栓症
- 抗凝固療法（ワルファリン）：終生の抗凝固療法が必要．
- 手術可能な区域枝までの血栓を有する例では肺動脈血栓内膜摘除術
- 手術不適応な場合：バルーンによる肺動脈拡張術
- 在宅酸素療法
- 右心不全（胸水，肝腫大，肝機能異常，血小板減少，下腿浮腫）に対しては安静，水分摂取の制限，利尿剤，経口強心薬による治療を行う．
- 血管拡張療法

参考文献

1) Holmqvist ME, Neovius M, Eriksson J, et al.: Risk of venous thromboembolism in patients with rheumatoid arthritis and association with disease duration and hospitalization. JAMA 308: 1350-1356, 2012.
2) Samama MM, Dahl OE, Quinlan DJ, et al.: Quantification of risk factors for venous thromboembolism: a preliminary study for the development of a risk assessment tool. Haematologica 88: 1410-1421, 2003.
3) Zöller B, Li X, Sundquist J, et al.: Risk of pulmonary embolism in patients with autoimmune disorders: a nationwide follow-up study from Sweden. Lancet 379: 244-249, 2012.
4) Dalen JE: Should patients with venous thromboembolism be screened for thrombophilia? Am J Med 121: 458-463, 2008.
5) Chunilal SD, Eikelboom JW, Attia J, et al.: Does this patient have pulmonary embolism? JAMA 290: 2849-2858, 2003.
6) Douma RA, Mos IC, Erkens PM, et al.: Performance of 4 clinical decision rules in the diagnostic management of acute pulmonary embolism: a prospective cohort study. Ann Intern Med 154: 709-718, 2011.
7) Righini M, Le Gal G, Aujesky D, et al.: Diagnosis of pulmonary embolism by multidetector CT alone or combined with venous ultrasonography of the leg: a randomised non-inferiority trial. Lancet 371: 1343-1352, 2008.
8) 肺血栓塞栓症および深部静脈血栓症の診断, 治療, 予防に関するガイドライン（2017年改訂版）.

（西澤早織）

② 肺高血圧症（第3群を中心に）

1 受診（主訴）

肺高血圧症を疑う

- 労作時呼吸困難感
- 易疲労感
- 動悸
- 失神
- 浮腫

2 肺高血圧の確認

A 身体診察

- 傍胸骨拍動
- 心音：Ⅱ音亢進，Ⅳ音聴取
- 汎収縮期雑音（胸骨左縁下部）➡三尖弁逆流
- 拡張早期雑音（胸骨左縁）➡肺動脈弁逆流症
- 頸静脈怒張，肝腫大
- 下腿浮腫，胸腹水

B 検査

- 心エコー検査（図2F-2-1, 表2F-2-1）
- 血算，生化学（肝機能），BNP
- 動脈血ガス検査
- 胸部X線検査
- HRCT
- 心電図
- 肺機能検査（拡散能含む）
  ※慢性血栓塞栓性肺高血圧症（CTEPH）を考慮する症例
  - V/Qシンチグラフィ換気
  - 胸部造影CT（CT肺アンギオグラフィ含む）
- 右心カテーテル検査（必要であれば肺動脈造影）

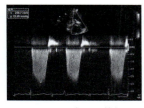

図 2F-2-1　心エコー検査

表 2F-2-1　肺高血圧症の可能性

PTRV [m/s]	徴候	確率
≦ 2.8	なし	低度
≦ 2.8	あり	中等度
2.9〜3.4	なし	
2.9〜3.4	あり	高度
> 3.4	あり／なし	

PTRV: peak tricuspid regurgitation velocity
(Galié N, Humbert M, Vachiery JL, et al: 2015 ESC/ERS Guidelines for the diagnosis and treatment of pulmonary hypertension. Eur Respir J 46: 903-975, 2015 より作成)

表 2F-2-2　NYHA心機能分類

Ⅰ度	通常の身体活動では無症状
Ⅱ度	通常の身体活動で症状発現
Ⅲ度	通常以下の身体活動で症状発現 身体活動が著しく制限される
Ⅳ度	どんな身体活動あるいは安静時でも症状発現

(Barst RJ, McGoon M, Torbicki A, et al.: Diagnosis and differential assessment of pulmonary arterial hypertension. J Am Coll Cardiol 43: 40S-47S, 2004 より作成)

3 診断・分類

安静時に右心カテーテル検査を用いて実測した肺動脈平均圧(mean PAP)が25 mmHg 以上の場合が肺高血圧症(PH)と定義されている[1]）。

臨床分類は第1群から第5群に分類される(表 2F-2-4)．肺疾患および／または低酸素血症による肺高血圧症は第3群に分類される．臨床的には COPD，IPF，気腫合併肺線維症(CPFE)に伴う肺高血圧症が多い．COPD，IPF などの慢性型の間質性肺炎では，PAH の合併ないしは肺高血圧症が併存するフェノタイプがある(以前は"out of proportion"と呼ばれていた)．呼吸器病変を伴う第1群肺高血圧症(PAH)と第3群肺高血圧症(肺疾患に伴う肺高血圧症)の鑑別にあたっては，肺高血圧症と呼吸器疾患の双方を専門としている施設において総合評価を行う必要がある．

第3群の重症肺高血圧症における予後不良を示唆する可能性のある臨床症候として，
①肺機能検査の数字から想定される以上の労作時呼吸困難を呈している
②肺拡散機能が通常の肺機能検査の数字以上に低下している
③運動時の動脈血酸素分圧の著しい低下がある
があげられる．

表 2F-2-3　WHO 肺高血圧症機能分類

Ⅰ度	身体活動に制限のない肺高血圧症患者．普通の身体活動では呼吸困難や疲労，胸痛や前失神など生じない．
Ⅱ度	身体活動に軽度の制限のある肺高血圧症患者．安静時には自覚症状がない．普通の身体活動で呼吸困難や疲労，胸痛や前失神などが起こる．
Ⅲ度	身体活動に著しい制限のある肺高血圧症患者．安静時に自覚症状がない．普通以下の軽度の身体活動では呼吸困難や疲労，胸痛や前失神などが起こる．
Ⅳ度	どんな身体活動もすべて苦痛となる肺高血圧症患者．これらの患者の一部は右心不全の症状を呈している．安静時にも呼吸困難および／または疲労がみられる．どんな身体活動でも自覚症状の増悪がある．

(Barst RJ, McGoon M, Torbicki A, et al.：Diagnosis and differential assessment of pulmonary arterial hypertension. J Am Coll Cardiol 43：40S-47S, 2004 より作成)

表 2F-2-4　再改訂版肺高血圧症臨床分類(ニース分類[2013 年])

第1群	肺動脈性症(特発性／遺伝性／毒物・薬物／各種疾患)
第2群	左心性心疾患(左室収縮・拡張不全／弁膜症など)
第3群	肺疾患・低酸素血症(COPD, IPF, SAS など)
第4群	慢性血栓塞栓性肺高血圧症(CTEPH)
第5群	原因不明もしくは多因子(血液，全身性，代謝性，その他)

(Simonneau G, Gatzoulis MA, Adatia I, et al.：Updated clinical classification of pulmonary hypertension. J Am Coll Cardiol 62：D34-41, 2013 より作成)

4 治療

第3群以外の肺高血圧症は専門科に紹介が必要である．第3群に対してエビデンスが確立している治療は「動脈血酸素分圧55 Torr以下の高度呼吸不全を伴う症例に対する長期酸素療法」，「重症例に対する肺移植」である．
血管拡張薬（エンドセリン受容体拮抗薬，PDE5阻害薬，プロスタサイクリン製剤）もエビデンスが少ないのが現状である．

A COPD

COPD合併肺高血圧症に対する肺血管拡張薬はガス交換機能の悪化を生じる[2]．吸入プロスタサイクリン製剤はガス交換機能を悪化させることなく，mean PAPおよび肺血管抵抗（PVR）を低下させうるが，長期臨床試験での結果は得られていない[3]．

B IPF

間質性肺疾患合併肺高血圧症に対する肺高血圧治療薬の効果は証明されていないため，肺高血圧治療薬の使用は一般的には推奨されない．ただし重症肺高血圧症など，一部の病型では病態や治療反応性が他の病型と異なる可能性が考えられている[4,5]．

重症の第3群の肺高血圧症は肺高血圧症の専門施設への紹介が必要である．

表 2F-2-5 **呼吸器疾患に伴う肺高血圧症の管理**

呼吸器疾患	mPAP < 25 mmHg	25 ≦ mPAP < 35 mmHg	35 mmHg ≦ mPAP もしくは CI ≦ 2.5 L/分/m²
COPD（%FEV1 ≧ 60%） IPF（%VC ≧ 70%） CT所見：軽度	・PHなし ・PAH治療必要なし	・PH分類不明確（第1もしくは3群） ・PAH治療薬エビデンスなし	・PH分類不明確（第1もしくは3群） ・専門施設へ紹介
COPD（%FEV1 < 60%） IPF（%VC < 70%） CT所見：CPFEや肺気腫	・PHなし ・PAH治療必要なし	・呼吸器疾患に伴うPH ・PAH治療薬エビデンスなし	・呼吸器疾患に伴う重症PH ・専門施設へ紹介・RCT考慮

参考文献

1) 日本循環器学会：肺高血圧症治療ガイドライン（2017年改訂版），2018.
2) Barberà JA, Blanco I：Pulmonary hypertension in patients with chronic obstructive pulmonary disease：advances in pathophysiology and management. Drugs 69：1153-1171, 2009.
3) Boeck L, Tamm M, Grendelmeier P, et al.：Acute effects of aerosolized iloprost in COPD related pulmonary hypertension - a randomized controlled crossover trial. PLoS One 7：e52243, 2012.
4) Galiè N, Humbert M, Vachiery JL, et al.：2015 ESC/ERS Guidelines for the diagnosis and treatment of pulmonary hypertension. Eur Respir J 46：903-975, 2015.
5) Seeger W, Adir Y, Barberà JA, et al.：Pulmonary hypertension in chronic lung diseases. J Am Coll Cardiol 62：D109-116, 2013.

（吉峯晃平）

③ 肺動静脈瘻（肺動静脈奇形）

1 受診（主訴）

- 無症状（検診などで胸部X線での異常指摘，CTでの偶発的な発見）
- 古典的3徴（チアノーゼ，多血症，ばち指）
- 労作時呼吸困難
- 血痰・喀血
- 血胸
- 奇異性塞栓による脳梗塞や一過性脳虚血発作
- 脳膿瘍

2 検査と診断

Ⓐ 問診
- 家族歴の有無，鼻出血の有無

Ⓑ 臨床所見
- 身体所見：皮膚血管腫
- 聴診で収縮期雑音を認めることがある．

Ⓒ 検査・診断
- 胸部X線：濃度が均一な境界明瞭な円形もしくは楕円形の結節影
- 胸部CT：（単純）境界明瞭分葉化した結節および連続した血管影．（造影）肺動脈相で結節および血管の造影効果を認める．
- 肺動脈造影
- 頭部CT・MRIも追加を検討．

3 治療

Ⓐ 適応

有症状，瘻の大きさが2 cm以上もしくは流入血管径が3 mm以上の場合が治療適応とされる[1]．

Ⓑ 治療

- 経カテーテル的コイル塞栓術
- 外科的切除術
  ➡ 外科的治療の適応は血胸，肺門近くに病変があり流入動脈が短い，造影剤アレルギー，一部肺に多発している場合．
- 治療せず放置していた場合の死亡率は0〜29%，合併症で著明な症状を呈する場合は26〜33%といわれている[2]．
- 再疎通や新たな病変の出現を認めることがあり，治療後も長期的な経過観察が必要．塞栓術後は6〜12ヵ月，以降3年毎に経過を評価する必要あり[1]．

4 遺伝性出血性末梢血管拡張症

- 遺伝性出血性末梢血管拡張症(HHT)は，Rendu-Osler-Weber 病ともいわれる．**常染色体優性遺伝，皮膚粘膜や内蔵に多発する末梢血管拡張，反復する出血が3徴．**
- 肺動静脈瘻が合併する頻度は 12〜31％(日本)である．
- 死亡率は 2〜4％．
- 予後規定因子は脳，肺，肝臓の動静脈奇形からの脳膿瘍や敗血症である．
- 治療は血管内塞栓術，外科的切除ではあるが，近年，VEGF や血小板由来成長因子 B (PDGF-B)をターゲットとした治療薬の臨床研究が進んでおり，成果が期待される[3,4]．

参考文献

1) Gossage JR, Kanj G : Pulmonary arteriovenous malformations. A state of the art review. Am J Respir Crit Care Med 158 : 643-661, 1998.
2) Burke CM, Safai C, Nelson DP, et al. : Pulmonary arteriovenous malformations : a critical update. Am Rev Respir Dis 134 : 334-339, 1986.
3) Lebrin F, Srun S, Raymond K, et al. : Thalidomide stimulates vessel maturation and reduces epistaxis in individuals with hereditary hemorrhagic telangiectasia. Nat Med 16 : 420-428, 2010.
4) Davidson TM, Olitsky SE, Wei JL : Hereditary hemorrhagic telangiectasia/avastin. Laryngoscope 120 : 432-435, 2010.

(西澤早織)

Column 論文作成のイロハ

初めて医学論文を書く先生方に向けてのコラムです．症例報告や研究データのまとめを一から英語で書くときの具体的なアドバイスです．前提として，医学論文を多く読んで形式に慣れておいてください．

1 添削役を確保

- とても重要です．すべて書き終えてからではなく，セクションごとに見てもらえれば時間や労力のロスが少ないです．

2 書く順序

- 投稿先の選択と規定の確認（先輩医師に手伝ってもらいましょう）
- 症例報告の場合，次の順序で書きましょう．
  - キーとなる図表の作成と説明
  - Case presentation
  - Discussion
  - Introduction
  - Abstract
- 研究論文の場合は，次の順序で書きましょう．
  - キーとなる図表の作成と説明
  - Materials and Methods
  - Results
  - Discussion
  - Introduction
  - Abstract

3 下書きソフトを使う

- Excelやマインドマップ用ソフトなどを用います．
- いきなりWordではなく，まずとにかく何でも書いて，その後修正したり順序を入れ替えることができるようなソフトを用いると便利です．頭の整理にもなります．

4 文献管理ソフト

- EndNote® に代表されるソフト．参考文献の並び替え，投稿先に合わせた表示機能などが便利です．

5 有用なサイト

① Google
とにかく便利です．書きたい文章があるけどうまく形にできない場合，いくつかの単語を羅列して検索するだけで似たような文章を探してくれます．

② Google 翻訳
日本語で考えていることを書けば，ざっくり英語にしてくれます．その文章をそのまま Google 検索にかければ，似たような文章がたくさん現れます．年々クオリティが上がっています！

③ ライフサイエンス辞書 (LIFE SCIENCE DICTIONARY)
スゴイ辞書です．医学・生命科学用語の英和・和英辞書と，その単語を使用している論文検索機能は論文作成に欠かせません．

④ Grammarly
前置詞に困りませんか？　文法，前置詞のチェックなどをオンラインでリアルタイムにしてくれます．プレミアム会員は有料ですが，剽窃のチェックもしてくれますので，今の時代は重要です！

6 英文校正

業者はたくさんあります．先輩医師からお勧めの校正者を聞きましょう．

一日一行！の気持ちです．しばらく書かないでおくとまた一からのスタートになり，繰り返すとどんどん腰が重くなってしまいます．少しずつ毎日，楽しみながら頑張りましょう！

(飛野和則)

ARDS

1 背景

- 1967年に初めての報告がなされ、以降さまざまな解釈のもとに研究がなされた.
- 1994年にAmerican-European Consensus Conference(AECC)が初めてARDSを定義し概念の統一を図った.
- その後臨床研究が盛んに行われたが、報告による救命率に大きな差があり、治療法についても良好な結果を示すものはほとんどなく、定義そのものが議論となった.
- そこで、2011年ARDSを3つのカテゴリーに分類した新しい定義(ベルリン定義)が発表された.

2 主な鑑別診断

- 心原性肺水腫(心不全)
- 肺炎(ときにARDSに進展)
- 肺結核／粟粒結核
- 急性間質性肺炎
- 慢性経過の間質性肺炎／肺線維症
- COP
- 過敏性肺臓炎
- 急性好酸球性肺炎
- びまん性肺胞出血
- 癌性リンパ管症
- 薬剤性肺障害

表 2G-1-1 ベルリン定義

発症時期	臨床的損傷,新たなまたは増悪する呼吸器症状が出現して1週間以内
胸部画像所見	胸部X線写真または胸部CTで両肺野の陰影 (胸水,無気肺,結節影だけでは説明のつかないもの)
浮腫の成因	心不全や過剰輸液だけでは説明できない呼吸不全 先行する危険因子がない場合は,心エコーなどの客観的評価を要する
酸素化	mild : 200 < P/F比 ≦ 300(呼気終末陽圧効果〈PEEP〉もしくは持続陽圧気道圧〈CPAP〉≧ 5 cmH$_2$O) moderate : 100 < P/F比 ≦ 200(PEEP ≧ 5 cmH$_2$O) severe : P/F比 ≦ 100(PEEP ≧ 5 cmH$_2$O)

従来基準との違い
① 発症経過が1週間以内と明確に規定.
② 従来鑑別すべきであった病態であった心不全が高率に合併することが明らかとなり、診断に臨床医の判断が必要となった.
③ 陽圧人工呼吸管理下(CPAP ≧ 5以上)での酸素化の評価が必要.
④ 急性肺損傷(ALI)の用語がなくなった.
⑤ 重症度に応じた治療介入が提唱された.
(ARDS Definition Task Force, Ranieri VM, Rubenfeld GD, et al. : Acute respiratory distress syndrome : the Berlin Definition. JAMA 307 : 2526-2533, 2012 より作成)

表 2G-1-2 主なARDSの原因疾患

	直接損傷	間接損傷
頻度の多いもの	・肺炎 ・胃内容物の吸引(誤嚥)	・敗血症 ・外傷,高度の熱傷 　(特にショックと大量輸血を伴う場合)
頻度の少ないもの	・脂肪塞栓 ・吸入傷害(有毒ガスなど) ・再灌流肺水腫(肺移植後など) ・溺水 ・放射線肺障害 ・肺挫傷	・心肺バイパス術 ・薬物中毒(パラコート中毒など) ・急性膵炎 ・自己免疫疾患 ・輸血関連急性肺損傷(TRALI)

(日本呼吸器学会:ARDS診療ガイドライン2016(Part1), 2016より作成)

3 治療

A 原因に対する治療

呼吸器内科が経験するのは感染症に伴う ARDS が大部分である．敗血症性 ARDS のように急速かつ重篤な病態では薬剤感受性の検査結果を待つことなく，経静脈的に原因菌を広くカバーする抗菌薬で経験的治療(empiric therapy)を開始する．

empiric therapy：殺菌的作用を有する静脈内注射薬を選択．

第3・4世代セフェム系薬，カルバペネム系を主体に，MRSA のリスクが高いと判断される場合にはバンコマイシン，リネゾリドなどの抗 MRSA 薬の追加を考慮．

B 酸素療法／人工呼吸器管理（表 2G-1-3，図 2G-1-1）

現状，呼吸管理においてエビデンスが認められているものは，次の3つである．

① 低1回換気量 low tidal volume
② 高 PEEP(オープンラング戦略)
③ 腹臥位療法

(続く)

表 2G-1-3 low tidal strategy の実際（ARMA 研究より）

人工呼吸器設定	
換気モード	volume assist control 換気モードはどれでもよい
1回換気量	6 mL/kg(理想体重) ＊1 mL/kg 増加する毎に死亡リスクが 15％ずつ上昇
理想体重	男性：50 ＋ 0.91(身長 － 152.4)kg 女性：45.5 ＋ 0.91(身長 － 152.4)kg
プラトー圧	30 cmH$_2$O 以下
呼吸回数	pH 7.3〜7.45 を維持するように RR 6〜35 回/分で設定
酸素化の目標	SpO$_2$ 88〜95％
PEEP	次のプロトコルに従って調節

FiO$_2$	0.3	0.4	0.5	0.6	0.7	0.8	0.9	1
PEEP	5	5〜8	8〜10	10	10〜14	14	14〜18	19〜24

呼吸器の設定変更のポイント	
①プラトー圧 > 30 cmH$_2$O のとき	1 mL/kg ずつ1回換気量を減量(4 mL/kg まで) pH ＜ 7.15 または1回換気量 4 mL/kg のときは， プラトー圧 > 30 cmH$_2$O を許容 呼吸困難が強い患者は，プラトー圧が 30 cmH$_2$O 以下になる範囲で 1回換気量を 8 mL/kg まで増量
②プラトー圧 ＜ 25 cmH$_2$O 未満のとき	1回換気量 6 mL/kg，またはプラトー圧 25 cmH$_2$O 以上になるまで 1回換気量を 1 mL/kg ずつ増量

(続き)

C 輸液療法

循環が安定しショックサインのない症例においては水分制限を行い,水分バランスをドライサイドに保つこと(conservative strategy)が推奨される.ただし,ARDSの基礎疾患として最も頻度の高い敗血症の初期治療における全身組織の酸素化維持は必須であり,蘇生を要する病態において,肺水腫の発現や増悪の予防を念頭において制限輸液は行うべきではない.ARDSを合併した敗血症性ショックでは,蘇生終了後が,conservative strategyの可能性を有するフェーズととらえ,病態に応じた循環管理が重要.

D 薬物療法

現時点で**生存率の改善**に関してコンセンサスが得られている薬物治療はない.
現状エビデンスの示されている治療は次の通りである.

① GC療法

a. 急性期ARDSに対する高用量短期投与
有効性は認められず,むしろ有害な可能性があり,行うべきではない.

b. 急性期ARDSに対する少量長期投与[5]
呼吸機能を改善させる可能性あり.

(続く)

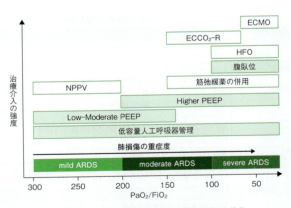

図 2G-1-1　ベルリン定義に基づいた重症度に応じた治療

ベルリン定義では酸素化(PaO_2/FiO_2比)に応じた呼吸管理療法が推奨されている.
(Ferguson ND, Fan E, Camporota L, et al.: The Berlin definition of ARDS: an expanded rationale, justification, and supplementary material. Intensive Care Med 38:1573-1582, 2012 より作成)

(続き)

- **急性期 ARDS における少量 GC 療法のプロトコル例**
  第 1～14 日　loading dose として 1 mg/kg 投与後，1 mg/kg/日投与
  第 15～21 日　0.5 mg/kg/日
  第 22～25 日　0.25 mg/kg/日
  第 26～28 日　0.125 mg/kg/日

② **マクロライド**
- いくつかの後ろ向き研究で死亡率の低下が示唆されている．
- アジスロマイシン静注投与中央値　5 日間[6]

参考文献

1) ARDS Definition Task Force, Ranieri VM, Rubenfeld GD, et al.：Acute respiratory distress syndrome：the Berlin Definition. JAMA 307：2526-2533, 2012.
2) 日本呼吸器学会：ARDS 診療ガイドライン 2016(Part1)．2016.
3) Acute Respiratory Distress Syndrome Network, Brower RG, Matthay MA, et al.：Ventilation with lower tidal volumes as compared with traditional tidal volumes for acute lung injury and the acute respiratory distress syndrome. N Engl J Med 342：1301-1308, 2000.
4) Ferguson ND, Fan E, Camporota L, et al.：The Berlin definition of ARDS：an expanded rationale, justification, and supplementary material. Intensive Care Med 38：1573-1582, 2012.
5) Meduri GU, Golden E, Freire AX, et al.：Methylprednisolone infusion in early severe ARDS：results of a randomized controlled trial. Chest 131：954-963, 2007.
6) Kawamura K, Ichikado K, Takaki M, et al.：Adjunctive therapy with azithromycin for moderate and severe acute respiratory distress syndrome：a retrospective, propensity score-matching analysis of prospectively collected data at a single center. Int J Antimicrob Agents 51：918-924, 2018.

（末安巧人）

2 睡眠時無呼吸症候群

1 受診(主訴)

- いびき
- 無呼吸
- 日中の眠気
- 起床時の頭痛
- 夜間覚醒
- 夜間の頻尿

家族や入院時の夜間のいびき,無呼吸,夜間SpO₂の低下を指摘されることなどがきっかけとなる.

睡眠時無呼吸症候群を疑う

2 睡眠時無呼吸症候群の確認

A 問診と診察

- 日中の眠気をESS(表2G-2-1)にて評価
- 合併症の確認
  - 高血圧,狭心症,うっ血性心不全,糖尿病,不整脈,脳血管障害などの有無
  - 甲状腺機能低下症・先端巨大症は二次性SASの原因となる.
- 嗜好:寝酒・喫煙の有無
- 内服薬の確認:眠剤など
- 診察:小顎・下顎後退の有無,鼻通気の評価,口蓋扁桃肥大,BMI
- 睡眠時間の確認(睡眠時間が一定か,絶対的な睡眠時間不足か)
- 咽頭の評価(Mallampati分類,表2G-2-2)

B 初診時の流れ

- ESS,採血,胸部X線,心電図を施行.
- 耳鼻科受診し鼻通気・上気道狭窄の有無などを診察.
- SASの疑いがあれば簡易モニター検査施行(自宅)する.
- 簡易モニター検査(図2G-2-1)で診断(簡易モニター無呼吸低呼吸指数〈AHI〉≧40あればSASと診断しCPAP治療へ)に至らずSASが疑わしければ入院し睡眠ポリグラフ検査(PSG)を行う.
- PSG検査にてAHI≧5以上でSASと診断.
- AHI≧20でCPAP適応となる(軽症:5≦AHI<15,中等症:15≦AHI<30,重症:30≦AHI).

表2G-2-1 エプワース眠気尺度(ESS)

下記のような状況で,眠くて「うとうと」したり,眠り込んでしまうことがありますか?
あなたの状態にもっとも近いと思われる番号(0, 1, 2, 3)を,○印で囲ってください.

0…眠くなることは,めったにない.　　1…ときどきは眠くなる.
2…眠くなることが多い.　　3…いつも眠くなる.

座って読書をしているとき	0・1・2・3
テレビを見ているとき	0・1・2・3
人が大勢いる場所で(会議の席や劇場・映画館など),じっと座っているとき	0・1・2・3
他人が運転する車に,休憩なしで1時間ほど乗っているとき	0・1・2・3
午後,横になって休憩しているとき	0・1・2・3
座って人と話をしているとき	0・1・2・3
昼食後,静かに座っているとき	0・1・2・3
自分で車を運転中に,交通渋滞などで2~3分停車しているとき	0・1・2・3

11点以上で眠気ありと判断する.
(福原俊一,竹上未紗,鈴鴨よしみ,ほか:日本語版 the Epworth Sleepiness Scale(JESS)〜これまで使用されていた多くの「日本語版」との主な差異と改訂〜.日呼吸会誌 44:896-898, 2006より改変)

3 分類

- 睡眠時無呼吸症候群（SAS）は閉塞型睡眠時無呼吸症候群（OSAS）と中枢型睡眠時無呼吸症候群（CSAS）に分類される.
- 大半がOSASであるが, 心不全患者ではCSASの合併に注意する.

4 OSASの治療

Ⓐ 治療

- 肥満の改善, 寝酒・喫煙などの生活習慣の見直し, 側臥位就寝などの指導をする.
- 口腔内装置
  - 就寝時に装着し下顎を前方に引き上げることで上気道を広げる装置（マウスピース）.
  - 比較的軽症例やCPAP導入ができない場合に行う. 歯科受診し作成依頼.
- nasal CPAP
  - CPAPの保険適用.
  - 簡易モニター：AHI≧40, PSG：AHI≧20
  - 装着後の合併症としては不快感, 圧迫感, 乾燥感などを認めることがあり, 多くのタイプのマスクから症状にあわせ最もよいマスクへの適時変更, 加温・加湿器の追加, 点鼻薬（花粉症の時期など）の処方などを行いCPAP治療が継続できるようにする.

（続く）

表 2G-2-2　Mallampati 分類

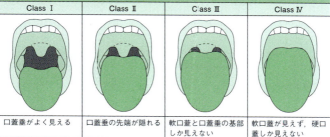

Class Ⅲ以上でOSASの合併率が上昇. 坐位で声を出さずに最大開口し, 舌を最大前突した際の口蓋垂の見え方でⅠ～Ⅳ類に分類する.

Class Ⅰ	Class Ⅱ	Class Ⅲ	Class Ⅳ
口蓋垂がよく見える	口蓋垂の先端が隠れる	軟口蓋と口蓋垂の基部しか見えない	軟口蓋が見えず, 硬口蓋しか見えない

(Hukins C：Mallampati Class Is Not Useful in the Clinical Assessment of Sleep Clinic Patients. J Clin Sleep Med 6：545-549, 2010 より作成)

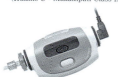

図 2G-2-1　簡易モニター（PMP-300E）
（パシフィックメディコ社：スマートウォッチ PMP-300E より）

(続き)

- 耳鼻科手術：扁桃摘出術，上気道の拡大手術(口蓋垂口蓋咽頭形成術〈UPPP〉)

Ⓑ 疑問

① 安全に使用できる睡眠薬は？
睡眠薬を使用する場合はメラトニン受容体作動薬(ラメルテオン)が悪影響を生じず安全性が優れている[1]．

② CPAP はいつか外せるのか？
肥満の改善があれば外せることもあるが，大半が使用継続となるケースが多い．肥満改善などがあれば CPAP を外した状態で簡易モニターを行い再評価する場合もある．

③ CPAP の費用は？
レンタルで3割負担の場合で 4500 円/月程度，基本的に月1回受診し調整を行う．

④ 口腔内装置の費用は？
- 保険適応(医師の紹介状が必要)となる上下固定式で1万円台から．
- 先に歯科治療が必要となることもあり，総入れ歯や重度の顎関節症などがあると使用ができない．

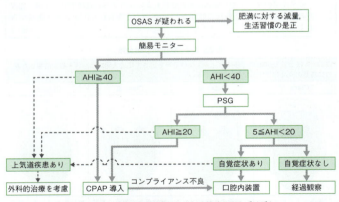

図 2G-2-2 保険診療を考慮した OSAS 治療のアルゴリズム
(循環器病の診断と治療に関するガイドライン(2008-2009年度合同研究班報告)：循環器領域における睡眠時無呼吸障害の診断・治療に関するガイドライン．Circlation Journal 74(Suppl 11)：1071, 2010 より)

参考文献

1) Kryger M, Wang-Weigand S, Roth T：Safety of ramelteon in individuals with mild to moderate obstructive sleep apnea. Sleep breath 11：159-164, 2007.

(宮嶋宏之)

3 急性心不全

1 受診（主訴）

A 左心不全
- 呼吸困難
- 息切れ
- 頻呼吸
- 起坐呼吸

B 右心不全
- 右季肋部痛
- 食思不振
- 腹部膨満感
- 心窩部不快感
- 易疲労感

C 低心拍出量
- 意識障害
- 不穏
- 記銘力低下

D 心筋虚血
- 胸痛

2 急性心不全の確認

A ABC のチェック
- 気道の開通
- 胸郭挙上，呼吸数，呼吸音減弱の有無，SpO₂
- 橈骨動脈触知，CRT，脈拍，血圧，体温

B 身体所見
① 左心不全
- 水泡音
- 喘鳴
- ピンク色泡沫状痰
- Ⅲ音・Ⅳ音聴取

② 右心不全
- 肝腫大
- 肝胆道系酵素の上昇
- 頸静脈怒張
- 肺うっ血が乏しい

③ 低心拍出
- 冷汗
- 四肢冷感
- チアノーゼ
- 低血圧
- 乏尿
- 身の置き場がない様相

- 急性心不全の診断基準はない
- 病歴や身体所見から総合的に判断

急性心不全（疑い）と判断

初期対応フローチャート（図 2G-3-1）に進む

3 初期対応と確認

ABC の安定を確認後，同時進行で次の事項を確認

A coronary risk factor
- 冠動脈疾患
- 高血圧
- 糖尿病
- 脂質異常症
- 喫煙者
- 慢性腎臓病

B 心不全の原因（FAILURE）
- Forgot Meds：薬の飲み忘れ
- Arrhythmia/Anemia：不整脈／貧血
- Ischemia/Infection：虚血／感染症
- Lifestyle：塩分過剰摂取
- Upregulators：甲状腺機能亢進症／妊娠など
- Rheumatic：リウマチ熱，弁膜症
- Embolism：肺血栓塞栓症

4 コンサルト

非専門医が図 2G-3-1 のフローチャートを使用する場合,
- 急性冠症候群(ACS)疑い！
  ➡ 即時にコンサルト!!
- 基礎心疾患・特殊病態への介入の必要性あり／基礎疾患・特殊病態への介入の必要性はなさそうだが，心不全管理に不安がある．
  ➡ 初期対応中・急性期管理中にコンサルト

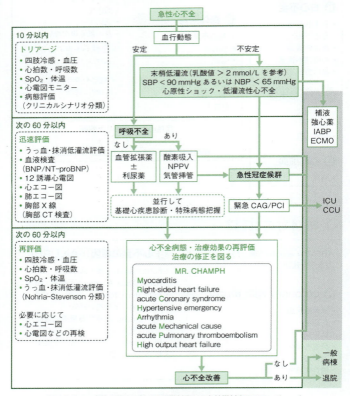

図 2G-3-1　急性心不全に対する初期対応から急性期対応のフローチャート
(日本循環器学会／日本心不全学会．急性・慢性心不全診療ガイドライン(2017 年改訂版)．
http://www.j-circ.or.jp/guideline/pdf/JCS2017_tsutsui_h.pdf(2019 年 3 月閲覧))

5 分類と治療

Ⓐ 急性心不全の病態把握

①クリニカルシナリオ（CS）
表 2G-3-1 を参照．
②Nohria-Stevenson（NS）分類
図 2G-3-2 を参照．

（続く）

表 2G-3-1　クリニカルシナリオ

分類	主病態	収縮期血圧	病態生理
CS1	肺水腫	＞140 mmHg	・充満圧上昇による急性発症 ・血管性要因が関与 ・全身性浮腫は軽度 ・体液量が正常または低下している場合もある
CS2	全身性浮腫	100〜140 mmHg	・慢性の充満圧／静脈圧／肺動脈圧上昇による緩徐な発症 ・臓器障害／腎・肝障害／貧血／低アルブミン血症 ・肺水腫は軽度
CS3	低灌流	＜100 mmHg	・発症様式は急性あるいは緩徐 ・全身性浮腫／肺水腫は軽度 ・低血圧／ショックの有無により2つの病型あり
CS4	急性冠症候群	－	・急性心不全の症状・徴候 ・トロポニン単独の上昇ではCS4に分類しない
CS5	右心機能不全	－	・発症様式は急性あるいは緩徐 ・肺水腫なし ・右室機能障害 ・全身的静脈うっ血徴候

(Mebazaa A, Gheorghiade M, Piña IL, et al.: Practical recommendations for prehospital and early in-hospital management of patients presenting with acute heart failure syndromes. Crit Care Med 36 : S129-139, 2008 より作成)

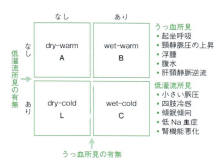

図 2G-3-2　NS 分類

Profile A：うっ血や低灌流所見なし．Profile B：うっ血所見はあるが低灌流所見なし．Profile C：うっ血および低灌流所見を認める．Profile L：低灌流所見を認めるがうっ血所見はない
(Nohria A, Tsang SW, Fang JC, et al.: Clinical assessment identifies hemodynamic profiles that predict outcomes in patients admitted with heart failure. J Am Coll Cardiol 41 : 1797-1804, 2003 より作成)

(続き)

B CSとNS分類に基づいた治療の基本方針

CSとNS分類に基づき，治療の基本方針を決定していく（図2G-3-3を参照）．

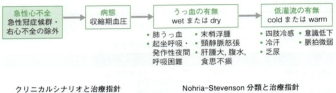

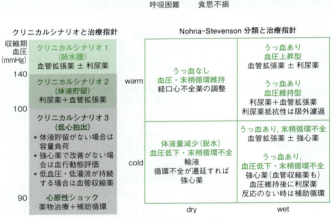

図 2G-3-3　急性心不全の初期対応から急性期病態に応じた治療の基本方針
（日本循環器学会／日本心不全学会．急性・慢性心不全診療ガイドライン（2017年改訂版）．
http://www.j-circ.or.jp/guideline/pdf/JCS2017_tsutsui_h.pdf（2019年3月閲覧））

6 治療

A 基本：うっ血の改善

①利尿薬：前負荷の軽減
a．フロセミド（ラシックス® 静注）
- 15分～1時間で反応が得られないとき 40 mg → 80 mg → 160 mg と倍量にし投与
- ボーラス投与で利得が得られないとき 100 mL/10 mL，1～2 mL/時で持続投与

b．カルペリチド（ハンプ®，体重 50 kg の場合）：専門医と相談して使用
- 1,000 μg＋5％ブドウ糖 40 mL，30 mL/時（0.05 μg/kg/分）で持続投与開始，1時間ごとに 3 mL/時ずつ増量し，12 mL/時（0.2 μg/kg/分）まで

②血管拡張薬：後負荷の軽減
a．ニトログリセリン
- ミオコール® スプレー 1噴霧
- ミオコール® 50 mg/100 mL，1～3 mL/時（8～25 μg/分）で持続投与開始，15 mL/時まで増量可

B ポンプ失調がある場合（専門医と相談して使用）

①カテコラミン強心剤
a．ドブタミン
- 100 mg＋生理食塩水 28 mL（3 mg/mL），5 mL/時（5 μg/kg/分）で持続投与開始，15 mL/時まで増量可
- 中止時は漸減し，最少量・最短期間を心がける．

b．ドパミン（ドパミン塩酸塩点滴静注液 600 mg キット，体重 50 kg の場合）
- 600 mL/200 mL（3 mg/mL），5 mL/時（5 μg/kg/分）で持続投与開始，15 mL/時まで増量可
- 中止時は漸減し，最少量・最短期間を心がける．

c．ジゴキシン（ジゴシン® 注，体重 50 kg の場合）
- 0.125～0.25 mg＋生理食塩水 20 mL を緩徐に静注

②PDE3 阻害薬（ミルリノン）
- 専門医と相談し使用．

C 既存の心不全治療薬の対応
- 心不全増悪因子となっていなければ継続する．

参考文献
1）日本循環器学会・日本心不全学会：急性・慢性心不全診療ガイドライン（2017年改訂版）．2018．

（村上行人）

4 肺結核後遺症

1 受診(主訴)

- 呼吸困難
- 無症状で,他疾患のためX線やCTを施行した際に指摘されることが多い.
- 呼吸不全で受診し画像検査で異常を指摘されることが多い.

2 肺結核後遺症の確認

A 問診

① 肺結核の既往の確認
- 職業歴
- 治療歴
- 家族歴

② 自覚症状
- 呼吸困難

B 臨床所見

① バイタルサイン
- 呼吸数増加
- SpO_2 低下

② 身体所見
- 患側肺音減弱
- 胸郭の変形

C 検査

① 胸部単純X線写真,CT[1]
- 胸膜肥厚
- 胸膜癒着
- 線維化に伴う肺容量の縮小

② 肺機能検査[2]
- 高度の拘束性換気障害
- 閉塞性換気障害の合併
  (原因として,気道感染の反復,気管支狭窄,残存肺の代償性か膨張に伴う気管支の過伸展,瘢痕周囲の気腫性変化に加えて,気管支喘息の合併や喫煙の影響による慢性気道炎症や慢性肺気腫の合併など.)

③ 血液検査
- IGRA

④ 動脈血液ガス検査[1]
- 低酸素血症
- 高二酸化炭素血症

⑤ 微生物学的検査
- 喀痰(疑わしい場合は3連痰:それぞれの間隔は8時間以上空けて提出.痰が喀出困難なときは3%食塩水で誘発)
  ➡ 活動性結核の否定

表 2G-4-1 肺結核治療歴による分類

①外科治療群:人工気胸術,胸郭成形術,肺切除術などを受けた後に20〜30年を経て呼吸不全を生じた患者群
・一般には胸膜や胸郭の病変が主で,気道系や肺実質には比較的損傷の少ないことが多い.
・肺活量の低下を示す高度な拘束性換気障害のため,高炭酸ガス血症を合併する頻度が高く,慢性気管支炎などの気道感染の合併はまれで,喀痰量は極めて少ない症例が多い.
・肺結核後遺症における慢性呼吸不全症例の死亡原因として呼吸不全より心不全によるもののほうが多く,外科治療群においてはその傾向はさらに顕著となる.

②内科治療群:広範で重篤な肺病変を有し,強力な抗結核薬で治療をした後に数年以上経ってから肺の癥痕化に伴って呼吸不全が生じてくる患者群
・外科治療がほとんど行われない現在において,肺結核治癒後に生じてくる慢性呼吸不全のほぼ全例となる.
・肺の線維化や癥痕化,胸膜炎後に生じる胸膜の肥厚や高度の癒着によって拘束性換気障害を有することもあるが,一般的には,外科治療群より拘束性換気障害の程度が軽度で,高炭酸ガス血症を伴う頻度は高くない.しかし,気道系や肺実質の損傷が著しいため,気道感染をしばしば合併し,喀痰量が多く,去痰難を呈することが多い.

⑥ 心臓超音波検査[2]

a．肺高血圧症と肺性心

- 経過中，急に労作時呼吸困難や体重増加や下肢の浮腫の出現があれば疑う．
- 肺高血圧の結果，肺性心が生じる．

b．肺高血圧の原因

- 広範な肺内病変の瘢痕化および肺切除や胸郭変形などによる肺容量の減少に伴う肺血管床の減少．
- 低酸素血症に伴う肺血管の攣縮による肺血管抵抗の増大．
- 慢性的低酸素血症に対する代償機転としての多血症による血液粘稠度の増加．

3 治療

Ⓐ 呼吸不全なし

- 基本的には経過観察となる．
- 真菌の感染や肺癌の発症などに注意しながらフォローする．
- 症状出現時は心機能の評価も行う．

Ⓑ 呼吸不全あり[3]

- 在宅酸素療法や在宅人工呼吸器の導入を検討する．
- 定期的に心機能の評価も行い，薬剤調整を行う．
- 去痰薬の使用や呼吸リハビリを行い排痰を促す．

参考文献

1) 島村喜久治：肺結核の残したもの．結核 65：451-455，1990.
2) 佐々木結花，山岸文雄，鈴木公典，ほか：化学療法にて治療された肺結核後遺症症例の肺循環諸量と予後の検討．日呼吸会誌 36：934-936，1998.
3) 坪井知正：肺結核後遺症における NIPPV 療法．帝人株式会社，2000.

（棟近　幸）

5 塵肺

1 受診(主訴)

呼吸器系症状
- 咳嗽
- 喀痰
- 呼吸困難

塵肺健診

2 塵肺の確認

Ⓐ 問診

① **職業歴**(表 2G-5-1)
- 就業期間も確認する.
- 経営者の場合は労災認定されにくいケースがあり注意.

② **喫煙歴**

Ⓑ 臨床所見

① **バイタルサイン**
② **身体所見**
- 聴診
- 打診
- 喀痰・咳嗽の有無

Ⓒ 検査

- 胸部単純X線写真
- 喀痰抗酸菌染色/培養
- 喀痰細胞診
- 赤血球沈降速度
- ツベルクリン反応
- CT
- 肺機能検査
  - スパイロメトリー
  - フローボリューム曲線検査
- 動脈血液ガス分析

*検査の流れ・判定は 4-6「塵肺」(p.416)を参照

表 2G-5-1 塵肺の種類と職場

起因物質	塵肺の種類	職場
遊離珪酸	典型珪肺	30〜40%以上の珪酸吸入職場(鉱山・石工・耐火煉瓦・ガラス工場など)
	非典型珪肺	約20%以下の珪酸吸入職場(鉱山・い草業など)
	急進性珪肺	大量粉塵吸入職場(サンドブラスト・珪石粉砕・トンネル工事など)
珪酸化合物	石綿肺	石綿鉱山・石綿製品工場・建設業(保湿・防火・解体)・造船・自動車工場など
	滑石肺	滑石製造・ゴム工場など
	珪藻土肺	珪藻土工場・採掘など
	蝋石肺	坩堝工場など
	セメント肺	セメント工場・建設業など
金属	アルミニウム肺	金箔製造工場・窯業など
	アルミナ肺	金属工場(アルミ製造・再生など)
	溶接工肺	溶接作業
	硫化鉄鉱肺	ガラス工業
	鉄肺	各種工業
	ベリリウム肺	ベリリウム精錬・航空機製造・原子炉など
炭素	炭素肺	製墨・カーボンブラック工場
	黒鉛肺	黒鉛・電極工場
	炭鉱夫塵肺	炭坑(わが国では無水珪酸を伴うことが多い)
	活性炭肺	活性炭関連業

(泉 孝英, ほか(編):V じん肺. 最新内科学大系第61巻 肺炎, 間質性肺炎, p.326, 中山書店, 1994 より作成)

3 塵肺の診断・分類

A 塵肺の診断

得られた問診・身体所見・検査所見より,「粉塵を吸入することによって肺に生じた線維増殖性変化を主体とする疾病」として矛盾しない場合.

B 塵肺の分類

① 種類
- 職場と密接に関連する. 表2G-5-1により分類する.

② 肺機能障害
- 検査結果に基づき分類

  F(−):塵肺による肺機能障害が認められない者

  F(+):塵肺による肺機能障害があるが, F(++)には達しない者

  F(++):塵肺による著しい肺機能障害(次の場合)がある者

- %肺活量が60%未満の場合
- 1秒率が70%未満, かつ%1秒量が50%未満である場合
- %肺活量が60%以上80%未満である場合
- 1秒率が70%未満であり, かつ%1秒量が50%以上80%未満である場合
- 呼吸困難度が第Ⅲ度以上で, 動脈血酸素分圧が60 Torr以下または, $A\text{-}aDo_2$が限界値を超える場合

③ 合併症の有無
- 肺癌
- 結核

④ 管理区分
- 申請書に基づき都道府県労働局長が決定(4-6「塵肺」〈p.416〉を参照)

4 治療

- 症状緩和
  - 鎮咳剤
  - 去痰剤
  - 気管支拡張剤など
- 呼吸器感染症の予防
  - インフルエンザワクチン
  - 肺炎球菌ワクチン
- 呼吸リハビリテーション
- 呼吸不全の治療
  - 在宅酸素療法
  - 在宅人工呼吸器(NPPVも含め)

参考文献
1) 泉 孝英, ほか(編):V じん肺. 最新内科学大系第61巻 肺炎, 間質性肺炎. p.326, 中山書店, 1994.
2) 厚生労働省:離職するじん肺有所見者のためのガイドブック. 〈https://www.mhlw.go.jp/new-info/kobetu/roudou/gyousei/anzen/0703-1.html〉(2019年3月アクセス)

(岡久将暢)

Column クリニカルパス

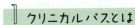

1 クリニカルパスとは

クリニカルパスとは「患者状態と診療行為の目標,および評価・記録を含む標準診療計画であり,標準からの偏位を分析することで医療の質を改善する手法」です(日本クリニカルパス学会).医療が多様化する中で,安全性と一定した質を確保し多職種で同じ目標に向かって患者の診療を行うこと,かつそこからさらに改善をしていくことを目的に,各科でさまざまなクリニカルパスが作られています.

2 当科で用いているクリニカルパス

当科では以下のクリニカルパスを用いています.これらは当科のメンバーで作成し,定期的に見直しを行っています.

- COPD 教育入院
- 間質性肺炎教育入院
- 気管支鏡検査入院
- クライオバイオプシー検査入院
- EGFR-TKI 導入
- 在宅酸素療法導入

一例として,当科の COPD 教育入院パスの一部を提示します.患者用のものを p.244 に,スタッフ用のものを p.245,246 に示しました.

Ⓐ COPD 教育入院とは

COPD 患者を対象に,肺機能や全身状態,合併症の評価とともに,患者・家族の病状理解をすすめ,呼吸リハビリテーションに取り組んでもらう 2 週間程度のプログラムです.入院中は,主治医や看護師,リハビリ担当スタッフが別紙パンフレットを用いて,COPD の病態や説明に関して指導を行います.栄養士や薬剤師も適宜介入し,包括的な理解と自己管理の意欲を高める時間としています.

Ⓑ 対象患者

- 当科定期通院中の患者
- 普段は近医に通院し,当科で半年〜1 年に一度の評価や治療方針再検討

のため受診する患者
- アドヒアランスに困難を感じている患者
- 呼吸リハビリの習慣化を目指したい患者
- 禁煙が困難な患者
- HOT導入など，生活や治療に大きな変化のあった患者など

C 教育入院を成功させるために

教育入院を行ったからといって病状がよくなるわけではありません．
- 教育入院の意図について事前に患者ときちんと確認しあう．
- 目標設定：患者にとって意味があり，かつ実現可能な目標をともに設定する．
  （例：「毎日15分歩く」ではなく，「公園で遊ぶ孫の姿を毎日見に行く」など）
- 入院後早期に担当する各職種で問題点や目標，各職種の役割を共有する．
- 退院後につなげる：
  - 入院中に家族，ケアマネともこまめな連携を取る．
  - 教育入院中に得た理解や向上心が外来でも保てているかを確認する．
  - 外来リハビリや地域のリハビリ（デイケアなど）へ移行することも多い．

参考文献
1) 日本クリニカルパス学会ホームページ．〈http://www.jscp.gr.jp/〉(2019年3月アクセス)

入院診療計画書(COPD 教育入院)

担当医(呼吸器内科):	担当看護師:

あなたの入院中の目標:

月日	当日 /	2～5日目 / ～ /	6～8日目 / ～ /
達成目標	□ 入院中の目標を立てる.	□ 服の自己管理ができる. □ COPD の原因・症状が言える.	□ 禁煙宣言できる. □ COPD の治療方法を2つ言える.
説明指導(看護師)	病棟オリエンテーションを行います. パンフレットをお渡しします. 一緒に入院中の目標を立てましょう.	2日目: パンフレット P2 3日目: パンフレット P3～4 5日目: パンフレット P8	6日目: パンフレット P7, 9 7日目: パンフレット P11～12 8日目: パンフレット P13 アクションプランカードのモデルカードを紹介します.
	在宅酸素を使用している方は入院中の管理方法を説明します.		
リハビリ	担当リハビリがオリエンテーションを行います.	リハビリパンフレットをお渡しします.	
内服	入院当日～4日目まではお薬を飲む前に看護師に見せて下さい.	薬剤師より服薬指導があります. 吸入を使用している場合は使用方法を確認します.	
食事	食事の制限は特にありません.	入院中,栄養士より食事指導を行います. (パンフレット P15～P16 を参考に行います)	
検査処置	特にありません.必要な時はお伝えします.		
その他	特別な栄養管理の必要性:□ 有 □ 無 □ 認知機能,ADL,意欲等についての総合評価を実施		

入院中は、この計画書に沿って治療や処置が行われます.当計画書は診療の概要を記したものであり、状況に応じて変更になることもございますのでご了承下さい.ご不明な点は遠慮なく病棟スタッフにお尋ね下さい.

COPD 教育入院パス

適応基準	入院日：　　年　　月　　日		担当医	担当看護師
・COPD の症例 ・ADL が自立していること	診療科：呼吸器内科 病棟：			

除外基準	退院基準
・薬剤・酸素の自己管理ができない場合	・COPD の疾患を理解している ・薬剤の使用方法を理解している ・酸素の使用方法を理解している
逸脱基準	・アクションプランを理解している
・症状が悪化した場合 ・せん妄が生じた場合	・運動，呼吸法，排痰法の必要性を理解している

アウトカム

		評価指標
#1	入院中の目標を立てることができる	入院診療計画書（患者用パス）に入院中の目標を記入できる
#2	内服の自己管理が確実にできる	内服する薬剤を間違いなく看護師に提示できる
#3	COPD の原因・症状が言える	主な原因「タバコ・大気汚染」，症状「咳・痰・息切れ」のキーワードが言える
#4	禁煙に対する意欲を表出できる	禁煙に対する前向きなことが言える
#5	COPD の治療法が言える	「予防接種・薬物療法・栄養療法・リハビリ療法」の治療法が言える （パンフレットを見ながらでも可）
#6	安定期と増悪期の自己管理が言える	安定期「禁煙・適切な内服・運動・食事」，増悪期「息切れ・発熱・痰の増加の症状があるときにアクションプランカードを使用する」が言える
#7	退院後の目標を立てることができる	退院後の目標を患者自身がパンフレット P14 に記入できる
#8	感染予防のポイントが言える	予防接種・感染予防対策の2つが言える
#9	【HOT 導入中患者のみ】酸素の自己管理ができる	酸素残量を自ら確認でき，流量を調整できる
#10	吸入方法が確実に言える （薬剤師評価）	吸入操作が一人でできる 吸入力が十分にある（デモ機使用）
#11	運動，呼吸法，排痰法の必要性を理解する （リハビリ評価）	自主運動・口すぼめ呼吸・自己排痰ができる
#12	食事療法を理解する （栄養士評価）	エネルギータンパク質を十分に摂る理由（COPD はエネルギーの消費が多くなるため体力が低下しやすい）が言える

COPD 教育入院パス

日付		月　　日(入院1日目)	月　　日(入院2日目)	
アウトカム		#1 入院中の目標を立てることができる　※入院1日目に未達成の場合再評価		
		☐ 入院診療計画書(患者用パス)に入院中の目標を記入できる ☐ 達成　☐ 未達成 ⇒未達成の場合2日目に再評価	☐ 入院診療計画書(患者用パス)に入院中の目標を記入できる ☐ 達成　☐ 未達成	
		#2 内服の自己管理が確実にできる　内服する薬剤を間違いなく看護師に提示できる		
			#3 COPDの原因・症状が言える　主な原因「タバコ・大気汚染」、症状「咳・痰・息切れ」のキーワードが言える	
		#9【HOT導入中患者のみ】酸素の自己管理ができる　酸素残量を自ら確認でき、流量を調整できる		
			#10 吸入方法が確実に行える(薬剤師評価)　吸入操作が一人でできる、吸入力が十分にある	
			#11 運動、呼吸法、排痰法の必要性を理解する(リハビリ評価)　自主運動・口すぼめ呼吸・自己排痰ができる	
			#12 食事療法を理解する(栄養士評価)エネルギータンパク質を十分に摂る理由(COPDはエネルギーの消費が多くなるため体力が低下しやすい)が言える	
バリアンス		バリアンス	看護師署名	バリアンス	看護師署名
	深夜	☐ 有　☐ 無		☐ 有　☐ 無	
	日勤	☐ 有　☐ 無		☐ 有　☐ 無	
	準夜	☐ 有　☐ 無		☐ 有　☐ 無	
VSチェック		1検		1検	

呼吸 体温 血圧 脈拍
× △ ✕ ●
25 39 200 200

20 38 150 150

15 37 100 100

10 36 50 50

O_2 (L/min)						
SpO_2						
検査・処置						
内服 内服管理チェック	☐ 朝	☐ 昼	☐ 夕	☐ 眠前	☐ 朝　☐ 昼　☐ 夕　☐ 眠前	
食事	量	朝	昼	夕	朝　　　昼　　　夕	
排泄	便					
	尿					
観察項目	意識レベル					
	呼吸音(R/L)					
	副雑音(R/L)					
	咳嗽/性状					
	喀痰/性状					
	呼吸困難感					
清潔		☐ 入浴　☐ シャワー浴　☐ 清拭				
説明・指導 その他		☐ 入院時オリエンテーション ☐ 患者用パス説明・渡し(入院中の目標を立てる) ☐ 薬剤師へ服薬指導依頼(依頼日；　/　) ☐ 吸入使用者は手技確認 ☐ COPDパンフレットを渡す ☐ HOT導入中の場合、入院中の管理方法説明		☐ COPDパンフレットP2説明 　(COPDについて) ☐ 栄養士介入依頼(依頼日；　/　)	
リハビリ		☐ オリエンテーション 　(リハビリの必要性説明)		☐ 理学療法初期評価(担当者：　　　) 　(身体・呼吸機能)	

(吉松由貴)

第3部

診察・検査・処置・治療

1 診察

1 診察の流れ

A 主訴・バイタルサイン
- 緊急性の**有無**を判断.
- バイタル不安定であれば治療を並行して行う.

B 問診
- 外来の問診は簡潔に行う.
- 入院の問診は詳細に行い入院時の診断・情報が正しいのか再検討.

C 診察
- 救急外来では致死的な疾患や障害を残す疾患を中心に検討.
- 初診外来では緊急性のある疾患の頻度は下がるが見逃せない疾患を検討.

D 鑑別診断
- 基本的にはすべての症状が一元的に説明を行える疾患をまず考える.
- 一元的に説明できなければ,よくある疾患との合併を検討(高齢者に多い).

E 検査
- 検査を行うかどうか
- 行うのであれば,いつ(今回か次回か),何の検査をするか

F 治療

① 外来治療
- 次回フォローの有・無

② 入院治療
- 重症度,独居
- 本人・家族の希望などで検討.

※何か気になると感じるときは次回外来フォローを行う.
※診断がつかないときは症状の変化・経過をフォローする.

2 主訴・バイタルサイン

Ⓐ 主 訴

- 最も気になる自覚症状
- 病院・診療所に受診した理由

咳・喀痰・呼吸困難感・胸痛・嗄声など自覚症状の発症様式・持続期間・程度などをあわせて記載する.

Ⓑ バイタルサイン(成人)

バイタルサインとは意識レベル・体温・呼吸・脈拍・血圧など生きている状態を示す重要な指標である.バイタルサインの重要な役割は,患者の容態が安定しているか・急変しているかを速やかに知らせている点である.

① 意識レベル
- 清明かどうか

② 体温(腋下)
- 37.0℃ 以下(正常体温にはかなり幅があり目安)
- 低体温:36.0℃ 以下のときに疑う
- 微熱:37.0~37.9℃,高熱:38.0℃ 以上
- 平均口腔温は 36.8℃

※片麻痺があると健側に比べ患側で腋下温度が 0.5℃ 程度の低下を認める[1].
※患者本人が発熱があると感じているときや医師が触診時に熱感を感じるときは実際に発熱をしている可能性(尤度比〈LR〉= 2.9)がある[2].

③ SpO₂
- 96% 以上(室内気)

④ 呼吸回数
- 成人で 12~20 回/分

※咳と発熱を認める外来患者が呼吸回数 > 28 回/分あれば肺炎を認める可能性が軽度あがる(LR = 2.0).

⑤ 血 圧
- 収縮期血圧 140/拡張期血圧 90 mmhg 未満(普段の血圧との比較を行う)

※収縮期血圧 < 90 mmhg が肺炎患者の死亡を予測する(LR = 10.0)[3]

⑥ 脈 拍
- 脈拍数:60~100 回/分(100 回/分以上は頻脈,50 回/分未満は徐脈)
- リズム:整脈か不整脈か

3 問 診

- 症状が,いつ頃から(持続期間)
- どのように起こったか(発病様式)
  (突然発症:数秒〜数分/急性発症:数時間/徐々に発症:数日〜数ヵ月)
- どれくらいの強さ(程度)と持続時間
- 症状の変動があるか(時間帯・体勢・場所などで増悪,軽減する因子があるか)
- 随伴症状
- 喫煙歴(本数/日×年数),飲酒歴,職業(粉塵・アスベスト吸入歴),ADL(表3A-1-2),住居(自宅・施設入所か),内服薬,既往歴,アレルギーの有無,海外渡航歴,健康診断歴,以前の胸部画像検査歴・ペットの有無など

表 3A-1-1 問診内容から疑う呼吸器疾患

鉄さび色の痰	肺炎球菌性肺炎
喫煙歴	COPD(息切れ評価:mMRC質問票),肺癌,急性好酸球性肺炎(若年者)など
飲酒歴(飲酒の量,酒の種類,飲酒期間,飲酒する時間を確認)	誤嚥性肺炎(寝酒),クレブシエラ肺炎
生活環境:住居(木造・築数十年),鳥の飛来がある,住居近くに鳥がいる,ペット飼育歴(屋内・屋外),空調・加湿器・循環式風呂・羽毛布団の使用	過敏性肺臓炎(特に詳細に問診する)
職業:採石・石工業,トンネル工事,造船業,建築業,解体作業,石綿関連工場,溶接作業,自動車塗装,仕事中のマスク着用の有無,暴露期間など	塵肺,悪性胸膜中皮腫,溶接工肺,イソシアネート肺
内服薬:健康食品や内服薬の開始時期,種類(抗癌薬・漢方薬・抗不整脈薬・免疫抑制剤・抗リウマチ薬など)	薬剤性肺炎,免疫抑制剤の使用中であれば原因微生物も増加
家族歴(気胸,結核)	Birt-Hogg-Dubé症候群,肺結核
既往歴	悪性腫瘍の既往(肺転移・再発の可能性を考慮),肝硬変(肝肺症候群),放射線治療歴(放射性肺炎)
繰り返す肺炎	誤嚥・COP・肺癌など
食事中の咳,ADL全介助	誤嚥性肺炎
日中の眠気・いびき	SAS

表 3A-1-2 peformance status

スコア	状態
0	無症状で社会生活ができ,制限を受けることなく発病前と同じ日常生活がふるまえる
1	軽度の症状があり,肉体運動は制限を受けるが,歩行・軽労働・デスクワークはできる(軽い家事・事務作業)
2	歩行や身の回りのことはできるが,ときに少し介助が要ることもある.軽労働はできないが日中の50%以上は起床している
3	身の回りのことはある程度できるが,しばしば介助が要り,日中の50%以上をベッドか椅子で過ごす
4	身の回りのこともできず,常に介助が要り,終日ベッド上・椅子で過ごす

(Oken MM, Creech RH, Tormey DC, et al.:Toxicity and response criteria of the Eastern Cooperative Oncology Group. Am J Clin Oncol 5:649-655, 1982 より作成)

4 診察

A 視診

- 病院・診療所診察まで歩いてこられたか，体重減少・るいそうなど
- 全体的な印象や全身状態をみる
- 眼球の陥没，舌・皮膚の乾燥 ➡ 脱水を疑う
- 胸鎖乳突筋の肥大（図 3A-1-1）・口すぼめ呼吸 ➡ COPD
- 中斜角筋優位の肥大 ➡ 拘束性障害
- 頸静脈の怒張 ➡ 心タンポナーデ，右心不全，緊張性気胸など
- 胸郭の変形・非対称 ➡ 鳩胸，漏斗胸，樽状胸，カリエス
- Hoover's sign：吸気時に下位肋間が陥凹 ➡ COPD
- 四肢 ➡ スワンネック変形：関節リウマチ，スプーン状爪：鉄欠乏性貧血，
  Raynaud 現象：膠原病　ばち指

B ばち指（図 3A-1-2）

　手足の指の末端で血管が増生し，血流の増加に伴い結合組織が増殖している状態．ばち指そのものは通常は無症状であり，自覚症状よりも医師により指摘されることが多い．通常は両側性であり，すべての指に起こるが，片側性でも起こることがある．

① 原因疾患

- 先天性：強皮骨膜症，心血管奇形
- 後天性：間質性肺炎，肺癌，悪性胸膜中皮腫，過敏性肺炎，慢性膿胸，COPD（COPDだけではまれであり肺癌や間質性肺炎合併を検査する），肝硬変，感染性心内膜炎，炎症性腸疾患など
- 片側性：大動脈・鎖骨下動脈の動脈瘤，腋下腫瘍，肩関節脱臼，肺尖部肺癌，片麻痺

② 測定法

a．nail-fold angles

　ばち指があると次のいずれかの角度が増大する．
- profile angle（ABC ＞ 180°）
- hyponychial angle（ABD ＞ 190°）

b．phalangeal depth ratio

　distal phalangeal depth（DPD）と inter phalangeal depth（IPD）とを比較し，ばち指では DPD/IPD ＞ 1 となる．

c．Schamroth sign

　人差し指同士を合わせると正常であれば認めるダイヤモンド型の隙間（▶）が消失．

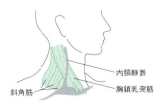

図 3A-1-1　頸静脈怒張

C 触診

- 前胸部に握雪感を触知→縦隔気腫・皮下気腫
- 声音振盪(図 3A-1-3)：手背基部を背部にあて『ひとーつ』と低い声でゆっくり発声してもらい左右差に注意する.
  → 亢進時は限局性肺炎，胸膜癒着
  → 減弱時・消失時は胸水・気胸・無気肺・胸膜肥厚など胸壁への伝道が妨げられている状態

D 打診

- 前胸部・背部を上から下に左右差を比較しながら行っていく.
- 鼓音 → 肺気腫(両側)，気胸，巨大囊胞
- 濁音 → 無気肺，大葉性肺炎，肺水腫，胸水貯留

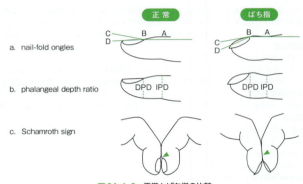

図 3A-1-2 正常とばち指の比較

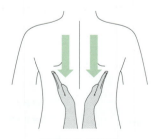

図 3A-1-3 声音振盪

E 聴診

① 呼吸音

表 3A-1-3,図 3A-1-4 を参照.

表 3A-1-3 呼吸音の特徴と疑う疾患

		特徴	疑う疾患・病態
正常呼吸音	気管呼吸音	頸部気管上で聴取 呼気＞吸気で大きく聴取	上気道の開存
	肺胞呼吸音	大部分の胸壁上で聴取 吸気＞呼気で大きく聴取	低換気・肺実質の病変・胸水・気胸などで減弱
	気管支呼吸音	肺胞呼吸音より大きく高調 呼気＞吸気　胸骨上部の狭い範囲でのみ聴取	他の部位にて聴取されると異常 肺炎・無気肺など
副雑音	連続性ラ音 stridor	規則的で高調で吸気	上気道の狭窄
	連続性ラ音 wheezes	高調性連続ラ音(400 Hz 以上)笛声音	気管支喘息・COPD などの細い気管支の狭窄
	連続性ラ音 rhonchi	低調性連続ラ音(200 Hz 以下)類鼾音	気管支喘息・COPD・喀痰貯留など比較的太い気管支の狭窄
	連続性ラ音 squawk	吸気性の逼続性ラ音 持続時間が短い	過敏性肺炎，間質性肺疾患
	断続性ラ音 fine crackles	細かい断続音　捻髪音 吸気で聴取	間質性肺疾患・石綿肺放など
	断続性ラ音 coarse crackles	荒い断続音　水泡音 吸気＞呼気	喀痰など分泌物による 肺炎・肺水腫・心不全など
	胸膜摩擦音	吸気・呼気ともに聴取し典型的には肺底部で聴取	胸膜病変

(Bohadana A, Izbicki G, Kraman SS：Fundamentals of lung auscultation. N Engl J Med 370：744-751, 2014 より作成)

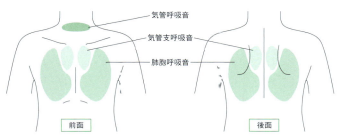

図 3A-1-4　正常呼吸音の聴取部位

② 呼吸回数・深さ・リズム

- 安静時に前方から胸郭の動きを観察する.
- 通常成人では呼吸回数12～20回/分,1回換気量(深さ)は500 mL/回,胸腹式呼吸で規則的なリズムで繰り返している.

表 3A-1-4 呼吸の異常

呼吸回数の異常	
無呼吸	呼吸停止
徐呼吸	呼吸の深さはあまり変わらず呼吸回数が減少(12回/分以下) ➡ 睡眠薬投与,頭蓋内圧亢進時
頻呼吸	呼吸の深さはあまり変わらず呼吸回数が増加(24回/分以上) ➡ 発熱・興奮・呼吸器・循環器疾患
呼吸の深さの異常	
浅呼吸	呼吸回数はあまり変わらず呼吸の深さが減少 ➡ 睡眠時,鎮静薬など
大呼吸	呼吸回数はあまり変わらず呼吸の深さが増加
呼吸回数・深さの異常	
過剰呼吸	深さも数も増加 ➡ 過換気症候群など
減弱呼吸	深さも数も減少 ➡ 死亡前など重篤な状態
浅速呼吸	深さは減少し数は増加(24回/分以上) ➡ 間質性肺炎,肺塞栓など
Kussmaul大呼吸	呼吸数は減少し非常に深い規則正しい呼吸 ➡ 代謝性アシドーシスに起因
リズムの異常	
チェーン ストークス呼吸	無呼吸・減弱呼吸に続き呼吸回数・換気量が増加し,その後減弱し無呼吸となることを繰り返す ➡ 尿毒症,脳卒中,脳挫傷,心不全など
Biot呼吸	少し深い呼吸と無呼吸を繰り返し間隔は不規則 ➡ 脳腫瘍,髄膜炎,脳炎など
その他の異常呼吸	
起坐呼吸	横臥位をとると呼吸困難が増加し,坐位や後ろによりかかる姿勢をとると楽になる ➡ 左心不全,気管支喘息発作,COPD増悪など
奇異呼吸	①左右の胸郭が対称的でない ➡ 一側の無気肺,気胸,血胸 ②吸気で胸郭が膨らむのに対し腹部がへこみ同調していない ➡ 横隔膜の筋力低下,胸部外傷,窒息,閉塞性睡眠時無呼吸症候群
側臥位呼吸	健側を下にする(患側が上)と健側の血流が増加し酸素化がよくなる体位 ➡ 片側の肺疾患,拡張型心筋症に伴う鬱血性心不全

(日本呼吸器学会:新呼吸器専門医テキスト.南江堂,2015 より作成)

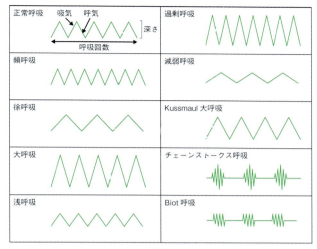

図 3A-1-5　異常呼吸のパターン

参考文献

1) Mulley G：Axillary temperature difference in hemiplegia. Postgrad Med J 56：248-249, 1980.
2) Singh M, Pai M, Kalantri SP：Accuracy of perception and touch for detecting fever in adults：A hospital-based study from a rural teritary hospital in central India. Trop Med Int Health 8：408-414, 2003.
3) Bukeley RG, Conine M：Reliability of subjective fever in triage of adult patients. Ann Emerg Med 27：693-695, 1966.
4) AllenSC：Lobar pneumonia in Northern Zambia：Clinical study of 502 adult patient. Thorax 39：612-616, 1984.
5) Fedullo AJ, Swinburne AJ：Relationship of patient age to clinical feature and outcome for in-hospital treatment of pneumonia. J gerontol 40：29-33, 1985.

〈宮嶋宏之〉

2 動脈血液ガス（結果の解釈）

1 目的

動脈血液ガス分析の目的は，血液ガス・酸塩基平衡異常からその背景にある病態生理学的原因を診断することである．本項では主に，酸塩基平衡異常について述べる．酸塩基平衡異常について，stepwise 法を用いて原因の推定を行う．

2 血液ガス評価の stepwise

A Step 0　病態からある程度の酸塩基平衡異常を予測

表 3A-2-1 を参照．

B Step 1　アシデミアもしくはアルカレミア

- pH < 7.4 ➡ アシデミア
- pH > 7.4 ➡ アルカレミア

(続く)

表 3A-2-1　各病態における典型的な 1 次性酸塩基平衡異常

病　態	典型的な 1 次性酸塩基平衡異常
ショック	代謝性アシドーシス（乳酸アシドーシス）
脱　水	代謝性アルカローシス
嘔　吐	代謝性アルカローシス
下　痢	代謝性アシドーシス（AG 正常）
心不全	代謝性アルカローシス
末期肝硬変	呼吸性アルカローシス ＋ 代謝性アルカローシス
腎不全	代謝性アシドーシス（早期：AG 正常，晩期：AG 上昇）
敗血症	呼吸性アルカローシス ＋ 代謝性アシドーシス（乳酸）
利尿薬使用	代謝性アルカローシス
呼吸不全	呼吸性アルカローシス → 呼吸性アシドーシス
肺塞栓	呼吸性アルカローシス
妊　娠	呼吸性アルカローシス

pH < 7.2 もしくは pH > 7.6 となる場合は必ず**代謝性＋呼吸性**の酸塩基平衡異常（同じベクトル）の合併が存在する

（柴垣有吾：より理解を深める！体液電解質異常と輸液．中外医学社，2007 より作成）

表 3A-2-2　動脈血と静脈血の血液ガスの違い

	動脈血 − 静脈血平均（95%CI）
pH	0.036（0.030〜0.042）
HCO_3^-	− 1.5 mEq/L（1.3〜1.7）
PCO_2	− 6.0 mmHg（5.0〜7.0）

（柴垣有吾：より理解を深める！体液電解質異常と輸液．中外医学社，2007 より作成）

(続き)

● Step 2　アシデミア（アルカレミア）の主な原因は呼吸性もしくは代謝性

表 3A-2-3　アシデミア，アルカレミアの判別

アシデミアのとき	アルカレミアのとき
$PaCO_2 > 40$ ➡ 呼吸性	$PaCO_2 < 40$ ➡ 呼吸性
$HCO_3^- < 24$ ➡ 代謝性	$HCO_3^- > 24$ ➡ 代謝性

● Step 3　AG から AG 上昇性代謝性アシドーシスの有無をチェック

- アニオンギャップ（AG）＝ $Na^+ - Cl^- - HCO_3^- > 12$ ➡「AG 上昇」と判断．
- Alb 低値のときは，補正 AG ＝ $2.5 \times (4 - Alb) + AG$ を用いる．
- AG が高ければ，AG 上昇性代謝性アシドーシスの存在をすでに意味している．

● Step 4　AG 上昇性の場合，補正 HCO_3^- を計算

- 補正 $HCO_3^- = HCO_3^- + \Delta AG$
  - 補正 $HCO_3^- < 24$ ➡ AG 非上昇性代謝性アシドーシスあり
  - 補正 $HCO_3^- > 24$ ➡ 代謝性アルカローシスあり

● Step 5　代償性変化が予測範囲内にあるか確認し，合併する酸塩基平衡異常の有無を確認

表 3A-2-4　各酸塩基平衡異常における代償式

	代償式（± 2）		代償の限界値	
代アシ	予測 $PaCO_2 = 1.5 \times HCO_3^- + 8$	$PaCO_2$ $= HCO_3^- + 15$ （マジックナンバー 15）	[$PaCO_2$]	15 mmHg
代アル	予測 $PaCO_2 = 0.6 \times HCO_3^- + 26$			55 mmHg
呼アシ	予測 $HCO_3^- = 0.25 \times PaCO_2 + 14$		[HCO_3^-]	急 38 mEq/L 慢 45 mEq/L
呼アル	予測 $HCO_3^- = 0.4 \times PaCO_2 + 8$			急 18 mEq/L 慢 15 mEq/L

・代＝代謝性，呼＝呼吸性，アシ＝アシドーシス，アル＝アルカローシス，急：急性，慢＝慢性
・pure な呼吸性の場合の急性もしくは慢性の判断：$\Delta pH / \Delta PaCO_2$　急性：0.008，慢性：0.003

● Step 6　各酸塩基平衡異常の原因を患者背景（病歴，既往歴，薬剤歴など），原疾患・併存症を考慮しながら推定する

表 3A-2-5 を参照．

表 3A-2-5 酸塩基平衡異常による鑑別診断

AG 上昇性代謝性アシドーシス		呼吸性アシドーシス
	AG 上昇の原因	
・ショック ・敗血症 ・低 O_2 血症 ・肝不全 ・痙攣 ・ビタミン B_1 欠乏	L 乳酸	・意識障害 ・気道閉塞 ・重症肺炎・ARDS ・COPD ・喘息
・腸管虚血	D 乳酸	
・糖尿病性ケトアシドーシス ・アルコール性ケトアシドーシス ・飢餓	βヒドロキシ酪酸	
・腎不全	硫酸	
・薬剤・中毒	蟻酸・馬尿酸など	
AG 非上昇代謝性アシドーシス		
・下痢 ・尿細管アシドーシス ・早期腎不全		

代謝性アルカローシス	呼吸性アルカローシス
・メイロン ・嘔吐 ・利尿薬 ・有効循環血漿量減少 ・低 K 血症 ・低 Mg 血症	・敗血症　・肺炎早期 ・疼痛　　・肺水腫 ・不安　　・気胸 ・発熱　　・肺塞栓

AG 上昇性代謝性アシドーシス + 呼吸性アルカローシスをみたら,「敗血症」と「サリチル酸中毒」を鑑別にあげる.

(柴垣有吾:より理解を深める!体液電解質異常と輸液. 中外医学社, 2007 より作成)

3 AG 低下と Alb 補正について

- AG 低下の原因は次の通りである.
  1) Na^+ 以外の陽イオンが増加:高 K 血症,高 Ca 血症,高 Mg 血症,多発性骨髄腫,リチウム中毒
  2) Cl^-, HCO_3^- 以外陰イオンが低下:低 Alb 血症
  3) 誤測定:偽性低 Na 血症,ヨード中毒,ブロマイド中毒,サリチル酸中毒
  これらのうちよく出くわすものは 2) の低 Alb 血症である.
- Alb が 1.0 g/dL 低下する毎に 2.3~2.5 mEq/L ずつ AG は低下する.
- Alb 補正 AG の計算式は

$$\text{Alb 補正 AG} = \text{AG} + (4.0 - \text{血清 Alb 値}) \times 2.5$$

4 肺胞気—動脈血酸素分圧較差（A-aDo₂）[2]

- 正常大気圧の空気吸入下にみられる低酸素血症（低O_2血症）の原因には，
  1) 肺胞低換気
  2) 右→左シャント
  3) 拡散障害
  4) 換気血流比（Va/Q）不均等分布

  がある．

  肺胞低換気を除く3つの低O_2血症のメカニズムによる肺ガス交換効率の低下は，A-aDo₂で評価できる．

  $$A\text{-}aDo_2 = 150 - PCO_2 / 0.8 - PaO_2$$

  A-aDo₂の正常値：通常20以下．これを超えると開大
  A-aDo₂開大なし：肺胞低換気
  A-aDo₂開大あり：右→左シャント，拡散障害，Va/Q不均等

- 吸入O_2濃度を上昇させると，拡散障害，Va/Q不均等ではO_2投与の効果が大きく（A-aDo₂減少），シャントではO_2投与の効果が小さい（A-aDo₂増大）．

参考文献
1) 柴垣有吾：より理解を深める！体液電解質異常と輸液．中外医学社，2007．
2) 日本呼吸器学会肺生理専門委員会：臨床呼吸機能検査　第8版．メディカルレビュー社，2016．

（末安巧人）

③ 呼吸機能検査（スパイロメトリー）

1 スパイロメトリーとは

- 広義の呼吸機能検査は，図 3A-3-1 に示すようにスパイロメトリーや動脈血液ガス分析を用いて，呼吸機能を評価する検査の総称である．
- その中でスパイロメトリーは，最大換気量や最大換気流量の測定などを通して呼吸器全体の換気能力に関わる大枠の評価を行う検査である．

2 禁忌・注意

基本的には，呼吸不全を呈する多くの呼吸器疾患で適応となるが，表 3A-3-1 の場合は検査の差し控えを考慮する．

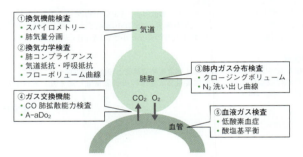

図 3A-3-1 主な呼吸機能検査

表 3A-3-1 呼吸機能検査の禁忌

禁忌事項	推　奨
胸腹部手術	相対禁忌
頭頸部手術	相対禁忌
気胸	相対禁忌
心筋梗塞	絶対禁忌／相対禁忌
上行大動脈瘤	絶対禁忌／相対禁忌
喀血	相対禁忌
肺塞栓	絶対禁忌／相対禁忌
急性下痢症	相対禁忌
狭心症	絶対禁忌／相対禁忌
重症高血圧 （収縮期 > 200 mmHg，拡張期 > 20 mmHg）	検査前に再検 症状緩解後に施行
体調不良時	改善後に施行
感染症（ノロウイルス，結核，インフルエンザなど）	

（Cooper BG：An update on contraindications for lung function testing.
Thorax 66：714-723, 2011 より作成）

3 肺機能検査と評価

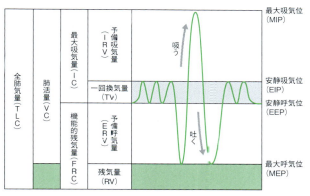

図 3A-3-2 肺気量分画

＊スパイロメトリーでは緑色の部分は求められない

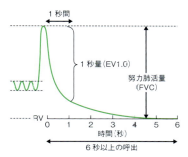

図 3A-3-3 努力呼気曲線

最大吸気位から最大呼気位までをほぼ最大努力で行う．FVC，FEV_1 などは努力呼気曲線から得られる．

（日本呼吸器学会肺生理専門委員会：臨床呼吸機能検査第8版．メディカルレビュー社，2016 より作成）

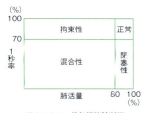

図 3A-3-4 換気機能診断図

表 3A-3-2 各換気障害における主な病態

閉塞性障害	拘束性障害
・喘息	・肺切除術後
・COPD	・間質性肺炎・肺線維症
・びまん性汎細気管支炎	・胸水
・閉塞性細気管支炎	・腫瘍
・肺リンパ脈管筋腫症	・火傷，外傷
・じん肺	・手術後の後遺症
・肺結核後遺症	・肥満
	・神経筋疾患

4 フロー・ボリューム曲線

最大吸気位から最大呼気位まで被験者が努力呼気したときの呼気流量(縦軸)と肺気量(横軸)の関係を図示した曲線(図 3A-3-5). 気流制限の原因を推測するのに有用. 図 3A-3-6 に病態別の典型的な曲線パターンを示す.

また, 最大呼気位から最大吸気を行うと吸気フローボリューム曲線が得られ, 上気道狭窄の評価に有用である(図 3A-3-7).

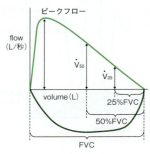

図 3A-3-5 フロー・ボリューム曲線

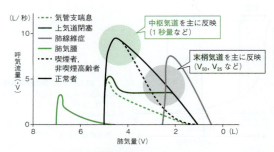

図 3A-3-6 正常および各肺病態における典型的なフロー・ボリューム曲線
(日本呼吸器学会肺生理専門委員会:臨床呼吸機能検査 第 8 版. メディカルレビュー社, 2016 より作成)

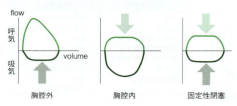

図 3A-3-7 吸気フロー・ボリューム曲線を組み合わせた気道狭窄のパターン

5 気道可逆性試験

Ⓐ 方法
① 努力呼気曲線(吸入前測定)
② 気管支拡張薬(SABA)
③ 20～30分後，再測定(吸入後測定).
④ 1秒量の改善率を計算.

Ⓑ 「可逆性あり」の判定基準

1秒量の改善率 12％以上かつ1秒量の改善量 200 mL以上

$$改善率 = \frac{1秒量(吸入後) - 1秒量(吸入前)}{1秒量(吸入前)} \times 100$$

気管支喘息の診断(吸入後の1秒率が70％以上)やCOPDおよび喘息とCOPDのオーバーラップ(ACO)の評価に有用である．
ただし，「可逆性あり」=「喘息」の診断にはならない．

6 肺拡散能(DL_{CO})

- 肺のガス交換機能について評価するには，DL_{CO}を用いる．DL_{CO}はどれだけ酸素が肺胞から取り込まれやすいかを評価する指標である．
- 基準値は次の通りである．
  - 正常値：一般に**予測値の80％以上**が正常．
  - 有意な変化：測定値が**10％以上**あるいは**3 mL/分/Torr以上**変化．

表 3A-3-3 肺拡散能(DL_{CO})が低下する要因

肺拡散能(DL_{CO})が低下する病態	主な疾患
拡散面積減少	肺切除，気腫化，間質性肺炎，種々の肺疾患，血管炎，微小血栓，特発性肺動脈性肺高血圧症
拡散距離増加	間質性肺炎，肺水腫，肝肺症候群
毛細血管血液量低下	心不全
有効ヘモグロビン量低下	貧血，喫煙
その他	酸素分圧の増加，異常ヘモグロビン血症

(日本呼吸器学会肺生理専門委員会：臨床呼吸機能検査　第8版．メディカルレビュー社，2016より作成)

表 3A-3-4 気道可逆性試験前に中止することが望ましい薬剤

薬剤		休薬期間
$β_2$ 刺激薬	吸入（短時間作用性）	8時間
	吸入（長時間作用性）（1日2回）	18時間以上（可能なら24時間）
	吸入（長時間作用性）（1日1回）	36時間以上（可能なら48時間）
	内服	24時間
	貼付	24時間
抗コリン薬	吸入（短時間作用性）	8時間以上（可能なら12時間）
	吸入（長時間作用性）	36時間以上（可能なら48時間）
キサンチン製剤（テオフィリン）	内服（1日2回）	24時間
	内服（1日1回）	48時間
	（点滴）静注	8時間
ステロイド薬	吸入	12時間
	内服，注射	24時間
ロイコトリエン受容体拮抗薬	内服	48時間
抗アレルギー薬	内服（1日2回）	24時間
	内服（1日1回）	48時間
	吸入	12時間

（日本アレルギー学会喘息ガイドライン専門部会：喘息予防・管理ガイドライン2018. p.60, 協和企画, 2018 より作成）

参考文献

1) Cooper BG：An update on contraindications for lung function testing. Thorax 66：714-723, 2011.
2) 日本呼吸器学会肺生理専門委員会（編）：呼吸機能検査ガイドライン. p.2, メディカルレビュー社, 2004.
3) 日本呼吸器学会肺生理専門委員会：臨床呼吸機能検査 第8版. メディカルレビュー社, 2016.
4) 日本アレルギー学会喘息ガイドライン専門部会：喘息予防・管理ガイドライン2018. p.60, 協和企画, 2018.

（末安巧人）

④ 胸部X線

1 胸部X線撮影前の心得

Ⓐ 適応

胸部X線は気軽に撮影でき、さまざまなシチュエーションで撮影されるが、被曝・費用はゼロではなく、安易な撮影は見逃しにつながる可能性もある。撮影する目的を意識するよう心がける。

① 異常所見を確認する

症状や身体所見から鑑別疾患を想起しながら（表3A-4-1）、異常所見を確認する。この際1つの異常所見のみで満足せず、画像を系統的に評価し、他に異常所見がないか確認することを忘れてはならない。

② 異常所見がないことを確認する

例えば、湿性咳嗽など下気道症状がある場合に、明らかな肺炎像がないことを確認する場合や検診、入院時・術前スクリーニングも含まれる。異常所見がないという判断は難しい。見逃しやすい部位を知り、系統的に評価する習慣をつけること、多くの胸部X線を見ることが重要である。

表 3A-4-1　胸部X線の撮影のきっかけとなる症状と想起される代表的疾患

症状	想起される疾患
咳嗽	肺炎（感染性、非感染性）、抗酸菌感染症、肺腫瘍、肺気腫・COPD、慢性気管支炎、気管支拡張症、気胸、気道異物など
呼吸困難	肺腫瘍、肺気腫・COPD、喘息発作、気胸、胸水貯留、肺塞栓症、気道異物など
胸痛	胸膜炎、肺癌など肺腫瘍、気胸、肺塞栓症、大動脈解離、心膜炎など
腹痛	消化管穿孔
外傷	骨折（鎖骨・肋骨・脊椎など）、外傷性気胸、肺挫傷、血胸など

Ⓑ 撮影法の検討

- 可能な限り「PA像」で撮影する。
- 救急外来などでは側面像も撮影する。
- ポータブル撮影などで「AP像」となる場合、循環動態に問題がなければ、坐位撮影を心がける（胸水がある場合、臥位撮影では胸水が背側に拡がり肺野の評価が難しくなることがある）。

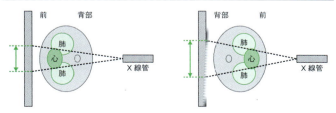

図 3A-4-1　背後（posterior）から前（anterior）に撮影するPA像（左図）とその逆に撮影するAP像（右図）
AP像では、心臓や縦隔が大きく見える。

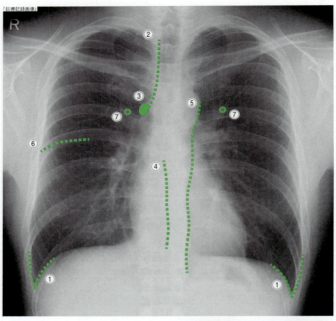

図 3A-4-2 読影にあたって知っておくべき最低限の正常構造

〈正面像〉
① CP angle(costophrenic angle):肋骨横隔膜角
② 右気管傍線:通常 1〜4 mm,7 mm 以上で異常
③ 奇静脈弓
④ 奇静脈食道線／右食道傍線
⑤ 下行大動脈
⑥ 小葉間裂
⑦ 左右 B3b

〈側面像〉
⑧ 胸骨後腔
⑨ 気管後腔／気管後三角／奇静脈上腔
⑩ 肺門下窓と心後腔
⑧〜⑩は,いずれも高透過性領域(黒くうつる).
特に椎体は頭側から尾側にかけて透過性が高くなる.

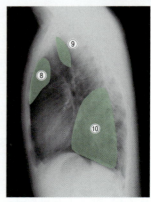

2 飯塚病院呼吸器内科流読影法

表 3A-4-2 を参考に,まず異常所見がない場合の「定型文」を覚えて(最初に①〜⑧の項目を覚え,慣れてきたのちに＊の項目も覚える),読影する順序を身体に覚えこませる.

表 3A-4-2 読影にあたっての定型文と異常がある場合に想起される病態

異常所見がない場合の定型文	異常がある場合に想起される病態
① 骨・軟部陰影に異常ありません.	骨折など骨病変,脊椎側弯など胸郭病変,皮下気腫や軟部腫瘤,皮下の異物(ペースメーカーなど),乳房の左右差など
＊胸膜・横隔膜陰影はスムーズに追えます.	胸壁腫瘍,胸膜プラークなど 横隔膜のシルエットサイン陽性病変 (横隔膜に接する陰影や無気肺) 腹腔内遊離ガス
② 両側 CP angle は sharp です.	胸水貯留,胸膜癒着,肺葉切除後,過膨張に伴う横隔膜平坦化など
③ 気管の偏位や気管内異常陰影はありません.	気管・縦隔が圧排されているか(胸水),牽引されているか(無気肺),気管内に詰まっているか(痰や異物,腫瘤など)
＊気管分岐角に異常ありません.	気管分岐下リンパ節(#7)腫大
＊右気管傍線の肥厚ありません.	縦隔リンパ節腫大・縦隔腫瘍など
＊奇静脈弓の拡張ありません.	うっ血性心不全など
＊奇静脈食道線の途絶ありません.	奇静脈食道線に接する陰影や無気肺
④ 心拡大ありません.	心不全,心臓弁膜症,心房細動,心囊液貯留・心タンポナーデなど
⑤ 左右心陰影スムーズに追えます.	心陰影のシルエットサイン陽性病変 (心臓に接する陰影や無気肺)
⑥ 下行大動脈スムーズに追えます.	下行大動脈のシルエットサイン陽性病変 (下行大動脈に接する陰影や無気肺)
⑦ 左右肺門部の拡大ありません.	肺門リンパ節腫大,肺動脈の拡張,縦隔腫瘍など
⑧ 肺野に明らかな異常陰影を認めません.	肺野が白くなる病態,黒くなる病態(表 3A-4-3 参照)

3 基本的な用語・表現法

胸部 X 線撮影・読影時に用いる用語を覚える(表 3A-4-3, 4 参照).

表 3A-4-3 胸部X線撮影時に使用頻度の高い放射線学的用語

肺 野	特徴①	特徴②		所見呼称
白くなる =「透過性低下」 「陰影」	不整形・境界不明瞭 (気管支透亮像を伴うことがある) =「実質性陰影」「浸潤影」	重なる血管影が見える		「すりガラス陰影」
		重なる血管影が見えない		「均等影」
	円形	長径	3 mm 以下	「粒状影」
			3 mm〜3 cm	「結節影」
			3 cm 以上	「腫瘤影」
				※内部に空気部分を含む =「空洞影」(壁の厚さは通常 2 mm 以上)
	もやもやした感じ	網目状		「網状影」
		網目状+粒状影		「粒状網状影」
	直線状	太さ	1 mm 以下	「線状影」
			1 mm 以上	「索状影」
黒くなる	胸腔内に空気が存在し胸膜が視認できる.			「気胸」
	薄い壁(2 mm 以下)があり円形	胸膜に接する		「ブラ」 ※通常は肺気腫と併存する
		胸膜に接しない		「嚢胞」
	・横隔膜平坦化(ドームの消失, CP angle が dull) ・横隔膜と交差する肋骨が腹側部で第7肋骨以下・背側部で第11肋骨以下 ・側面像で胸骨後腔の拡大			「過膨張」 ※ COPD や喘息発作など

「〇〇〇」:それぞれの特徴に対応する用語である.

表 3A-4-4 胸部X線の読影の際に用いられるさまざまな用語

用 語	意 味
気管支透亮像 air-bronchogram	空気を含む気管支(低吸収域)が,空気のない肺野(高吸収域)に存在する状態.気道が開存しており,肺胞の空気が何らかの理由により消失していること(無気肺,もしくは何らかの物質による充満〈血液,漏出液,浸出液,悪性腫瘍など〉)を意味する.
シルエットサイン silhouette sign	正常構造物の縁が見えなくなること.通常,縦隔臓器や横隔膜に接する肺の陰影や無気肺で生じる.
粟粒状 miliary pattern	小円形陰影がびまん性・大量に存在するパターン.陰影1つの大きさは3 mm 以下.
肺血流再分布 pulmonary blood flow redistribution	ある領域の肺血管が小さく・少なくなり,他の領域の肺血管が太く・多くなること.うっ血性心不全で上肺野の血流が増加するパターンが有名.
蜂巣肺 honeyocmbing	密に近接する(壁を共有する)3〜10 mm の輪状影.壁の厚みは 1〜3 mm.
無気肺 aterectasis	肺野の容積減少を伴う高吸収域.既存構造(気管支,血管,横隔膜,心臓,縦隔など)の偏位を伴う.
葉間裂 fissure	太さ 1 mm 以下の線状影で,葉間に存在する.

4 実際の読影にあたってのコツ

- 過去の画像と比較する。肺野のみならず,縦隔臓器(特に肺門)の状態を確認することを忘れてはならない.
- 見逃しやすい部位(図3A-4-3)を意識し,デジタル写真であれば,白黒反転して確認する.
- CT画像もある症例であれば,CT画像を見たあとに胸部X線を見直し,CTでの陰影が胸部X線でどのように写るか確認する.
- 陰影のない肺炎があることを意識する.脱水患者,免疫抑制状態の患者では,呼吸器症状が先行し,胸部X線陰影の出現が遅れることがある.輸液や免疫抑制状態の改善により,陰影が顕在化することがある.また,肺気腫や間質性肺炎の患者では,もともとの陰影のため,新規に生じた陰影が認識しづらい.
- 入院時・手術前に撮影した胸部X線に必ず目を通し,異常がある場合は,カルテに記録を残し,専門医受診を検討する.

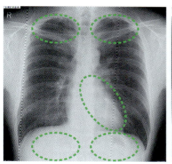 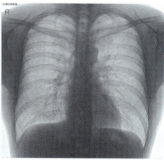

図 3A-4-3 見逃しやすい部位
見逃しやすいとされている部位も,白黒反転すると見やすくなる.

参考文献
1) 横林賢一,市場稔久(編):改定レジデント技術全書—ER・急変時の検査と処置,これだけ,ここまで.シービーアール,2015.

(靍野広介)

5 CT

1 適応と撮影法の検討

A 目的に応じた撮影法・再構成法の検討

①スライス厚
近年は MDCT がある施設が多く薄層のデータが得られる.**ルーチンでは 5～10 mm** が多い.必要に応じオーダーの際に検討する.

②スライス間隔
スライス厚と同じになっていることが多い.

③再構成関数
表示したいものを強調するコンピュータ処理.一般的には,縦隔(軟部組織),肺野でそれぞれルーチンの関数(CT の機種により異なる)が用いられている.

④HRCT の必要性
3 mm 以下のスライス厚で高周波数強調の再構成関数を用いて再構成された画像.field of view(FOV)を 20 cm 程度に絞り,より空間分解能が高くなっている.**粒状影・結節影などの限局性病変のみならず,びまん性肺疾患で特に有用**.

⑤MPR の必要性
multi planar reconstruction(MPR)は**自然気胸でのブラの検索**や,**腫瘍の周囲臓器への浸潤**を評価する際に有効.

⑥撮影法の工夫
背側に軽微な陰影があらかじめ疑われる場合(間質性肺炎の初期など)は腹臥位 CT を,閉塞性肺疾患の場合は呼気 CT の追加など.

B 造影剤の必要性

- 縦隔・肺門部リンパ節の評価
- 腫瘍内部の性状や周囲臓器への進展の評価
- 血管病変の評価:ダイナミックスキャンが有用

2 確認事項

A 検査前の確認事項

- 1 回 2.4～12.9mSv の被曝線量(⇔胸部 X 線写真 0.06 mSv,自然放射線による年間線量日本平均 2.1 mSv)であることを意識!

B 撮影前の確認事項

- 妊娠の可能性の有無(特に 8 週間以内)
- 植え込み型心臓ペースメーカー/ICD の有無
  - リセット現象:デバイスによっては,短時間でも CT の X 線が照射されると設定されているプログラムが一律に安全モードに固定される現象が生じる.担当医の立会いや CT 後の設定の確認などの対応をすべき.
  - オーバーセンシング:すべてのペースメーカーと ICD において生じる可能性あり.デバイス本体に CT の X 線が照射された際にその刺激を心拍動と誤認し,ペースメーカーでは電気刺激が停止するおそれが,ICD では不適切な電気ショックがなされるおそれがある.デバイス本体への X 線照射が 5 秒以内(通常の撮影)であれば対応不要.5 秒以上であればメーカーや臨床工学技士による対応準備が必要.

3 禁忌

Ⓐ 造影剤禁忌事項
- 過去の撮影歴と造影剤アレルギーの有無
- コントロール不良な甲状腺機能亢進症
- ビグアナイド系経口血糖降下薬(推定糸球体濾過量〈eGFR〉< 45 では 48 時間前の休薬➡検査 48 時間後に Cr 再検査し再開検討,eGFR < 30 では禁忌)

Ⓑ 原則禁忌
- 気管支喘息:コントロール不良は禁忌.無治療で 5 年以上経過していれば問題なし.その他の場合は必要性が高ければ前投薬の上主治医立ち合いで撮影.
- 腎不全:eGFR ≧ 45 であれば問題なし,eGFR 30〜45 であれば検査前後の生理食塩水輸液(1〜1.5 mL/kg/時.各 6 時間以上),eGFR < 30 であれば原則として造影しないが,必要時は腎臓内科コンサルトの上造影前後の生理食塩水輸液を行う.
- 重症心不全:心不全の増悪 合併する腎不全の増悪
- 重症肝不全:肝腎症候群による腎機能低下
- 急性膵炎:腎障害を伴う場合
- マクログロブリン血症:循環障害による腎機能低下
- 多発性骨髄腫:高 Ca 血症による脱水➡腎機能低下
- テタニー(低 Ca 血症):低 Alb 血症による腎機能低下を伴うことが多い.
- 褐色細胞腫:循環不全からの腎機能低下
- 妊婦・産婦・産褥婦:安全性不確立.投与後 48 時間は授乳を避ける.

4 読影

Ⓐ 手順

① ポイント
- 縦隔条件を先に読影:骨軟部・縦隔の病変は比較的見落としやすい.
- 肺野条件では,病変の局在の特徴をつかむことが重要.

② 実際の手順(一例)
頸部 :咽頭・喉頭(左右対称性)
➡甲状腺
➡内頸静脈周囲リンパ節(LN)
➡副神経領域 LN

鎖骨・腋窩 :鎖骨上 LN →腋窩 LN

縦隔 :縦隔 LN/ 縦隔病変の有無
➡気管
➡食道
➡肺門 LN
➡胸骨傍 LN

(続く)

(続き)

> ➡ 心横隔膜 LN
> **心臓・大血管**：心臓・心嚢液 ➡ 大動脈・肺動脈
> **腹部臓器**：肝臓・胆嚢・脾臓・膵・腎臓・副腎
> **骨軟部組織**：骨軟部組織
> **肺**：肺野(区域ごと・気道も見る)・胸水・胸膜病変

- 過去の画像があれば必ずチェック．
- リンパ節は短径 1 cm 以上あれば腫大とする．
- 癌の周囲組織浸潤は，血管内腔への突出や骨破壊などに注意する．
- 縦隔浸潤では脂肪層の消失部位が 2 cm 以上，管腔臓器(特に血管系)浸潤の場合には接する部分が円周角で 90° 以上を浸潤ありとする．

B 肺野の所見について

肺野病変は，次のパターンに大まかに分類される：①網状影，②粒状／結節／腫瘤影，③すりガラス陰影，④均等影，⑤嚢胞・空洞影

① 網状影(表 3A-5-1)

無数の小さな線状構造の錯綜により，網目状を呈する所見．

② 粒状／結節／腫瘤影(表 3A-5-2)

a．サイズによる分類

2～3 mm：粟粒影，5 mm～1 cm：小結節影，1 cm～3 cm：結節影，3 cm 以上：腫瘤影

b．チェック項目

- 病巣の広がり方：経気道性分布／血行性・リンパ行性分布

(続く)

表 3A-5-1 網状影の陰影分布による鑑別

	上肺野	下肺野	びまん性
外側		・IPF ・膠原病肺(リウマチ，強皮症など) ・DIP ・NSIP ・石綿肺	・IPF(進行期) ・膠原病肺(リウマチ，強皮症など) ・NSIP
内側	・PCP		
びまん性	・結核 ・非結核性抗酸菌症 ・塵肺 ・サルコイドーシス ・慢性過敏性肺炎 ・上葉優位型肺線維症 ・LCH	・癌性リンパ管症 ・間質性肺水腫 ・肺胞蛋白症 ・LIP ・アミオダロン肺	・AIP ・間質性肺炎の急性増悪 ・悪性リンパ腫 ・薬剤性肺炎 ・アミオダロン肺

(続き)

> - 境界：
>   - 輪郭が円滑 ➡ 良性疾患(肉芽腫や過誤腫など), 転移性肺腫瘍, 末梢型小細胞肺癌, 硬化性血管腫, カルチノイド, 肺動静脈奇形など
>   - 不整 ➡ 悪性腫瘍, 炎症性疾患など
> - 圧排：notchを呈する ➡ 原発性肺癌が第一. 良性であれば陳旧性肉芽腫, 結核腫, 過誤腫など.
> - 周囲の収束：血管, 気管支(拡張を含め), 小葉間隔壁, 胸膜, 陰影内部の濃度上昇などをチェック. ➡ 収束傾向が強い場合, 腺癌, 末梢型扁平上皮癌の一部, 炎症治癒後, 器質化肺炎などを疑う.
>
> c．内部濃度
> - 均一：カルチノイド, 転移性肺腫瘍, 肺動静脈奇形, 硬化性血管腫, 過誤腫の一部など
> - 壊死／空洞：腫瘍(扁平上皮癌・腺癌の一部・扁平上皮癌の転移〈頭頸部など〉・肉腫／大腸癌の転移など), 結核, 真菌症, GPA, 膿瘍, 敗血症性塞栓など (続く)

表 3A-5-2　粒状／結節／腫瘤影の病態による鑑別

血管性	肺動静脈奇形, 肺動脈瘤, 肺静脈瘤, 肺梗塞
感染症	・ウイルス：インフルエンザ, 水痘, 帯状疱疹, サイトメガロ, 麻疹など ・寄生虫：肺吸虫, ブタ回虫, イヌ糸状虫, エキノコックス ・抗酸菌：結核, 非結核性抗酸菌 ・真菌症：アスペルギルス, クリプトコッカス, ムコール, カンジダ, ヒストプラズマ, コクシジオイデス ・一般細菌：細菌性結節・肺化膿症, 敗血症性肺塞栓症, マイコプラズマ肺炎, 放線菌・ノカルジア症, ゴム腫(梅毒)
他の炎症	非特異的炎症性結節, 限局性器質化肺炎, 気管支中心性肉芽腫症, 炎症性筋線維芽細胞性腫瘍
新生物	・原発性：肺癌(カルチノイド含む), 悪性リンパ腫, 肉腫, 異型腺腫様過形成(AAH), 肺類上皮血管内皮腫, 過誤腫, 硬化性血管腫, multifocal micronodular pneumocyte hyperplasia(MMPH), 形質細胞腫, 軟骨腫, 脂肪腫, 線維腫, 平滑筋腫, 神経原性腫瘍(schwannoma, neurofibroma, paraganglioma)など ・転移性：成人…腎, 大腸, 卵巣, 精巣, 乳癌など 　　　　　小児…Wilms腫瘍, 骨肉腫, Ewing肉腫, 横紋筋肉腫など
吸入曝露	・塵肺結節 ・paraffinoma(lipoid granuloma/pneumonia)
先天性	気管支原性嚢胞(肺野型), 気管支閉鎖症, 肺分画症(左肺下葉S10に多い), 先天性嚢胞性腺腫様奇形(CCAM)
自己免疫 血管炎 アレルギー	リウマチ結節, GPA, LCH, IgG4関連疾患, 炎症性腸疾患など
外傷	肺挫傷, 血腫
その他	アミロイドーシス, サルコイドーシス, 軽度沈着症, 肺内リンパ節, 粘液栓(ABPAに注意), 円形無気肺, splenosis, 肺子宮内膜症, 髄外造血など
一見腫瘤に 見えるもの	葉間胸水, 胸壁腫瘍, 胸膜プラーク, 縦隔腫瘍, 乳頭, 皮膚の腫瘍, 骨島, 骨軟骨腫, 肋骨骨折, 骨棘, 洋服のボタンなど

(続き)

- 石灰化：原発性肺癌，転移性肺腫瘍(乳頭状腺癌・粘液癌)，転移性骨肉腫，過誤腫，結核，真菌症(ヒストプラズマなど)，肺胞微石症，カルチノイド，線維性胸膜炎(陳旧性胸膜炎)など
- 脂肪濃度：過誤腫，脂肪肉腫など
- 水濃度：気管支原性嚢胞，膿瘍など
- 造影効果：認められない場合は良性結節の可能性が高い．

d．随伴所見

- 小葉間隔壁の肥厚，crazy-paving pattern(すりガラス陰影と小葉間隔壁の肥厚が混合した陰影)，気管支壁肥厚，気管支／肺動脈束の腫大や辺縁の毛羽立ち：リンパ増殖性疾患，癌性リンパ管症，サルコイドーシス，IgG4関連疾患など
- 結節周囲のすりガラス陰影：lepidic patternの腺癌，出血(GPA，肺梗塞など)，器質化肺炎，炎症性変化など
- 病巣近傍の気道領域に病巣と離れて存在する気管支拡張や胸膜肥厚：過去にその領域まで広範な病変が存在したことを推定させる所見で，治癒過程もしくは治癒所見と考えられる．ただし，経気道性に波及する癌に注意が必要(扁平上皮癌の一部，腺癌のlepidic patternなど)．

e．経 過

- 過去のCTがあれば必ず比較する．
- CTで発見された非癌性限局性病変の場合，85％は3ヵ月以内に縮小し，残りも3〜6ヵ月の経過で縮小する．

③すりガラス陰影

陰影内において血管陰影が確認できる程度の淡い濃度上昇．

a．分 布

「限局性」か「びまん性」か？

- 限局性：高分化肺腺癌，AAH，MMPH，悪性リンパ腫，限局性炎症性線維化病変
- びまん性(両肺の複数の肺葉に分布) ➡ 分布で分類
  - 胸膜直下：NSIP，DIP，COP，CEP，肺梗塞
  - 肺門部〜内層：肺水腫，肺胞蛋白症，サルコイドーシス，PCP
  - 上中肺野：過敏性肺炎，サルコイドーシス，CEP
  - 下肺野：多くの特発性間質性肺炎

b．随伴所見

- 粒状影が重なるような不鮮明な小葉中心性陰影：呼吸細気管支炎を伴う間質性肺炎(RB-ILD)
- モザイクパターン：亜急性過敏性肺炎
- 小葉間隔壁肥厚(crazy-paving pattern)：肺胞蛋白症，肺水腫，好酸球性肺炎
- 薄壁肺嚢胞：LIP
- 気管支の拡張や偏位：慢性線維性間質性肺炎(IPF，NSIPなど)
- 縦隔リンパ節腫脹：サルコイドーシス，IgG4関連肺疾患，Castleman病

④均等影

辺縁不整な陰影で，陰影により既存の血管陰影が見えなくなり，気管支透瞭像を伴う(伴わないこともある)．

分布は限局性(区域性／肺葉性)と多発性・融合性に分類する．

(続く)

(続き)

a. 限局性
- 区域性：気管支肺炎，閉塞性無気肺，肺梗塞，侵襲性肺アスペルギルス症など
- 肺葉性：大葉性肺炎，無気肺，腫瘍（腺癌，リンパ腫など）

b. 多発性・融合性

肺炎，腺癌，悪性リンパ腫，AEDS，薬剤性肺障害，肺胞出血，COP，CEP，NSIP など

⑤嚢胞・空洞影

a. 嚢胞（表 3A-5-3）

明瞭な壁をもつ円形の空気濃度の陰影．壁の厚さは通常 2 mm 未満．内腔にはときに液体や固形成分を含むことがある．

b. 空洞

壁の厚さが通常 4 mm 以上の含気性病変，もしくは腫瘍や炎症性病変の内部に認められる含気性病変．悪性腫瘍（扁平上皮癌），肺化膿症（特に嫌気性菌），抗酸菌感染症，GPA，真菌症，寄生虫など．

C 縦隔病変

病変の局在と鑑別疾患が密接に関連する（図 3A-5-1）．

①縦隔上部

縦隔の上縁から左腕頭静脈が気管正中線と交差する高さまで．

a. 前外側縁

内胸動脈外縁，腕頭静脈外側縁，鎖骨下動脈第一分節外側縁

b. 後外側縁

横突起の外縁で後胸壁に立てた垂線

②前縦隔（血管前領域）

- 左腕頭静脈が気管正中線と交差する高さ〜横隔膜まで

a. 前縁

前胸壁後面

b. 後縁

左右・頭尾の部位で異なる．
- 右側は上大静脈前縁〜上肺静脈〜下肺静脈前縁〜心臓の後縁
- 左側は左腕頭静脈前縁〜左鎖骨下動脈〜大動脈後縁〜肺動脈幹〜左主肺動脈前縁〜上肺静脈〜下肺静脈〜心臓後縁

(続く)

表 3A-5-3　嚢胞の分布による鑑別

上肺野	下肺野	ランダム
・抗酸菌感染症 ・PCP ・包虫症（エキノコックスなど） ・LCH ・神経線維腫症（I 型）	・気管支原性嚢胞 ・肺分画症 ・覚醒剤などの薬剤 ・Birt-Hogg-Dubé 症候群	・LIP（シェーグレン症候群合併など） ・Castleman 病 ・アミロイドーシス ・LAM

(続き)

> ③ 中縦隔（気管食道傍領域）
> 左腕頭静脈が気管正中線と交差する高さ～横隔膜まで
> a．前 縁
>   前縦隔の後縁
> b．後 縁
>   椎体の前縁から1 cm後方
>
> (続く)

縦隔上部

囊胞性病変
- 甲状腺囊胞
- 心膜囊胞
- リンパ管腫

充実性病変
- 甲状腺腫
- 副甲状腺腫
- 神経原性腫瘍（①）
- 胸腺病変（②）
- リンパ節病変（③）

前縦隔

囊胞性病変
- 胸腺囊胞
- 心膜囊胞
- リンパ管腫
- 囊胞性奇形腫

充実性病変
- 甲状腺腫
- 胸腺病変
- リンパ節病変
- 神経原性腫瘍

中縦隔

囊胞性病変
- 気管支原性囊胞
- 食道重複囊胞
- 心膜囊胞

充実性病変
- リンパ節病変
- 食道腫瘍
- 甲状腺腫
- 神経原性腫瘍

後縦隔

囊胞性病変
- 神経腸管囊胞
- 髄膜瘤
- 神経鞘腫（囊胞変性）

充実性病変
- 神経原性腫瘍
- 髄外造血巣
- 胸膜腫瘍

①神経原性腫瘍
- 神経鞘腫
- 神経線維腫
- 神経節神経腫
- 傍神経節腫
- 神経芽腫
- 神経節神経芽腫

②胸腺病変
- 胸腺上皮性腫瘍（胸腺腫，胸腺癌）
- 胚細胞性腫瘍
- カルチノイド
- 悪性リンパ腫
- 胸腺過形成
  （甲状腺機能亢進症，化学療法後など）
- 胸腺脂肪腫

③リンパ節病変
- リンパ節転移
- サルコイドーシス
- 悪性リンパ腫
- Castleman病
- IgG4関連疾患
- 塵肺
- 結核

図 3A-5-1　縦隔病変の部位による鑑別

(続き)

> ④ **後縦隔（椎体傍領域）**
> 左腕頭静脈が気管正中線と交差する高さ〜横隔膜まで
> a．**前 縁**
> 　中縦隔の後縁（椎体の前縁から 1 cm 後方）
> b．**後外側縁**
> 　横突起の外縁で後胸壁に立てた垂線

参考文献
1) 日本胸腺研究会（編）：臨床・病理縦隔腫瘍取扱い規約．金原出版，2009．

（飛野和則）

6 肺エコー

1 プローブ選択

A リニア
- 肺エコーでは胸膜を中心とした体表部を描出するため,周波数の高いリニアプローブが最も適する.
- 深部の観察には適さない.

B セクタ,コンベックス
- 胸水や肺実質の観察に適する.
- 心エコーや外傷時の focused assesment with sonography for trauma(FAST)と連続して使用できる.
- lung sliding も観察可能だがリニアには劣る.

2 描出の基本

- Bモードでの観察が基本.
- CT 同様患者を尾側から頭側へ見上げたような形で描出する.
- 横断面では画面左が患者の右側,矢状面では画面左が頭側となるようにする.
- 基本ビューは"bat sign":肋骨と直交するようにプローブをあて,2つの肋骨間の肋間筋と深部の胸膜を描出する[1].

3 肺エコー所見

ポイント:体表から胸膜までは実像を,胸膜より深部は肺実質と空気が作り出すアーチファクトを観察する.

A lung sliding(正常所見)
- bat sign を描出すると,呼吸運動とともに胸膜が左右に動く.

B lung point
- プローブを肋間と並行にあてたときに,lung sliding が見えたり消えたりするところ.
- 気胸を確定する[2].

C seashore sign(正常所見)
- lung sliding 描出中に M モードに切り替えると,動きのない胸壁は多重線状エコー,胸膜以下は呼吸性移動により砂のように粗いノイズとなり,波打ち際のように見える.
- lung sliding が描出困難な場合に代用する.

D lung pulse(正常所見)
- 心拍動に同調して胸膜が上下に拍動しているように見える.

- lung pulse の存在はその部位の気胸を否定する.

E A line
- 胸膜下に等間隔に並ぶ線状の高エコー
- プローブと胸膜の間で作り出される多重反響像が本態である.
- 胸膜より深部に空気があることを示している.
- 気胸ではプローブと空気との間での反射となるため顕著となる.

F B line
- 胸膜から発生し減衰せずに深部へ縦に伸びるアーチファクト.
- 密度の高い肺実質で非常に細かい多重反射が起こることで生じる.
- 健常者でもみられるが,1画面に3本以上 B line がみられる場合は異常であり,肺水腫,肺炎,肺挫傷,肺梗塞,胸膜疾患,腫瘍などを疑う.
- 気胸では B line は消失する.

G posterolateral alveolar and/or pleural syndrome(PLAPS)
- 側胸部背側で観察できる胸水,無気肺,浸潤影の肺エコー所見の総称.

4 BLUE protocol[3]

- Bedside Lung Ultrasound Emergency Protocol(BLUE protocol)は救急やICUにおいて急性呼吸不全の疾患鑑別と治療方針決定を迅速に行うために提唱されたアルゴリズムである。コンベックスプローブを用いて、患者を半坐位あるいは仰臥位の状態にし、片肺を6つの領域に分けて両肺計12ヵ所を観察する。静脈血栓は内頸、鎖骨下、大腿、膝窩、下腿、下大静脈を評価する。
- 前胸部のエコー所見によるパターン分類
  - A profile：両側でA line優位
  - B profile：両側前でB line優位（1画面に3本以上）
  - A/B profile：一方側でA line優位、対側でB line優位
  - C profile：コンソリデーション

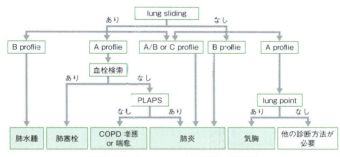

図 3A-6-1　Blue protocol の樹形図（一部改変）

この樹形図は確定診断を目的としたものではないが、肺エコーを用いることで90.5％の精度で診断に到達可能である。

(Lichtenstein DA, Mezière GA：Relevance of lung ultrasound in the diagnosis of acute respiratory failure：the BLUE protocol. Chest 134：117-125, 2008 より作成)

表 3A-5-1　BLUE protocol の診断精度

疾患	感度(%)	特異度(%)	陽性的中率(%)	陰性的中率(%)
肺水腫	97	95	87	99
COPD or 喘息	89	97	93	95
肺塞栓	81	99	94	98
気胸	88	100	100	99
肺炎	89	94	88	95

参考文献

1) Lichtenstein DA：Lung ultrasound in the critically ill. Ann Intensive care 4：1, 2014.
2) Lichtenstein DA, Mezière G, Lascols N, et al.：Ultrasound diagnosis of occult pneumothorax. Crit Care Med 33：1231-1238, 2005.
3) Lichtenstein DA, Mezière GA：Relevance of lung ultrasound in the diagnosis of acute respiratory failure：the BLUE protocol. Chest 134：117-125, 2008.

(村上行人)

7 気管支鏡検査

1 概要

呼吸器内視鏡は比較的侵襲の大きい検査手技と考えられており、種々の要因で循環・呼吸状態の変動をきたす可能性がある。

「手引き書―呼吸器内視鏡診療を安全に行うために―」が日本呼吸器内視鏡学会から公開されており、一読の必要がある。

2 適応・禁忌

A 適応

①検査
- 画像にて異常陰影を認める場合、画像にて無気肺や肺炎像を認める場合
- 喀痰細胞診陽性、症状による適応(喀血・血痰・咳嗽・喀痰、呼吸困難感・喘鳴)など

②治療
- 難治性気管支喘息、異物除去、挿管目的、腫瘍などによる気道狭窄

B 禁忌
- 制御困難な不整脈、重症心不全、血管系疾患、低酸素血症、出血傾向、非協力的な患者

表 3A-7-1 抗血栓薬の休薬期間

	一般名	代表薬	中止期間
抗血小板薬	クロピドグレル	プラビックス®	7～14日
	チクロピジン	パナルジン®	
	アスピリン	バイアスピリン®	
	エイコサペンタエン酸(EPA)含有高脂血症薬	エパデール®, ロトリガ®	
	シロスタゾール	プレタール®	2日
	ベラプロスト	ベラプロスト Na®	1～3日
	サルポグレラート	アンプラーグ®	
	リマプロスト	オパルモン®	
抗凝固薬	ワルファリン	ワーファリン®	3～5日
	新規経口抗凝固薬(NOAC)全般	プラザキサ®, イグザレルト®, リクシアナ®, エリキュース®	1日

(日本呼吸器内視鏡学会安全対策委員会(編):手引き書―呼吸器内視鏡診療を安全に行うために―第4版. 2017 より)

3 検査の流れ

A 検査前日まで

- 問診
  - アレルギー，既往(呼吸器／循環器／脳血管／肝疾患の合併，前立腺肥大，喘息など)，抗血栓薬内服
  - 抗血栓薬内服している際には検査当日までに中止を指示する(表 3A-7-1)．内服薬の中止が可能か，処方医に確認することが望ましい．休薬することで血栓塞栓症の合併症が 0.008% 起きるのでリスクの説明が必要である[1]．中止困難な症例などであれば当日朝までヘパリン化を検討する．
- 血液検査：一般，生化学，凝固，(感染症)
- 画像検査：胸部 X 線，胸部 CT
- 心電図
- 追加では可能であれば血液ガス検査，呼吸機能検査，喀痰検査(一般細菌，抗酸菌)を検討する．
- 枝読み術(当科では研修医の読影をカンファレンスで確認)
  - 中葉，下葉，舌区などの足側は胸部 CT 画像を左右反転する．
  - 右上葉は胸部 CT 画像を反時計方向に 90°回転する(右肺を画面の下側にする)．
  - 左上葉は胸部 CT 画像を時計方向に 90°回転する(左肺を画面の下側にする)．
  - 枝の分岐としては CT 画像に対して垂直の枝，水平の枝，斜めの枝の 3 パターンが存在しており，それに注意しながら読影を行っていく．

B 検査当日

① 病棟
- 検査前 4 時間程度の絶食が必要である(当科は 1 泊 2 日で入院で施行)．
- 前投薬なし

② 検査前室
- 再度抗凝固薬，アレルギー歴聴取
- ジャクソン麻酔施行(4%リドカイン〈キシロカイン®〉5 mL 施行)

③ 検査室
- 医師，看護師を含めたコメディカルは N95 マスク装着を行う．
- 心拍数，呼吸数，血圧，経皮的動脈血酸素飽和度測定を行う．
- フェンタニルとミダゾラムによる鎮静を施行する(高齢者，腎機能障害症例は減量投与を行う)．当科では挿入前にフェンタニル 10〜20 μg + ミダゾラム 1〜2 mg を投与している．喘息患者にはフェンタニルは禁忌のため，塩酸ペチジン 35 mg などを投与する．
- 気管支鏡診療を 1 人の医師のみで行うことは安全の面から勧められないと手引き書にも記載があり，当科では現在最低 3 人の医師で施行している(透視・監督，施行者，介助・検体処理)．
- マウスピース，アイマスクを装着し，酸素投与補助にて検査開始する．
- 1%リドカインで声帯，気管内麻酔を施行しながら観察を行っていく．
- 検査中は常にどちらが腹側・背側なのかを把握しておく．

(続く)

（続き）

- 分岐の方向と末梢の支配領域から見て，上方，後方，外側方を先に，下方，前方，内側方を後の順で命名の番号を振るのが原則である（図 3A-7-1）．
- 観察終了後より病変に応じて検査施行する．

a．ブラシ，キュレット
- 細胞診や感染症の塗抹検体採取を行う．ブラシでアプローチ困難な時にキュレットを使用する．

b．経気管支肺生検（TBLB）
- 胸膜に対して垂直な枝が出る B^{2b}，B^{3a}，B^{8a}，B^{9a} で透視下に胸膜直下を生検することが多い．
- 生検の際には気管支鏡と鉗子が一直線になることが必要である．

c．経気管支生検（TBB）
- 病変を直接鉗子にて生検を行う．腫瘍性病変の精査で行うことが多く，十分な組織量を採取する．

d．気管支洗浄
- 前述の処置が終わった後に洗浄細胞診，洗浄培養目的に行う．

e．気管支肺胞洗浄（BAL）
- びまん性肺疾患が疑われた際に行われる．生理食塩水 50 mL × 3 回行う．
- 回収率のよい中葉・舌区を中心に考え，下葉枝など回収が悪い場合は，側臥位など体位を工夫する．

- malignancy が疑わしい際には rapid on-site cytologic evaluation（ROSE）で診断補助を行う．

（続く）

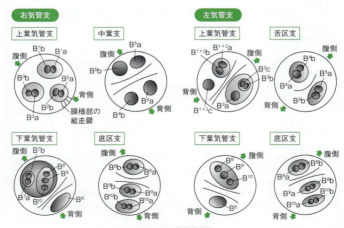

図 3A-7-1　気管支内腔

(続き)

- 出血時にはボスミン®生食,冷生食,トロンビンを使用して止血補助を行うが,出血量が多い場合は気管支鏡を使って wedge を行い,圧迫止血を行う.

f.特殊な手技

- 超音波気管支鏡ガイド下針生検(EBUS-TBNA)(図 3A-7-2):気管・気管支に接する病変(縦隔・肺門リンパ節,縦隔および肺病変)からの病理診断検体採取を行う.
適応:肺癌リンパ節転移,縦隔・肺腫瘍,リンパ増殖性疾患(サルコイドーシス,リンパ腫),肺結核などの感染症疾患
- 超音波気管支鏡ガイド下ガイドシース法(EBUS-GS)(図 3A-7-3):肺野末梢病変に対して先端に超音波のついたプローブを用いて,病変に到達する方法である.
  - within:プローブが病変内に位置している状態
  - adjacent to:プローブが病変に隣接している状態
  - outside:プローブが病変の外にある状態

  その後プローブのみを残してガイドシースから鉗子やブラシを何度も挿入することで同一部位から何度も生検・擦過が可能となる.
- クライオバイオプシー(図 3A-7-4):冷却したプローブを組織に接触させることにより気管支・気管支末梢組織および気管支内の痰や血の塊などの異物を凍結させ,組織の採取および異物除去を行うことができる.採取できる組織量が多いことよりびまん性肺疾患や免疫染色が必要な悪性疾患での適応が行われている. (続く)

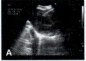

図 3A-7-2 EBUS-TBNA
(B:OLYMPUS ホームページ〈https://www.olympus.co.jp/news/2018/nr00865.html〉より)

  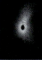

within　　　adjacent to　　　outside

図 3A-7-3 EBUS-GS

(Yamada N, Yamazaki K, Kurimoto N, et al.: Factors related to diagnostic yield of transbronchial biopsy using endobronchial ultrasonography with a guide sheath in small peripheral pulmonary lesions. Chest 132:603-608, 2007 より)

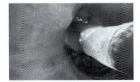

図 3A-7-4 クライオバイオプシー

(続き)

- Endobronchial Watanabe Spigot（EWS®）による気管支充填術（図 3A-7-5）：続発性難治性気胸や術後肺瘻，有瘻性膿胸などで EWS® といわれるシリコン製気管支充填材を責任気管支に充填することにより病態の治癒を得る．保険適応外ではあるが気管支出血での適応も検討される．
- 気管支サーモプラスティ（図 3A-7-6）：高周波電流により気管支壁を加熱することで，肥厚した気道平滑筋を減少させ，喘息発作を緩和させる治療である．気管支鏡手技が可能な，高用量の ICS および LABA で喘息症状がコントロールできない 18 歳以上の重症気管支喘息患者が対象である．
- 気管・気管支ステント留置（図 3A-7-7）：腫瘍などに伴う中枢の気道閉塞に対して緊急で気道閉塞解除が必要な際に行われる．気道ステント留置には硬性気管支鏡が最も安全であり，硬性気管支鏡は呼吸器外科が行っている施設も多く，当科も必要な際には呼吸器外科に紹介を行っている．

その他に高周波凝固法，マイクロ波凝固法，Nd-YAG レーザー，光線力学的治療など気道病変に対する気管支鏡手技がある．

手技以外でもエラストグラフィー，ナビゲーションシステムや電磁ナビゲーション気管支鏡検査法など診断の面でも近年発達がみられる．

④検査終了後
- フルマゼニル投与（半減期がミダゾラムより短いので，投与後に再度鎮静を起こす可能性があり注意が必要．）
- 検査終了後 2 時間絶飲食
- 予防的抗菌薬投与なし（無脾症，人工弁移植術後，心内膜炎の既往を有する患者などでは投与検討してもよい[2]．）
- 問題がなければ翌日退院．

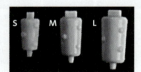

図 3A-7-5　気管支充填材 EWS®
（原田産業株式会社ホームページより）

図 3A-7-6　気管支サーモプラスティ
（Boston Scientific 社ホームページより）

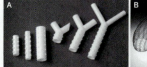

3A-7-7　気管・気管支ステント留置
（A：原田産業株式会社ホームページ，B：Boston Scientific 社ホームページより）

4 合併症

A 出血

気管支鏡検査では,わが国の報告では重篤な出血は鉗子生検の0.85%,擦過の0.25%,気管支洗浄の0.05%,TBNAの0.28%,BALの0.02%,観察のみの0.14%に起こると報告されている[1].

特に,出血傾向のある患者や腎不全,血液疾患,悪性リンパ腫,HIV感染症などでは出血に対する注意が必要である.

出血が大量の場合は出血部位を下にした側臥位,気管内挿管(健側肺への片側挿管)を行う.

B 発熱と感染

検査後の発熱は通常の気管支鏡下の観察ではまれであるが,肺生検や肺胞洗浄を行った場合には10〜30%の患者に生じうる.特にBALを行った後には頻度が高い.しかし,ほとんどの症例では菌培養は陰性であり感染を意味するものではない.

C 気胸

わが国の報告では鉗子生検の0.67%,TBNAの0.07%に起こると報告されている[1].

気腫性変化や嚢胞のある個所での生検は特に慎重に行うべきである.検査後1時間を過ぎてから気胸が発生することはまれであり,X線による気胸の有無の確認は検査後1時間以降に行う.

D 低酸素血症

低酸素血症は2〜3Lの鼻カニュラによる酸素治療で軽減できる報告もあるが,ルーティンに全例に対して行う必要はないというガイドラインもある.

E 気管支喘息

気管支喘息が既往にある患者は喘息発作を誘発することがあり慎重に行う必要がある.

BTSのガイドラインでは,気管支喘息は気管支鏡の禁忌とはされず,気管支拡張薬やステロイドの前投薬が推奨されている.

F 心合併症/不整脈

気管支鏡の侵襲に伴い頻脈を生じることがあり,不整脈や心合併症が生じる可能性がある.

事前に心電図の波形をチェックし,検査中の心電図変化に気付けるように心がける必要がある.

G リドカイン中毒

中枢神経症状(意識障害,振戦,けいれん)や心機能抑制症状(徐脈,血圧低下,刺激伝導系抑制,心室性不整脈)が現れる.中毒症状が現れた場合は検査を中止し,対症療法を行う.

リドカインは主に肝臓で代謝されるため，肝機能障害のある患者には注意が必要である．

1%リドカインと2%リドカインで咳嗽抑制に関して差はない報告[3]もあり，なるべく薄めて使用することが推奨される．

H 縦隔炎

EBUS-TBNAを施行した際の合併症になるが，EBUS-TBNAで出血の次に多い合併症となる．

EBUS-TBNA穿刺針洗浄液の35%より細菌を検出し，EBUS-TBNA症例の7%に菌血症を認めたという報告もある[4]．造影CT検査で内部がlow densityである際には施行後の抗菌薬も検討される．

参考文献
1) Asano F, Aoe M, Ohsaki Y, et al.: Deaths and complications associated with respiratory endoscopy: a survey by the Japan Society for Respiratory Endoscopy in 2010. Respirology 17: 478-485, 2012.
2) Du Rand IA, Blaikley J, Booton R, et al.: British Thoracic Society guideline for diagnostic flexible bronchoscopy in adults: accredited by NICE. Thorax 68: i1-i44, 2013.
3) Hasmoni MH, Rani MFA, Harun R, et al.: Randomized-controlled Trial to Study the Equivalence of 1% Versus 2% Lignocaine in Cough Suppression and Satisfaction During Bronchoscopy. J Bronchol Interv Pulmonol 15: 78-82, 2008.
4) Asano F, Aoe M, Ohsaki Y, et al.: Complications associated with endobronchial ultrasound-guided transbronchial needle aspiration: a nationwide survey by the Japan Society for Respiratory Endoscopy. Respir Res 14: 50, 2013.
5) Steinfort DP, Johnson DF, Irving LB: Incidence of bacteraemia following endobronchial ultrasound-guided transbronchial needle aspiration. Eur Respir J 36: 28-32, 2010.

〔吉峯晃平〕

Column 外来のコツ

　初めて呼吸器内科外来に出る先生方に向けてのコラムです．わが国の多くの施設では，呼吸器内科医が外来で患者一人一人に時間をかけて診療を行うことは難しいのではないか，と思います．その中で可能な限り抜けのない問診・診察，そして患者との信頼関係構築を行うために，恥ずかしながら筆者の考える"コツ"を少しばかり翻陳いたします．

1 大前提

- 上級医の外来を見学しましょう．当事者意識をもって，「自分ならできるか？」「自分ならどうするか？」を考えながら見学してください．

2 外来前

① 前日までに：予習が最も大切！
- 予約患者対策
  - 診察時に起こりえる 2〜3 パターンの状況を予測しておきましょう．当日必要になるかもしれない検査・処置や，病床・外来化学療法などの予約システムは把握しておいてください．
  - 使用可能な社会保障制度（高額医療費制度，特定疾患，石綿関連肺疾患救済制度，身体障碍，介護保険など），医療システム（往診，リハビリ，ホスピスなど）を確認しておきましょう．
- 初診患者対策
  - 頻度の高い受診動機別に，電子カルテのひな形（問診内容，行うべき検査や処置の選択肢などを診察順序に合わせて列記）を作成しておきましょう．その後の経験や学習に基づく定期的な改良が，自分や組織を育ててくれます．
    例：検診異常影，肺癌疑い，咳嗽，息切れ，間質性肺炎疑い，喘息発作，COPD 疑い，術前評価，気胸，結核疑いなど
- 問診や身体診察にルーチンを作っておきましょう．
- 相談相手の確保
  - すぐに相談できる先輩医師，外来看護師，クラーク，メディカルソーシャルワーカーなどは命綱です．

② 前日夜
- 睡眠時間を確保しましょう．集中力・感情面の維持のためです．

③ 外来診療当日：早めに一日を始めましょう！

- 早めに起床しましょう．外来前に一度病棟回診が終わる時間が目安です．
  - 外来中の病棟からの連絡は極力少なくする工夫が必要です．
- 清潔感のある服装を．見た目は本当に大切です．
- 外来開始前15〜30分を目標に診察室に入りましょう．
- 診察時
  - 診察前に，予約患者であれば前回受診時カルテ，初診患者であれば主訴に合わせたひな形を，テキストエディタ(Wordやテキストドキュメントなど)にコピー&ペーストしておきましょう．診察中や診察後に追加・修正を行うと効率がよいです．
  - インターネットに接続したパソコンやタブレットなどを準備しておきましょう．さまざまな状況に対応しやすくなります．
  - 会話のコツ
    ①患者の目を見て，ハキハキと話しましょう．できるだけ笑顔で．
    ②初診患者には自己紹介と，「紹介状とデータは拝見いたしました」「つらかったですね」などの言葉を添えましょう．
    ③再診患者にはできるだけ雑談(気候についてでもよい)を交え，次回の診察でも話したほうがよさそうなこと(旅行，親族のライフイベントなど)についてはカルテにメモしておきましょう．
    ④迷いが生じたら，「ちょっと調べてみます」「より経験のある医師と相談させてください」と正直に話し，時間を取らせてもらいましょう．
- 聴診器をあたためる，1回ごとに消毒する，も大切です！
- 次回予約は，タイムマネジメント(予約枠の取り方)が重要です！
  - 診察前に検査が不要な患者は，できるだけ早めの時間に受診予約をとりましょう．そうすると，他の患者の検査中に診察を終えることができ，トータルの待ち時間を減少させることができます．
  - ゆっくりと話をする必要がある患者は，予約リストの最後のほうに多めに時間を取って予約しておきましょう．
- 気になった症例は必ずメモしておきましょう．

3 外来診療後

- カルテの書き残しがあれば，仕上げましょう．
- 書類作成：介護主治医意見書，指定難病申請書，身体障害者申請書，紹介状の返事など．
- 気になった症例について必ず復習しましょう．

呼吸器外来では特発性肺線維症，COPD，肺癌などの，根治が難しい患者

と長く付き合っていかねばなりません．いずれも高齢者に多い疾患であり，社会制度や地域の特性などについて詳しくなる必要があります．

到底医師一人で把握できるものではないので，看護師や医療ソーシャルワーカーを中心に，医療スタッフ総動員で連携していきましょう．関わる方への感謝の気持ちを忘れずに！

(飛野和則)

8 局所麻酔下胸腔鏡

1 適応

A 適応となる症状

呼吸器系症状
- 咳嗽
- 喀痰,血痰
- 呼吸困難
- 胸痛

+

全身性症状
- 発汗
- 発熱
- 悪寒・戦慄
- 活動性低下
- 診断未確定の胸水

+

- 細胞診
- 細菌検査
- 生化学検査

これらの侵襲の低い検査で診断が得られない症例

B 適応疾患

- 癌性胸膜炎
- 悪性中皮腫
- 結核性胸膜炎
- 肺炎に伴う胸水
- 肺全摘後膿胸
- 気胸
- 血胸
- 乳び胸
- 肝性胸水
- 良性石綿胸水

※患者の体の負担も考慮すると,検査は約1時間で終了することが目安である.

※生検は壁側胸膜から行い,臓側胸膜からは行わない.

2 禁忌・合併症

A 問 診(リスク因子)

- 出血傾向
- 抗血小板薬内服
- 抗凝固薬内服
- 認知症
- アルコール歴
- 慢性呼吸器疾患

B 合併症

- 死亡(0.5%以下)
- 出血(1%未満)
  - 胸腔鏡を挿入する胸壁からの出血
  - 肋間動静脈からの出血
  - 生検部位からの出血
  - 胸膜が癒着しており,癒着部位が剥がれることによる出血
- 気胸(3.2%)
- 肺炎(1.1%)
- 膿胸(0.6%)
- 胸膜痛
- 肋間神経痛
- 再膨張性肺水腫
- 胸腔鏡挿入部位の癌の浸潤
- 麻酔に伴う合併症
- 迷走神経反射

C 禁 忌

- 片側肺換気に耐えられない症例
- 強い胸膜癒着が存在する症例
- 出血傾向のある症例

D 術前検査

- 胸部X線
- 胸部CT
- 動脈血液ガス分析
- 心電図

3 準備物品

A 術前準備
- [ ] 1%リドカイン(キシロカイン®)局所麻酔
- [ ] 麻酔：フェンタニル，ミダゾラム
- [ ] 末梢点滴

B 器材
- [ ] 心電図・血圧・酸素モニター
- [ ] 酸素
- [ ] 吸引器
- [ ] 対外超音波診断装置
- [ ] 内視鏡システム(カメラ，光源，モニター，画像記録装置)
- [ ] ポピドンヨード(イソジン®)消毒
- [ ] 接続チューブ
- [ ] チェストドレーンバック
- [ ] 低圧持続吸引器

C 滅菌器材
- [ ] 小開胸セット
- [ ] 縫合セット(ナイロン糸・角針)
- [ ] 滅菌ドレープ
- [ ] ガーゼ
- [ ] 胸腔鏡(※先端フレキシブルビデオ胸腔鏡，ない場合に硬性胸腔鏡もしくは気管支ファイバースコープを用いてもよい．)
- [ ] 挿入ポート
- [ ] 生検鉗子
- [ ] 局所麻酔用シリンジ
- [ ] 局所麻酔用針(23～26 G)
- [ ] メス
- [ ] 曲りペアン
- [ ] トロッカーカテーテル(20～28 Fr)
- [ ] 術衣一式

4 手技

① 末梢点滴を確保し，検査室へ搬入し，心電図・酸素モニターを装着する．
② 患側を上にして側臥位となり，超音波を用いて胸腔内を観察する．胸腔鏡を挿入する部分を決定しマーキングを行う．マーキングした部位を中心に広く消毒を行い，清潔な覆布をかぶせ検査を開始する．
③ マーキングした部位(胸腔鏡を挿入する部位)にメスで約2 cmの皮膚切開を行い，鉗子などを用いて鈍的に胸壁に穴をあける．局所麻酔施行後，皮膚切開を加え外套管を挿入する．胸腔に達した後，胸腔鏡を挿入し検査を進めていく．この時，胸水が貯留していれば排液し，検体を提出しておく．
④ 病変部位を確定し，生検を行う．診断率を上げるために複数個所から生検を複数個採取する．生検終了後は出血の有無を確認し胸腔鏡を撤去する．
⑤ 胸腔トロッカーカテーテルを留置し，固定して胸部X線写真でトロッカーカテーテルの位置を確認して終了する．

※必要時には止血剤や抗菌薬投与を検討する．

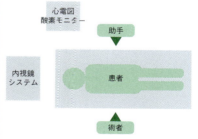

図 3A-8-1 術者・助手と機器の位置

参考文献
1) 浅野文祐, 宮澤輝臣：気管支鏡ベストテクニック改訂2版. 中外医学社, 2017.

(神　幸希)

⑨ 胸腔造影

1 適応

- 特発性自然気胸で気漏が持続している患者

2 禁忌・合併症

- ヨードまたはヨード造影剤に過敏症の既往歴のある患者，重篤な甲状腺疾患，気管支喘息，重篤な心障害，無尿や重篤な腎障害，重篤な肝障害，マクログロブリン血症，多発性骨髄腫，テタニー，褐色細胞腫のある患者では非イオン性造影剤の使用が禁忌である．
- 癒着剤使用時には，各薬剤に応じた禁忌・合併症がある．

3 物品準備

A 胸腔造影に必要な物品

- [ ] 清潔野の確保・清潔操作を行う際に必要な物品
- [ ] 非イオン性造影剤（イオパミドールまたはイオヘキソール 50 mL など）
- [ ] 注射器（10 mL）

B 胸膜癒着術に必要な物品

- [ ] 70 cm ダブルルーメンカテーテル
- [ ] 癒着剤：ボルヒール® 5 mL 2 セット，ピシバニール® 5KE，ミノマイシン® 100 mg など
- [ ] 局所麻酔薬 10 mL（ピシバニール®やミノマイシン®使用時）
- [ ] 生理食塩水（ボルヒール®使用時は 40 mL，ピシバニール®やミノマイシン®使用時は 10 mL）

4 手技の実際

- 事前準備
- 造影剤を胸腔内へ投与する．
- 気胸腔を同定する．
- 癒着剤を注入する．
- 癒着剤を胸腔全体へ浸透させる．

5 手技のポイント

A 事前準備

- 透視室の X 線テレビ透視下で行う．
- 施術者はマスク・手袋・ゴーグルなどの清潔装備をし，患者の胸腔ドレーン挿入部付近に清潔野を確保する．

B 造影剤の胸腔内投与

- 患者の体位を仰臥位・やや頭低位とし，胸腔ドレーンから造影剤を 20 mL 程度胸腔内に注入する．

C 気胸腔の同定

- 頭低位で肺尖部の造影を十分に行った後に，必要に応じて水平位や頭高位として中下葉の観察を行う．

D 癒着剤の注入

- 胸腔ドレーンより 70 cm ダブルルーメンカテーテルを挿入し，気胸腔の確認できた位置へカテーテル先端を留置する．
- カテーテルより癒着剤を注入し，気漏部位に重点的に癒着剤を浸透させる．

① ボルヒール® を使用する場合

フィブリノゲン凍結乾燥粉末(バイアル 1)をフィブリノゲン溶解液(バイアル 2)全量で溶解し，A 液とする．トロンビン凍結乾燥粉末(バイアル 3)をトロンビン溶解液(バイアル 4)全量で溶解し，B 液とする．A 液(5 mg)2V ＋造影剤 20 mL ＋生食 20 mL，B 液(5 mg)2V ＋造影剤 10 mL ＋生食 20 mL の順で投与する．

② ピシバニール® 5KE またはミノマイシン® 100 mg を使用する場合

- 造影剤 20 mL，局所麻酔剤 10 mL，生食 10 mL と混合して投与する．

E 癒着剤の胸腔全体への浸透

- 胸腔ドレーンから造影剤が排液されないよう，患者よりドレーンを高位に保つ．そして，頭低位の仰臥位，右左前，腹臥位の右左前，左右側臥位をとり，胸腔内全体を造影しながら癒着剤を全体に浸透させる．最後に透視台を立てて横隔膜を確認して終了する．

参考文献
1) 小沢志朗：胸腔造影と胸腔鏡の診断的価値．Innervision 7：21-25，1992．

(後藤夕輝)

10 CTガイド下生検

1 適応

- 気管支鏡が身体的または技術的理由で困難な場合
- 気管支鏡で確定診断の得られない場合
- 病変が気道系と直接関与しない場合

2 禁忌・合併症

A 問診

- 出血傾向
- 抗血小板薬内服
- 抗凝固薬内服
- 認知症
- アルコール歴
- 慢性呼吸器疾患

B 合併症[1]

- 出血
- 気胸：30～40％
  - 気胸腔が大きい場合にはチューブを挿入する。（2～5％）
- 皮下気腫
- 癌の場合は胸膜播種
- 感染症の場合は膿胸
- 血胸
- 空気塞栓
- 肺出血
- 血痰：15～20％

表 3A-10-1　結節のサイズと正診率

サイズ	正診率
≧ 3 cm	90％以上
2～3 cm	90％
1～2 cm	80％
≦ 1 cm	70％

表 3A-10-2　CTガイド下生検の方法

①マーカーを体表面に貼りCTを撮影し、穿刺経路を決定する。表皮から胸腔までの深さをCTで測定しておく。体位は仰臥位か腹臥位を原則とするが、必要に応じて側臥位も用いる。
②局所麻酔を胸膜直傍まで十分行い、穿刺部位を数ミリ切開する。
　※この際に胸腔内を穿刺し、気胸を作らないよう注意する。
③I-I deviceに生検針をセットしCTマーキングビーム下に、CT断面と針を一致させる。
④呼吸停止下にCT透視を開始し、穿刺方向を病変に合わせる。
⑤CT透視、呼吸停止を解除する。
⑥再度呼吸停止下にCT透視を開始し、腫瘤が画面内に存在することを確認する。
⑦CT透視を停止し、針を病変直前までの相当距離進める。
⑧CT透視を再開し、針先が腫瘤直前に位置していれば、CT透視を停止し内筒針を出す。
⑨CT透視を再開し、腫瘤を貫いていることを確認しfireし、速やかに針を抜き、検体を提出する。
⑩検体が確認できれば、検査は終了となるが、状況に応じて2～3回まで繰り返す。
⑪検査終了前に合併症確認のためにCTを撮像する。

3 準備物品

A 術前準備
- □ ペンタゾシン 15 mg 筋注
- □ 1％リドカイン（キシロカイン®）局所麻酔
- □ 末梢点滴

B 器材
- □ 心電図・血圧・酸素モニター
- □ 酸素
- □ 吸引器
- □ イソジン消毒

C 滅菌器材
- □ 滅菌ドレープ
- □ ガーゼ
- □ 局所麻酔用シリンジ
- □ 局所麻酔用針（23～26 G）
- □ 生検針
- □ 術衣一式

4 検体の提出

A 悪性腫瘍
- 細胞診
- 組織診

B 感染症
- 細菌・抗酸菌の染色・培養検査

5 検査後確認事項

- バイタルサインが安定しているか．
- 止血ができているか．
- 検査終了時のCTで気胸の確認をし，気胸腔が大きい場合には，追加のX線検査やトロッカーチューブの挿入を検討する．
- ※当科では検査後約2時間はベッド上安静とし，1泊入院をしている．

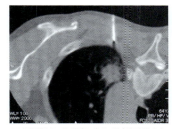

CTを撮影しながら腫瘤に向けて生検針を進める．

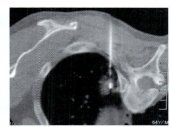

生検針が腫瘤に命中したことを確認する．

図 3A-10-1　CTガイド下生検

参考文献
1) Manhire A, Charig M, Clelland C, et al.：Guidelines for radiologically guided lung biopsy. Thorax 58：920-936, 2003.
2) 篠原義智：CTガイド下肺針生検とその応用手技の実際．新興医学出版社，1996.

（神　幸希）

11 エコーガイド下肺生検

1 適応

- 生検による確定診断が必要な場合,かつ,気管支鏡や胸腔鏡などの他の生検方法と比較して,経皮的肺生検が最も有効と考えられる場合である.
- 基本的には肺生検の第1選択は経気管支鏡的生検であるが,次の場合は経皮的生検が第1選択となる.
  ①気管支鏡が身体的または技術的理由で困難な場合
  ②気管支鏡で確定診断が得られない場合
  ③病変が気道系と直接関与しない場合

2 禁忌・合併症

A 禁忌

特に禁忌はないが,出血傾向の場合は注意する.

B 合併症

エコーガイド下肺生検について合併症の検討をされた報告はない.
当科ではCTガイド下肺生検の合併症報告(CTガイド下肺生検による合併症アンケート調査:102施設,8780症例より)を参考に患者説明を行っている.

- 気胸
- 血痰(喀血)
- 空気塞栓
- 悪性細胞播種
- 緊張性気胸
- 肺出血
- 血胸

3 準備物品

- [ ] 生食 250 mL
  (ルートキープ用:何でもよい)
- [ ] 滅菌手袋
- [ ] 穴空き滅菌シート(通常サイズ)
- [ ] 穴なし滅菌シート(通常サイズ)
- [ ] 消毒セット(ポビドンヨード〈イソジン®〉,ハイポアルコール)
- [ ] ガーゼ(5枚入りと20枚入り)
- [ ] 1%リドカイン2A
- [ ] 三方活栓1個
- [ ] 培養検体採取用の滅菌スピッツ
- [ ] 生食 20 mL
- [ ] 10 mLシリンジ1本,20 mLシリンジ3本
- [ ] 22 G注射針1本,18 G注射針1本
- [ ] 18 G生検針2本
- [ ] エコー
- [ ] 生検用アタッチメント
- [ ] 穿刺吸引生検針(19 G)2本

4 手技

- 穿刺位置の確認
- 消毒・局所麻酔
- エコー下での穿刺部位確認
- 局所麻酔
- 穿刺(細胞診,生検)
- 合併症の有無の確認

5 手技のポイント

A 穿刺位置の確認

- プローブはリニアを使用する.
- 体位を調整し穿刺部位をエコーで確認する.
- エコーで確認する際,病変内外の血管の走行を確認する.
- ガイドを表示し,血腫などを防ぐためになるべく血管がない部分を穿刺部位とする.

B 消毒・局所麻酔

- 消毒→手袋装着
- 穴空きシーツ,穴なしシーツを配置.
- 必要物品を清潔野に展開する.
- 10 mL シリンジにリドカイン(キシロカイン®)を吸っておく.

C エコー下での穿刺部位確認,局所麻酔

- エコープローブの準備:清潔カバー装着(中にゼリー),外部キット装着(18 G 用)
- エコーで部位を確認後に局所麻酔(皮下).
- 麻酔のシリンジ+三方活栓+生検針を装着し,エコー下に壁側胸膜まで麻酔.

D 穿刺

- 細胞診:三方活栓を閉めて空の 20 mL シリンジに付け替え,生検部へ 18G 針を進める.
- 吸引をかけながら 10 回ほど動かす ➡ 圧を解除し抜去.待機している病理部のスタッフに針ごと渡す.
- 生検:19 G 生検針をセットする.針先を腫瘤手前まで進め fire する(針を替えてもう 1 回施行).

※ fire する際,針の部分を触らないこと!

E 合併症の確認

- 止血確認→消毒→終了
- 検査後 2 時間安静→ X 線で気胸と胸腔内出血の有無を確認.

参考文献
1) 中島康雄:肺生検研究会ステートメント. Jpn J Intervent Radiol 22:256-261, 2007.
2) Saito T, Kobayashi H, Danbara T:Ultrasonically guided aspiration needle biopsy in the diagnosis of intrapulmonary lesions. Nihon Kyobu Shikkan Gakkai Zasshi 16:970-974, 1988.

(西澤早織)

12 呼気 NO 検査

1 呼気 NO 産生機序

一酸化窒素(NO)は従来，血管拡張因子として同定されたガス性メディエーターであるが，生体内で広範囲に産生されている．

特に気道においては，好酸球性気道炎症に気道上皮がさらされるときに(IL-4, IL-13 による STAT-6 を介し誘導型一酸化窒素合成酵素(iNOS)発現)，NO 合成酵素が誘導され分泌される．

2 適応，保険点数，検査方法

A 適応

- 慢性咳嗽で咳喘息，気管支喘息を疑う患者
- 咳喘息，気管支喘息治療中の患者
- ACO を疑う患者
- 好酸球性肺炎を疑う患者
- 閉塞性細気管支炎症候群(BOS)

B 検査方法

- 50 m/秒 ± 10%の流速で 10 秒間呼出．
(鼻腔閉鎖，末梢気道の炎症評価のため)

C 機器の種類

① オンライン法
(NIOX-MINO®／Vero®, NOBreath®)
専用の測定機器に一定の流速で呼気を吹き込むと測定・表示されるオンライン法が一般的である．(3 種類が保険適応．)

② オフライン法(SIEVERS, CEIS)
呼気を袋に溜めて，後で測定する方法．

D 保険点数

- スパイログラフィーなどの検査
呼気ガス分析　100 点
- 呼吸機能検査等判断料　140 点(月 1 回)
➡ 計 240 点

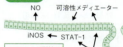

図 3A-12-1　NO 産生機序

(Alving K, Malinovschi A : Basic aspects of exhaled nitric oxide. Exhaled Biomarkers. pp.1-31. European Respiratory Society, 2010 より作成)

表 3A-12-1　呼気 NO (FeNO) 濃度測定値に及ぼす影響

	内因性因子	外因性因子
FeNO ↑	・アレルギー性鼻炎 ・慢性副鼻腔炎 ・気管支喘息／ACO	・ウイルス感染 ・硝酸塩を含む食品 　(レタス，ホウレン草，ごぼう，サラダ菜など) ・環境(空気感染) ・L-アルギニン
FeNO ↓	・低年齢	・喫煙 ・吸入ステロイド ・LTRA ・水，カフェイン ・呼吸機能検査後

3 検査結果の解釈

Ⓐ 日本人の成人健常者を対象とした調査より，次のように算出[2]

- FeNO 濃度正常値：約 15 ppb
- FeNO 濃度正常上限値：約 37 ppb

Ⓑ 喘息の補助診断としての FeNO の解釈[3]

- 健常者と喘息患者を鑑別するカットオフ値
  - 22 ppb 以上（感度 91％，特異度 84％）
  - 37 ppb 以上（感度 52％，特異度 99％）
- ICS 未使用患者で喘息を疑う所見がある患者において
  - FeNO 22〜37：喘息の可能性がある．
  - FeNO 37 以上であれば，喘息とほぼ診断．
- ※ FeNO の正常上限は 37 ppb であることから，35 ppb を喘息病態検出の目安として臨床運用されてきている．

Ⓒ 喘息管理時の補助マーカーとしての FeNO の解釈

- 増悪の予測：重症度には関係ない．ただし，重症群の FeNO 高値例では救外受診が多い[4]．
- 1 秒量の経年低下の予測：FeNO 高値（＞ 40 ppb）の喘息例では経年低下が大きい[5]．
- ステロイド抵抗性：高用量の ICS 治療下で症状が残る FeNO 高値例ではステロイド抵抗性の可能性がある[6]．
- 薬剤量調整：統一した見解はない．

Ⓓ ACO の診断基準，喘息の特徴の一項目

- FeNO ＞ 35 ppb

参考文献
1) 日本呼吸器学会：呼気一酸化窒素（NO）測定ハンドブック，2018．
2) Matsunaga K, Hirano T, Kawayama T, et al.：Reference ranges for exhaled nitric oxide fraction in healthy Japanese adult population. Allergol Int 59：363-367, 2010.
3) Matsunaga K, Hirano T, Akamatsu K, et al. Exhaled nitric oxide cutoff values for asthma diagnosis according to rhinitis and smoking status in Japanese subjects. Allergol Int 60：331-337, 2010.
4) Dweik RA, Sorkness RL, Wenzel S. et al, Use of exhaled nitric oxide measurement to identify a reactive, at-risk phenotype among patients with asthma. Am J Respir Crit Care Med 181：1033-1041, 2010.
5) Matsunaga K, Hirano T, Oka A, et al. Persistently high exhaled nitric oxide and loss of lung function in controlled asthma. Allergol Int 65：266-271, 2016.
6) Dweik RA, Boggs PB, Erzurum SC, et al.：An official ATS clinical practice guideline：interpretation of exhaled nitric oxide levels（FENO）for clinical applications. Am J Respir Crit Care Med 184：602-615, 2010.

（安田美奈）

13 6分間歩行検査

1 概要

- 患者に20〜50 mの直線を可能な限り速く歩いてもらい，6分間の歩行距離と息切れの程度を（必要に応じてSpO_2も）測定する．

2 禁忌・相対禁忌

A 禁忌

- 不安定狭心症
- 心筋梗塞

B 相対的禁忌

- 安静時心拍数 > 120 bpm
- 収縮期血圧 > 180 mmHg
- 拡張期血圧 > 100 mmHg
- 安定狭心症

3 準備

A 必要環境

- ☐ 室内
- ☐ 可能な限り広くて直線の廊下（20〜50 m程度）
- ☐ 平坦
- ☐ 人通りが少ない

B 必要物品

- ☐ タイマーもしくはストップウォッチ
- ☐ 記録表
- ☐ 折り返し地点に置く目印
- ☐ 休憩用の椅子もしくは車椅子
- ☐ 酸素ボンベ
- ☐ パルスオキシメーター
- ☐ 血圧計
- ☐ 自動体外式除細動器

4 目的と意義

- 簡便（特殊な器具や前処置を必要としない）である．
- 身体機能を客観的に評価する．
- 呼吸系，心血管系，神経筋系，代謝系などを網羅した包括的な身体機能を非特異的に反映．
- 日常身体活動量やQOLをより反映している．
- 呼吸器領域では慢性疾患の重症度，予後予測，治療効果判定などの指標の一つとして行われる．
- その他にも在宅酸素療法を導入する際に，適応判定や酸素濃縮機の選択，酸素流量を考える上でも6分間歩行検査の結果は参考になる．
- 特定疾患認定・身体障害者手帳の申請の際にも必要となる．
- 他の生理機能検査と異なり臓器特異性はなく，歩行距離が低下していた場合の原因を同定できないことがある．
- 6分間歩行検査の再現性は呼吸機能検査の1秒量よりもよいとされているが，検査結果は呼吸器以外の臓器機能障害の影響を受けやすい[2]．
- わが国ではパルスオキシメーターを装着した状態で検査を行うことが多い．
- ワンポイントの歩行距離よりも変化量が治療効果判定や疾患予後予測に有用．

5 手順

Ⓐ 検査前

- 検査前2時間は激しい運動やウォーミングアップは避ける．
- 検査開始10分前にはスタート地点前に設置した椅子に患者を座らせる．
- 検査開始直前にバイタルを測定し，患者を立たせた状態でBorgスケールを用いて息切れの程度を評価する(表3A-13-1)．
- 検査の方法を説明する(折り返し地点は素早く回ること)．
- 途中で息が切れたり疲れた場合は，歩行速度を落としたり，立ち止まったり，休憩してもよいことを伝える．

Ⓑ 検査開始

- 歩行開始とともにタイマーを開始する．
- 検査中は負荷を一定にするため，1分毎に次の例に示すような統一した声かけを行う．
  例：1分後　「よくできていますよ．あと5分です．」
  　　2分後　「その調子で続けましょう．あと4分です．」
  　　3分後　「よくできていますよ．あと半分です．」
  　　4分後　「その調子で続けましょう　残り2分です．」
  　　5分後　「よくできていますよ．あと1分です．」
  　　15秒前　「もうすぐ終了です．終わったらその場で立ち止まってください．」
  　　6分後　「終了です．」
- ATSガイドラインでは，検査中の患者への付き添いは結果に影響する可能性があるため行わないよう推奨しているが，転倒などのリスクを考慮するならばこの限りではない．
- 検査の途中で患者が立ち止まり，休憩が必要な場合は「壁にもたれかかって構いません．歩けるようになったら検査を再開しましょう」と声かけをするが，その間もタイマーは止めない．
- 途中休憩した場合はその理由と時間，距離を記載する．
- 必要に応じて歩行中の脈拍やSpO$_2$を確認する．

Ⓒ 検査後

- 検査直後のBorgスケール，バイタルサイン，歩行距離を評価する．
- 息切れや疲労が強いようなら患者を椅子に座らせる．

表3A-13-1　Borgスケール

0	Nothing at all	感じない	5	Strong	強い
0.5	Very, very weak	非常に弱い	6		
1	Very weak	やや弱い	7	Very strong	とても強い
2	Weak	弱い	8		
3			9		
4	Some what strong	多少強い	10	Very, very strong	非常に強い

(Borg GA：Psychophysical bases of perceived exertion. Med Sci Sports Exerc 14：377-381, 1982 より作成)

6 6分間歩行検査の結果に影響する因子

A 歩行距離を減少させる

- 低身長
- 高齢
- 高体重
- 女性
- 認知機能障害
- 歩行路が短い(折り返しが多い).
- 呼吸器疾患
- 心血管疾患
- 筋骨格系障害

B 歩行距離を増加させる

- 高身長
- 男性
- やる気
- 過去に6分間歩行検査をしたことがある.
- 検査前に機能障害に対する治療を受けた.
- 労作性低酸素症を有する患者に対する酸素投与.

7 検査の解釈:6分間歩行検査が有用となる状況

A 治療前後の効果判定

- 肺移植
- 肺切除
- 肺容積減量術
- 呼吸リハビリテーション
- COPD
- 肺高血圧症
- 心不全

B 重症度

- COPD
- 囊胞繊維症
- 心不全
- 末梢血管疾患
- 線維筋痛症
- 高齢患者

C 疾患予後予測

- 心不全
- COPD
- 肺動脈性肺高血圧症

参考文献

1) Albera C:Challenges in idiopathic pulmonary fibrosis trials:the point on endpoints. Eur Respir Rev 20:195-200, 2011.
2) Butland RJ, Pang J, Gross ER, et al.:Two-, six-, and 12-minute walking tests in respiratory disease. Br Med J 284:1607-1608, 1982.

〔村上行人〕

14 摂食嚥下機能評価

1 適応

A 誤嚥による疾患
- 医療・介護関連肺炎
- 嚥下性肺疾患
- 窒息

B 嚥下障害を疑う症状
- 食事中や食後に増悪する咳，痰，湿性嗄声，喘鳴
- 食事摂取量の低下
- 体重減少

C 嚥下障害をきたす基礎疾患
- 慢性呼吸不全
- 認知症
- 脳血管障害
- 神経疾患
- 頭頸部癌などの器質的疾患

D 嚥下障害をきたす医療行為
- 長期の絶食
- 人工呼吸器離脱後
- 気管切開後
- 頭頸部の手術や照射

E 全身状態の低下
- 廃用症候群
- サルコペニア
- 低栄養状態

2 禁忌・合併症

A 禁忌
- 高度の呼吸不全
- 意識障害

B 合併症
- 誤嚥
- 窒息
- 肺炎の再燃
- 内視鏡による粘膜損傷（嚥下内視鏡）
- バリウムによるアレルギー（嚥下造影）

表 3A-14-1 反復唾液嚥下テスト（RSST）

概要	随意的な嚥下の反復能力をみる．
長所	侵襲がない，準備や物品が不要．
短所	指示理解がよいことが前提．
方法	・口腔内を湿らせる． ・空嚥下を繰り返してもらう． ・喉頭の触診と視診で回数を数える．
判定	30秒以内に3回未満は異常．

(小口和代，才藤栄一，水野雅康，ほか：機能的嚥下障害スクリーニングテスト「反復唾液嚥下テスト」(the Repetitive Saliva Swallowing Test：RSST)の検討(1)正常値の検討．リハビリテーション医学 37：375-382, 2000 より作成)

表 3A-14-2 簡易嚥下誘発テスト(SSPT)

概要	不顕性誤嚥,嚥下反射の評価.
長所	・不顕性誤嚥の可能性について評価が可能. ・指示理解が困難な患者も評価が可能.
短所	・患者の苦痛を伴う. ・手技の確立や物品の準備を要する.
方法	・鼻腔から8 Fr以下のチューブを挿入. ・中咽頭に留置し,水分を注入. ・常温蒸留水0.4 mL,2 mLを注入し,嚥下までの時間を計測する.
判定	3秒以上や,むせるときは異常.

(Teramoto S, Matsuse T, Fukuchi Y, et al.: Simple two-step swallowing provocation test for elderly patients with aspiration pneumonia. Lancet 353:1243, 1999 より作成)

表 3A-14-3 EAT-10
(摂食嚥下障害スクリーニング質問紙票)

概要	嚥下に関わる自覚症状を問う10項目.
長所	国際的に利用されている.
短所	問診の理解を要する.
判定	3点以上で誤嚥の感度0.758,特異度0.749.

(若林秀隆,栢下 淳:摂食嚥下障害スクリーニング質問紙表EAT-10の日本語版作成と信頼性・妥当性の検証.静脈経腸栄養 29:871-876, 2014 より作成)

表 3A-14-4 飲食物を用いた評価

概要	水やゼリー用いて嚥下様式を観察する.
長所	実際に近い評価が行える.
短所	誤嚥や窒息のリスクがある.
判定	すべて下記の基準を用いる.

	改訂水飲みテスト (mWST)[4]	水飲みテスト (WST)[5]	とろみ水の水飲みテスト (百崎ら,2012)	フードテスト (才藤ら,2000)
方法	・冷水3 mLを口腔底に注ぎ嚥下を命じる. ・嚥下後,反復嚥下を2回行わせる. ・判定基準で4点以上なら最大2回繰り返す. ・最も悪い場合を評点とする.	常温の水30 mLでmWST同様に行う.	とろみ水でmWST同様に行う.	・小スプーン1杯のプリンやゼリーを舌背に置く. ・重度嚥下障害が疑われる際には糖質の少ないものを選択する(誤嚥時の肺への侵襲を軽減).
判定	1. 嚥下なし,むせる,または呼吸切迫 2. 嚥下あり,呼吸切迫 3. 嚥下あり,呼吸良好,むせるまたは呼吸切迫 4. 嚥下あり,呼吸良好,むせない 5. 4に加え,反復嚥下が30秒以内に2回可能			mWST同様 (ただし,口腔内残留も確認)

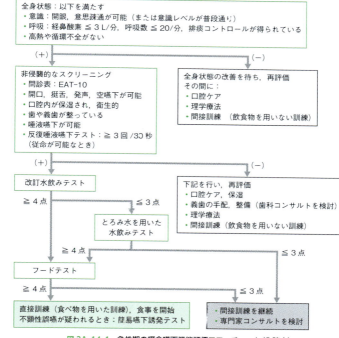

図 3A-14-1 急性期の摂食嚥下機能評価フローチャート(入院中)

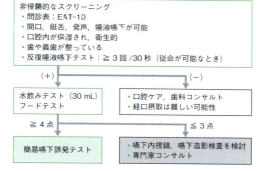

図 3A-14-2 慢性期の摂食嚥下機能評価フローチャート(外来, 安定期)

参考文献

1) 小口和代,才藤栄一,水野雅康,ほか:機能的嚥下障害スクリーニングテスト「反復唾液嚥下テスト」(the Repetitive Saliva Swallowing Test:RSST)の検討(1)正常値の検討.リハビリテーション医学 37:375-382, 2000.
2) Teramoto S, Matsuse T, Fukuchi Y, et al.:Simple two-step swallowing provocation test for elderly patients with aspiration pneumonia. Lancet 353:1243, 1999.
3) 若林秀隆,栢下 淳:摂食嚥下障害スクリーニング質問紙表 EAT-10 の日本語版作成と信頼性・妥当性の検証.静脈経腸栄養 29:871-876, 2014.
4) 才藤栄一:摂食・嚥下障害の治療・対応に関する統合的研究(総括報告書).2001.
5) 窪田俊夫:脳血管障害における麻痺性嚥下障害―スクリーニングテストとその臨床応用について.総合リハ 10:271-276, 1982.

(吉松由貴)

> Column

患者さんへの説明書類のまとめ

1 間質性肺炎とは

間質性肺炎とは何かしらの原因で肺が硬くなっていき、次第に呼吸がしづらくなり、咳が出たりする病気です。

A 症状・原因・経過について

細菌やウイルスが肺に感染して起こる肺炎では、熱や咳、痰を伴うことが多いですが、間質性肺炎ではそういった症状はあまりありません。肺の傷がゆっくりと（数ヵ月から年単位で）拡がり傷が固まっていくため、無症状か軽い息切れ、痰を伴わない乾いた咳を生じたりします。特に初期の頃は「歳のせい」「タバコを吸っているせい」と思われがちで、病院受診が遅れ、進行した状態で診断される方もいらっしゃいます。

間質性肺炎が疑われた場合は、これまでの生活の様子（喫煙の有無、職業の内容、ご自宅の環境、ペット飼育の有無など）やこれまでに罹ったことがある病気や内服しているお薬など、さまざまな情報を収集させていただき、間質性肺炎になりうる原因がないか、確認させていただきます。他に、関節リウマチなどの膠原病に罹患している方、漢方薬を内服している方、さらに身内に間質性肺炎を患った方がいらっしゃる方の中に、この病気が隠れていることがあります。さまざまな情報を収集させていただいてもなお、原因が同定（特定）できない方がいらっしゃいます。その場合は「**特発性（原因不明）間質性肺炎**」と診断され、**国の指定難病**に該当します。

間質性肺炎は、進行してしまうと、日常生活でも酸素投与が必要になったり、急激に呼吸状態が悪化したり、肺癌を併発される方もいらっしゃいま

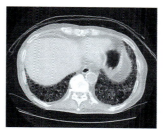

図1

す．以前は，この病気のタイプによっては有効な治療方法はありませんでしたが，最近では病気の進行を緩やかにすることが期待できるお薬が開発されました．こういったお薬の適応があるか検討するために，あるいは呼吸状態や肺癌の定期チェックのために定期的な受診が大切です．

2 気管支喘息とは

気管支喘息は，発作性の喘鳴（ゼーゼー）・呼吸困難を特徴とする病気ですが，その本体は**気管支の慢性炎症と気道狭窄**です．通常は治療により，炎症はおさまり，気道の狭窄も解除されます．

しかし，発作を繰り返すことで，気管支壁が徐々に厚くなり気管支の内腔が狭くなります．その結果，気管支は狭い状態のまま固まってしまい，元に戻らなくなってしまいます．そのため，このような状態にならないためにも十分な治療を行うことが大切な病気です．

A 症状・経過について

発作性の咳，痰が出てゼーゼーやヒューヒューという呼吸困難が起こります（喘息発作）．特に早朝や夜間に多く認めます．このような症状を繰り返す

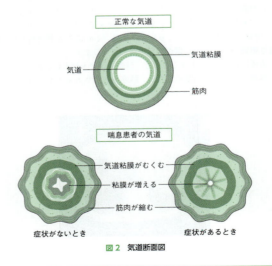

図2 気道断面図

ときは肺機能検査や採血検査など（アレルギーがないかどうか）を行います．また喫煙しているか，ペットを飼っているか，自宅・職場の環境など悪化の原因についてもお伺いします．

B 治療

治療法は，普段は炎症を抑えこむための吸入ステロイド薬や気道の収縮を解除する気管支拡張薬の吸入が中心となります．近年は，新しい薬剤が次々に出てきており，正しく使用すること・安定期に継続使用することで症状コントロールが可能となってきました．しかし発作が起こったときは吸入薬やステロイドの内服・点滴をはじめ酸素吸入が必要となることもあります．

わが国では 2000 年には年間 3,755 人の患者が喘息により亡くなっておりましたが，吸入ステロイド薬の普及に伴い喘息死は減ってきております．

しかし，未だに**年間およそ 1,500 人**の方が亡くなっていますので，しっかりと診断し適切な治療をすることが大切です（2017 年現在）．

3 COPDとは

COPDは，これまで「肺気腫」や「慢性気管支炎」と呼ばれてきた病気の総称です．タバコの煙などを長期にわたり吸入することによる肺の炎症が原因です．**40 歳以上の日本人の，10 人に 1 人が COPD** と推定されていますが，きちんと治療を受けている人は，そのうち 4％程度です．COPD が進行すると**息切れ，息苦しさ**により，運動能力や生活の質が低下します．

わが国では COPD のため年間 1 万 7 千人の方が亡くなっており，**COPDによる死亡者数は，今後さらに増加**すると予想されています．

A 症状・原因・経過について

最も多い原因は喫煙です．**喫煙者の 10 人に 2 人が COPD を発症**するといわれています．また，**受動喫煙でも COPD が起こる**ことが分かっています．

タバコの煙などの有害な物質を吸入することで肺や気管支喘息に炎症が起きます．炎症により，咳や痰などの症状を認め，気管支が細くなることで空気の流れが悪くなり，息切れを感じるようになります．また，肺を構成している「肺胞」が破壊されて，「肺気腫」という状態になると，**酸素の取り込みや二酸化炭素の排出能力が低下**します．COPD ではこれらの変化が併存しているため，治療を行っても肺が元に戻ることはありません．

症状やこれまでの経過から COPD が疑われる場合には，「**肺機能検査**」で確定診断を行います．その他，**胸部 X 線検査や CT 検査**なども行います．

また，**COPD は症状が肺だけにとどまらず，全身にも影響を与える**ことが

分かっています．肺以外の全身の診察や検査も定期的に行うことで，合併症の予防や早期発見が可能になりました．合併症の状態を把握することも，最適な治療法の選択には欠かせません．

Ⓑ 治 療

症状や生活の質を改善し，病状や体力の悪化を予防し，長く生きられるよう治療を行います．**治療の基本は禁煙**であり，病状の進行を遅らせ合併症を予防するために最も重要です．その他，**薬物治療**（気管支拡張薬や抗炎症薬の吸入，去痰剤など），**運動療法**（呼吸リハビリテーション），**栄養療法**などを組み合わせ行います．いずれの治療も，日常生活の中に取り入れて習慣化し，継続することが，秘訣になります．

状態によっては在宅酸素療法や，小型の人工呼吸器を自宅で使用することもあります．また外科手術や内視鏡的な治療を行うこともあります．患者ごとの病態や，そのときの病状に合わせた生活や治療が重要になります．

4 肺炎とは

主に細菌・ウイルスなどの微生物が肺に感染して起こる病気です．たいていは空気とともに病原菌が入ってきても，御自身の免疫力で治ってしまいます．しかし感染力が上回ってしまうと肺で炎症がひろがり肺炎になってしまいます．日本人の死因第3位と増加している病気です．

Ⓐ 症状・原因・経過について

症状は発熱，咳，痰，息切れなどが多いですが，年齢や病原菌の種類によって症状は異なることがあります．特に高齢者では肺炎を起こしても典型的な症状を示さないことがあります．

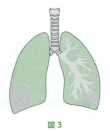

図3

持病，免疫抑制剤内服の有無，高齢（誤嚥の有無など）かどうか，病院や施設入所中など発症した場所で原因微生物がかわってきます．検査は採血や胸部X線検査をはじめ原因微生物の特定のために尿検査や痰の検査などを追加することもあります．重症度によって外来治療を行うか，入院治療を行うかを判断します．

Ⓑ 治 療

　治療は原因微生物に対しての抗菌薬を中心に，合併症の治療や肺炎が起こった原因があるときは，その治療を行っていきます．

　外来で治療可能であれば外来治療を行いますが，呼吸状態が悪化・血圧低下など重症と判断されるときに入院にて治療となり状況により酸素吸入や各種点滴などを開始します．

　高齢・肺炎が重症であると肺炎に伴う合併症が起こることも多くなり，また高齢であると肺炎を契機に体力低下や認知症悪化なども認めることもあります．

（宮嶋宏之）

1 中心静脈カテーテル（内頸静脈）

1 適応と禁忌

A 適応

- 中心静脈へ薬剤の投与
- 中心静脈や心臓内へのアクセス（中心静脈圧の測定，一時的ペースメーカーなど）
- 静脈路の確保
- 透析および血漿交換
- 高カロリー輸液

B 禁忌

- 絶対的禁忌
  - 患者の同意が得られない場合
- 相対的禁忌
  - 出血性疾患
  - 血管の損傷や血管内の血栓
  - 気胸の発症がリスクとなる場合
  - 高い終末呼気圧で人工呼吸管理されている場合

2 合併症

- 出血
- 気胸
- 動脈損傷
- 不整脈
- 血栓

など

3 準備物品

- [ ] 消毒用のクロルヘキシジン
- [ ] 1％リドカイン
- [ ] ガーゼ
- [ ] 縫合セット
- [ ] 縫合糸
- [ ] 滅菌ガウン・キャップ・マスク
- [ ] ヘパリン
- [ ] 生理食塩水
- [ ] ドレッシング材（テガダーム™など）
- [ ] カテーテルセット
  - ファインダー針
  - イントロデューサー針
  - 5 mLのシリンジ数本
  - メス
  - ダイレータ
  - ガイドワイヤー
  - カテーテル
  - 滅菌ドレープ，穴あきシーツ

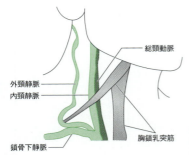

図 3B-1-1 内頸静脈の解剖
2つの胸鎖乳突筋頭の間を走行し，鎖骨頭の内側で鎖骨下静脈に合流する．総頸動脈の前方外側に位置する．

4 手技

①患者に手技の説明を行い同意を取得する．
②パルスオキシメーター，心電図モニターを装着．
③15～30°のトレンデレンブルグ体位を取る．
④患者の顔を穿刺側と逆方向に傾け，穿刺部位を展開し穿刺部位を消毒．
⑤滅菌手袋やガウンを装着．
⑥ドレーピング．
⑦必要物品を視野内に用意．
⑧カテーテル類にヘパリン生食を通しプライミングを行う．
⑨穿刺部位を局所麻酔．
⑩エコーで頸静脈を確認．
⑪エコーガイド下で穿刺針を挿入．
⑫血液の逆流を確認する．
⑬外筒を進め，シリンジと内筒を外す．
⑭外筒のハブを指で塞ぎ，空気塞栓を予防する．
⑮外筒よりガイドワイヤーを進める．
⑯ガイドワイヤーを固定し，外筒を抜き取る．
⑰エコーでガイドワイヤーが正しく内頸静脈に入っていることを確認．
⑱穿刺部をメスで切開し広げる．
⑲ダイレータをガイドワイヤーに通して皮膚～内頸静脈まで一度挿入し，ダイレータを抜去する．
⑳カテーテルをガイドワイヤーに通し，内頸静脈に挿入する．
㉑カテーテルが血管内に留置されているかを確認するために，シリンジをハブに付けて血液を吸引する．確認できたら，ヘパリン生食ですべてのカテーテルのプライミングを行う．
㉒刺入部を縫合して固定する
㉓消毒し，滅菌ドレッシング材で刺入部を覆う．
㉔胸部 X 線でカテーテルの位置確認を行う．

(岡久将暢)

② 胸腔ドレナージ

1 適応

Ⓐ 気胸
- Ⅱ度以上の気胸
- 経過観察や脱気で悪化する気胸

Ⓑ 血胸
- 胸部X線で横隔膜ドームが消失
- 側臥位で液面の高さが2cm以上

Ⓒ 肺炎随伴性胸水・膿胸
- 複雑性肺炎随伴性胸水あるいは膿胸の場合
- 経過観察や胸腔穿刺で増加する胸水

Ⓓ 癌性胸水
- 貯留速度の速い癌性胸水

2 禁忌・合併症

Ⓐ 禁忌
特に禁忌はないが,出血傾向の場合は注意する.

Ⓑ 合併症
- 出血
- 異所性留置
- 再膨張性肺水腫
- 皮下気腫
- 逆行性ドレーン感染

3 準備物品

- ☐ モニター
- ☐ 酸素
- ☐ エコー
- ☐ 防水シーツ
- ☐ ポビドンヨード（イソジン®）消毒
- ☐ 穴あきシーツ
- ☐ 清潔シーツ
- ☐ 1%リドカイン（キシロカイン®）
- ☐ 局所麻酔用シリンジ・針（23〜26 G）
- ☐ ガーゼ
- ☐ メス
- ☐ 曲りペアン
- ☐ トロッカーカテーテル
- ☐ ナイロン糸
- ☐ 角針
- ☐ 縫合セット
- ☐ 被覆材
- ☐ 接続チューブ
- ☐ 持続吸引器

トロッカーカテーテルの選択の point

- 胸水のドレナージは閉塞の恐れがあるため径は太めがよい.
- 胸腔内に薬剤投与する可能性のある症例はダブルルーメンを使用.
  緊張性気胸,高エネルギー外傷による大量血気胸 ➡ 24 Fr以上のダブルルーメン
  耐術能が見込まれる気胸 ➡ シングルルーメン
  耐術能が見込めない気胸（進行したIPFや肺気腫など）➡ 胸膜癒着術を考慮してダブルルーメン
  リークが多いもしくは胸水貯留を伴う気胸 ➡ 20 Fr以上のシングルルーメン
  肺炎随伴性胸水・膿胸・癌性胸水・血胸 ➡ 20 Fr以上のダブルルーメン
  合併症多数,BSC,末期癌 ➡ 主治医判断でアスピレーションキット

4 胸腔ドレーン挿入

Ⓐ 体位と挿入位置を決める
(図3B-2-1)

- 体位は基本的に健側臥位
- 気胸ドレナージなら第4肋間の前腋窩線上
- 胸水ドレナージなら第5〜6肋間の中腋窩線上
- これらはあくまで目安．エコー，X線，CTを参考に安全な刺入点を探す．
- あらかじめ何cmトロッカーカテーテルを挿入するかも決めておく．

Ⓑ 消毒・局所麻酔

- 消毒後，胸腔穿刺同様に試験穿刺を行う．

Ⓒ 切開・剥離・胸膜貫通

- 選択したトロッカーカテーテルの径に合わせて1.5cm程度横切開する．
- 曲りペアンの先端を皮膚と垂直に押し当て，皮下組織と肋間筋を切り開くように先端を進める(ペアンは両手で保持し，左手は皮膚に押し当てて固定する)．
- 胸膜を貫通したら上下左右に胸膜を広げる．

Ⓓ ドレーン挿入

- 皮膚と垂直にトロッカーカテーテルを挿入(外套先端が胸腔内に入るまで)．
- 留置したい方向にトロッカーカテーテルの先端を向け，内筒は固定したまま外套のみを挿入する．
- 気胸ドレナージなら先端を肺尖に向けて腹側の胸腔に留置．
- 胸水ドレナージなら背側の胸腔に留置
- 内筒をゆっくり抜去し，抜き切る前にペアンでトロッカーカテーテルをクランプする．
- 持続吸引器に接続後，クランプを解放し排液やエアリークを確認する．

Ⓔ 固定

- 固定前にトロッカーカテーテルの先当たりによる疼痛の有無を患者に確認．
- トロッカーカテーテル刺入部の両脇を1針ずつ縫合・結紮し，余った糸をトロッカーカテーテルに巻きつけて結紮することで固定する．

Ⓕ 胸部X線確認

- トロッカーカテーテル先端位置
- 皮下気腫の有無
- トロッカーカテーテルの屈曲の有無

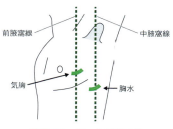

図3B-2-1　ドレーンの挿入位置

5 胸腔ドレーン管理

次の事項をチェックする.
- [ ] 疼痛
- [ ] 呼吸性移動
- [ ] エアリーク
- [ ] 排液量・性状
- [ ] マーキングのずれ
- [ ] 刺入部の発赤・皮下気腫・汚染
- [ ] 呼吸音
- [ ] 胸部X線

6 Trouble shooting

①胸が痛くて夜も眠れない
1. 刺入部が痛い → 鎮痛が不十分.
2. 胸の中が痛い → トロッカーカテーテル先端が胸膜に当たっている.

②呼吸性移動が消失,エアリークが消失(気胸治療中)
1. トロッカーカテーテルが閉塞・屈曲している.
2. 先端が被包化された胸腔内にある.
3. 肺が完全に拡張している.

③皮下気腫が増大
1. 気胸の出現
2. エアリーク量が多いあるいはトロッカーカテーテルチューブが細すぎる.
3. トロッカーカテーテルが閉塞・屈曲している.

患側のCPアングルが鈍となっている自然気胸は注意

- 過去の気胸で胸膜癒着と新生血管が形成され,気胸再発の際に癒着が新生血管とともにちぎれることで自然血胸に至ることがある.
- 胸腔内出血により,動悸,冷汗,チアノーゼなどショック症状を呈するが,気胸によって胸腔内が陽圧となっている場合は,圧迫止血状態となり症状に乏しいこともある.
- そのような場合で胸腔トロッカーカテーテルを留置すると,胸腔内の陽圧が解除されて再出血し,その時点で初めて血胸を指摘することになる.
- 自然気胸の胸部X線で患側のCPアングルが平低化していた場合は,当科では胸腔トロッカーカテーテルを挿入する前に外科へ一度連絡するよう心掛けている.

---

7 胸腔ドレーン抜去の手順

1. 被覆材の除去と消毒
2. 局所麻酔
3. 不用な縫合糸を除去
4. 創部に3-0ナイロン糸で1針かけて結紮の準備
5. 患者に息止め(吸気・呼気どちらでもよい)をしてもらい,速やかにトロッカーカテーテルを抜去し,同時に閉創する.
6. 傷口が塞がれば1週間程度で抜糸

(村上行人)

呼吸器内科でできる意思決定支援

1 意思決定支援とは

呼吸器内科で出会う患者さんたちは症状が長引いたり命に関わるものが多く，その道のりの中で方針に悩むことがよくあります．どのような治療を受けてどのように生きたいかという患者の意思が重要になります．それは「長生きしてもしょうがないから早く死にたい」といった，患者さんの限られた情報の中での思いを文字通り実行するということではなく，病状や今後起こりうることをよく理解した上で家族や医療者ともよく話し合う中で選んでいくことが大切です．よい意思決定を行えるよう，われわれにはどういうことができるのでしょうか．まずは理論をご紹介します．急性期病院の現場で実行可能なものとの乖離を感じるかもしれませんが，意思決定支援の根底にある思想を知っておくのは重要かと思います．

2 アドバンス・ケア・プランニング[2, 3]

「最期までその人らしい最善の生」を送ることができるよう，欧米で始まった考え方がアドバンス・ケア・プランニング（ACP）です．わが国でも少しずつ取り入れられるようになり，2007 年には厚生労働省が「人生の最終段階における医療の決定プロセスに関するガイドライン」を発表し，ACP を普及させるための事業も広く行われるようになりました（同ガイドラインはインターネットで見られるので，一度は目を通してみてください）．またより親しみを感じやすいようにとの意図もあり，2018 年末には「人生会議」という新たな名称が発表され，話題を呼びました．

わが国では，ACP とは「将来の意思決定能力の低下に備えて，今後の治療・ケア，療養に関する意向，代理意思決定者などについて患者・家族，医療者があらかじめ話し合うプロセス」と定義されています．では具体的にどのようにして ACP を行っていくのでしょうか．

Ⓐ ACP をともにする人

本人，家族，医療者（主治医や担当看護師）が中心となります．状況によってはソーシャルワーカーや地域の担当者，本人と親しい知人や友人が参加することもあるでしょう．

B ACPで共有する内容

現在の病状と今後の見通し、治療や療養の選択肢とそれぞれで予想される経過など医療に関わることを話し合うイメージはあるでしょう。忘れてはいけないのは、本人の価値観や希望、生き甲斐、気がかりなこと、どのように生きたいかや、死後に家族にのぞむことなどといった、医療以外で本人にとって大切なことも、共有しておくことです。なお、ACPとは「意思や決定事項そのもの」ではなく、話し合う(考えを共有する)という「過程」をあらわしていることに留意しましょう。

C ACPを行うタイミング

意思決定能力が低下する前、つまり身体症状や認知症が出たり進行する前に、あらかじめ行うのが本来の意図です。その後、生きていく中で病状や生活が変わったりするにつれて価値観が変わるのも自然なことですので、その都度、繰り返し行うことが推奨されています。本人の状態が変わったり、また本人の意思決定能力が低下したときにも話し合いを続けていくことで、より本人の意思に添った選択をしていけるとされています。

3 事前指示

事前指示(ADs)とは、判断能力のある成人が将来、自分の判断能力が低下した、または消失したときに備えて、自らに施される医療に関する希望や拒否などの意向を指示していくものとされます。

A 内容的指示

生命の危機に直面したときにどのような治療や医療処置を希望するか、またはしないかを、できれば文書(リビング・ウィル)で表明します。後述するdo not attempt resuscitation(DNAR)の指示もここに含まれます。

B 代理人指示

本人の意思表示ができなくなったときに、「本人ならどのように考え、どのように選択するか」という推定意思を代弁する人をあらかじめ指名しておくことです。

4 DNAR

呼吸器内科に入院するときは、呼吸不全をきたしていることが多く、入院

時に「DNARをとる」ことが習慣化しているように感じます．ではDNARとは一体どこまでのことを意味するのでしょうか．そして「とる」という認識でよいのでしょうか．

DNARには，死が予期される不可逆性疾患の終末期や救急の現場において，蘇生の可能性が（ほとんど）ないという前提のもとに，心肺蘇生術（胸骨圧迫，気管内挿管，人工呼吸器，除細動，昇圧剤など）を試みないことが適切であると担当する医療チームが合意していることが必要です．疾患の治療（抗菌薬の投与，輸液）や苦痛の緩和を制限するものではありません．入院時に，蘇生術の希望に関して本人や家族と話し合うことは大切ですが，処置の同意書のように機械的に行われるべきではありません．そのときの決断は次の入院のときには変わることもあり，またDNARだからといってすべての治療を差し控えるのとは別であることも伝えるようにします．患者や家族は，肺炎の治療としての抗菌薬など可逆性疾患に対する治療を意味して「治療はすべてしてください」と表現することがあります．救命の見込みがほとんどない場合における心肺蘇生術と混同しないよう気をつけるようにしています．

5 呼吸器内科でできる意思決定支援

一例として，筆者が呼吸器内科の日常診療の中で実際にどのように取り組んでいるかを紹介したいと思います．なお筆者は意思決定支援に関して特別な教育を受けたわけではなく，あくまでも一人の若手呼吸器内科医が日々の診療を通して感じ考え模索している様子であることをご理解ください．

まずは主な呼吸器疾患の経過を図1のようにイメージできると，患者や家族の思い描いている状況を想像したり，病状をわかりやすく共有することにつながるかと思います．

A 肺癌

①診断のとき

肺癌と告知をされたときには，まず病名を受け止めることと初期治療を選択することで精一杯で，それ以後のことを落ち着いて話し合うのはなかなか難しいのが現状です．患者は告知をされたときに，命に関わる病気であることや，いつか病状が悪くなるであろうことは脳裏をよぎるのでしょうが，その想像や希望についてすぐに語れる人は多くありません．まずは診断と病期，そしてどのような選択肢があるかをきちんとお話しし，目の前の方針を決めます．（病期や併存症によっては）根治を目指す状況ではないこともお話しすることが多いかと思います．中には「もう助からないと思ったときは延

命とかせずに苦しまずに逝かせてね」と初めから言われる方もおられますので，そのときはしっかりと受け止めます．

②**なんらかの転帰を迎えたとき**

できれば初回治療のための入院中など，本人が少し落ち着いてきて，かつ時間をとれるときにお話しをするようにします．しかし診断時や治療開始時に十分に話し合えず，そのまま治療開始後も先々のことについてもち出せないまま時が過ぎてしまうことがあります．そんなときは，一次治療後に病状が再度悪化し，二次治療が必要になった際には必ず話し合うようにしています．そのころには患者や家族ともある程度関係が築けており，また遠方の家族にも来てもらう時間的余裕ももてます．また，症状が進行した終末期よりは体力や考える余裕があり，落ち着いて話し合いをできる機会なのです．面談の場で何かを決定できなくても，希望することについて考えたり，家族で話し合う時間をもってもらいたいということをきちんと伝えるようにします．

③**急変時や終末期**

病状の進行が早かったり，診断時にすでに致死的な病変が出ており，症状がかなり進行した状態で意思決定を求められることが少なからずあります．また，脳転移や喀血，気道狭窄などにより，急変することもあります．それらをできるだけ予測して，（過剰な負担を与えないよう配慮をしながらも）もしものときに備えての話し合いをしておくことが重要です．目の前の患者が，図1において，◯（まだしばらく安定して過ごせる状態）にいるのか，あるいは◯（あと一歩で急変のところに足を踏み入れている状態）まで来てし

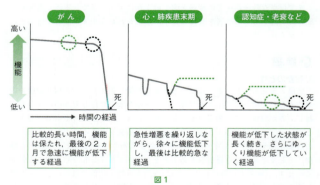

図1

(Lynn J：Perspectives on care at the close of life. Serving patients who may die soon and their families：the role of hospice and other services. JAMA 285：925-932, 2001 より作成)

まっているのかを，見極めることは大変難しく，しかし大変重要です．どうしても事前に話し合いの場をもてなかったときには，まずは症状を和らげながら，思いを共有する場を作るようにします．

Ⓑ COPD

① 診断のとき

COPDと初めて診断されたときは，まだ症状が重くないことが多いです．病気やそれに伴う生活の変化，今後起こりうることについては，資料を用いて説明しています．在宅酸素療法が必要になるかもしれないことや，急性増悪などで呼吸の補助を要したり，命に関わるかもしれないこと，癌や心疾患を合併しうることなどもお話しします．しかしこの時点で，ゆくゆくの治療に期待することまで聞けることにほとんどありません．まずは病状を知ってもらい，状態の改善に向けて前向きに取り組んでもらうことが重要な時期と考えています．

② 急性増悪のとき

急性増悪で入院や酸素投与を要するときには，人工呼吸器が必要になった場合の希望について，一度は聞くようにしています．例え軽症の増悪であっても（軽症だからこそ話し合いを行いやすいのでなおさら）家族も交えて話し合います．

③ 急性増悪を繰り返すとき

急性増悪を年に複数回起こすようになると，あるいは一度でも重篤な増悪を起こすと，呼吸状態および全身状態が低下し，増悪を繰り返しやすくなります．このようなときには，より現実味を帯びたものとして，その後の過ごし方についてしっかり話し合うようにします．それまでの増悪を乗り越えてきた患者や家族としては，図1でいう……のような経過を期待しがちです．しかし実際には増悪を乗り越えたとしても増悪前より全身状態がやや低下することは否めません．また……のように，そのときの増悪が命取りになってしまうこともあるのです．そうした経過をたどる難しい病気であることもまた，先々を考える材料になると思うのです．

Ⓒ 嚥下性肺炎

① 初めて発症したとき

嚥下性肺炎は初めての発症でも（そしてそれが治ったとしても）経過中に窒息や誤嚥を繰り返すことがあるため，初回でも必ず，状態が悪化したときの治療の希望について聞くようにします．また，経口摂取で退院ができる場合でも，今後食事を口から安全にとれなくなったときについて考えておいてもらうように伝えています．

②繰り返すとき

　栄養摂取の方法や過ごす場所について、より細やかな相談が必要になります。自宅や施設で過ごしたい場合は、経口摂取と最小限の輸液を行うか、胃瘻を造設するかという選択肢になるでしょう。話し合いを重ねた上でやはり胃瘻栄養を希望する場合には、経口摂取がまったくできず衰弱しきった状態では安全とはいえません。胃瘻造設後の生活を考えても、ある程度栄養状態が保たれているうちのほうが、造設後によい時間を過ごせるかもしれません。胃瘻があっても（安全に摂取できるものであれば）摂取できる可能性があることも、伝えるとよいかもしれません。また、誤嚥の原因となっている特定の疾患（神経筋疾患や頭頸部癌など）がある場合には必ず、その疾患を診ている主治医や専門医とともに話し合いを行いましょう。

D その他の疾患

　外来通院中で安定している患者でも早期からACPを行うことが大切であるといわれても、時間の限られた外来で、患者の体調も毎月ほとんど変わりがないのに、なかなかそのような話をもち出すにもち出せないのが現状ではないでしょうか。しかし何年も安定しているようにみえても、急に意思決定が必要になったり、意思疎通がとりにくくなり「毎月診ていたのに全然話せていなかったな」と反省することがあります。

　そこで患者との会話の中で、ふとした言葉をきっかけに話をもち掛けるようにしています。例えばお誕生日やお正月の前後での受診では、「また一つ歳をとってしまった、もう先は長くない」などと言われることがあります。また友人や親族、芸能人が癌になったり亡くなったときなどは特に、「同い年の人が逝った、次は自分だろう」「面会に行ったら人工呼吸器をつけていて気の毒だった」などと感じられることがあります。

　すぐに「延命処置はどうしますか」と聞くわけではないですが、「先々のことを考えますか」「もし〇〇さんだったらどうしてほしいですか」などと問いかけることで、いろいろな思いを表出してくださることがあります。

　いつもは一人で受診される方が家族とともに受診されたときには特に、長めにお話しする時間をとり、病状や患者の希望を共有するようにします。また検査入院などの短期入院でも、入院して病棟で話せる機会は、積極的に活用します。

　ちょっとしたきっかけを見つけること、そして話し合ったことを（決定事項はなくても、本人の思いや大切にしていることを）カルテのわかりやすい位置に記録しておくことも大切です。

E 認知症,意識障害[4]

　認知機能が低下したり意思疎通が困難な状況では,本人の意思が確認しづらく,(事前指示がない,現状のほとんどの例では)家族や医療者が悩むこととなります.医療者としては,例えば胃瘻を造設した場合と,末梢静脈点滴を併用した場合,可能な範囲での経口摂取のみで見た場合のそれぞれで想定される生活や予後を,中立的な立場で説明したとします.決断をゆだねられた家族にとっては,いずれを選んだとしても,後々までその決断を振り返り,悔やむことになりかねません.また,「もっと長生きしてほしい」,「あきらめてほしくない」という,家族の意思をもとにした決定になりがちです.

　まず第一に,本人と難しい話し合いを行えない状況であっても,本人の言葉や仕草,表情から読み取れる感情をきちんと受け止め,本人がどういったことを心地よいと感じているのか,どういったことが苦痛になっているのかなどを見いだす努力が大切です.例えば家族と過ごす時間帯は表情が和らいでいるとか,痰の吸引をしようとすると口を閉ざすなどです.

　さらに,本人の明確な意思をリアルタイムで聞くことができない場合には,①本人が過去に示していた意思,②本人の推定意思が,家族の考えよりも優先であることも,常に意識しておく必要があります.例えばこれまでに胃瘻や口から食べることについて何か言っていなかったかを振り返ります.明確な表出がなかった場合にも,「物事に縛られるのを何よりも嫌う人」,「食べることが大好き」などといった本人の性格や価値観が重要になります.いろいろなパズルのピースを集めた,「お父さんならどう過ごしたいか」「現状をどう感じているだろうか」という視点も,大切なピースなのです.こうして選択していくことで,本来の意思決定(本人の意向や生き方を支えるためのもの)に準じた方法でありながらも,家族が決めたという後々の悔やみも軽減できるのではないでしょうか.

参考文献
1) 厚生労働省:人生の最終段階における医療の決定プロセスに関するガイドライン.
2) 阿部康之,木澤義之:アドバンス・ケア・プランニングと臨床倫理.長江弘子(編):看護実践にいかすエンド・オブ・ライフケア.p.38-44,日本看護協会出版,2014.
3) 西川満則,ほか(編):本人の意思を尊重する意思決定支援.南山堂,2016.
4) 成本迅:認知症の人の医療選択と意思決定支援.クリエイツかもがわ,2016.

〔吉松由貴〕

③ 胸膜癒着術

1 目的・適応

A 目的
- 胸水貯留に伴う呼吸困難の緩和
- 気胸のリーク部位の閉鎖

B 適応疾患

① 胸水
a．悪性胸水（図 3B-3-1）
- 短期間に複数回の穿刺排液を要する場合
- 呼吸困難が強い場合

b．気胸以外の良性疾患
- 肝腎疾患に伴う難治性胸水
- 難治性乳び胸
- その他、治療反応性に乏しい難治性胸水（漏出性を含む）

② 気胸
- 胸腔ドレーン留置後も改善せず＋外科的治療介入が困難な症例
- 胸水にしろ気胸にしろ、虚脱した肺が十分に拡張した状態で施行されることが望ましい．

C 適応を慎重に検討すべき病態
- 肺癌症例では、化学療法（EGFR チロシンキナーゼ阻害薬（EGFR-TKI））や分子標的薬（ベバシズマブ）の適応がないか確認し、それらの治療か癒着術のどちらを先行するか事前に検討しておく．
- 悪性胸膜中皮腫を疑う症例では、癒着術を含めた治療方針に関して、中皮腫診療に精通した呼吸器外科医と十分な協議を行うことが理想的．安易な胸水穿刺やドレーン留置は、皮下への播種、転移につながりうる．
- リンパ腫症例では、ステロイドが胸水コントロールに有用な可能性があり、癒着術よりもステロイドを先行したほうがよいかもしれない．
- 反対側が癒着療法後、肺切除後などで拘束性換気障害がある場合は、癒着療法で患側にも拘束性換気障害をきたし、呼吸困難が増悪する可能性がある．
- 胸膜生検後、間質性肺炎がある場合は、癒着術による ARDS や肺障害のリスクがあるため、事前に十分な説明が必要（この場合、癒着剤としてタルクは使用しない）．
- ステロイド投与中である場合、より効果を期待する上では、癒着術前にできる限り減量している状態が理想的である．

2 禁忌・合併症

A 禁忌
- 癒着剤の薬液にアレルギーがある場合

B 合併症

① ドレーン留置に伴うもの
- 出血
- 異所性留置
- 再膨張性肺水腫
- 皮下気腫
- 逆行性ドレーン感染

② 癒着剤による副作用
- 発熱
- 疼痛
- ARDS／びまん性肺障害
- 嘔気、食欲不振（特に抗癌薬の場合）
- 癒着術後拘束性換気障害
- アナフィラキシー（OK-432 など）

3 準備物品

Ⓐ バイタル

- [ ] 体温計, 血圧計
- [ ] SpO_2モニター
- [ ] (必要に応じ)心電図モニター
- [ ] (必要に応じ)酸素

Ⓑ 薬液

- [ ] 癒着剤(表3B-3-1参照)
- [ ] 癒着剤溶解用薬液
- [ ] ペンタゾシン 15 mg 1A
- [ ] 1%リドカイン(キシロカイン®) 10 mL
- [ ] 生理食塩液 500 mL(末梢静脈路確保用)

Ⓒ 器具

- [ ] シリンジ各種
- [ ] ガーゼ

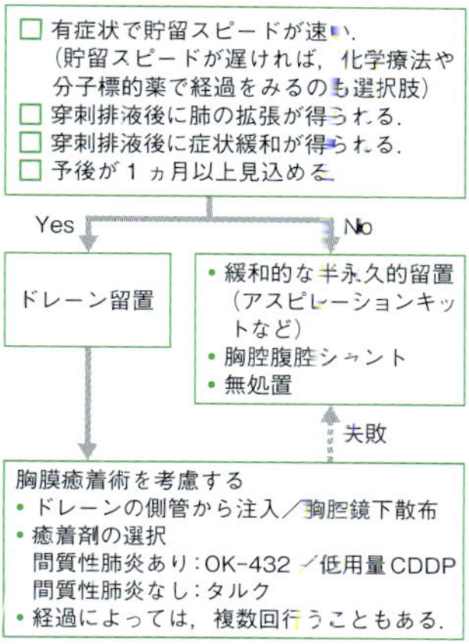

- [ ] 有症状で貯留スピードが速い.
  (貯留スピードが遅ければ, 化学療法や分子標的薬で経過をみるのも選択肢)
- [ ] 穿刺排液後に肺の拡張が得られる.
- [ ] 穿刺排液後に症状緩和が得られる.
- [ ] 予後が1ヵ月以上見込める.

Yes → ドレーン留置
No → ・緩和的な半永久的留置(アスピレーションキットなど)
・胸腔腹腔シャント
・無処置

↑失敗

胸膜癒着術を考慮する
- ドレーンの側管から注入／胸腔鏡下散布
- 癒着剤の選択
  間質性肺炎あり:OK-432／低用量CDDP
  間質性肺炎なし:タルク
- 経過によっては, 複数回行うこともある.

図 3B-3-1 肺癌悪性胸水へのアプローチ(当科)

4 実際の方法

Ⓐ 事前に

- 生理食塩液 500 mL などで, 末梢静脈路を確保する.
- バイタルを測定, 記録する.
- ペンタゾシン1Aを筋注する(高齢者などでは投与しないことも多い).

Ⓑ 薬液の注入

- 胸腔ドレーンの側管から, 1%リドカイン(キシロカイン®)10 mL を注入する.
- 続いて, 癒着剤を注入する(自然滴下もしくは用手的に注入).
- 薬液注入中は, 疼痛や気分不良など生じないか適宜声かけを行う. また, 癒着剤がドレーン内に逆流してこないか, ドレーン挿入部から脇漏れしてこないか確認する.
- 薬液注入後, バイタルを測定し, 記録する.
- 自覚症状やバイタルに問題がないことを確認し, ドレーンをクランプする.
- ドレーンをクランプすることで気胸の増悪が危惧される場合は, クランプせず, ドレーンを挿入部位よりも高い位置に保つようにして(点柱台などを利用するとよい), 薬液がドレーン内に逆流しないようにする.

Ⓒ 体位変換

- 15分おきに体位変換, バイタル測定を行い, 癒着剤を胸腔内に拡げる.
- 気胸では, リークを疑っている部位になるべく癒着剤が届くように, 適宜体位変換を工夫する.
- 計2時間の体位変換の後, ドレーンを解放し, 必要に応じて, 吸引圧をかける.
- ドレーン解放後に, 急激に排液がある場合, その後の自覚症状やバイタルの変動に注意する.

表 3B-3-1 それぞれの癒着剤の特徴と使いかた

癒着剤	対象・特徴	実際の使いかた
タルク (ユニタルク®)	・主に悪性胸水症例が対象. ・成功率は高く,悪性胸水症例の第1選択である. ・全身状態不良例,高度肺気腫・間質性肺炎症例では,極力控える(ARDS や肺障害をきたしうる).	・ユニタルク® 4 g +生食 50 mL をドレーンの側管から用手的に注入し,その後生食 50 mL を注入し後押し ※適正使用ガイドやノーベルファーマ株式会社の HP に載っている使用手順動画(http://unitalc.jp/guide/usage_movie.php)にも一度目を通しておく.
OK-432 (ピシバニール®)	・悪性胸水・気胸症例とも使用可能. ・発熱や疼痛はほぼ必発. ・全身状態不良例では,苦しい治療になりうる. ・間質性肺炎症例では,タルクほどではないが,ARDS や肺障害の注意が必要.	・ピシバニール® 5〜10KE +生食 100〜200 mL をドレーンの側管から注入(自然滴下でも用手的な注入でも可). ・全身状態を加味し,5KE か 10KE か決める.
低用量 CDDP	・タルクが使用しづらい悪性胸水症例が対象. ・癒着効果は前述の 2 剤に比べやや劣る. ・胸壁から吸収された CDDP で,嘔気や食欲不振,腎障害が起こることも.	・CDDP 5 mg +蒸留水 100 mL を 5 セット(CDDP 量で 25 mg),ドレーンの側管から注入する.各薬液を連結管でつなぎ,自然滴下で投与することが多い. ・投与容量が多く,投与後クランプ中に呼吸困難を訴えることがある.
50%ブドウ糖	・前述の 3 剤が使用しづらい症例が対象. ・ときに疼痛を生じることがある. ・癒着効果は弱い.	・50%ブドウ糖 200 mL をドレーンの側管から注入(自然滴下でも用手的な注入でも可).
自己血	・当科では,OK-432 が使用しづらい難治性気胸症例で,肺のコーティング的な意味合いで用いることがある.50%ブドウ糖と併用することも多い.	・採血係と注入係の最低 2 人以上で行う.採血係が,大腿動脈から 20〜50 mL 程度の血液を採取し,注入係に手渡し,注入係がドレーンの側管から注入する. ・合計 50〜100 mL の注入量を目安にする. ・手際よく行わないと血液が固まってしまうので注意.
ミノサイクリン (ミノマイシン®)	・前述の薬剤が主流となり,現場ではほとんど使用しなくなった. ・発熱や疼痛も多い.	・100〜300 mg +生食 100 mL をドレーンの側管から注入(自然滴下でも用手的な注入でも可).

これらの癒着剤を複数個組み合わせて投与する方法もある.

5 処置後

- 癒着術成功の基準
  - → 1日排液量が100〜150 mL以下
  - → ドレーンからのair leakの消失
- 成功の基準を満たさない場合，再度癒着術を行うか，別の手段に切り替えるか検討する．胸腔鏡下にタルクなど癒着剤を散布するほうが有用とする報告もある．気胸では，胸腔造影下に癒着療法を行うことも選択肢の一つである．
- タルクの再注入は，ARDS発現リスクが高まる可能性があるため，控える．
- 癒着療法後も油断しないようにする（表3B-3-2）．
- 胸膜癒着術は，あくまで対症療法で，胸腔内にあえて炎症を起こさせるというやや荒い治療であるという認識が大切である．
- 患者の全身状態や病態，治療に対する意向なども配慮しつつ，癒着術以外に治療方法はないのかも考えながら，癒着術を行うか決定するようにする．

表3B-3-2 癒着療法後あるある

あるあるイベント	考えられること・その対応
Ns.「先生，患者さんが苦しがってます!! 早く来てください!!」	① 癒着剤の排液が十分でなく 胸腔内に貯留したままで肺の膨張が得られていない．→ ドレーンの吸引圧を上げる，もしくはドレーンの側管から用手的排液を試みる．ドレーンが閉塞している場合は，ドレーンの抜去，再挿入を検討する． ② 気胸では，ドレーンの閉塞により，虚脱が進行している可能性がある．→ 緊急でドレーンの入れ替えが必要． ③ ①，②以外では，ARDSやびまん性肺障害の可能性を考慮し，CTでの評価を行い（特に癒着療法後は，胸部X線での肺野の評価が困難），ステロイドの投与を検討する． ④ 心疾患や肺塞栓症なども頭の片隅に置く．
Ns.「患者さんが痛がっているんですが……」	癒着後の炎症に伴う疼痛と思われる．アセトアミノフェンやNSAIDsを使用する（発熱時も同様）．場合によってはオピオイドを使用する．
Ns.「呼吸性変動が消失しているんですが……」	ドレーンが閉塞している可能性がある． 胸水症例では，ドレーン留置に伴うよほどのストレスがない限り，そのまま数日様子をみて，排液がない（=ほぼ完全閉塞）ことを確認し，ドレーンを抜去する．排液がないにもかかわらず，胸水が増えてくる場合は，癒着術は失敗．ドレーンの抜去，再挿入，再癒着に関して検討する． 気胸症例では，気胸の悪化がないか早急な評価を要する．虚脱が進行している場合，ドレーンの入れ替えが必要．

_____殿

胸膜癒着術(ピシバニール)

施行日　年　月　日(　)

備考(癒着術の履歴等):

【準備】
　患者説明(副作用、体交の必要性、必要に応じて同意書)
　処置前 Vital チェック

【処置後】
　注入後指示の対交
　観察(疼痛、挿入部よりの液もれの有無、呼吸状態、血圧)

【必要物品・処置】
□ 生食 500cc　ルートキープ。キープ後は癒着術開始。速度調整し全量滴下。
□ ペンタジン 1A 筋注　注)高齢者であれば減量または投与しない場合あり
□ 1% キシロカイン 10 ml　　　　　　胸腔内投与
□ ピシバニール 5-10KE ＋生食 100-200ml 胸腔内投与
　＊必要に応じて、連結管で各薬液を繋ぐ。

<u>上記</u>注入後、[クランプ　OR　チューブ途中を高位に保ちウォーターシール]とする。
<u>以下</u>体交終了後、[クランプ解除後(　　　　)で吸引　OR　ウォーターシール]とする。

	体位	時間	BP	看護記録	Ns
注入前					
注入時	仰 臥位	:			
15分後	右側臥位	:			
30分後	腹 臥位	:			
45分後	左側臥位	:			
1h後	仰 臥位	:			
1:30後	腹 臥位	:			
2h後	仰 臥位	:			

2006.12.1 作成

図 3E-3-2　当科で使用している癒着術指示書

参考文献

1) Feller-Kopman DJ, Reddy CB, DeCamp MM, et al.: Management of Malignant Pleural Effusions. An Official ATS/STS/STR Clinical Practice Guideline. Am J Respir Crit Care Med 198: 839-849, 2018.
2) Bibby AC, Dorn P, Psallidas I, et al.: ERS/EACTS statement on the management of malignant pleural effusions. Eur Respir J 52: 1800349, 2018.
3) Roberts ME, Neville E, Berrisford RG, et al.: Management of a malignant pleural effusion: British Thoracis Society Pleural Disease Guideline 2010. Thorax 65 Suppl 2: ii32-40, 2010.

(霍野広介)

④ 挿管

1 適応

- 人工呼吸管理(酸素投与, 換気)が必要なとき：急性呼吸不全を起こす疾患
- 気道確保が必要なとき：意識障害(ショック, 全身麻酔), 腫瘍や異物による気道閉塞, 喀痰貯留, 気道内出血, 重度の気道外傷, 熱傷

2 禁忌・合併症

A 禁忌
- 気道損傷

B 合併症
- 挿管困難や食道挿管による低酸素症, 片肺挿管による無気肺, 気道および周辺組織の損傷による出血・誤嚥, 歯牙損傷, 喉頭・気管支痙攣, 血圧上昇・低下, 頻脈・徐脈, 脳圧亢進, 嗄声など

3 準備物品

- [ ] 喉頭鏡(ライト点灯のチェック)
- [ ] 気管チューブ(内径の目安は男性 8.0～9.0 mm, 女性 7.0～8.0 mm), カフ漏れチェックとカフから先端にかけて潤滑剤を塗布する. スタイレットがチューブの先端から出ないように挿入し彎曲させる.
- [ ] カフ用シリンジ
- [ ] バイトブロック
- [ ] チューブ固定用テープ
- [ ] 枕

4 手技の実施

- 事前準備
- 喉頭展開を行う.
- 気管チューブを挿入する.
- カフに空気を注入する.
- 気管チューブの位置を確認する.
- 気管チューブを固定する.

表 3B-4-1 挿管困難の評価：LEMONS

L：Look externally	・外見は？：肥満, 顎が小さい, 歯の突出, 顔面外傷
E：Evaluation the 3-3-2 rules	・3：口が開くかどうか ・3：顎下のスペースがあるかどうか ・2：舌起始部から喉頭までの距離 ・短ければ通常の喉頭鏡では困難な可能性がある
M：Mallanpati	・Class Ⅲ(軟口蓋と口蓋垂の基部しか見えない)以上は挿管困難が予想
O：Obstruction	・気道閉塞：喉頭蓋炎など
N：Neck mobility	・頸部進展可能か：外傷で固定中など
S：Space/Skill	・スペースがあるか, 自分の技術

(Reed MJ, Dunn MJ, McKeown DW：Can an airway assessment score predict intubation success in the emergency department? Emerg Med Australas 17：94-96, 2005 より作成)

5 挿管手技のポイント

A 事前準備

- 気管挿管は原則的には2人(施行者,介助者)で行う.マスク・手袋・ゴーグルなどの清潔装備をする.
- 不穏や疼痛などにより開口が困難な場合には,必要に応じて麻酔下挿管を行う.目的は鎮静,筋弛緩,バイタルサインの安定化,頭蓋内圧亢進防止,誤嚥防止である.鎮静薬(ジアゼパム 5〜10 mg など)や筋弛緩薬(サクシニルコリン 1 mg/kg,ベルクロニウム 0.1 mg/kg など)を用いる.
- ベッドの高さはマスクを保持した時に自然な形で持つことができる位置に調整する.後頭部の下に枕を置いて頭部を後屈させ(sniffing position),口腔から気管をできるだけ直線に近づける(図 3B-4-1).
- 100%酸素によるバッグバルブマスクでの十分な換気を行う.

B 喉頭展開を行う

- 右手で指交差法にて十分に開口する.
- 左手で喉頭鏡のハンドルの付け根を持ち,喉頭鏡のブレードを右口角より挿入し,舌を圧排して喉頭蓋を視認する.
- 喉頭蓋谷までブレードを進め,喉頭鏡を上・前方に押し上げて声門が見えるまで喉頭蓋を持ち上げる.

C 気管チューブを挿入する

- 声門を直視したまま右手で気管チューブを持ち,先端を右口角から挿入する.

表 3B-4-2 BURP 法

> 甲状軟骨を圧迫して声門を押し上げることで声門を見えやすくする方法.
> - B (backwards 後方へ)
> - U (upwards 上方へ)
> - R (rightwards 右方へ)
> - P (pressure 圧迫)

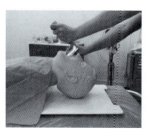

図 3B-4-1 喉頭展開時のポジション

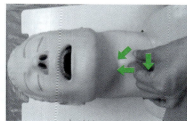

図 3B-4-2 BURP 法

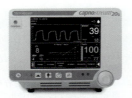

図 3B-4-3 呼気終末二酸化炭素モニター
呼気終末二酸化炭素モニターが最も特異度が高い（97〜100％）．波形が確認できることが重要！
（コヴィディエンジャパン株式会社：カプノストリーム™ 20P．〈http://www.covidien.co.jp/medical/products-category/cate2-5-1#cate2-5-1-2〉より）

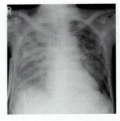

図 3B-4-4 気管チューブの位置確認

- 先端が声門を 1〜2 cm 越えるのを視認したら，介助者にスタイレットを抜去してもらう．
- カフが声門を越えるまで（体格によって異なるが口角より 21〜23 cm 程度）チューブを進める．

D カフに空気を注入する

- シリンジで注入量 6〜10 mL 程度（耳たぶの硬さ程度）を目安にカフに空気を入れる．
- バイトブロックを上下歯列間に挿入し，喉頭鏡を抜去する．

E 気管チューブの位置を確認する

- 気管チューブを左手でしっかりと保持し，バッグバルブマスクを接続して換気する．
- 気管チューブ内のくもりを確認するとともに両胸郭の動きをみて，呼吸音を聴き（心窩部・左右前胸部・左右側胸部の計 5 ヵ所）確実に気管挿管されていることを確認する．
- 食道挿管検知器や呼気終末二酸化炭素モニターなどを使用すればさらに確実である．

F 気管チューブを固定する

- 固定用テープを使用して口角に気管チューブを固定する．
- 胸部単純 X 線画像で適切な深さ（気管分岐部の 2〜3 cm 上）に挿入されているか確認する（図 3B-4-4）．

参考文献

1) 美濃部嶢，岡田和夫（監）：AHA 心肺蘇生と救急心血管治療のための国際ガイドライン2000．へるす出版，2001．
2) 日本外傷学会・日本救急医学会（監）：外傷初期診療ガイドライン JATEC．へるす出版，2002．
3) 医療情報科学研究所：診察と手技がみえる vol.2. pp.200-207，メディックメディア，2010．
4) Reed MJ, Dunn MJ, McKeown DW：Can an airway assessment score predict intubation success in the emergency department? Emerg Med Australas 17：94-96, 2005.

（後藤夕輝）

酸素療法

1 目的

低酸素血症の改善を図ることで,組織の低酸素症を改善すること.

2 適応と目標

A 急性呼吸不全

酸素投与開始基準の目安:$SpO_2 < 94\%$ または $PaO_2 < 75$ Torr. ただしⅡ型呼吸不全で慢性呼吸不全の急性増悪の場合は,$SpO_2 < 88\%$ または $PaO_2 < 55$ Torr.

B 慢性呼吸不全

高度慢性呼吸不全に対する在宅酸素療法の社会保険適用基準:PaO_2 55 Torr 以下. および PaO_2 60 Torr 以下で睡眠時または運動時に著しい低酸素血症をきたすもの.

3 酸素投与量と投与法の決定

- 酸素療法の3要素:濃度,流量,加湿
- 吸入気酸素濃度(FiO_2):酸素デバイスから供給される酸素濃度と酸素流量,大気の混入量により決定される.高流量酸素療法では供給酸素流量≧患者の最大吸気流量(通常 30 L/分以上)となるため大気吸入がなく,FiO_2 が安定する.
- 酸素療法のためのデバイスは,患者が必要とする FiO_2 で選択する.

A 低流量酸素装置

供給酸素流量 < 患者の最大吸気流量の場合,
① 鼻カニューレ
② 中濃度酸素マスク
③ 高濃度酸素マスク
を用いる.

B 高流量酸素装置

供給酸素流量 ≧ 患者の最大吸気流量の場合,
① ベンチュリーマスク
② ネブライザー式酸素マスク
③ 経鼻高流量酸素療法
を用いる.

4 酸素療法の有害性

A CO_2 ナルコーシス

低酸素性換気ドライブの抑制により二酸化炭素が貯留し,意識障害が生じる.

B 酸素中毒

100%酸素の 24 時間投与で肺に非可逆性の傷害が起こる.

5 酸素投与量と投与法

A 低流量酸素装置

- 供給酸素流量 < 患者の最大吸気流量の場合に用いる.
- 注意点：酸素流量と吸入酸素濃度の関係は患者の1回換気量により変化する（低換気では酸素濃度が上昇し，過換気では酸素濃度が低下する）．

① 鼻カニューレ（図 3C-1-1）
- 必要な FiO_2：〜40%
- 鼻腔から1〜5 L/分の低流量酸素を吸入する．加湿は不要である．
- 呼気ガスの再呼吸はないため，CO_2 の排泄障害のある患者にも使用しやすい．
- 注意点：常時口呼吸の患者には推奨できない．酸素流量6 L/分を超える使用は酸素ガスが粘膜に直接ぶつかり刺激することと，それ以上の吸入酸素濃度の上昇が期待できないことから薦められない．

② 中濃度酸素マスク（図 3C-1-2）
- 必要な FiO_2：40〜60%
- 鼻腔と口腔から通常5〜8 L/分の酸素を吸入する．加湿が必要である．
- 注意点：マスク内に貯留した呼気ガスを再呼吸しないよう酸素流量は5 L/分以上にする．

③ 高濃度酸素マスク（図 3C-1-3）
- 必要な FiO_2：60%〜
- 鼻腔と口腔から通常7〜10 L/分の酸素を吸入する．加湿が必要である．
- 注意点：リザーバーバック内への二酸化炭素の蓄積防止と十分な酸素貯留のため酸素流量は6 L/分以上に設定する．

B 高流量酸素装置

- 供給酸素流量 ≧ 患者の最大吸気流量の場合に用いる．
- 一般に35〜60 L/分に調節して使用する．

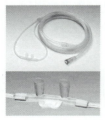

図 3C-1-1 鼻カニューレ
（スミスメディカル：ポーテックス酸素療法関連製品カタログより）

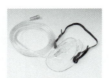

図 3C-1-2 中濃度酸素マスク
（スミスメディカル：ポーテックス酸素療法関連製品カタログより）

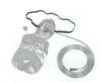

図 3C-1-3 高濃度酸素マスク
（スミスメディカル：ポーテックス酸素療法関連製品カタログより）

表 3C-1-1 各デバイスにおける酸素流量と FiO_2 の目安

	酸素流量(L/分)	FiO_2(%)
鼻カニュラ	1	24
	2	28
	3	32
	4	36
	5	40
簡易酸素マスク	5〜6	40
	6〜7	50
	7〜8	60
リザーバーマスク	7	70
	8	80
	9	90
	10	100

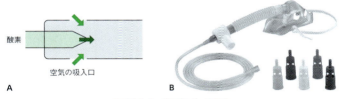

図 3C-1-4 ベンチュリーマスク
(B:日本メディカルネクスト株式会社:インスピロン製品カタログより)

① ベンチュリーマスク(図 3C-1-4)

酸素を噴出して生じさせたジェット流により回路の途中の窓(空気吸い込み口)から大気を吸い込むことによって,流量の増幅,酸素濃度の希釈を行う(ベンチュリー効果)デバイスである.

窓の大きさと酸素の流量を調節することで,大気の混合割合が変化し,総流量(酸素と大気の混合ガスの流量)と酸素濃度が決定される.窓が大きいほど総流量は大きくなり酸素濃度は低下し,窓が小さくなればなるほど総流量は小さくなり酸素濃度は増加する.

② ネブライザー式酸素マスク

ベンチュリーマスクにネブライザー機能を備えた高流量酸素装置で,加湿効果に優れている.

③ 経鼻高流量酸素療法

- 3C-3「ネーザルハイフロー」(p.354)を参照.

参考文献
1) 日本呼吸器学会肺生理専門委員会,日本呼吸管理学会酸素療法ガイドライン作成委員会(編):酸素療法ガイドライン.メディカルレビュー社,2006.
2) 日本呼吸ケア・リハビリテーション学会酸素療法マニュアル作成委員会,日本呼吸器学会肺生理専門委員会(編):酸素療法マニュアル.メディカルレビュー社,2017.

(後藤夕輝)

人工呼吸器

1 気管挿管・人工呼吸器の適応

気管挿管と人工呼吸器の適応は分けて考える必要がある．

人工呼吸を行う際には，人工呼吸関連肺障害や患者と人工呼吸器の非同調を避けることを念頭に人工呼吸器の設定を行う必要がある．

表 3C-2-1　気管挿管・人工呼吸器装着の適応

気管挿管の適応	気道の保護が困難 上気道閉塞 気道分泌物の喀出困難
人工呼吸器の適応	呼吸仕事量の軽減目的 ・呼吸仕事量増大 ・呼吸筋力低下 低酸素血症 高二酸化炭素血症

(田中竜馬：人工呼吸に活かす！呼吸生理がわかる，好きになる．臨床現場でのモヤモヤも解決！　羊土社，2013 および青島正大(編)：亀田流驚くほどよくわかる呼吸器診療マニュアル．羊土社，2015 より作成)

表 3C-2-2　陽圧換気を要する病態

コンプライアンス低下	肺が膨らみにくい病態 ・肺水腫 ・肺炎 ・ARDS ・気胸 ・肥満 ・腹部コンパートメント症候群
気道抵抗上昇	気道が細くなる病態 ・気管支攣縮 ・気道分泌物 ・気管チューブの狭窄 ・人工鼻の詰まり

(田中竜馬：人工呼吸に活かす！呼吸生理がわかる，好きになる．臨床現場でのモヤモヤも解決！　羊土社，2013 より作成)

表 3C-2-3　自発呼吸と人工呼吸器のモードの特徴

自発呼吸	吸気：胸腔内の陰圧によって起こる(能動的) 呼気：肺の弾性によって起こる(受動的)			
CPAP	呼吸：すべて患者によって行われる 常に一定の圧がかかる		トリガー：患者 サイクル：患者	
PS	吸気：設定した圧がかかる(pressure support) 吸気の開始と終了は患者が決める		トリガー：患者 サイクル：患者	
A/C	自発呼吸あり → 補助呼吸(assist) 自発呼吸なし → 調節呼吸(control) 従量式換気(VCV)と従圧式換気(PCV)を選択する		トリガー：患者／呼吸器 サイクル：呼吸器	
		VCV	PCV	VCV, PCVの選択において，いずれかが正しいということはない．量，圧ともにきちんとモニタリングを行うことが重要である．
	設定項目	1回換気量 吸気流速	吸気圧 吸気時間	
	測定項目	気道内圧	1回換気量	
SIMV	設定した回数のみ補助呼吸または調節呼吸を行い(A/C)，設定回数以上の吸気は患者自身が行う(CPAPもしくはPS)		トリガー：患者／呼吸器 サイクル：患者／呼吸器	

(田中竜馬：人工呼吸に活かす！呼吸生理がわかる，好きになる．臨床現場でのモヤモヤも解決！　羊土社，2013 より作成)

2 人工呼吸器のモード

基本的に人工呼吸器が患者の呼吸器を助ける(補助呼吸もしくは調節呼吸)のは吸気時のみであり，呼気は患者の肺の弾性によってなされる．人工呼吸器のモードは，**①補助呼吸なのか調節呼吸なのか，②トリガーとサイクルをそれぞれ患者・呼吸器のいずれが決めるのかで捉える．**

- 補助呼吸：患者の吸気にあわせてサポート圧がかかる．
- 調節呼吸：人工呼吸器が設定した吸気が行われる．
- トリガー：吸気の始まり
- サイクル：吸気の終わり

Ⓐ CMV = A/C

呼吸の主導権が最も"器械寄り"のモード．すべての呼吸に対して，設定された換気パターンで強制的に換気する．自発呼吸が消失ないし乏しい場合，設定した呼吸回数を満たすように送気する(調節換気)．自発呼吸がある場合，患者の呼吸を感知し，設定された換気条件で送気する(補助換気)．

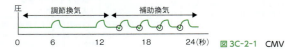

図 3C-2-1 CMV

Ⓑ SIMV

同期式間欠的補助換気(SIMV)は呼吸の主導権がCMVよりも"人間寄り"のモードである．設定された換気パターンでの強制換気が，すべての呼吸に対してではなくなる．このモードでは，設定した呼吸回数に応じて，自発呼吸を感知できる時間(トリガーウィンドー)が設定される．器械はこの時間帯においてのみ患者の呼吸を感知し(トリガーし)，設定された換気条件で送気する(補助換気)．トリガーウィンドー内で患者呼吸が感知されなければ，ウィンドーを過ぎた直後に器械が自動的に送気する(調節換気)．自発呼吸が設定した呼吸回数よりも多いような場合で，トリガーウィンドー以外の時間に患者呼吸がある場合には，同期されず自発呼吸となる．多くは後述のPSVを併用しており(SIMV + PSV)，自発呼吸をサポートする．SIMVの大まかなイメージは，自発呼吸が設定回数以下であればCMV(A/C)とほぼ同じとなり，自発呼吸が設定回数を超える場合，設定回数以上の吸気は患者の自発呼吸(+PSV)によって行われる．

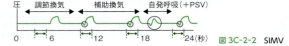

図 3C-2-2 SIMV

(続く)

(続き)

ⓒ CSV

CSV, つまり「持続的自発換気」には, pressure support ventilation(PSV)とCPAPの2種類がある.

① PSV

患者吸気を感知し, 設定された圧で患者吸気をサポートする.

器械がどの程度の時間送気するか(吸気時間)を設定することはできず, あくまで患者が息を吸っている間のみサポートするモードである(強制換気・補助換気との違い).

多くは, 患者吸気流速を感知し, 流速がある程度低下した時点で, 呼気弁が開くようになっている. 多くは, 人工呼吸器からの離脱過程で使用される.

自発呼吸が弱い場合や消失している場合は, 低換気や無呼吸の状態に陥ってしまうため, 注意が必要である(実際にはバックアップ換気が入る).

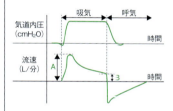

図 3C-2-3 PSV
A:最大吸気流速. B:最大吸気流速に対する割合. B を terminal criterion もしくはサイクルオフといい, 多くは 25% 程度に設定されており, それをもって呼気相に移る.

② CPAP

PEEP のみがかかっている換気モード.

自発呼吸である程度の換気回数が保持できていることが条件となり, 多くは人工呼吸器からの離脱過程で使用される.

3 人工呼吸器の初期設定と調節

A 人工呼吸器の初期設定と調節

人工呼吸器の設定の調節におけるポイントは,①酸素化,②換気($PaCO_2$の調節),③患者-人工呼吸器同調性の改善を意識して調整を行うことである(表3C-2-4).(続く)

表3C-2-4 人工呼吸器の初期設定と調節

①理想体重を計算	男性 = 50 + 0.91 ×｛身長(cm) − 152.4｝ 女性 = 45.5 + 0.91 ×｛身長(cm) − 152.4｝							
②モードの選択	初期設定は A/C で従量式(VCV),従圧式(PCV)いずれでもよい							
	調節項目	従量式			従圧式			
③酸素化	FiO_2	1.0 に設定し,酸素化をながら適宜漸減する						
	PaO_2 60〜80 mmHg,SpO_2 90〜95%程度を目標とする. ・不必要な高濃度酸素は酸素毒性や無気肺を助長する. ・SpO_2 を100%に保つと呼吸状態の変化の察知が遅れる可能性がある.							
	PEEP	5〜10 cmH_2O で開始し,以下を参考に調節						
	FiO_2	0.3	0.4	0.5	0.6	0.7	0.8	0.9	1
	PEEP	5	5〜8	8〜10	10	10〜14	14	14〜18	19〜24
	PEEP の役割 ・虚脱した肺胞を開くもしくは虚脱予防により酸素化を改善. ・auto-PEEP 存在下で呼吸器のトリガーを補助.							
④換気	1回換気量	6〜8 mL/kg 直接設定可能			6〜8 mL/kg となるよう吸気圧を設定			
	呼吸数	以下を参考に病態・疾患にあわせて調整する						
	病態・疾患	1回換気量 (mL/kg)			呼吸回数 (回/分)			
	気道確保 神経筋疾患	6〜8			10〜16			
	喘息 COPD 増悪				8〜12			
	肺炎・肺水腫				16〜24			
	ARDS	6			〜35			
⑤同調性	患者-人工呼吸器の同調性にあわせて調整	トリガー感度	圧トリガー:−1〜2 cmH_2O フロートリガー:2〜3 L/分					
		フロー 40〜90 L/分	吸気時間:フロー時間曲線でフローが0になるところで吸気終了するように調節					
		吸気波形 矩形波もしくは漸減波	立ち上がり時間					
モニターする項目		気道内圧			1回換気量			

各モードで調節する設定項目を色文字で示す.

(続き)

> ### Ⓑ 肺メカニクス：コンプライアンスと気道抵抗
>
> 人工呼吸器の設定を行うにあたり，陽圧呼吸の原理を念頭に置く必要があるため，まず陽圧呼吸について理解する（図3C-2-4）．基本的に人工呼吸器によってかけられる吸気圧は気道に空気を通す圧（気道内圧）と肺胞に空気を入れる圧（肺胞圧）の和である．肺胞圧を求める場合，吸気流量が0になる時点，つまり吸気の終了時点での圧を測定すれば吸気圧と肺胞圧が等しくなる．このときの吸気圧は呼吸器の**吸気ポーズボタン**を押すことで求められる**プラトー圧**と等しい．
>
> **コンプライアンス**とは肺胞のふくらみやすさのことで，圧を 1 cmH$_2$O かけたときに肺に何 mL 空気が入るかを表す（単位は mL/cmH$_2$O）．そのため，コンプライアンスが低いと同じ量の空気を入れるためにより高い圧が必要となる．
>
> **気道抵抗**はオームの法則から次のように計算できる．
>
> 圧較差 ＝ 吸気流量 × 気道抵抗
>
> （続く）

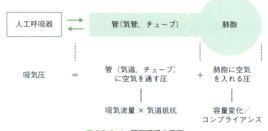

図 3C-2-4　陽圧呼吸の原理

表 3C-2-5　コンプライアンス低下，気道抵抗上昇における鑑別

コンプライアンス低下 （正常値 60〜100 mL/cmH$_2$O）	気道抵抗上昇 （正常値 ≦ 10 cmH$_2$O/L/秒）
片肺挿管 auto-PEEP 無気肺・肺炎・肺水腫 ARDS 胸水 気胸 肥満 肋骨骨折・バストバンド 腹部コンパートメント症候群	気管支攣縮 気道分泌物増加 挿管チューブの狭窄 ・チューブ内の分泌物貯留 ・患者がチューブをかんでいる ・チューブの折れ曲がり 人工鼻の詰まり

（田中竜馬：人工呼吸に活かす！呼吸生理がわかる，好きになる．臨床現場でのモヤモヤも解決！ 羊土社，2013 および讃井將満，大庭祐二（編）：人工呼吸器管理に強くなる〜人工呼吸の基礎から病態に応じた設定，トラブル対応まで誰も教えてくれなかった人工呼吸管理の ABC．羊土社，2011 より作成）

(続き)

> 圧較差とは管(気道,チューブ)に空気を通す圧である「ピーク圧 − プラトー圧」となる.つまり,**VCV で矩形波**にすれば吸気流量は一定となるので,
>
> $$\text{気道抵抗} = \frac{(\text{ピーク圧} - \text{プラトー圧})}{\text{吸気流量}}$$
>
> と求められる.患者の病態を把握する際に,気道抵抗・コンプライアンスいずれに問題があるかがわかれば鑑別診断に役立つ(表 3C-2-5).VCV 波形(矩形波)ではピーク圧とプラトー圧を見ることで気道の問題か,肺胞(コンプライアンス)の問題かが視覚的にわかる.図 3C-2-5 に,それぞれの VCV 圧波形を示す.

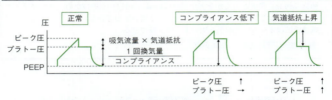

図 3C-2-5 コンプライアンス・気道抵抗に伴う VCV(矩形波)の圧波形の変化

4 トラブルシューティング

A グラフィック

グラフィックモニターから人工呼吸器管理上の異常を評価することができる.まずは,各呼吸器モードにおける正常波形を押さえる(図 3C-2-6).

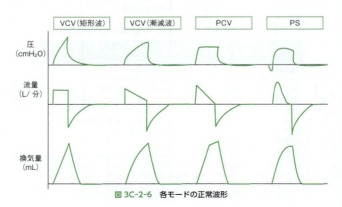

図 3C-2-6 各モードの正常波形

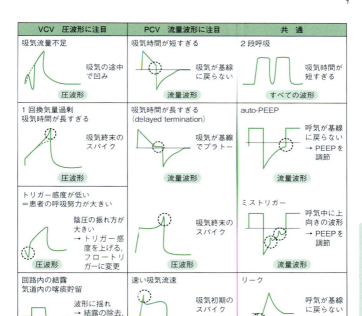

図 3C-2-7 異常波形のまとめ
(田中竜馬:人工呼吸に活かす!呼吸生理がわかる,好きになる.臨床現場でのモヤモヤも解決!
羊土社,2013より作成)

図 3C-2-7 に,異常波形とその病態・対処法をまとめた.グラフィックをみる場合は必ず患者の状態と併せてみることが重要である.

B auto-PEEP

閉塞性障害がある場合,呼気延長のために呼気が終了する前に呼吸器が次の吸気を開始し,air trapping をきたすことがある.そのため,呼気終了時の肺の圧は設定 PEEP よりも高くなる.そのときの肺胞の余分な圧を auto-PEEP と呼ぶ.auto-PEEP により次のような弊害をきたす.

- 容量損傷・圧損傷のリスク
- コンプライアンス低下による換気量低下
- 胸腔内圧上昇による静脈還流低下・血圧低下
- ミストリガー

① auto-PEEPの測定方法

呼気ポーズボタンを押して得られる呼気ポーズ時の圧(auto-PEEP + 設定PEEP)から設定PEEPを引くことで求められる.

② auto-PEEPへの対応

- 原疾患の治療
- 呼気時間を長くする.
  - 呼吸回数を下げる.
  - 1回換気量を減らす.
  - 吸気流量を上げる.
- トリガーしやすくする.
  - PEEPをかける(auto-PEEPよりも低い範囲で).

C アラーム

アラームの意味を理解し,迅速な対応が必要とされる.

アラーム発生時は,まず第一に患者の状態と呼吸を確認して対応する.患者・人工呼吸器両者を注意深く観察し,アラームの原因を検索する.決して安易にアラーム設定の異常と判断しないこと.

表 3C-2-6 よくあるアラームの原因

気道内圧下限,呼気分時換気量下限	気道内圧上昇
・呼吸器回路の外れ ・回路リーク ・カフリーク ・ドレーンからのリーク ・気胸発生 ・事故抜管 ・気道内ラインの閉塞 ・フローセンサーの異常 ・アラーム設定が不適切	・気管チューブの閉塞 ・気管チューブ内の喀痰貯留 ・咳嗽 ・回路の閉塞 ・気管チューブの位置異常 ・気道抵抗上昇 ・肺コンプライアンスの低下 ・患者‐人工呼吸器非同調 ・auto-PEEP ・呼吸器の呼気弁の異常 ・換気圧が高すぎる ・アラーム設定が低すぎる

呼気分時換気量上限,呼吸回数上限	無呼吸
・実際に高い換気量が必要な状況 ・不安・疼痛 ・呼吸筋疲労による頻呼吸 ・咳嗽,ファイティング ・呼吸回数,一回換気量設定が不適切 ・auto-cycling 　(リークや回路内の結露の揺れを自発呼吸と感知して吸気を送気してしまう) ・外付けのネブライザーの使用 ・呼吸器のセンサーの異常 ・アラーム設定が不適切	・真の無呼吸がある ・アラーム設定が不適切 ・呼吸器の吸気努力に対する感度が低い ・リーク ・呼吸器のセンサーの異常

(讃井將満,大庭祐二(編):人工呼吸器管理に強くなる〜人工呼吸の基礎から病態に応じた設定,トラブル対応まで 誰も教えてくれなかった人工呼吸管理のABC.羊土社,2011より作成)

5 人工呼吸器管理中の鎮痛・鎮静(表3C-2-7)

挿管・人工呼吸器管理を行う際，適切な鎮痛・鎮静を目指す必要がある．ポイントは，まず適切な鎮痛をかけ，その上で，患者が落ち着いて治療を受け入れられる程度の鎮静薬の追加を心がける．決して，鎮痛不十分な状態で鎮静薬を上乗せしていくことはしてはならない．

また，人工呼吸器装着後は，鎮静の期間が短いほど人工呼吸器の離脱がしやすくなり，ひいては予後の改善にもつながると考えられている．そのため，定期的な鎮静スケール・せん妄スケールを使用し，患者を適切な状態に維持することが重要である．その際の介入は，①環境調整や患者へ状況説明，②鎮痛，③鎮静の順序で行う．

目標RASSスコアを0～－2として，鎮痛・鎮静薬の調整を行う(表3C-2-8).

表3C-2-7 鎮痛・鎮静薬の特徴と使用例

薬剤	鎮痛	鎮静		
	フェンタニル	ミダゾラム	プロポフォール	デクスメデトミジン
初回投与量	25～250 μg	1～2 mg	0.2～2 mg/kg	1 μg/kg (10分間かけて投与)
持続投与量	25～250 μg/時	0.5～5 mg/時	0.5～3 mg/kg/時	0.2～0.7 μg/kg/時
作用発現時間	2～5分	0.5～2分	1分以内	15分
作用持続時間	0.5～2時間	1～3時間	10～20分	2時間
GFR<10 mL/分の場合の投与量	0～50%減量	－	－	－
呼吸抑制作用	－	あり	あり	なし
注意すべき副作用	－	低血圧，耐性	低血圧，高脂血症，汚染による感染，横紋筋融解症	血圧低下，徐脈，急速静注で高血圧，交感神経反跳

使用例

フェンタニル	① 10 μg/mLの薬剤メニュー 　フェンタニル(0.5 mg/10 mL)1 A ＋生理食塩水 40 mL 　5 mL(50 μg)静注後に5 mL(50 μg)/hで開始 ② 原液(50 μg/mL) 　フェンタニル(0.1 mg/2 mL)0.5 A(50 μg)静注後に， 　フェンタニル(0.5 mg/10 mL)原液を1 mL/時で開始
ミダゾラム	ミダゾラム(10 mg/2 mL)5 A ＋生理食塩水 40 mL(＝1 mg/mL) 2～3 mL(20～30 mg)静注後に2～3 mL(20～30 mg)/時で開始
プロポフォール	プロポフォール(500 mg/50 mL)1瓶(＝10 mg/mL) 2.5～5 mL(25～50 mg)/時で開始
デクスメデトミジン	デクスメデトミジン(200 μg/50 mL)1シリンジ(＝4 μg/mL) 12.5 mL(50 μg)を10分間で投与後に，2.5～8.5 mL(10～34 μg)/時で開始

表 3C-2-8 Richmond agitation-sedation scale (RASS)

スコア	用語	説明
+4	好戦的な	明らかに好戦的,闘争的.スタッフに対する差し迫った危険
+3	非常に興奮した	チューブ類またはカテーテル類を自己抜去
+2	興奮した	頻繁な非意図的な運動,人工呼吸ファイティング
+1	落ち着きのない	不安で絶えずそわそわしている.しかし動きは攻撃的でも活発でもない
0	意識清明な 落ち着いている	
−1	傾眠状態	完全に清明ではないが,呼びかけに 10 秒以上の開眼及びアイ・コンタクトで応答する
−2	軽い鎮静状態	呼びかけに 10 秒未満のアイ・コンタクトで応答
−3	中等度鎮静状態	状態呼びかけに動きまたは開眼で応答するがアイ・コンタクトなし
−4	深い鎮静状態	呼びかけに無反応,しかし,身体刺激で動きまたは開眼
−5	昏睡	呼びかけにも身体刺激にも無反応

Step1:30 秒間,患者を観察し,視診のみでスコア 0〜+4 を判定
Step2:
・大声で名前を呼ぶか,開眼するように言う.
・10 秒以上アイ・コンタクトできなければ繰り返す.視診と呼びかけでスコア −1〜−3 を判定
・動きがなければ,肩を揺するか,胸骨を摩擦する.身体刺激によりスコア −4,−5 を判定

(Sessler CN, Gosnell MS, Grap MJ, et al.:The Richmond Agitation-Sedation Scale;
validity and reliability in adult intensive care unit patients. Am J Respir Crit Care
Med 166:1338-1344, 2002 より作成)

6 リハビリテーション

人工呼吸器離脱を円滑に進めるため,次のリハビリ開始基準,リハビリの実施を控える病態を確認して,人工呼吸器装着中の早期からリハビリ開始をめざす.

A リハビリ開始基準

① 神経・意識レベル
- RASS +1〜−2
- 従命可能

② 呼吸状態
- 呼吸数 ≦ 35 回/分
- SpO_2 ≧ 90%

③ 循環動態
- 収縮期血圧 90〜200 mmHg
- 平均動脈圧 65〜110 mmHg
- 脈拍数 30〜130 bpm
- 新規虚血・不整脈所見なし
- 2 時間以内の新規の循環補助薬の使用なし
- 新規の深部静脈血栓症がない

B リハビリの禁忌・制限を考慮する病態

- 急性神経疾患(脳血管疾患など)
- 頭蓋内圧亢進
- 急性心筋虚血
- 四肢骨盤の骨折による安静度の制限
- 人工呼吸器設定($FiO_2 > 0.8$ かつ/または $PEEP > 12$ cmH$_2$O)
- 予後不良症例・緩和ケア症例
- 閉腹困難・縫合不全
- 活動性出血

7 人工呼吸器離脱（ウィーニング）

人工呼吸管理は，種々の合併症を引き起こす原因となりえるため，人工呼吸器を装着したその日から離脱を意識して治療計画を立てていくことが重要である．

A 呼吸状態の評価

人工呼吸器離脱の可能性を検討する際には ARDS Network のウィーニングプロトコールを参考にする．図 3C-2-8，表 3C-2-9 に従い，自発呼吸試験 SBT を行う．

Rapid Shallow Breathing Index (RSBI)[7] も参考になる．これは，呼吸数（回/分）を 1 回換気量(L)で除したもので，SBT30 分後に測定する．

$$RSBI = RR/Vt(L) > 105$$

は高い感度・特異度で SBT 失敗を予測する．

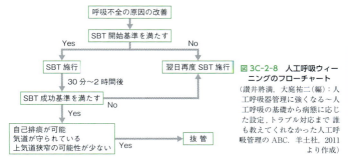

図 3C-2-8 人工呼吸ウィーニングのフローチャート
(讃井將満，大庭祐二（編）：人工呼吸器管理に強くなる～人工呼吸の基礎から病態に応じた設定，トラブル対応まで 誰も教えてくれなかった人工呼吸管理の ABC．羊土社，2011 より作成)

表 3C-2-9 ARDS Network のウィーニングプロトコール

SBT 開始基準	$FiO_2 \leq 0.4$ かつ $PEEP \leq 8\ cmH_2O$ もしくは $FiO_2 \leq 0.5$ かつ $PEEP \leq 5\ cmH_2O$ PEEP，FiO_2 が前日よりも改善 患者の自発呼吸が十分 昇圧剤を使用せずに $SBP \geq 90\ mmHg$ 神経筋遮断薬を使用していない ➡ これらすべてを満たしていれば毎日 SBT を施行する
SBT の 手順	$FiO_2 \leq 0.5$ で T ピース，もしくは $CPAP \leq 5\ cmH_2O$（$PS \leq 5\ cmH_2O$）に設定する 30 分～最長 2 時間まで SBT 成功基準を満たすかどうか評価 ・成功 ➡ 抜管を検討 ・失敗 ➡ ウィーニング前の設定に戻す
SBT 成功基準	$SpO_2 \geq 90\%$ かつ/または $PaO_2 \geq 60\ Torr$ 自発 1 回換気量 $\geq 4mL/kg$ 予測体重 呼吸回数 ≤ 35 回/分 $pH \geq 7.3$ 次の呼吸促迫の徴候がない（2 項目以上あれば呼吸促迫と判断する） ・脈拍がベースラインの 120%以上　・冷汗 ・重度の副呼吸筋使用　・重度の呼吸苦 ・奇異性腹筋使用

(NIH NHLBI ARDS Clinical Network：Mechanical Ventilation Protocol Summary.
⟨http://www.ardsnet.org/files/ventilator_protocol_2008-07.pdf⟩ より作成)

SBT 中はベッドサイドでの患者の状態,呼吸器の測定値やグラフィックの変化を観察することが重要である.

B 気道評価

呼吸状態が抜管に耐えうる状態であっても,気道が確保できなければ,抜管後,再挿管を要したり,最悪,再挿管困難に至る可能性がある.

- 十分な咳嗽があるか
- 痰の性状・量の確認
- 上気道の保持が保たれるか
- Glasgow Coma Scale ≧ 8

カフリークテスト[9, 10]では,カフを脱気し,呼気一回換気量を 6 回測定し,最低のもの 3 回分の平均値を計算し,その数値と吸気の一回換気量の差を求める.その差が 110 mL 未満もしくは吸気一回換気量の 12〜24% 未満の場合,十分なリークなし(≒上気道の閉塞あり)と判断する(感度 15〜85%,特異度 72〜99%).

- ☐ 抜管当日は朝から予め鎮静剤・鎮痛剤を off
- ☐ 意識レベルの確認(従命可能か)
- ☐ バイタルサインの確認

- ☐ SBT(30 分間)
- ☐ SBT 後の動脈血液ガス
- ☐ 吸引(痰の性状・量の確認,咳反射の確認)
- ☐ 挿管困難がないか確認
- ☐ 再挿管の準備
- ☐ 抜管時・抜管後の必要物品の確認(酸素マスク,10 mL シリンジ,吸引カテーテルなど)

- ☐ 患者に抜管する旨,抜管後は咳をして排痰するよう説明
- ☐ 100%酸素投与
- ☐ 頭高位(誤嚥予防)
- ☐ カフリークテスト
- ☐ 再挿管困難またはカフリークなし
  - → 抜管中止,ステロイド投与(メチルプレドニゾロン 20 mg 静注 4 時間毎 ×4 回)
  - → 翌日,tube exchanger 挿入の上,抜管検討
- ☐ 気管チューブ内,口腔内の吸引

抜 管

- ☐ 吸引,患者に咳嗽を指示
- ☐ 酸素マスクの装着
- ☐ 呼吸状態の確認(抜管後喘鳴,呼吸様式,呼吸困難 → 再挿管の必要性の有無の判断)
- ☐ 抜管後喘鳴を認めた場合
  - 軽症 → プレドニン 0.5 mg 静注,アドレナリン 0.5 mg + 生理食塩水 5 mL 吸入
  - 重症 → 再挿管,緊急気管切開術を検討
- ☐ 抜管後最低 3 時間は絶飲食でモニター
- ☐ 再挿管となった際は,原因について検討

図 3C-2-9 抜管当日のフローチャート

(讃井將満,大庭祐二(編):人工呼吸器管理に強くなる〜人工呼吸の基礎から病態に応じた設定,トラブル対応まで 誰も教えてくれなかった人工呼吸管理の ABC. 羊土社,2011 および Epstein SK. Preventing postextubation respiratory failure. Crit Care Med 34:1547-1548, 2006 より作成)

8 NPPV

非侵襲性陽圧換気NPPVは，挿管チューブではなく，マスクを介して行う侵襲の少ない陽圧換気である．

Ⓐ NPPVにおける換気モード

① CPAPモード
自発呼吸の存在下で吸気，呼気ともに一定圧をかける設定．

② bilevel PAPモード
図3C-2-11のように，高い吸気圧(吸気時気道陽圧〈IPAP〉)と低い呼気圧(呼気時気道陽圧〈EPAP〉)を交互にかける設定．

Ⓑ NPPVの初期設定と調節

初期導入設定圧は吸気圧(IPAP)8 cmH₂O，呼気圧(EPAP)4 cmH₂Oを基本とし，それぞれの圧を増減して，患者が楽に呼吸できる至適圧を，バイタルサインおよび呼吸状態をみながら決定する．バックアップ呼吸数は患者の努力呼吸数より10～20％引いた値にすると患者の呼吸とNPPVが合いやすい．呼吸状態改善に伴い，努力呼吸数は減少してくので，バックアップ呼吸数をさらに下げていく．

また，NPPVは挿管下における人工呼吸管理と異なり，マスクを使用する性質上，リークを始めとした種々のアラーム対応を要する．NPPVにおけるアラームの原因・対応例をまとめた(表3C-2-13)．患者の全身状態をよく観察してアラームの原因精査・対応に努める．

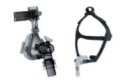

図3C-2-10 NPPVマスク(例)
(Nava S, Hill N, et al.：Non-invasive ventilation in acute respiratory failure. Lancet 374：250-259, 2009より)

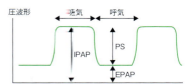

図3C-2-11 bilevel PAPモードの圧波形

表 3C-2-10 急性呼吸不全における NPPV の推奨エビデンス

エビデンスレベル	病態
レベル 1	COPD 急性増悪 COPD の抜管,ウィーニング 心原性肺水腫 免疫不全患者
レベル 2	挿管拒否 緩和手段としての終末期使用 COPD,心不全の抜管失敗予防 COPD の市中肺炎 術後呼吸不全の治療と予防 喘息による急性増悪予防

(日本呼吸器学会 NPPV ガイドライン作成委員会(編):NPPV(非侵襲性陽圧換気療法)ガイドライン(改訂第 2 版).南江堂,2015 より作成)

表 3C-2-11 NPPV の適応と禁忌

適応	禁忌
・中等度以上の呼吸不全 ・多呼吸 ・呼吸補助筋の使用,奇異呼吸 ・pH < 7.35 ・$PaCO_2$ > 45 mmHg ・PaO_2/FiO_2 < 200	・呼吸停止 ・血行動態が不安定 (低血圧,重篤な不整脈,不安定狭心症,心筋梗塞など) ・患者が非協力的,不穏 ・最近の顔面,食道もしくは胃の手術の既往 ・頭部,顔面の外傷,熱傷 ・誤嚥のリスクが高い ・喀痰,粘液の排出が不十分 ・上咽頭の奇形 ・極度の不安 ・重度の肥満 ・大量の喀痰 ・ARDS による急性呼吸不全

(Nava S, Hill N, et al.:Non-invasive ventilation in acute respiratory failure. Lancet 374:250-259, 2009 より作成)

表 3C-2-12 急性呼吸不全患者における bilevel PAP モードの初期設定例

モード	S/T
EPAP	4〜5 cmH_2O
IPAP	8〜15 cmH_2O
トリガー	最大感度
バックアップ呼吸数	15 回/分
バックアップ I:E 比	1:3

(日本呼吸器学会 NPPV ガイドライン作成委員会(編):NPPV(非侵襲性陽圧換気療法)ガイドライン(改訂第 2 版).南江堂,2015 より作成)

表 3C-2-13　NPPV のアラームと原因・対応例

アラーム内容	原因	対応
無呼吸	自発呼吸なし	自発呼吸数・呼吸様式確認
	トリガー不良	回路・マスクリーク，フィッティング確認
	不適切アラーム	アラーム再設定
回路接続不良	回路外れ，大量リーク	回路・マスクリーク，フィッティング確認
呼気ポート	呼気ポートの詰まり	呼気ポートの閉塞確認
	マスクへの酸素付与	呼気ポートへ酸素付与しない
気道内圧上限	咳嗽	IPAP 値とアラーム設定値の確認
	不適切アラーム	アラーム再設定
呼吸回数上限	頻呼吸	自発呼吸数確認
	不適切アラーム	アラーム再設定
分時換気量下限	回路外れ，大量リーク	回路・マスクリーク，フィッティング確認
	呼吸抑制，無呼吸	自発呼吸様式，分時換気量確認
	不適切アラーム	アラーム再設定
気道内圧下限	回路外れ，大量リーク	回路・マスクリーク，フィッティング確認
	低圧 delay の設定不良	吸気フィルター交換
	吸気フロー低下	回路閉塞確認
	不適切アラーム	アラーム再設定
呼吸回数下限	トリガー不良	自発呼吸数確認
	呼吸抑制，無呼吸	回路・マスクリーク，フィッティング確認
	不適切アラーム	アラーム再設定
酸素供給圧低下	酸素供給圧の異常	酸素配管接続確認
	酸素フィルタの詰まり	フィルタ交換

（日本呼吸器学会 NPPV ガイドライン作成委員会編：NPPV（非侵襲性陽圧換気療法）ガイドライン（改訂第 2 版），南江堂，2015 より作成）

9 参考資料

表 3C-2-14 呼吸器略語表

略　語	英　語	日本語訳
A/C	assist/control	補助・調節呼吸
bilevel PAP	bilevel positive airway pressure	二相性気道陽圧
CMV	continuous mandatory ventilation	持続強制換気
CSV	continuous spontaneous ventilation	持続自発換気
CPAP	continuous positive airway pressure	持続性気道内陽圧
NPPV	non-invasive positive pressure ventilation	非侵襲的陽圧換気
PCV	pressure control ventilation	従圧式換気
PEEP	positive end-expiratory pressure	呼気終末陽圧
PS	pressure support	プレッシャーサポート
SIMV	synchronized intermittent mandatory ventilation	同期式間欠の強制換気
VCV	volume control ventilation	従量式換気

表 3C-2-15　1回換気量早見表

男　性					女　性				
身長 (cm)	理想体重 (kg)	1回換気量 (mL/kg)			身長 (cm)	理想体重 (kg)	1回換気量 (mL/kg)		
		6	8	10			6	8	10
150	47.7	286	382	477	140	34.2	205	274	342
152	50	300	400	500	142	36	216	288	360
155	52.4	314	419	524	145	38.8	233	310	388
157	54.2	325	433	542	147	40.6	244	325	406
160	56.9	341	455	569	150	43.3	260	347	433
163	59.6	358	477	596	152	45.1	271	361	451
165	61.5	369	492	615	155	47.9	287	383	479
168	64.2	385	514	642	157	49.7	298	397	497
170	66	396	528	660	160	52.4	314	419	524
173	68.7	412	550	687	163	55.1	331	441	551
175	70.6	423	565	706	165	57	342	456	570
178	73.3	440	586	733	168	59.7	358	478	597
180	75.1	451	601	751	170	61.5	369	492	615
183	77.6	466	621	776	173	64.2	385	514	642
185	79.9	479	639	799	175	66.1	396	529	661

(NHLBI ARDS Network：Predicted Body Weight Calculator(2015-02-02).
〈http://www.ardsnet.org/files/pbwtables_2005-02-02.pdf〉より）

参考文献

1) 田中竜馬:人工呼吸に活かす!呼吸生理がわかる,好きになる.臨床現場でのモヤモヤも解決! 羊土社,2013.
2) 青島正大(編):亀田流驚くほどよくわかる呼吸器診療マニュアル.羊土社,2015.
3) Acute Respiratory Distress Syndrome Network:Ventilation with lower tidal volumes as compared with traditional tidal volumes for acute lung injury and the acute respiratory distress syndrome. N Engl J Med 342:1301-1308, 2000.
4) 讚井將滿,大庭祐二(編):人工呼吸器管理に強くなる~人工呼吸の基礎から病態に応じた設定,トラブル対応まで 誰も教えてくれなかった人工呼吸管理のABC.羊土社,2011.
5) Sessler CN, Gosnell MS, Grap MJ, et al.:The Richmond Agitation-Sedation Scale: validity and reliability in adult intensive care unit patients. Am J Respir Crit Care Med 166:b1338-1344, 2002.
6) Pohlman MC, Schweickert WD, Pohlman AS, et al:Feasibility of physical and occupational therapy beginning from initiation of mechanical ventilation. Crit Care Med 38:2089-2094, 2010.
7) Yang KL, Tobin MJ:A prospective study of indexes predicting the outcome of trials of weaning from mechanical ventilation. N Engl J Med 324:1445-1450, 1991.
8) NIH NHLBI ARDS Clinical Network:Mechanical Ventilation Protocol Summary. 〈http://www.ardsnet.org/files/ventilator_protocol_2008-07.pdf〉(2019年3月アクセス)
9) Ochoa ME, Marín Mdel C, Frutos-Vivar F, et al.:Cuff-leak test for the diagnosis of upper airway obstruction in adults:a systematic review and meta-analysis. Intensive Care Med 35:1171-1179, 2009.
10) Cheng KC, Hou CC, Huang HC, et al.:Intravenous injection of methylprednisolone reduces the incidence of postextubation stridor in intensive care unit patients. Crit Care Med 34:1345-1350, 2006.
11) Epstein SK. Preventing postextubation respiratory failure. Crit Care Med 34:1547-1548, 2006.
12) Nava S, Hill N, et al.:Non-invasive ventilation in acute respiratory failure. Lancet 374:250-259, 2009.
13) 日本呼吸器学会NPPVガイドライン作成委員会(編):NPPV(非侵襲性陽圧換気療法)ガイドライン(改訂第2版).南江堂,2015.
14) NHLBI ARDS Network:Predicted Body Weight Calculator(2015-02-02).〈http://www.ardsnet.org/files/pbwtables_2005-02-02.pdf〉(2019年3月アクセス)

(末安巧人)

3 ネーザルハイフロー

1 ネーザルハイフローとは

- 経鼻高流量酸素療法(HFNC, ネーザルハイフロー)は, 鼻腔内に加温加湿された高流量の酸素／空気混合ガスを供給することで, 呼吸不全の改善をはかる治療法.
- 鼻カニュラから最大60 L/分までの流量をかけることができる高流量酸素デバイスであり, 装着中も会話, 飲食, 排痰が可能であり, 患者の不快感が少ない.
- 近年, 臨床上の有用性を示すエビデンスが集積されつつあり, 臨床現場での使用頻度は高まってきている.
- 高流量ガスにより鼻咽頭内の呼気ガスを洗い出すこと(死腔の洗い出し効果)によって, CO_2再呼吸を防ぎ, 適正な換気維持に必要な分時換気量を減少させることによる, 呼吸仕事量軽減効果が期待されるとともに, 高流量によって咽頭に陽圧がかかるため, 若干のPEEP効果[1](40 L/分で5 cmH_2O程度)も見込まれる.

2 適応と適さない症例

A 適応

高圧を必要としない酸素療法全般や高圧のPEEPを要さないⅠ型呼吸不全がよい適応.
① P/F比 < 300
② 呼吸数 > 25 回/分
③ 呼吸性アシドーシスがない
  (pH ≧ 7.35 かつ $PaCO_2$ ≦ 45 mmHg)
をすべて満たす症例が望ましいが, Ⅱ型呼吸不全症例への使用は積極的な換気補助を要しない軽症例に使用することはある.

B 適さない症例

- Ⅱ型呼吸不全(高CO_2血症)
- 呼吸抑制・自発呼吸の消失
- 喀痰を制御不能
- 重篤な意識障害
- 血行動態が不安定
- 上気道狭窄

3 HFNC使用時の具体的な指示(例)

- FiO_2：40%かつ酸素流量：40 L/分で開始する.
- SpO_2 < 90%で
  ① FiO_2：10%ずつ up, max 60%
  ② FiO_2 60%でSpO_2 < 90%なら酸素流量：10 L/分ずつ up, max 50 L/分
     FiO_2：60% − 酸素流量：50 L/分でSpO_2 < 90%ならDr call
- SpO_2 ≧ 95%で
  ① FiO_2：5%ずつ down, min 30%
  ② FiO_2 30%でSpO_2 ≧ 95%なら酸素流量：5 L/分ずつ down, min 30 L/分
  ③ FiO_2：30% − 酸素流量：30 L/分でSpO_2 ≧ 95%ならネーザルカニュラ2 L/分に変更

図 3C-3-1 AIRVO™ 2
(Fisher & Paykel HEALTHCARE 株式会社：AIRVO™ 2 より)

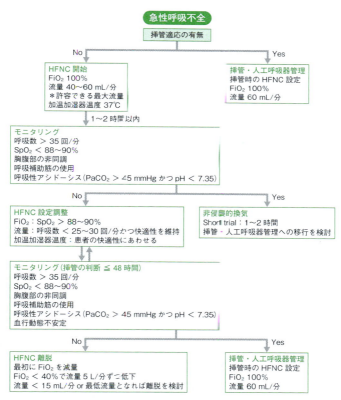

図 3C-3-2　HFNC 使用のアルゴリズム

(Ischaki E, Pantazopoulos I, Zakynthinos S：Nasal high flow therapy：a novel treatment rather than a more expensive oxygen device. Eur Respir Rev 26：170028, 2017 より作成)

参考文献

1) Groves N, Tobin A：High flow nasal oxygen generates positive airway pressure in adult volunteers. Aust Crit Care 20：126-131, 2007.
2) Ischaki E, Pantazopoulos I, Zakynthinos S：Nasal high flow therapy：a novel treatment rather than a more expensive oxygen device. Eur Respir Rev 26：170028, 2017.

（末安巧人）

4 在宅酸素療法

1 目的と意義

慢性呼吸不全患者に対し，在宅での酸素吸入を可能とすることで，自宅療養を行いながら趣味活動や社会参加を促し，患者のQOLを高める

2 適応疾患（社会保険適応基準）

A 高度慢性呼吸不全

- 安静時 PaO_2 が 55 Torr 以下の者，および PaO_2 が 60 Torr 以下で睡眠時または運動負荷時に著しい低酸素血症をきたす者であって，医師が在宅酸素療法(HOT)が必要であると認めた者．適応患者の判定にパルスオキシメーターによる酸素飽和度から求めた PaO_2 を用いることは差し支えない．

B 肺高血圧症

C 慢性心不全

- 医師の診断により，New York Heart Association (NYHA) 分類Ⅲ度以上であると認められ，睡眠時のチェーンストークス呼吸がみられ，無呼吸指数が20以上であることがPSGで確認されている症例．

D チアノーゼ型先天性心疾患

3 酸素供給装置の選択

A 在宅用
- 設置型酸素濃縮装置
- 液化酸素装置
- 小型酸素濃縮装置

B 外出用
- 携帯用酸素ボンベ
- 携帯型液化酸素装置

表 3C-4-1 COPDに対するHOTのエビデンス

- COPDはHOT実施例の原疾患として全体の最多の45%を占める
- 安静時 $PaO_2 \leq 55$ Torr，あるいは安静時 PaO_2 56〜60 Torrで肺性心や右心不全，多血症を合併する重症COPD患者に対するHOTは生命予後改善効果あり
- 境界領域の低酸素血症を有するCOPD患者に対する生命予後改善効果は認められていない

4 在宅酸素療法

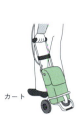
カート

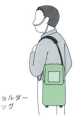
ショルダーバッグ

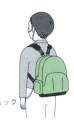
リュック

図 3C-4-1　携帯用酸素ボンベ専用バッグの種類

表 3C-4-2　酸素供給装置の比較

親器	液体酸素装置	酸素濃縮装置
電気代	不要	おおよそ¥1,000〜5,000
騒音	無	有
放熱	無	有
定期点検	1ヵ月毎	1ヵ月毎
設置場所	規制なし	規制なし
長所	・停電時も使用できる ・電気代負担が少ない ・患者自身で携帯用に充填可能	・電力さえあればどこでも使用できる ・充填不要で取り扱いが簡単
短所	・親器から子器に酸素を充填する操作が必要	・停電時には停止する ・停電などに備えて酸素ボンベの設置が必要 ・高流量供給型ほど電気代負担が大きくなる
子器	液体酸素子容器	携帯用酸素ボンベ
満タン時重量 （最大供給量）	ヘリオス™ 1.6 kg(4 L)／ オキシマイザー 3.5 kg(6 L)	3 kg(6 L)
サイズ(mm)	ヘリオス™ 26×15×8.5	53×15×15
特徴	軽量で持ち運びしやすい	定期的な交換が必要

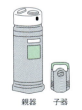

図 3C-4-2　液体酸素装置

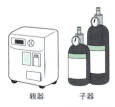

図 3C-4-3　酸素濃縮装置

4 酸素投与量の決定

- SpO_2 のみでは不正確であるため動脈血液ガス所見を参考にする.
- 覚醒安静時だけでなく, 運動時, 睡眠時, 入浴時など酸素需要が高まる日常動作の酸素流量も決める.
- 呼吸同調装置を使用する場合は, 同調装置使用下での適正な酸素流量を設定する.
- 2 型呼吸不全患者は高流量の酸素投与で CO_2 ナルコーシスを惹起する可能性があるため流量は慎重に設定する.

5 HOT 導入の実際

- 1 週間程度の入院期間で全身状態の評価と酸素流量の調整を行いながら, 患者・家族への HOT の指導を行う.
- 指導の際にはパンフレットやビデオなどを活用して, 酸素吸入の必要性, 在宅酸素療法の効果, 処方から設置・導入までの流れ, 酸素供給装置の仕組みと使用方法, 費用などについて説明する.
- **酸素流量の決定や指導には看護師, 理学療法士, 酸素会社など多職種の協力が必須であるため, クリニカルパスを利用したフローを作るとよい.**

6 停電対策

- 酸素供給が突然停止した場合, パニックは低酸素血症を助長してしまうため, あらかじめアクションプランを提示しておく.
- 酸素流量ボンベ1本当たりの使用可能時間, 緊急時の業者への連絡方法, 予備のボンベの確保, 避難先などについて確認する.

7 旅行(飛行機)

- HOT 導入後も旅行は可能である.
- 機内は 0.8 気圧前後に減圧され, 吸入酸素濃度は地上に比べて 15% 程度低下する.
- 飛行適正に関する評価は, 地上での $PaO_2 \leq 70$ Torr, FVC < 50% 予測値, FEV_1 < 50% 予測値, 肺拡散能力 < 50% 予測値, $SpO_2 \leq 95\%$, 50 m 歩行で強い息切れを認める場合に行われる.
- COPD においては機内の PaO_2 を 50 Torr 以上に維持することが望ましい.
- COPD では地上での PaO_2 と FEV_1 を用いて搭乗中の PaO_2 を予測することができる. 通常は酸素流量を 1~2 L 分増やすことが推奨される.
- 機内への酸素ボンベの持ち込みの際は, 14 日以内に診断書を含む書類の提出が必要なことがある.
- 機内に持ち込めるボンベの本数は航空会社によって異なる.

8 その他導入の際の注意点

- 特に酸素による火傷や火災の危険性があるため，火気からの隔離と禁煙を患者・家族に徹底させる．
- チューブにつながれることによる生活の制約，家族への申し訳なさ，外見上の問題などから，HOT 導入がむしろ患者の QOL を低下させる可能性があるため，心理面でも十分なケアが必要である．

9 社会的支援

- 原疾患の医療費や HOT の維持費，介護など患者・家族の身体的，経済的負担が問題となるため，身体障害者福祉法，介護保険，医療保険などの社会資源を活用する．

10 導入後の管理

- 月1回以上の外来通院もしくは訪問診療を行い，説明不足や誤動作の有無，酸素投与量の過不足，身体活動量などを確認し適切な指導を行う．

参考文献
1) 日本呼吸ケア・リハビリテーション学会酸素療法マニュアル作成委員会，日本呼吸器学会肺生理専門学会：酸素療法マニュアル．2017．
2) 日本呼吸器学会 COPD ガイドライン第5版作成委員会：COPD（慢性閉塞性肺疾患）診断と治療のためのガイドライン 2018（第5版）．2018．

〔村上行人〕

5 ステロイド

1 呼吸器領域の主な適応

A 内服／点滴

- 気管支喘息発作
- COPD 急性増悪
- 好酸球性肺炎
- 過敏性肺炎
- アレルギー性気管支肺真菌症
- 薬剤性肺障害
- 一部の特発性間質性肺炎
  (NSIP や OP など)
- 膠原病／血管炎関連間質性肺炎
- 好酸球性肉芽腫性多発血管炎
- 肺癌
  (化学療法の副作用対策, 悪液質など)

B ステロイドパルス療法

- 間質性肺炎の急性増悪
  (薬剤性／ときに放射線肺炎も含む)

C 吸入薬

- 気管支喘息コントローラー
- 一部の COPD

D 外用剤

- EGFR-TKI による皮疹

表 3C-5-1　ステロイドの最低限おさえておきたい特徴

	ステロイド	商品名	同力価用量 (mg)	抗炎症作用	Na 貯留作用	生物学的半減期
短時間作用型	ヒドロコルチゾン	コートリル® 錠	20	1	1	半日弱
	ヒドロコルチゾンコハク酸エステルナトリウム	ソル・コーテフ® 注射用 サクシゾン® 注射用	25	0.8	0.8	
中時間作用型	プレドニゾロン	プレドニン® 錠, プレドニゾロン錠	5	4	0.6	1 日前後
	メチルプレドニゾロンコハク酸エステルナトリウム	ソル・メドロール® 注射用 ソル・メルコート® 注射用	4	5	0.5	
長時間作用型	デキサメタゾン	デカドロン® 錠	0.75	30	0	2 日前後
	デキサメタゾンリン酸エステルナトリウム	デカドロン® 注射液				
	ベタメタゾン	リンデロン® 錠	0.6	30	0	
	ベタメタゾンリン酸エステルナトリウム	リンデロン® 注射液				

中時間作用型(プレドニン)を基準に, プレドニンの 4〜5 分の 1 の力価が短時間作用型, プレドニンの 6〜8 倍が長時間作用型と覚える.
デキサメタゾンとベタメタゾンの注射液は, 「リン酸エステル」であるため, アスピリン喘息の際に使用可能である. また, 錠剤は, エステル化されていないため, 例えば, ソル・メルコート® 注射用でアレルギー(コハク酸アレルギー)をきたした場合も, プレドニン® 錠は使用可能である.

2 副作用

開始後～数日	2～3週間	1ヵ月	数ヵ月	より長期
・不眠、せん妄、うつ ・食欲増進 ・Na↑に伴う血圧上昇、浮腫	・高血糖、LDL上昇 ・ステロイド潰瘍 ・副腎抑制	・易感染性 ・中心性肥満、多毛、ざ瘡 ・無月経	・白内障、皮膚萎縮 ・ステロイド症	・骨粗鬆症、圧迫骨折 ・無菌性骨頭壊死 ・白内障、緑内障

図 3C-5-1 時間経過からみた主な副作用

表 3C-5-2 ステロイドの主な副作用と診療中に意識すべきこと

	副作用	診療中に意識すべきこと
感染症	一般細菌、ウイルス、抗酸菌（結核を含む）、真菌、アスペルギルス症やカンジダ症など	・炎症反応の上昇に気をつける．発熱など自覚症状が軽微なことも多い． ・月に1度は胸部X線を撮影し、新規病変が疑われれば、CTを撮影する．
消化管	消化性潰瘍	・ステロイド潰瘍予防にPPI投与を考慮
血管系	・高血圧症 ・動脈硬化病変（心筋梗塞、脳梗塞、血栓症など）	・特に、もともと血管病変のリスクが高い症例では、より注意が必要．適宜薬剤調節を．
筋骨格系	・骨粗鬆症、圧迫骨折 ・ミオパチー ・骨頭無菌性壊死	・ステロイド性骨粗鬆症の予防を行う． ・神経筋症状の評価に自信がなければ神経内科に、骨病変が疑わしければ整形外科にコンサルトする．
代謝・電解質系	・糖尿病の誘発、増悪 ・血中LDLの上昇 ・Na↑、K↓	・パルス療法の際は、より厳密な血糖チェックを行う（当科では、毎食前－眠前血糖チェックにインスリンスライディングスケールを併用する）． ・採血で、HbA1c/LDL/Na, Kを定期的にチェック
内分泌系	・続発性副腎皮質機能不全（ステロイド離脱症候群） ・月経不順、無月経	・ステロイドを漸減している際に、特に意識しておくべき病態である． ・生殖可能な年齢にある症例では、月経の状況や家族計画に関しての情報も聴取する．
精神面	・せん妄、不穏 ・うつ状態 ・認知機能障害	・特に高齢者では注意が必要 ・対応が難しそうであれば、可能な限り早めにステロイドの漸減を図る．適宜精神科へのコンサルトも検討する．
外観／皮膚	・満月様顔貌 ・野牛肩 ・中心性肥満 ・浮腫 ・皮下出血 ・ざ瘡、にきび ・多毛、脱毛 ・創傷治癒の遅延	・外観の問題は、それがステロイドによる副作用であること、減量（具体的には10 mg/日以下）することで改善していくことを十分に説明する． ・皮膚症状に対しては、適宜外用剤を処方し、対応が難しければ、皮膚科にコンサルトする．
眼	・白内障 ・緑内障	・眼科受診の有無を確認し、受診していなければ、定期的に受診するよう提案する．

全身性に、さまざまな副作用を生じうるため、ステロイドの副作用なのか判断に迷うときは、一人でかかえこまずに、各専門医に相談する勇気をもつことも大切である．

3 ステロイド投与の実際

Ⓐ 2週間以内であれば，ブツ切り（急な中断）可能

症例によっては，無理に2週間で中断せず，漸減中止，漸減後少量維持も検討する．

Ⓑ 発作時屯用プレドニンに注意!!

例えば外来で，喘息患者に発作時の屯用として，0.5 mg/kg/日程度のプレドニンを処方することがあるかと思われる．担当医としては，あくまで発作時の間欠投与のつもりでも，その処方回数が増えてしまうと，結果的に連日投与に近い状態になってしまう可能性があるため，注意が必要である．

Ⓒ 精神症状は，せん妄だけではない!!

高齢者にステロイドを投与した場合に，夜間に激しいせん妄に陥ることもある．逆に，自殺企図がみられるほどの著しいうつ状態に陥ることもある．必要に応じ，精神科にも相談する．

Ⓓ 前胸部違和感で食道カンジダ症を鑑別に

口腔内の所見が乏しくとも，食道カンジダが確認されることがあるため，前胸部や心窩部違和感の鑑別に，必ず入れておく．

Ⓔ PPIを入れる前に

PPIにも副作用があることを認識した上で（肝障害や血球減少，骨粗鬆症における骨折リスク増大など），処方するようにする．ステロイド自体の消化管潰瘍の相対危険度は決して高いわけではなく（1.1〜1.5），年齢（65歳以上）や潰瘍の既往，アスピリンやNSIADsの併用（潰瘍の相対危険度が4倍以上になる）など，潰瘍のリスクを考慮して処方を考える．

Ⓕ ST合剤のタイミング

ST合剤は，血球や腎・電解質に影響を及ぼすことがあるため，ステロイド治療後2週間程度経って，ある程度急性期の全身管理が落ち着いたあと，感染のリスクが高くなる4週目までに開始することを意識する．近年は，副作用（表3C-5-3）の観点から，1錠連日投与ではなく，0.5錠連日投与で開始することも多い．

Ⓖ 骨粗鬆症薬の使い方

「ステロイド性骨粗鬆症の管理と治療ガイドライン」を参考にする．3ヵ月未満でステロイドを離脱できる症例もあるが，呼吸器内科領域では，再発が多く，結果的にステロイドが長期化する症例もあり，大半の症例で骨粗鬆症の予防を検討することになる（表3C-5-4）．特に「既存骨折あり」，「年齢65歳以上」，「ステロイド投与量7.5 mg/日以上」，「腰椎骨密度70%未満」である場合，これらは単一でも高い危険因子であるため，どれか1つでも満たされる場合を治療開始の目安とする．なお，Ccrが30 mL/分を下回るような腎不全症例では，多くのビスホスホネート製剤が添付文書上禁忌になっているが，アレンドロネートは慎重投与である．

表 3C-5-3　ST 合剤の主な副作用

皮膚	・皮疹 （スティーブンス・ジョンソン症候群や TEN も含む．）
腎・電解質	・血清 Cr 上昇 （尿細管からの Cr の分泌阻害による（腎機能の低下というわけではない）．ベースラインから 10％ くらい増悪することはよくある．ただし，もともと腎障害がある患者では要注意．） ・高 K 血症 （遠位尿細管からの K の排泄障害による．） ・低 Na 血症
血球	・貧血，顆粒球減少症，血小板減少症
消化管	・嘔気嘔吐，下痢

表 3C-5-4　ステロイド性骨粗鬆症の薬物療法

第 1 選択薬	・アレンドロネート（フォサマック® やボナロン® など） 　35 mg 1 錠/週，5 mg 1 錠/日 ・リセドロネート（アクトネル® やベネット® など） 　75 mg 1 錠/月，17.5 mg 1 錠/週，2.5 mg 1 錠/日
代替治療薬	・遺伝子組み換えテリパラチド（フォルテオ®） 　20 μg 1 回/日 皮下注，56.5 μg 1 回/週 皮下注 ・インバンドロネート（ボンビバ®） 　100 mg 1 錠/月，1 mg/月 静注 ・アルファカルシドール（アルファロール® やカルフィーナ® など） 　0.5〜1.0 μg 分 1/日を目安に ・カルシトリオール（ロカルトロール® など） 　0.5 μg 分 2/日

（靎野広介）

6 免疫抑制剤

1 適応疾患

呼吸器系疾患
- 間質性肺炎
- サルコイドーシス
- 好酸球性肺炎
- 肺移植
- 再発性多発軟骨炎
- 膠原病
- ANCA 関連血管炎

+

禁忌がない
- 妊婦もしくは妊娠希望者
- HIV 感染者
- 活動性の感染症
- 悪性腫瘍

2 種類・適応疾患

A シクロホスファミド

リンパ球抑制効果
(B 細胞>T 細胞)
- SLE
- 多発性筋炎・皮膚筋炎
- 強皮症
- 混合性結合組織病
- Wegener 肉芽腫症
- 顕微鏡的多発血管炎
- 結節性多発動脈炎
- アレルギー性好酸球性多発血管炎
- びまん性肺胞障害
- fibrosing NSIP
- 肺動脈性肺高血圧症

B カルシニューリン阻害薬

T 細胞性リンパ球抑制効果
- 間質性肺炎
- SLE
- 関節リウマチ
- ベーチェット病
- 成人 Still 病

C ミコフェノール酸モフェチル

リンパ球抑制効果
(B 細胞>T 細胞)
- ループス腎炎
- 間質性肺炎

D アザチオプリン

代謝拮抗効果
(プリン合成阻害薬)
- 多発性筋炎・皮膚筋炎
- SLE
- 関節リウマチ
- Wegener 肉芽腫症
- 顕微鏡的多発血管炎
- 結節性多発動脈炎
- アレルギー性好酸球性多発血管炎

E mTOR 阻害薬

mTOR タンパク阻害効果
- リンパ脈管筋腫症

表 3C-6-1 ポイント

- 食事のタイミングにより薬剤の血中濃度に影響が出るため、同じタイミングで服用することが大切である.

表 3C-6-2 免疫抑制剤開始前の検査項目

検 査	項 目
血液検査	
すべての患者	末梢血検査(白血球分画)、赤沈、生化学検査(AST, ALT, アルブミン, 血糖, Cr, BUN, LDH, ALP, IgG, IgA, IgM), HBs 抗原, HCV
肝炎・キャリアの家族歴、肝炎の既往歴、輸血歴などがある場	HBe 抗原, HBs 抗体, HBc 抗体, HBV-DNA 定量を追加
尿検査	
	タンパク, 糖, ウロビリノーゲン, 尿沈渣
肺疾患関連検査	
すべての患者	胸部 X 線検査(正面, 側面)
間質性肺病変や呼吸器合併症が疑われる場	経皮的酸素分圧 (SpO₂), 胸部 HRCT および肺線維化マーカー(KL-6, SP-D など)を追加

3 注意点・副作用

共通する注意点は次の通りである．
- 感染症
  - 細菌感染：市中感染病原体，薬剤耐性菌，結核，非結核性抗酸菌症
  - ウイルス：インフルエンザウイルス，B型肝炎ウイルス，サイトメガロウイルス
  - 真菌：ニューモシスチス肺炎，カンジダ，クリプトコッカス，アスペルギルス
- 悪性腫瘍
- 腎機能障害
- 2型糖尿病
- 高血圧症
- 脂質異常症
- 間質性肺炎
- 生ワクチン接種禁忌

A シクロホスファミド

① 商品名
エンドキサン®

② 副作用
卵巣機能障害，出血性膀胱炎，膀胱癌，催奇形性，白血球減少，無精子症，心筋症

③ 使用法
a．内服
50～100 mg/分1
1年程度で中止を検討
b．間欠点滴
500～1000 mg/m² を月1回×6回
c．低用量点滴
500 mg/body を2週間毎×6回

点滴投与時には，出血性膀胱炎予防として1日3回(投与時，4時間後，8時間後)メスナの投与を行う

B カルシニューリン阻害薬

① 商品名
- シクロスポリン：サンディミュン®，ネオーラル® など
- タクロリムス：プログラフ®

② 副作用
高血圧症，腎機能障害(骨髄抑制と不妊の副作用はない)

③ 併用禁忌
生ワクチン，ボセンタン，シクロスポリンはスタチンと併用禁忌，タクロリムスはカリウム保持性利尿薬と禁忌

(続く)

(続き)

> ④ **併用注意**
> エリスロマイシン,クラリスロマイシン,フルコナゾール,イトラコナゾール,ニフェジピン,カルバマゼピン
> ⑤ **使用法**
> シクロスポリン:3.0 mg/kg/日 分2,タクロリムス:1回 0.0375 mg/kg を1日2回
> ⑥ **トラフ値**
> シクロスポリン 100〜150 mg/mL,タクロリムス 5〜10 ng/mL

C ミコフェノール酸モフェチル

① **商品名**
セルセプト®
② **副作用**
下痢,腹痛(卵巣機能障害がない)
③ **使用法**
1 g/日 分2から開始し,2 g/日 分2で維持

D アザチオプリン

① **商品名**
イムラン®
② **副作用**
骨髄抑制,腎機能障害
③ **併用注意**
アロプリノール,ACE 阻害薬
④ **使用法**
内服 1〜2 mg/kg/日 分1

E mTOR 阻害薬

① **商品名**
ラパリムス®
② **副作用**
口内炎,ざ瘡様皮膚炎
③ **使用法**
1〜2 mg/日 分1を内服
④ **トラフ値**
5〜15 ng/mL

(神 幸希)

7 リハビリテーション

1 適応

A コンディショニングの適応
- すべての入院患者
- COPD急性増悪後などの廃用症候群
- 進行期COPDなど運動療法を十分に行えない患者

B 呼吸リハビリテーションの適応
- あらゆる疾患による呼吸障害
- 排痰困難
- 人工呼吸管理中
  (エビデンスはCOPDに関するものを基本に他疾患にも応用.)

C 運動療法の適応
- 症状のある慢性呼吸器疾患
- 標準的治療により病状が安定している.
- 呼吸器疾患により機能制限がある.
- 呼吸リハビリテーションの施行を妨げる因子や不安定な合併症・併存症がない.
- 年齢制限や肺機能の数値のみによる基準は定めない.

D 癌リハビリテーションの適応
- 肺癌を含むすべての悪性腫瘍
- 診断時から終末期まで

E 嚥下リハビリテーションの適応
- 誤嚥性肺炎
- 摂食嚥下機能障害
- 摂食嚥下機能障害のリスク因子

2 禁忌・合併症

A コンディショニングの禁忌
- 重篤な出血傾向など

B 呼吸リハビリテーションの禁忌
- 循環不全など

C 運動療法の禁忌
- 不安定狭心症, 急性期心筋梗塞, 非代償性うっ血性心不全, 急性肺性心, コントロール不良の不整脈, 重篤な大動脈弁狭窄症, 活動性の心筋炎, 心膜炎などの心疾患
- コントロール不良の高血圧症
- 急性全身性疾患または発熱
- 肺塞栓症急性期, 急性肺性心, 重度肺高血圧症
- 重篤な肝, 腎機能障害の合併
- 運動を妨げる重篤な整形外科的疾患の合併
- 高度の認知障害, 重度の精神疾患の合併
- 他の代謝異常(急性甲状腺炎など)

D 癌リハビリテーションの禁忌
- 重篤な骨髄抑制
- 活動性感染症の急性期

E 嚥下リハビリテーションの禁忌
- 高度の呼吸不全
- 循環不全
- 意識障害
- 高熱など炎症性疾患の超急性期

3 方法

Ⓐ 患者の把握：WHO 国際生活機能分類

目の前の患者を生活機能の観点から多面的に把握するための捉え方がWHO国際生活機能分類(ICF)である．患者を担当したとき，図3C-7-1に沿って各因子をあげていくことで，まだ聞き出せていないところや，介入が必要な部分を視覚的にとらえることができる．疾患や障害のためできなくなったことに目が行きがちであるが，できること，工夫すればできるかもしれないことや，その人らしさも併せて可視化することが，リハビリテーションならではの視点である．

Ⓐ **心身機能・身体構造とその障害**：疾患による直接の障害(例：呼吸困難)
Ⓑ **活動とその制限**：日常生活上の障害(例：息切れのため食べられない)
Ⓒ **参加とその制約**：社会的生活への影響(例：息切れのため外出できない)
Ⓓ **個人因子**：年齢や性格や生活歴，価値観(例：自分のことは自分ですることを大切にしてきた)
Ⓔ **環境因子**：物的環境，人的環境，社会的環境(例：バス停まで坂がある)
Ⓕ **心理面**：疾患による主観的な要素(例：息切れのため家族の世話ができなくて生き甲斐が見いだせない)

Ⓑ 介入：4つのアプローチ

ICFでとらえた患者の全体像に対して，4つの角度から介入を考える．患者の全身状態や症状の程度によりそれぞれを組み合わせることがポイントである．

① **治療的アプローチ**
機能障害を対象とし，機能を向上させる(例：歩行訓練，呼吸筋のストレッチ，嚥下筋トレーニング)

② **代償的アプローチ**
残された機能で代償する(例：在宅酸素療法の導入，義歯の作成)

③ **環境改善的アプローチ**
人的資源，物的資源の活用(例：段差の解消，車椅子や電動ベッドの整備，台所に家事用の椅子を設置)

④ **心理的アプローチ**
患者や家族への精神的な介入(例：酸素を使うことが恥ずかしいと感じる患者への介入，目標の設定)

(続く)

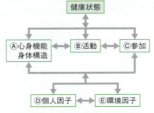

図 3C-7-1 ICF(国際生活機能分類)

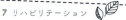

表 3C-7-1 リハビリテーションマインド

- リハビリテーションとは,機能を回復するための訓練というイメージかもしれないが,本来は「自分らしく生きる権利の回復」が目的である.つまり,病気や障害をもったどんな人もリハビリの対象といえる.生活や人生に大きく関わる疾患の多い呼吸器内科の診療には欠かせない.
- まずは ICF に沿って患者を包括的にとらえることから始まる.疾患や病態に応じたプロブレムリストをあげるのは慣れていると思うが,疾患を超えた視点で患者を診ることで患者をより深く理解したり,より継続可能な方針を立てられたりする.
- リハビリの分野も近年さらに幅が広がっており,患者を包括的にとらえることで,ふさわしい目標とプランにつながる.

表 3C-7-2 リハビリテーション栄養(リハ栄養)

- リハビリを行うことは,疾患の改善および QOL や ADL の改善のために必要不可欠な治療の一つである.一方,前述のとおり,合併症や注意点がないわけではない.栄養もまた,安全かつ有効にリハビリを行うための必要条件である.
- 例えばスポーツ選手であれば,トレーニング前や直後に摂取するドリンク製剤や,大会の直前期,大会中の食事などが栄養士の管理のもと分析され決められている.その選手の訓練効果が最大化し,大事なときに最大限の力を発揮できるようにするための**スポーツ栄養**である.
- この考えに基づいているのが「**リハ栄養**」である.確かに,健康な若者がスポーツをするために栄養を考える必要があるならば,超高齢者が肺炎で入院後に,食事も十分に摂れないままに離床をすすめる際には言わずもがなである.
- 末梢輸液で可能な範囲で最大限のカロリーやアミノ酸を投与するのはもちろんのこと,早期の経口摂取再開,またはそれが困難な場合には経管栄養を検討したい.心血管疾患や腎障害などにより食事制限を要することも多いが,そのときの摂取量や病態に応じて,タンパクや塩分,カロリーの制限を緩和する柔軟性も重要である.

表 3C-7-3 目標設定ポイント

急性期病院でリハビリを実際に担当するのはほとんどの場合は療法士である.ではわれわれ主治医の役割は何なのだろうか.まずリハビリが必要な患者であるということに気付き,早期にリハビリを依頼することが必要である.そしておそらく最も重要なのは,よい目標を設定し患者のモチベーションにつなげることである.よい目標設定のポイントは次の通りである.

1. 現状を知る(ICF で包括的に評価する)
2. 今後を予測する
3. それらを踏まえて,**SMART** な目標を設定する.その説明と例を示す.
   Specific(具体的):スタッフ,患者,家族が理解できるようにする.例:ADL 向上 ➡ 1 回の外食
   Measurable(測定可能):数値化/具体化する.例:歩行能力の改善 ➡ スーパーまで杖歩行.
   Achievable(達成可能):低すぎると能力を発揮しきれない,高すぎると生涯訓練になる.
   Relevant(切実・重要):患者,家族にとって切実である.例:可動域改善 ➡ 屋内つたい歩き自立
   Time-bound(期限が明確):計画や進捗状況を評価できるようにする.例:1 ヵ月後に自力歩行.
4. 目標は多職種チームで考え,共有する.試行錯誤を繰り返し,振り返る.
   目標を決めるのが難しいときは,「見極め」でもよい.
   例:経口摂取に移行できるかどうかを,2 週間後に見極める.

(続き)

C コンディショニング

急性期病院に入院となる重症患者の多くはディコンディショニング deconditioning（身体機能の失調・低下）をきたしている．運動療法の開始に先立ち，効率のよい運動トレーニングを目指したコンディション作りのためにコンディショニングを行う．

① 身体的介入
- 呼吸パターンの修正（狭義の呼吸リハビリテーション）
- 柔軟性のトレーニングなど

② 精神面の介入
- 不安感の解消
- モチベーションやアドヒアランス向上

③ 薬物療法
- 呼吸困難の軽減を目的とした運動前の短時間作用型気管支拡張薬の吸入などの指導

D 運動療法

慢性期の患者や，急性期でやや安定した患者で行う．継続して定期的に行う必要がある．運動習慣を日常生活に組み込み，普段の身体活動を高めることが必要（エビデンスレベル B）．軽症 COPD でも大腿四頭筋力が低下しており，軽症な頃からの習慣化が重要である．心理的サポートも併用する（不安やうつ症状への対応，モチベーション向上のため）．

① 全身持久力トレーニング
- 下肢による訓練が最も推奨される（エビデンスレベル A）
- 平地歩行，階段昇降，踏み台昇降，自転車エルゴメーター，トレッドミルなど
- 運動強度が強いほど効果も大きい（低強度負荷も有用）

② 筋力トレーニング
- 上肢の筋力トレーニング：上肢を挙上させたときの酸素消費量が低下する
  → 日常生活動作に伴う呼吸困難が軽減する（エビデンスレベル B）
- 呼吸筋トレーニング

※等尺性収縮による運動は避ける（息こらえを伴うため）．

③ ADL トレーニング
- 家事や更衣などの日常生活動作に伴う動きに主眼を置いた方法

(続く)

表 3C-7-4　運動療法の中止基準

パラメータ	中止基準
呼吸困難	Borg CR-10 スケール 7～9
その他の症状	胸痛，動悸，疲労，めまい，ふらつき，チアノーゼ，多量の痰
心拍数	・年齢別最大心拍数の 85％に達したとき（肺心症では 65～70％） ・不変，または減少したとき
呼吸数	30 回/分以上
血圧	収縮期血圧が高度に下降，または拡張期血圧が上昇
SpO_2	90％未満になったとき

(続き)

④ 運動療法中の酸素療法

SpO_2 が 90% 未満にならないように酸素吸入下で運動療法を実施することが望ましい(エビデンスレベル D).低酸素血症の防止だけでなく,運動中の呼吸困難の軽減,運動耐容能の改善が期待できる.

⑤ 運動中の NPPV

運動療法中に用いる方法と,運動療法実施期間中の夜間にのみ使用する方法がある.急性効果として運動中の呼吸困難,下肢筋の酸素化,運動耐容能の改善の報告がある.

E 呼吸リハビリテーション

① 呼吸法
- 症状緩和だけでなく換気能も改善する.
- 口すぼめ呼吸(図 3C-7-2B):口をすぼめてゆっくり息を吐く.特に運動中などに行うとよい.安定期 COPD で末梢気道の虚脱予防,呼吸困難軽減,呼吸数減少,TV 増加,MV・FRC の減少などのエビデンスがある.
- 腹式呼吸(横隔膜呼吸):軽症〜中等症 COPD における効果として,呼吸補助筋の活動抑制,呼吸困難軽減,呼吸数減少,TV 増加,MV・FRC の減少,ガス交換改善,ADL 遂行能力改善がある(重症では症状が悪化するときあり).
- ゆっくりとした深い呼吸:1 回換気量の増大,$PaCO_2$ の減少,交感神経活動の軽減

② 排痰法
- 肺炎や COPD,気管支拡張症などで気道分泌物過多で排痰困難がみられるとき
- 体位ドレナージ,咳嗽,ハフィング,アクティブサイクル呼吸法,軽打法,振動,スクイージング,振動呼気陽圧療法など
- 事前にネブライザー吸入を併用するとよい(自己喀出が困難な場合は吸引を忘れずに).
- 実施前後で痰貯留部位を聴診や触診で評価する.

③ 動作指導
- 動作の順番や休憩のポイント,道具の活用などの工夫で行いやすくなる.
- 日常生活動作(特に上肢を挙上する更衣,洗髪,洗濯物干し,掃除など) (続く)

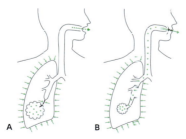

図 3C-7-2 口すぼめ呼吸

(続き)
- 生活環境の確認,調整
- 酸素療法の流量設定や活用法の相談
- 歩行ペース指導

F 癌リハビリテーション

　癌患者の生存率が改善するにつれて,癌に伴う症状や障害への介入が重要になってきている.一般的に起こる筋力低下に加えて,疾患や治療に特異的な症状もある.まずこれらがリハビリの対象である(リハビリにより効果が期待できる)ことを認識することが重要である.

① 予防的
- 癌の治療前から開始.手術や放射線,化学療法による機能障害や廃用を予防するため.

② 回復的
- 癌や治療による機能障害や体力の低下がある患者に対して,機能の回復を図る.

③ 維持的
- 病状や機能障害が進行しつつある患者が ADL を維持できるように行う.
- 自助具の使用,動作を負担なく行うコツの指導,廃用予防訓練など.

④ 緩和的
- 終末期の患者のニーズを尊重し,身体的,精神的,社会的 QOL の高い生活を目指す.
- 排泄はトイレでしたい,家へ帰りたい,楽な姿勢で過ごしたいなどが叶うような支援.

G 嚥下リハビリテーション

　摂食嚥下機能障害は加齢や脳血管障害のみならず呼吸器疾患も原因となる.呼吸器疾患による呼吸様式の変化,嚥下時に呼吸を一時停止する困難さ,気道分泌の増加,肺過膨張による上部消化管クリアランスの低下や胃食道逆流,などが嚥下障害につながる.脳血管障害急性期などとは異なり,これらは原疾患の治療および全身状態の改善(理学療法)が,嚥下訓練そのものよりも重要かもしれない.

① 間接訓練
- 水分や食物を用いない訓練.口腔ケア,嚥下筋訓練,排痰,嚥下体操など

② 直接訓練
- 少量の水分や食物を用いた訓練

参考文献
1) 日本呼吸ケア・リハビリテーション学会,日本呼吸器学会,日本リハビリテーション医学会,日本理学療法士協会(編):呼吸リハビリテーションマニュアル—運動療法— 第 2 版.照林社,2012.
2) 塩谷隆信(編著):現場の疑問に答える呼吸リハビリ徹底攻略 Q & A.中外医学社,2009.

〈吉松由貴〉

緩和ケア

1 悪性疾患

治療方針の決定には，患者の判断に必要な情報を開示・説明し，自己決定権に基づいた患者の同意が必要である．特に悪性疾患において，**予後の予測**は非常に重要である．次のスコアを参考にする．

A PaP score

まず Karnofsky Performance Scale(KPS)をチェックし，次に Palliative Prognosis score(PaP score)を計算する(表 3C-8-1, 2)．

B PPI

まず Palliative Performance Scale をチェックし，次に Palliative Prognosis Index(PPI)を計算する(表 3C-8-3, 4)．

表 3C-8-1 KPS

・正常の活動が可能(看護不要)	臨床症状なし	100
	臨床症状軽度	90
	臨床症状あるが，努力して正常活動可能	80
・労働不可能 ・自宅生活可能 ・さまざまな程度の介助が必要	自分自身の世話はできるが正常の活動・労働は不可能	70
	自分に必要なことはできるが時々介助が必要	60
	病状を考慮した看護および定期的な医療行為が必要	50
・身の回りのことが自分でできない ・施設・病院と同等の看護が必要 ・疾患が急速に進行	動けず適切な医療・看護が必要	40
	まったく動けず，入院が必要だが死は差し迫っていない	30
	非常に重症，入院が必要で精力的な治療が必要	20
	死期が切迫している	10

(Karnofsky DA, Abelmann WH, Craver LF, et al.: The use of the nitrogen mustards in the palliative treatment of carcinoma. Cancer 1 : 634-656, 1948 より作成)

表 3C-8-2 PaP score

臨床的な 予後予測	1～2 週	8.5	呼吸困難	あり	1.5
	3～4 週	6		なし	0
	5～6 週	4.5	白血球数 (/mm³)	≧ 11,000	1.5
	7～10 週	2.5		8,501～11,000	0.5
	11～12 週	2.5		≦ 8,500	0
	13 週以上	0	リンパ球 (%)	0～11.9	2.5
KPS	10～20	2.5		12～19.9	1
	30 以上	0		≧ 20	0
食欲不振	あり	1.5	PaP score ≦ 5：月単位の予後		
	なし	0	PaP score ≧ 9：週単位の予後		

(Maltoni M, Nanni O, Pirovano M, et al.: Successful validation of the palliative prognostic score in terminally ill cancer patients. Italian Multicenter Study Group on Palliative Care. J Pain Symptom Manage. 17 240-247, 1999 より作成)

C PiPS models

- Prognosis in Palliative care Study predictor models(PiPS models)のウェブサイトで計算する(http://www.pips.sgul.ac.uk/index.htm).
- 診断・全身状態・症状・医師の予測をスコア化した A model, さらに血液検査所見を加えた B model がある.
- 結果により, 日単位(14日以下), 週単位(15日〜55日), 月単位(56日以上), と判定.

表3C-8-3 Palliative Performance Scale

	起居	活動・症状	ADL	経口摂取	意識レベル
100	100%起居	正常の活動・仕事可能 症状なし	自立	正常	清明
90		正常の活動可能 いくらか症状あり			
80		何らかの症状はあるが 正常活動可能			
70	ほとんど起居	明らかな症状あり 通常の仕事が困難		正常 もしくは 減少	
60		明らかな症状あり 趣味や家事が困難	時に介助		清明 もしくは 混乱
50	ほとんど坐位 もしくは臥床	著明な症状あり どんな仕事も困難	しばしば 介助		
40	ほとんど臥床	著明な症状あり ほとんどの行動に制限	ほとんど 介助		清明 もしくは 傾眠 ± 混乱
30	常に臥床	著明な症状あり いかなる活動も困難	全介助	数口以下	
20					
10				マウスケアのみ	

(Anderson F, Downing GM, Hill J, et al.: Palliative performance scale(PPS): a new tool. J Palliat Care 12: 5-11, 1996 より作成)

表3C-8-4 PPI

Palliative Performance Scale	10〜20	4
	30〜50	2.5
	60以上	0
経口摂取量	著明に減少(数口以下)	2.5
	中程度減少(数口よりは多い)	1
	正常(消化管閉塞のための高カロリー栄養も含む)	0
浮腫	あり	1
	なし	0
安静時呼吸困難	あり	3.5
	なし	0
せん妄	あり	4
	なし	0

PPI ≦ 3.5：月単位の予後, PPI ≧ 6.5：週単位の予後
(Morita T, Tsunoda J, Inoue S, et al.: The Palliative Prognostic Index: a scoring system for survival prediction of terminally ill cancer patients. Support Care Cancer 7: 128-133, 1999 より作成)

2 痛みの緩和

A 分類

① **性質**
　体性痛，内臓痛，神経障害性疼痛
② **パターン**
　持続痛，突出痛

B 評価

① **強さ**

a．Numerical Rating Scale（NRS）（図 3C-8-1）
　最も簡便で推奨される．痛みを0から10の11段階に分け，痛みがまったくないのを0，考えられる中で最悪の痛みを10とし点数を患者に問う．

b．Visual Analogue Scale（VAS）（図 3C-8-2）
　100 mmの線の左端を「痛みなし」，右端を「最悪の痛み」とし，患者の痛みの程度を表すところに印をつけてもらう．

c．Verbal Rating Scale（VRS）（図 3C-8-3）
　3段階から5段階の痛みの強さを表す言葉を数字の順に並べ（例：痛みなし，少し痛い，痛い，かなり痛い，耐えられないくらい痛い），痛みを評価する．

d．Faces Pain Scale（FPS）（図 3C-8-4）
　現在の痛みに一番合う顔を選んでもらうことで痛みを評価する．

| 0 | 1 | 2 | 3 | 4 | 5 | 6 | 7 | 8 | 9 | 10 |

図 3C-8-1　NRS

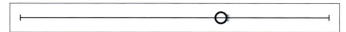

図 3C-8-2　VAS

| 痛みなし | 少し痛い | 痛い | かなり痛い | 耐えられないくらい痛い |

図 3C-8-3　VRS

図 3C-8-4　FPS

(Whaley L, et al．Nursing Care of Infants and Children, 3rd ed, ST Louis Mosby, 1987 より)

e．Support Team Assessment Schedule(STAS)-J

医療者が評価するスケール．
0：なし
1：時折の，または断続的な単一の痛み．今以上の治療を必要としない．
2：中等度の痛み．ときに調子の悪い日もある．痛みのため，病状から見ると可能な はずの日常生活動作に支障をきたす．
3：しばしばひどい症状がある．痛みによって日常生活動作や物事への集中力に著し く支障をきたす．
4：持続的な耐えられない激しい痛み．他のことを考えることができない．

② 痛みの部位
ボディチャートに記録．

③ 経 過
突然の痛みの場合は，オンコロジーエマージェンシーを考慮．
例：脊髄圧迫，骨折，脳転移，感染症，消化管閉塞・穿孔・出血など

④ 軽快因子・増悪因子

C 目標設定

患者に「現実的，段階的な目標を設定する」ことを説明する．
第一目標：痛みに妨げられない夜間の睡眠
第二目標：安静時の痛みの消失
第三目標：体動時の痛みの消失

D 鎮痛薬の使用

原則は「鎮痛薬使用の5原則」(表3C-8-5)と「三段階除痛ラダー(EAPC)」(図3C-8-5)である．

表3C-8-5　鎮痛薬使用の5原則

1. 経口的に(by mouth)
2. 時刻を決めて規則正しく(by the clock)
3. 除痛ラダーにそって効力の順に(by the ladder)
4. 患者ごとの個別的な量で(for the individual)
5. その上で細かい配慮を(with attention to detail)

	軽度〜中等度の痛み	中等度〜強度の痛み
軽度の痛み	StepⅡオピオイド コデイン トラマドール モルヒネ（≦30 mg/日） オキシコドン（≦20 mg/日）	StepⅢオピオイド モルヒネ（＞30 mg/日） オキシコドン（＞20 mg/日） フェンタニル メサドン
非オピオイド鎮痛薬 (NSAIDs, アセトアミノフェン) ±鎮痛補助薬		

図3C-8-5　三段階除痛ラダー(EAPC)

(Caraceni A, Hanks G, Kaasa S, et al.：Use of opioid analgesics in the treatment of cancer pain: evidence-based recommendations from the EAPC. Lancet Oncol 13：e58-68, 2012 より作成)

① 持続痛／内臓痛，突出痛の処方・指示例

軽度の痛みにはアセトアミノフェン，NSAIDs が中心となり，中等度〜強度の痛みにはオピオイドが中心となる．

a．アセトアミノフェン
  例1：アセトアミノフェン 2,400〜4,000 mg/分 3〜4　毎食後・眠前
    注意：眠気と肝障害
  例2：アセリオ® 15 mg/kg を 15 分で投与，4〜6 時間あけて 3〜4 回/日
    注意：肝障害

b．NSAIDs
アセトアミノフェンに上乗せ，または代替薬として使用する．
  例1：セレコキシブ（セレコックス®）(100 mg) 4 錠　分 2　朝夕食後
  例2：ロキソプロフェンナトリウム（ロキソニン®）(60 mg) 3 錠　分 3　毎食後
  例3：ジクロフェナクナトリウム（ボルタレン SR®）(37.5 mg) 2 Cp　分 2　朝夕食後
  例4：ボルタレン® 坐薬 25〜50 mg を 3 回/日
  例5：フルルビプロフェン（ロピオン®）0.5〜1 A＋生食 5〜100 mL 1 分以上かけて投与，4〜6 時間あけて 1 日 3 A まで

c．オピオイドの副作用対策指示
悪心・嘔吐時は，必ずしも予防投与は必要ない．
  例1：ジフェンヒドラミン（トラベルミン®）3 錠　分 3　毎食後（体動時に悪化しやすいとき）
  例2：プロクロルペラジン（ノバミン®）3 錠　分 3　毎食後（悪心がメインで持続的な場合）
    注意：アカシジア，パーキンソニズム
  例3：メトクロプラミド（プリンペラン®）3 錠　分 3　毎食前（食事時に症状が出やすいとき）
    注意：パーキンソニズム
  例4：オランザピン（ジプレキサ®）(2.5 mg) 1 錠　分 1　眠前
    禁忌：糖尿病は禁忌，注意：排尿障害・便秘など

表 3C-8-6　オピオイド換算表（使用頻度の高い順）

経口モルヒネ製剤 (mg/日)	30	60	120	240	360
オキシコンチン® (mg/日)	20	40	80	160	240
フェントステープ® (mg/日)	1	2	4	8	12
トラマール® (mg/日)	300	—	—	—	—
静注/皮下注モルヒネ製剤 (mg/日)	15	30	60	120	180
静注/皮下注フェンタニル製剤 (mg/日)	0.3	0.6	1.2	2.4	3.6
オキファスト注 (mg/日)	15	30	60	120	180
コデイン製剤 (mg/日)	180	—	—	—	—
アンペック坐剤® (mg/日)	20	40	80	160	240
レペタン坐剤® (mg/日)	0.6	1.2	—	—	—
ナルサス® (mg/日)	6	12	24	48	72
デュロテップ MT パッチ® (mg/日)	2.1	4.2	8.4	16.8	—
タペンタ® (mg/日)	100	200	400	—	—
ナルベイン® (mg/日)　*ナルサス× 1/5 の換算	1.2	2.4	4.8	9.6	14.4

例5：シルタザピン(リフレックス®)(15 mg)0.5錠　分1　眠前

便秘時については次の通りである．
例1：酸化マグネシウム 1.5 g　分3　毎食後
　　（適宜ピコスルファートまたはセンノシドを追加）
例2：ナルデメジン(スインプロイク®)(0.2 mg)1錠　分1　朝食後

d．コデイン
主に咳嗽に使用する．
例：リン酸コデイン散1% 8 g(80 mg)　分4　毎食後・眠前
　　咳嗽時 20 mg追加，1日2回まで．
　　（コデインリン酸塩として 160 mg/日まで増量可，それ以上はモルヒネへ．）

e．トラマドール
例：トラマール®(25 mg)4 Cp　分4　毎食後・眠前
　　疼痛時 25 mg追加，1日4回まで
　　（100 mgずつ増量し，300 mg/日まで増量可，それ以上はモルヒネへ．）

f．モルヒネ
例1：MSコンチン®(10 mg)2錠　分2　12時間ごと
　　疼痛時オプソ®(5 mg)追加，1時間あけて1日4～6回まで
　　（慢性腎不全では使用しない．120 mg/日以下の場合は30～50%ずつ増量，120 mg/日を超える場合は30%ずつ増量．増量した場合，レスキューは1日量の1/6で調整．）
例2：持続皮下注射としてモルヒネ塩酸塩注射液(10 mg/A)5 A ＋生食 5 mL(5 mg/mL)．0.1 mL/時 持続皮下注射(12 mg/日)で開始．
　　疼痛時1～2時間分早送り，30分～1時間あけて1日4～6回まで(呼吸回数≧10/分を確認)，それ以上必要なときは医師を呼ぶ
　　（30～50%ずつ 0.4 mL/時(48 mg/日)まで増量可，これ以上は原液へ変更．）
例3：持続静脈注射としてモルヒネ塩酸塩注射液(10 mg/A)5 A ＋生食 45 mL(1 mg/mL)．0.5 mL/時 持続静脈注射(12 mg/日)で開始．
　　疼痛時1～2時間分早送り，30分～1時間あけて1日4～6回まで(呼吸回数≧10/分を確認)，それ以上必要な時は医師を呼ぶ
　　（30～50%ずつ 5.0 mL/時(120 mg/日)まで増量可，これ以上は2倍希釈などに変更）

g．オキシコドン
例1：オキノーム®(2.5 mg)1包　1時間あけて1日4回まで
例2：オキシコンチン®(5 mg)2錠　分2　12時間ごと
　　疼痛時オキノーム®(2.5 mg)追加，1時間あけて1日4～6回まで
　　（モルヒネ換算 120 mg/日以下の場合は30～50%ずつ増量，モルヒネ換算 120 mg/日を超える場合は30%ずつ増量．増量した場合，レスキューは1日量の1/6で調整．）
例3：持続皮下注射としてオキファスト®(10 mg/A)5 A ＋生食 5 mL(5 mg/mL)．0.1 mL/時 持続皮下注射(12 mg/日)で開始．
　　疼痛時1～2時間分早送り，30分～1時間あけて1日4～6回まで(呼吸回数≧10/分を確認)それ以上必要なときは医師を呼ぶ
　　（30～50%ずつ 0.4 mL/時(48 mg/日)まで増量可，これ以上は2倍希釈などに変更．）
例4：持続静脈注射としてオキファスト®(10 mg/A)5 A ＋生食 45 mL(1 mg/mL)

0.5 mL/時 持続静脈注射(12 mg/日)で開始.

疼痛時1～2時間分早送り30分～1時間あけて1日4～6回まで(呼吸回数≧10/分を確認),それ以上必要な時は医師を呼ぶ

(30～50%ずつ5.0 mL/時(120 mg/日)まで増量可.これ以上は2倍希釈などに変更.)

h．フェンタニル

例1：フェントス®テープ(1 mg)0.5～1枚貼付　24時間ごと貼り換え.

疼痛時オプソ®(5 mg)またはオキノーム®(2.5 mg)追加.1時間あけて1日4～6回まで

0.5枚貼付するときは,フィルムドレッシング材を貼付した上に,フェントス®テープの半面が皮膚に接するように貼る.

経口薬からフェントス®テープへの切り替えタイミングとして,24時間ごとのモルヒネ徐放製剤：最終服用12時間後に貼付,MSコンチン®・オキシコンチン®：最終服用と同時に貼付,オプソ®・モルヒネ塩酸塩錠：最終服用と同時に貼付,5時間後に1回量を服用.

持続注射からフェントス®テープへの切り替えタイミングとして,フェンタニル持続注射はテープ貼布6時間後に注射速度を半分に,貼布12時間後に注射を中止.モルヒネ持続注射はテープ貼布6時間後に注射を中止.

フェントス®テープから他剤に切り替える場合の薬剤開始タイミングとして,24時間ごとのモルヒネ徐放製剤は剥離12時間後に投与開始,MSコンチン®・オキシコンチン®は剥離12時間後に投与開始,オプソ®・モルヒネ塩酸塩錠は剥離16時間後に投与開始,モルヒネ持続注射は剥離6時間後より少量開始,18時間後に切り替えを完了する.高用量を使用していた場合は短期間併用も可.なお,増量は2日以上あけて行う.また,レスキューにアブストラル®を使用するときは専門家と相談する.

例2：持続皮下注射としてフェンタニル注射液®0.1 mg(100 μg/A)5 A(50 μg/mL)0.1 mL/時 持続皮下注射(120 μg/日)で開始.

疼痛時1～2時間分早送り,30分～1時間あけて1日4～6回まで(呼吸回数≧10/分を確認),それ以上必要な時は医師を呼ぶ

(30～50%ずつ2.0 mL/時(2,400 μg/日)まで増量可.)

例3：持続静脈注射としてフェンタニル注射液0.1 mg(100 μg/A)6 A ＋ 生食36 mL (12.5 μg/mL)

0.4 mL/時 持続静脈注射(120 μg/日)で開始.

疼痛時1～2時間分早送り,30分～1時間あけて1日4～6回まで(呼吸回数≧10/分を確認),それ以上必要なときは医師を呼ぶ

(30～50%ずつ5.0 mL/時(1,500 μg/日)まで増量可,これ以上は2倍希釈などに変更.)

i．メサドン

- 他の強オピオイドの投与で十分な鎮痛効果が得られず,かつオピオイド鎮痛薬の継続的な投与を必要とする癌性疼痛が適応.
- 使用時は専門医に相談する.

②神経障害性疼痛の処方・指示例

- 必ず神経(特に脊髄)浸潤のチェックを行う.
- プレガバリン(リリカ®)・ガバペンチン(ガバペン®)→アミトリプチリン(トリプタノール®)・デュロキセチン(サインバルタ®)→その他の順に検討する.

a．プレガバリン（リリカ®）・ガバペンチン（ガバペン®）

例1：リリカ®（25 mg）1～2錠　分1　眠前で開始．
　　　眠気やふらつきを確認しつつ，1～7日毎に50～150 mgずつ，150～300 mg 分2まで増量可．
　　　（朝を少なめにすると眠気のコントロールが改善されやすい．）

例2：ガバペン®（200 mg）1錠　分1　眠前で開始．
　　　眠気やふらつきを確認しつつ，1～7日毎に200～400 mgずつ，1,800 mg　分4まで増量可．

b．アミトリプチリン（トリプタノール®）・デュロキセチン（サインバルタ®）

例1：トリプタノール®（10 mg）1錠　分1　眠前で開始．
　　　眠気やふらつきを確認しつつ，1～7日毎に10 mgずつ，30 mgまで増量可．
　　　注意：眠気・せん妄・便秘などの抗コリン性副作用

例2：サインバルタ®（20 mg）1 Cp　分1　夕食後で開始．
　　　眠気やふらつきを確認しつつ，1～7日毎に40 mgまで増量可．

c．その他

例1：クロナゼパム（リボトリール®）（0.5 mg）1錠　分1　眠前で開始．
　　　眠気やふらつきを確認しつつ，1～7日毎に1 mgまで増量可．

例2：カルバマゼピン（テグレトール®）（100 mg）1錠　分1　眠前で開始．
　　　眠気やふらつきを確認しつつ，1～7日毎に400 mgまで増量可．
　　　注意：Stevens-Johnson症候群，骨髄抑制など

例3：メキシレチン（メキシチール®）（50 mg）3錠　分3　毎食後で開始．
　　　眠気やふらつきを確認しつつ，1～5日毎に1 mgまで増量可．

例4：ケタミン持続皮下注射としてケタラール静注用®（50 mg/5 mL）2 A（10 mg/mL）
　　　0.1 mL/時　持続皮下注射（24 mg/日）で開始．
　　　1日毎に0.8 mL/時（192 mg/日）まで増量可．
　　　意識状態に注意する．

例5：ケタミン持続静脈注射としてケタラール静注用®（200 mg/20 mL）1 A（10 mg/mL）
　　　0.3 mL/時　持続皮下注射（30 mg/日）で開始．
　　　1日毎に2.0 mL/時（192 mg/日）まで増量可．
　　　意識状態に注意する．

例6：リドカイン静注用2%（100 mg/5 mL）5本（20 mg/mL）
　　　1 mL/時　持続皮下注射（480 mg/日）で開始．
　　　1～3日毎に1,000 mg/日まで増量可．
　　　代謝が落ちている場合もあり，10 mg/kgから開始し血中濃度を測定する．

3 呼吸困難の緩和

呼吸困難とは，「呼吸の際の不快感」という患者の主観的な訴えである．

A 要因

肺疾患の進行（胸水，癌性リンパ管症などを必ずチェック），不安，うつ状態，不眠，心疾患，筋力低下．
　比較的急速に呼吸困難が増悪した場合は既存肺疾患の急性増悪，肺炎，気胸，心不全，肺塞栓症などの可能性を考える．

B 評価法

①主観的
修正 Borg スケール，mMRC スケール，CAT，VAS，NRS など（労作困難な末期患者では VAS，NRS を用いる）．

②客観的
Respiratory Distress Observation Scale（RDOS）（表 3C-8-7）：8 項目を各 0～2 点で評価し，合計 3 点以上であれば呼吸困難の緩和が必要．

C 非薬物療法

酸素療法，NPPV，HFNC，リハビリテーションなど．
分泌物が多ければ，輸液を減量する（500～1,000 mL/日以下）．

D 薬物療法における処方・指示例

①モルヒネ
内服が可能ならオプソ® 5 mg を頓用で開始．
持続注射であれば 6～10 mg/日より開始．
（使用法・増量については p.378 を参照）

②スコポラミン
死期喘鳴には抗コリン薬が有効である．
例 1：ハイスコ® 持続皮下注射としてハイスコ® 皮下注（0.5 mg）10 A（0.5 mg/mL）
　　　0.05 mL/時 持続皮下注射（0.6 mg/日）で開始．
　　　1 時間ごとに 0.4 mL/時（4.8 mg/日）まで増量可．
例 2：ハイスコ® 持続静脈注射としてハイスコ® 皮下注（0.5 mg）8 A ＋生食 32 mL
　　　（0.1 mg/mL）
　　　0.3 mL/時 持続皮下注射（0.7 mg/日）で開始．
　　　1 時間ごとに 2.0 mL/時（4.8 mg/日）まで増量可．

表 3C-8-7　RDOS

	0 点	1 点	2 点
心拍数（回/分）	＜ 90	90～109	≧ 110
呼吸数（回/分）	≦ 18	19～30	＞ 30
落ち着きのなさ	なし		あり
奇異性呼吸パターン	なし	しばしば	頻繁に
呼吸補助筋使用	なし		あり
呼気終末のうめき	なし		あり
鼻翼の拡張	なし		あり
恐怖の表情	なし		眼を大きく開く 顔面筋の緊張 眉間のしわ 口を開ける 歯を食いしばる

（Campbell ML, Templn T, Walch J : A Respiratory Distress Observation Scale for patients unable to self-report dyspnea. J Palliat Med 13 : 285-290, 2010 より作成）

4 食欲不振

必ず電解質異常,貧血,感染症,肝転移,脳転移などのチェックを行う.
予後が2ヵ月以内と予測される際にステロイドを使用する.
例1:ベタメタゾン(リンデロン錠®)0.5 mg 1〜4錠　分1　朝食後で開始,効果と副作用をチェックしながら8錠まで増量可.

5 鎮　静

患者の苦痛緩和が目的であり,苦痛が緩和されるだけの量を用いる(安楽死との違い).第一選択薬はミダゾラムである.
例1:持続静脈注射としてミダゾラム注射液(10 mg/2 mL)5 A + 生食40 mL(1 mg/mL)
0.5 mL/時　持続静脈注射(12 mg/日)で開始.
疼痛時1時間分早送り,30分〜1時間あけて1日4〜6回まで(呼吸回数≧10/分を確認),それ以上必要な時は医師を呼ぶ
効果不十分であれば,1時間ごとに0.5 mL/時ずつ増量,10 mL/時(240 mg/日)まで増量可.
例2:持続皮下注射としてミダゾラム注射液(10 mg/2 mL)5 A(5 mg/mL)
0.1 mL/時　持続皮下注射(12 mg/日)で開始.
疼痛時1時間分早送り,30分〜1時間あけて1日4〜6回まで(呼吸回数≧10/分を確認),それ以上必要な時は医師を呼ぶ
効果不十分であれば,1時間ごとに0.1 mL/時ずつ増量,2 mL/時(240 mg/日)まで増量可.

6 COPD

A 予後

おおまかな5年生存率はⅠ期で90%,Ⅱ期で80%,Ⅲ期で60%である.
わが国における増悪時の在院死亡率は9〜10%程度であり,その後1年以内の死亡率は21.7%である.
在宅酸素使用症例では増悪後の生存期間中央値は1.6年となっている.

B 予後予測因子

①因子
1秒量,吸気容量と全肺気量との比(IC/TLC),CT上の気腫進展度(LAA%),身体活動量,急性増悪の頻度(3回/年以上の増悪を経験した症例では5年生存率30%程度)など

②複合スコア
BODE,ADO,BODEX,CODEX,DOSEなど

③1年以内の死亡を予測する因子
①75歳以上,②併存症の存在,③6分間歩行距離が50 m以上低下,④患者報告による身体活動性の低下,⑤QOLの低下,⑥一秒量(対予測値)が30%未満,⑦BMI

20％未満，⑧過去1年間の入院が1回以上
→ 複数の項目を満たす症例では，緩和ケア導入を検討すべきである．

C 緩和ケア

① 治療内容の見直し
薬物，気管支拡張薬，在宅酸素療法，NPPV，リハビリテーションなど

② 薬物療法
抗不安薬，モルヒネ（使用法は p.378 を参照）

③ 社会調整
身体障害者申請，介護保険，療養の場の検討など

7 間質性肺炎（主にIPF）

A 予後

IPF の生存期間中央値は 35 ヵ月程度である．
わが国の重症度分類による IPF の 5 年生存率は表 3C-8-8 を参照．

B 予後予測因子

① 因子
呼吸困難の程度，肺拡散能，6 分間歩行時の SpO_2 低下，CT 上の蜂巣肺，肺高血圧症

② 複合スコア
GAP index を用いる．

③ IPFの急性増悪
年間発症割合 5～15％程度．死亡率 46％，発症後の生存期間中央値は 3～4 ヵ月程度．発症危険因子は，低い努力性肺活量（FVC）と肺拡散能，短い 6 分間歩行距離，肺高血圧症や冠動脈疾患の合併，BMI 高値，過去の急性増悪の既往，KL-6 高値などである．

C 緩和ケア

COPD と同様である．

表 3C-8-8　IPF の 5 年生存率

ステージⅠ	安静時 $PaO_2 \geq 80$ mmHg	約 50％
ステージⅡ	$70 \leq$ 安静時 $PaO_2 < 80$ mmHg	約 40％
ステージⅢ	$60 \leq$ 安静時 $PaO_2 < 70$ mmHg	約 25％
ステージⅣ	安静時 $PaO_2 < 60$ mmHg	約 10％

ステージⅡとⅢは 6 分間歩行試験で $SpO_2 < 90％$ であれば 1 段階ステージを上げる．

参考文献
1) 日本緩和医療学会緩和医療ガイドライン委員会:がん疼痛の薬物療法に関するガイドライン. 2014年版. 金原出版, 2014.
2) 日本緩和医療学会緩和医療ガイドライン委員会:がん患者の呼吸器症状の緩和に関するガイドライン. 2016年版. 金原出版, 2016.
3) 聖隷三方原病院:聖隷三方原病院 症状緩和ガイド. 〈http://www.seirei.or.jp/mikatahara/doc_kanwa/〉(2019年3月アクセス)

(岡久将暢)

⑨ ワクチン

1 肺炎球菌ワクチン

肺炎球菌は莢膜の形状により93種類に分類され，そのうち約30種類に病原性を認めている．

2014年10月1日より23価肺炎球菌莢膜ポリサッカライドワクチン（PPSV23）の65歳以上の成人を対象とした予防接種法に基づく定期接種が開始となった．

また2014年6月に13価肺炎球菌結合型ワクチン（PCV13）が65歳以上の成人に適応拡大（任意接種）となり，高齢者に対し2種類の肺炎球菌ワクチンが使用可能となっている．高齢者の肺炎予防に対し肺炎球菌ワクチンの接種は呼吸器学会ガイドラインにて強く准奨されている．

現時点では，使い分け・併用に関して日本感染症学会／日本呼吸器学会 合同委員会の「65歳以上の成人における肺炎球菌ワクチン接種の考え方」（日本感染症学会／日本呼吸器学会）を参考に定期接種による PPSV23 接種の有無をまず念頭におき調整を行う（2015〜2018年度）．

Ⓐ PPSV23 定期接種の適応

2015年度（2015年4月1日）から2018年度（2019年3月31日）までは，該当する年度に65歳，70歳，75歳，80歳，85歳，90歳，95歳，100歳となる方と，60歳から65歳未満の方で，心臓，腎臓，呼吸器の機能に自己の身辺の日常生活活動が極度に制限される程度の障害や，ヒト免疫不全ウイルスによる免疫の機能に日常生活がほとんど不可能な程度の障害がある方は定期接種の対象となる．PPSV23 の有効性は5年以上持続するとされているが，時間経過とともに抗体が低下してくることもあり，初回接種から5年以上経過したハイリスクの高齢者や免疫低下をきたす基礎疾患を有する患者では再接種を検討する．

Ⓑ 投与方法・投与量

- ニューモバックス®NP（PPSV23）：0.5 mL を筋肉内または皮下に注射
- プレベナー®13（PCV13）：0.5 mL を筋肉内（高齢者）に注射

Ⓒ 肺炎球菌ワクチンとインフルエンザワクチンの接種に関して

接種の順序に決まりはなく，ともに不活化ワクチンであり，通常は6日間以上間隔をあけて接種を行う．また，医師が必要と認めた場合は同時接種も可能とされ，同時接種を行う場合は同一部位に接種せず，別々の腕に接種を行うことが望ましいとされている（ワクチンを同じ注射器内で混合することはできない）．

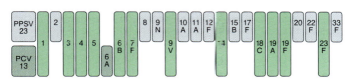

図 3C-9-1 PPSV23・PCV13 に含まれる血清型

表 3C-9-1 肺炎球菌ワクチン

ワクチンの種類	PPSV23（ニューモバックス®）	PCV13（プレベナー®）
特　徴	肺炎球菌（23種の血清型）の莢膜多糖体由来成分からなる不活化ワクチン	肺炎球菌（13種の血清型）の莢膜多糖体にキャリアタンパク質を結合させた不活化ワクチン
作用機序	・莢膜多糖体はT細胞非依存性抗原でB細胞を介した抗体産生を促す ・**免疫記憶を誘導しない**	・キャリアタンパク質の結合によりT細胞依存性抗原に変換しB細胞だけでなくT細胞を介した抗体産生を促す ・**免疫記憶を誘導する**
臨床効果	**国内**：施設入所高齢者での二重盲検無作為化プラセボ対照試験（1,006例），PPSV23接種群では全原因肺炎と肺炎球菌性肺炎の発症率，肺炎球菌性肺炎による死亡率を有意に減少（Maruyama T, et al. BMJ 340：c1004, 2010.）	**海外**：肺炎球菌ワクチン接種歴のない高齢者（約8万4千例）での二重盲検無作為化プラセボ対照試験でワクチン血清型の肺炎球菌による非侵襲性／非菌血症性市中肺炎，IPDの予防効果を認めた（**CAPITA試験**，NEJM 372：114-1125, 2015）
接　種 再接種	定期接種，任意接種 5年ごとに再接種可	任意接種 再接種不可
血清型のカバー率	国内成人IPD：66.5% 国内成人肺炎：67.0%	国内成人IPD：46.0% 国内成人肺炎：54.0%

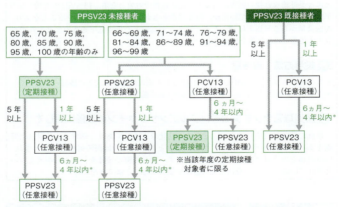

図 3C-9-2　65歳以上の成人に対する肺炎球菌ワクチン接種の考え方
2015年日本呼吸器学会／日本感染症学会（2015～2018年度）
＊：PPSV23の接種間隔は5年以上

2 インフルエンザワクチン

2015～2016年シーズンから3価ワクチンから4価ワクチンへ変更となった(図3C-9-3).

A 予防接種法に基づく定期の予防接種の対象者

定期予防接種の対象者は
① 65歳以上の者，および
② 60歳以上65歳未満の者であって，心臓，腎臓もしくは呼吸器の機能に障害を有し，身の回りの生活を極度に制限される方．
③ 60歳以上65歳未満の者であって，ヒト免疫不全ウイルスによる免疫の機能障害があり，日常生活がほとんど不可能な方．

B 接種の回数・摂取量

- 13歳以上　1回 0.5 mL　皮下注射　1回接種を原則とする．
- 13歳未満
  - 6ヵ月以上3歳未満　1回 0.25 mL　皮下注射　2回接種　2～4週間あけて
  - 3歳以上13歳未満　1回 0.5 mL　皮下注射　2回接種　2～4週間あけて

C 卵アレルギーの対応

鶏卵アレルギーがあっても全身症状あるいはアナフィラキシーを起こしたことがなければ通常は接種可能．接種可否の判断が困難な場合は専門施設へ紹介を行う．

D 季節性インフルエンザの出席停止期間の目安

学校保健安全法にて「発症した後(発熱の翌日を1日目)5日を経過し，かつ，解熱した後2日(解熱の翌日を1日目)を経過するまで(幼児は解熱した後3日)」である．
成人の場合，出席停止期間は定められておらず学校保健法に準じて対応しているケースや，勤務先の産業医の判断などによるケースが多い．(新型インフルエンザなど感染症を除く)

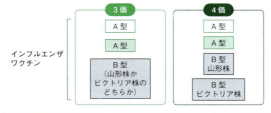

図3C-9-3　2015-2016シーズンから3価ワクチンから4価ワクチンへ変更

(宮嶋宏之)

10 禁煙

1 概要

ニコチン依存症とは，身体的ニコチン依存(=「生理的症状」)と心理的ニコチン依存(=「行動的症状」「認知的症状」)から成り立ち，自らの意志で禁煙することが困難になった精神状態である．

禁煙外来における集中的禁煙治療のみならず，日常診療における簡易禁煙治療を行っていくことも重要とされている．

2 禁煙外来の要件

保険適用のためには施設基準と患者基準の両者を満たす必要がある．

A 施設要件

①禁煙治療を行っていることを医療機関内に提示していること
②禁煙治療の経験を有する医師が1名以上勤務していること
③禁煙治療に関わる専任の看護職員が1名以上勤務していること

B 患者要件

①ただちに禁煙することを希望していること
②ニコチン依存症スクリーニングテスト(TDS)で5点以上となりニコチン依存症と診断された者であること
③Brinkman smoking index が200以上であること
④文書による同意があること

表 3C-10-1 日常診療における禁煙支援

- 医師が喫煙者と対面し3分以内の簡易な禁煙アドバイスをするだけでも効果があり[2]，日常診療の中で実施される意義は大きい．
- 日常診療の場で短時間に実施できる禁煙治療の方法に「5Aアプローチ[2]」(Ask, Advice, Assess, Assist, Arrange)という指導手順が世界で採用されている．
- 外来にて繰り返し指導可能な状況下では5R[2] (Relevance, Risk, Reward, Roadblocks, Repetition)で禁煙指導を進める．

5A アプローチ

Ask	喫煙状況などの評価
Advice	アドバイス
Assess	禁煙への関心度の評価
Assist	禁煙支援
Arrange	フォローアップの診察の予定決定

5R

Relevance	喫煙と個人的な問題を関連づける
Risk	喫煙の危険性を説明する
Reward	禁煙の効果を説明する
Roadblocks	禁煙の妨げになるものをはっきりさせる
Repetition	繰り返し介入する

表 3C-10-2 呼気CO評価

呼気CO濃度(ppm)	喫煙レベル
0〜7	タバコを吸わない人
8〜14	ライトスモーカー
15〜24	ミドルスモーカー
25〜34	ヘビースモーカー
35以上	超ヘビースモーカー

10 禁煙

3 禁煙治療の方法

一般診療における対象者のスクリーニング

問診・診察項目
①喫煙状況の問診
②禁煙の準備性に関する問診
③ニコチン依存症のスクリーニングテスト（TDS，表3C-10-3）の実施
④喫煙に伴う症状や身体所見の問診および診察

ただちに禁煙しようとは考えていない喫煙者
ニコチン依存症ではない喫煙者
→ ①自由診療による禁煙治療
　②簡易な禁煙アドバイス
　③セルフヘルプ教材等の資料の提供

次の条件を満たす喫煙者に対して禁煙治療プログラムを提供
1) ただちに禁煙しようと考えていること
2) TDSによりニコチン依存症と診断（TDS 5点以上）されていること
3) Brinkman smoking index が 200 以上であること
4) 禁煙治療を受けることを文書により同意していること

標準禁煙治療プログラム（保険適用）

1. 初回診察

禁煙治療
①喫煙状況，禁煙の準備性，TDSによる評価結果の確認
②喫煙状況とニコチン摂取量の客観的評価と結果説明（呼気一酸化炭素濃度測定等）
③禁煙開始日の決定
④禁煙にあたっての問題点の把握とアドバイス
⑤禁煙補助薬（ニコチン製剤またはバレニクリン）の選択と説明

2. 再診（初回診察から 2，4，8，12週間後〈計4回〉）

禁煙治療
①喫煙（禁煙）状況や離脱症状に関する問診
②喫煙状況とニコチン摂取量の客観的なモニタリングと結果説明（呼気一酸化炭素濃度測定など）
③禁煙継続にあたっての問題点の把握とアドバイス
④禁煙補助薬（ニコチン製剤またはバレニクリン）の選択と説明

受診のたびに
呼気CO濃度測定（表3C-10-2）を行う

図 3C-10-1　禁煙外来スケジュール

精神疾患患者（双極性障害やうつ病，統合失調症など）は，禁煙により基礎疾患が悪化することがあるため，精神科主治医と連携を図り，慎重な治療を要する．頻回な診察や長期フォローが望ましい．

（日本循環器学会，日本肺癌学会，日本癌学会，日本呼吸器学会：禁煙治療のための標準手順書．第6版，p.5, 2014 より）

表 3C-10-3 Tobacco Dependence Screener (TDS)：5点以上でニコチン依存症

設問内容	はい 1点	いいえ 0点
問1 自分が吸うつもりよりも，ずっと多くタバコを吸ってしまうことがありましたか．		
問2 禁煙や本数を減らそうと試みて，できなかったことがありましたか．		
問3 禁煙したり本数を減らそうとしたときに，タバコがほしくてほしくてたまらなくなることがありましたか．		
問4 禁煙したり本数を減らしたときに，次のどれかがありましたか．（イライラ，神経質，落ち着かない，集中しにくい，ゆううつ，頭痛，眠気，胃のむかつき，脈が遅い，手のふるえ，食欲または体重増加）		
問5 問4でうかがった症状を消すために，またタバコを吸い始めることがありましたか．		
問6 重い病気にかかったときに，タバコはよくないとわかっているのに吸うことがありましたか．		
問7 タバコのために自分に健康問題が起きているとわかっていても，吸うことがありましたか．		
問8 タバコのために自分に精神的問題が起きているとわかっていても，吸うことがありましたか．		
問9 自分はタバコに依存していると感じることがありましたか．		
問10 タバコが吸えないような仕事やつきあいを避けることが何度かありましたか．		

（日本循環器学会，日本肺癌学会，日本癌学会，日本呼吸器学会：禁煙治療のための標準手順書．第6版．p.6, 2014 より）

4 禁煙補助薬

禁煙補助薬には，ニコチン製剤と，$\alpha_4\beta_2$ニコチン受容体の部分作動薬であるバレニクリンとがある．禁煙外来ではニコチン製剤のうち医療用ニコチンパッチ，およびバレニクリンを使用する．

A ニコチン製剤

① ニコチンパッチ

吸収効率はやや劣るものの，持続的に安定した血中濃度を維持するのに適した剤型である．

医療用医薬品として国内で発売されているニコチンパッチは，ニコチネル® TTS®30，TTS®20，TTS®10 の3種類（高，中，低用量）があり，現在中用量と低用量は薬局での購入が可能である．

標準的な使用方法は，TTS®30 を1日1枚ずつ4週間使用し，その後 TTS®20 と TTS®10 を各2週間ずつ使用する方法である．使用期間は10週間を超えないように処方する．初期投与量は TTS®30 より開始することが多いが，1日10～15本では TTS®20，5本以下では TTS®10 から開始する．

禁忌：妊婦，授乳婦，不安定狭心症，急性期の心筋梗塞（発症後3ヵ月以内），重篤な不整脈，経皮的冠動脈形成術直後，冠動脈バイパス術直後，脳血管障害回復初期，過敏症を有するもの

② ニコチンガム

喫煙要求時に使用し血中濃度を一時的に高めることに適した剤型である.

現在 OTC 化されている.

1個あたり2 mgのニコチンを含有し,約 0.8 mg～1 mgが口腔粘膜から吸収される.

1回の使用量は必ず1個とし,約30～60分かけて断続的にゆっくり噛むことがポイント.速く噛むと,口腔粘膜から吸収されず唾液とともに胃に入り,嘔気や胸焼けを引き起こしたり,肝臓で代謝され薬剤としての効果が減弱する.

使用方法は,1日4～12個程度から開始(1日24個が限度)し徐々に漸減し12週間で終了する.

禁忌:ニコチンパッチの禁忌に顎関節障害が加わる.

Ⓑ バレニクリン

2008年1月に承認されたわが国初の経口禁煙補助薬である.

ニコチンを含まず,脳内の$α_4β_2$ニコチン受容体に高い結合親和性をもつ部分作動薬として禁煙効果を発揮する.脳内の$α_4β_2$ニコチン受容体はニコチン依存形成に深く関連する受容体である.バレニクリンが$α_4β_2$ニコチン受容体に結合することで,ニコチンの結合を妨げ,喫煙から得られる満足感を抑制する作用(拮抗作用),および少量のドパミンを放出させ離脱症状やタバコへの切望感を軽減する作用(作動薬作用)がある.

ニコチンを含まないため心疾患や脳血管障害の患者にも使用できる.原則,ニコチン製剤との併用はできない.

使用方法は,チャンピックス® 0.5 mg 1日1回を3日目まで,4～7日までは 0.5 mgを1日2回,8日目から1 mgを1日2回に増量し,禁煙開始.以降計12週の服用期間となる.

8日目以降嘔気が生じやすいため,必ずコップ1杯程度の水で食後すぐに服用することが推奨されている.また制吐剤の併用も必要に応じて行い,それでも改善しない場合は減量や中止を考慮する.

慎重投与:重度の腎機能障害のある患者や血液透析を受けている患者

禁忌:過敏症の既往がある場合

5 加熱式タバコ

近年利用者が急増している加熱式タバコであるが,その受動喫煙や毒性に関しては限られた情報しかなく,エアロゾル成分の研究は2017年に発表されたばかりである[3].有害成分は完全に除去されるわけではなく,健康への影響については20～30年の調査が必要であり,少なくとも推奨するべきではないと考える.

参考文献

1) 日本循環器学会,日本肺癌学会,日本癌学会,日本呼吸器学会:禁煙治療のための標準手順書.第6版.2014.
2) Tobacco use and dependence Guideline Panel. Public Health Service. Treating Tobacco Use and Dependence:2008 Update. Clinical Practice Guideline. 2008.
3) Bekki K, Inaba Y, Uchiyama S, et al.:Comparison of Chemicals in Mainstream Smoke in Heat-not-burn Tobacco and Combustion Cigarettes. J UOEH 39:201-207, 2017.

(井手ひろみ)

Column 医療面談のポイント

1 ある患者さんの一言「この CT, かわいいねぇ」

ある日，外来で COPD 患者さんの診療をしているときでした．パソコンの画面上に，患者さんの CT を写し，頭側から足側まで CT 画像を流しながら，説明をしていました．なんとなくキョトンとした表情の患者さん．どこか気になるのかなぁと，普段より詳しめに説明をしていたところ，突如「先生，CT ってかわいいねぇ」と一言．あっけにとられる僕．「だって，ほら先生．ここ顔に見えるでしょ．笑顔で手を振ってくれてるみたい．どこかテーマパークに行ったみたいだねぇ」

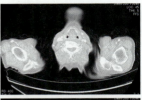
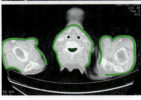

図1 COPD 患者さんの CT

どうですか？ みなさんの目にも，謎のキャラクターが手を振ってくれているように見えてきたのではないでしょうか？ ふふふ，これが CT の新しい見方…というわけではなくて，何が言いたいかというと，CT は，こちらが思っている以上に患者さんに伝わりにくいということ．僕たち呼吸器内科医は，胸部 X 線や CT を撮影する機会も多いわけですが，みなさんはその説明，きちんと患者さんに伝わっているという自信がありますか？

CT の見方は教わっても，患者さんへの説明の仕方を学ぶことは少ないのではないでしょうか．

僕自身，教わった記憶はほとんどありません（もしかしたら指導医の先生は教えてくれたのかもしれませんが，僕には伝わっていなかったようです…）．医療面談もそうではないでしょうか．今でこそ，学生時代から医療面接に関して学んだり，初期研修医時代に面談に関しての指導を受けたり，自ら学ぶためのツールがありますが，あまり学んだこともないという先生も多いのではないでしょうか．

ここでは，医師になって丸 10 数年，ひたすら臨床をしてきた中で，僕が意識している面談のポイントに関して，徒然なるままに記載させていただこうと思います．しばしお付き合いください．

2 あなたの面談,こんな風になっていませんか?

ポイントうんぬんの前に,少し自分の面談に関して振り返ってみましょう.どうですか? 心当たりはありませんか? 目の前の患者さん,本当はもっと言いたいことがあるのかもしれません.

表1 面談のパターン

パターン	特徴
とりあえず説明しておいたぜ!!パターン	①面談相手の患者さんやご家族が理解しているかを探る余裕がない場合:特にまだ面談に慣れていない医師が陥りやすいです. ②忙しくて,心の余裕がなく,自分の伝えたいことだけ伝えようとしている場合:面談に少し慣れてきた頃に.ともすれば,声の大きさで威圧感を与え,質問がしづらい雰囲気を作っていることも.こういう面談をしていると,いつかイタイ目に合うかもしれません.
細かく丁寧に説明しすぎパターン	精一杯伝えようとしている努力は素晴らしいですが,細かすぎたり,長くなってしまったりして,要点が伝わりづらくなってしまうことも.ある意味,自己満足,自己陶酔パターンともいえます.何でも説明すればよいというわけではありません.

3 実際の面談におけるポイント

では,次にポイントを列挙しますので,みなさん,参考にしてください.

表2 面談前

チェックポイント	内容
□ 今回の面談で伝えたいことの整理・確認	・一度の面談で伝えたい事項は,1〜3個程度に絞りましょう. ・どのように説明するか(説明の順序,医療用語など) ・必要に応じ,あらかじめ説明内容を紙面に記載しておいたり,検査データをプリントアウトしておきましょう. ・絵を描きながら説明するのも1つの工夫です.
□ 情報収集	・患者さんの病態だけでなく,生活背景などをカルテから確認しておきましょう(特に侵襲性の高い検査や治療を行う場合,患者さんの意思決定に,自身の生活環境や価値観などが影響することは多々あります) ・ここ最近の様子を,看護師やリハビリスタッフから確認しておきましょう.
□ ベッドサイドを見渡す	客観的に患者さんのベッドサイドを見渡すクセをつけておきましょう.自分や自分の家族が,そこで寝泊まりをしていると考えてみてください.患者さんの着衣が乱れていたり,さまざまなコードが絡み合っていたり,散らかったりしていませんか?

表3 面談中

チェックポイント	内容
☐ 目線, 言葉の選び方	・目線は極力患者さんに合わせて. 特にベッドサイドで話すとき, 上から見下ろすのは止めましょう. ・基本的には丁寧語で. 目の前の患者さんの多くは, あなたより人生の先輩です.
☐ 誠実さ, 素直さ	・患者さんからの質問に答えられそうにないときは, 適当なことは言わない. 特に若手医師は, そもそも若い小僧・小娘と思われていたりしますので, 適当なことを言って, もし違った場合, 信頼を失いかねません.「上司に確認させてください」「科内で検討させてください」など, 素直かつ誠実な態度を意識しましょう. ・「若い医師は一生懸命やってくれるから好きだ」と言ってくださる患者さんもいます.
☐ 間, 沈黙の共有	個人的に, 一番大切にしているところです. 面談自体が長くなった場合, ひと区切り, 理解度の確認という意味もありますが, 重い内容をお伝えしたときなどは, 患者さんが内容を受け入れようとしているその時間を共有することはとても大事だと感じています. しばらくの沈黙の後, 発せられる一言を待ちましょう. 沈黙を共有する心の余裕をもっておきましょう.

表4 面談後

チェックポイント	内容
☐ 少し時間を置いて, 患者さんのもとへ	特に重い内容の面談をしたときなどは, なるべく患者さんのもとに出向くことを意識しています. 患者さんの気持ちに, 少しでも寄り添えたらと思います.

4 それ以外のちょっとしたコツ

a. 面談の時間帯

特に重い内容を説明するときは, なるべく日中の明るい時間帯に.

b. なるべく使用を避けたい言葉

無意識に「たぶん○○なので, 大丈夫だと思います」「一応△△しておきましょうか」など,「たぶん」「一応」といった言葉を連発しないように. ときにクセになっている人を見かけます. もちろん, 医学においては, 人が死ぬこと以外に100%確実なことはないわけですが, 連発は患者さんの不安をあおります.

c. 声の大きさ, トーン, 速さ

大き過ぎる声は, 患者さんに威圧感を与えたり, 話の内容が周囲に漏れやすくなるという意味でも, そぐわないときがあります. また, 高い声は, 軽い印象を与えやすく, 速いスピードで話されると, なんだか落ち着かない気持ちにさせてしまいます.

d. よくある理解しがたい病態・処置：胸水と肺水腫

水がどこに溜まっているのか, 理解しがたく感じている患者さんが多いように思います. 僕は絵を描きながら「胸の肋骨に囲まれた空間(胸郭)の中に,

肺が入っています」「このスペースに水が溜まって（胸水），その水を抜くためにチューブを入れて…」「心臓の調子がおかしくなって，血液など水分をうまく全身に送り出せなくなって（心不全），うっ帯した成分が肺の中に漏れ出ているようで…（肺水腫）」といった感じで説明します．

図2の絵をもとに，気管挿管や呼吸器，経鼻胃管，胃瘻のことを話したりもします．

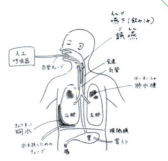

図2 胸水と肺水腫の説明イラスト

e．人工呼吸器に関して

気管挿管して器械につなげる方法とマスク越しに器械につなげる方法（非侵襲的陽圧換気）があること，それぞれのメリット，デメリットに関して説明するように心がけています．

f．胸部X線・CTの説明

僕なりの説明です．胸部X線では，①横隔膜があり，胸とお腹の空間に分け隔てられている，②空気は黒，（胃泡を指しながら）胃の中の空気，続いて，気管を追って左右の肺内に黒い空気が広がっている，③肺の中は心臓からの血管がたくさん出ていてモヤっと見える，④病変といった流れで説明しています．CTでは，まず身体の横断面の写真で，写真の手前側が足側であること（同時に左右の確認，脊椎を指し背部の確認も）を説明します．それから写真を上下しながら，黒い肺内に血管がたくさん走っていることを説明したのちに，病変をお伝えしています．参考にしてくださいね．

5 最後に

最近当院では，緩和ケア科で おもに初期研修医を対象に，面談，コミュニケーションスキルをアップさせるための教育が行われています．うらやましい限りです．よかったら，こちら（日経メディカル http://medical.nikkeibp.co.jp/leaf/mem/pub/report/t310/201804/555647.html）も覗いてみてくださいね．

最後に，本項が，少しでもみなさんの日常臨床のお役に立てればと願っています．同じ内容を説明していたとしても，本項であげたようなポイント・コツを意識していただくと，患者さんの満足度，また患者さんから得られる信頼感も違うかと思います．ことによっては，先生自身の身を守ることにもつながるかもしれません．

（霰野広介）

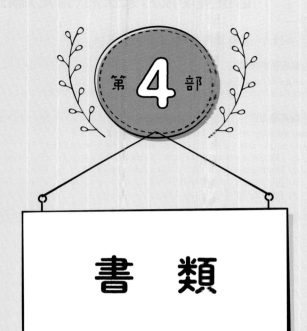

第4部 書類

医療費助成対象疾病（指定難病）

1 申請から医療費受給者証交付の流れ

A 指定医療機関

医療費助成の対象となる医療機関
※指定されていない機関で受領した際の医療費は，医療費助成の対象とならない．

B 難病指定医

新規申請用および更新申請用の診断書のいずれも作成可能．
次の(1)(2)の要件を満たした上で，(3)(4)のいずれかを満たすこと．
(1) 診断または治療に5年以上従事した経験を有すること．
(2) 診断書を作成するのに必要な知識と技能を有すること．
(3) 学会が認定する専門医の資格を有すること．
(4) 知事が行う研修を修了したこと．

C 協力難病指定医

更新申請用の診断書のみ作成可能．
次の(5)(6)(7)の要件を満たすこと．
(5) 診断または治療に5年以上従事した経験を有すること．
(6) 診断書を作成するのに必要な知識と技能を有すること．
(7) 知事が行う研修を修了したこと．
ただし，(7)の内容は，難病指定医の(4)の内容と異なる．

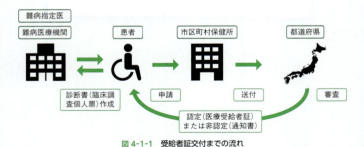

図 4-1-1 受給者証交付までの流れ

1 医療費助成対象疾病（指定難病）

2 支給認定について

表 4-1-1 支給認定に必要な書類

提出書類	必要とする理由
特定医療費の支給認定申請書	—
診断書（臨床調査個人票）	指定難病に罹患していることと，一定程度の症状であるかを確認するため．
住民票	自己負担上限額（月額）の決定に必要となるため．
世帯の所得を確認できる書類	
所見症の写し	
人工呼吸器など装着者であることを証明する書類	
世帯内に申請者以外に特定医療費または小児慢性特定疾患医療費の受給者がいることを証明する書類	
医療費について確認できる書類	自己負担上限額（月額）の決定および，支給認定の要件を確認する際に必要なため．
同意書（医療保険の所得区分確認の際に必要）	保険情報の照会を保険者に行う際に必要となるため．

＊色文字の書類などは必要に応じて提出が必要なもの．

（難病情報センター：指定難病患者への医療費助成制度のご案内
〈http://www.nanbyou.or.jp/entry/5460〉より〈2019 年 3 月現在〉）

A 認定の有効期間と期間内の変更申請

- 支給認定の有効期間は，原則 1 年以内で，病状の程度・治療の状況から医療を受けることが必要と考えられる期間となる．ただし，特別な事情があるときは，1 年 3 ヵ月を超えない範囲で定めることができる．
- 有効期間を過ぎても治療継続が必要な場合は，更新の申請を行う必要がある（更新書類の提出）．
- 有効期間内に，一定の申請内容や負担上限月額算定のために必要な事項の変更があった場合は届出が必要．また，支給認定された(1)指定医療機関(2)負担上限月額(3)指定難病の名称を変更する必要がある場合にに　変更の申請をすることができる．

B 患者の自己負担上限額について（月額）

- 自己負担上限月額は，受診した複数の指定医療機関の定率負担割合合算額に適用．このため，医療受給者証とともに交付される「自己負担上限額管理票」で管理され，自己負担累積額が自己負担上限月額に達した場合，そのときの指定医療機関が確認し，その月に負担上限額を超える費用は徴収されない．

表 4-1-2 自己負担上限額

階層区分	階層区分の基準 (( )内の数字は，夫婦2人世帯 の場合のおける年収の目安)		自己負担上限額(外来＋入院) 患者負担割合：2割		
			一般	高額かつ 長期※	人工呼吸器 など装着者
生活保護	—		0	0	0
低所得Ⅰ	市町村民税 非課税 (世帯)	本人年収～80万円	2,500	2,500	1,000
低所得Ⅱ		本人年収80万円超	5,000	5,000	
一般所得Ⅰ	市町村民税 課税以上7.1万円未満 (約160万円～約370万円)		10,000	5,000	
一般所得Ⅱ	市町村民税 7.1万円以上25.1万未満 (約370万円～約810万円)		20,000	10,000	
上位所得	市町村民税25.1万円以上 (約810万円～)		30,000	20,000	
入院時の食費			全額自己負担		

(単位：円)

「高額かつ長期」とは，月ごとの医療費総額が5万円を超える月が年間6回以上ある者(例えば医療保険の2割負担の場合，医療費の自己負担が1万円を超える月が年間6回以上)
(難病情報センター：指定難病患者への医療費助成制度のご案内
〈http://www.nanbyou.or.jp/entry/5460〉より〈2019年3月現在〉)

3 呼吸器内科に関連する指定難病

A 指定難病対象疾患

- 全部で331疾患ある(詳細は難病情報〈http://www.nanbyou.or.jp〉を参照).

表 4-1-3 呼吸器疾患系(小児も含む)

告示 番号	病名	告示 番号	病名
84	サルコイドーシス	229	肺胞蛋白症(自己免疫性または先天性)
85	特発性間質性肺炎	230	肺胞低換気症候群
86	肺動脈性肺高血圧症	231	α1-アンチトリプシン欠乏症
87	肺静脈閉塞症／肺毛細血管腫症	277	リンパ管腫症／ゴーハム病
88	慢性血栓塞栓性肺高血圧症	278	巨大リンパ管奇形(頸部顔面病変)
89	リンパ脈管筋腫症	294	先天性横隔膜ヘルニア
228	閉塞性細気管支炎	330	先天性気管狭窄症／先天性声門下狭窄症

1 医療費助成対象疾病(指定難病)

表 4-1-4 その他(呼吸器内科でもよく出会う疾患)

告示番号	病 名	告示番号	病 名
28	全身性アミロイドーシス	51	全身性強皮症
42	結節性多発動脈炎	52	混合性結合組織病
43	顕微鏡的多発血管炎	53	シェーグレン症候群
44	多発血管炎性肉芽腫症	55	再発性多発軟骨炎
45	好酸球性多発血管炎性肉芽腫症	158	結節性硬化症
46	悪性関節リウマチ	300	IgG4関連疾患
49	全身性エリテマトーデス	306	好酸球性副鼻腔炎
50	皮膚筋炎/多発性筋炎		

B IPF を含む特発性間質性肺炎の医療費助成制度

IPF を含む特発性間質性肺炎は指定難病として医療費が助成される対象となっている.

あらかじめ定められた重症度分類の基準を満たす患者は,医療費の助成を受けることができる.

また,重症度分類の基準を満たさない患者であっても,IPF を含む特発性間質性肺炎による医療費総額が **33,330 円**を超える月が年間 3 回以上の患者は,医療費助成の対象となる.

表 4-1-5 特発性間質性肺炎の医療費助成制度

重症度分類	助成制度	
	一般	高額かつ長期※2
Ⅰ度	「軽症高額※1」に該当すれば助成の対象(Ⅲ,Ⅳ度と同じ自己負担上限額)	助成認定を受けていれば自己負担上限額が軽減
Ⅱ度		
Ⅲ度	助成の対象	自己負担上限額の軽減
Ⅳ度		

※1 月ごとの医療費総額が 33,330 円を超える月が年間 3 回以上あれば申請することができる.(例えば医療保険の 3 割負担の場合,医療費の自己負担が 1 万円以上の月が年間 3 回以上)
※2 助成の認定を受けた後に,月ごとの医療費総額が 5 万円を超える月が年間 6 回以上あれば申請することができる.(例えば医療保険の 3 割負担の場合,医療費の自己負担が 1 万 5 千円を超える月が年間 6 回以上)

表 4-1-6 特発性間質性肺炎重症度分類

重症度分類	安静時動脈血酸素分圧	6 分間歩行時 SpO₂
Ⅰ度	80 Torr 以上	90%未満の場合はⅢにする.
Ⅱ度	70 Torr 以上 80 Torr 未満	
Ⅲ度	60 Torr 以上 70 Torr 未満	90%未満の場合はⅣにする(危険な場合は測定不要)
Ⅳ度	60 Torr 未満	測定不要

C サルコイドーシスの公費助成の対象

- 次の**重症度ⅢとⅣ**の症例が公費助成の対象となる.

①臓器病変数(ただし,心臓病変があれば,2とする)
- 1または2臓器病変　1点
- 3臓器病変以上　　　2点

②治療の必要性(全身ステロイド薬,免疫抑制薬)
- 治療なし　　　　　　　　0点
- 必要性はあるが治療なし　　1点
- 治療予定または治療あり　　2点

③サルコイドーシスに関連した各種臓器の身体障害の認定の程度
- 身体障害なし　　　　　　0点
- 身体障害3級または4級　　1点
- 身体障害1級または2級　　2点

- 合計スコアによる判定
  合計スコア1点　　　　　→ 重症度Ⅰ
  合計スコア2点　　　　　→ 重症度Ⅱ
  合計スコア3または4点　→ 重症度Ⅲ
  合計スコア5または6点　→ 重症度Ⅳ

- 治療開始後における重症度分類については,適切な医学的管理の下で治療が行われている状態で,直近6ヵ月間で最も悪い状態を医師が判断する.
- 症状の程度が重症度分類などで一定以上に該当しない者でも,高額医療を継続することが必要なものについては,医療費助成の対象となる.

(安田美奈)

② 呼吸器機能障害

1 交付申請と交付事務の流れ

- 身体障害者福祉法第15条第1項に定める指定医師の診断書を添えて(提出書類の詳細),市福祉事務所または町村役場に提出する.その後,都道府県知事が障害程度を審査し,身体障害者手帳の交付の有無が決まる.
- 提出書類の詳細：
  身体障碍者交付申請書　　　1通
  指定医師の診断書・意見書　1通
  写真(縦4 cm,横3 cm)　　　1枚
- 医師であれば誰でもサインできるわけではない.各施設の指定医師の署名が必要である.

2 障害程度等級

呼吸器の機能障害の程度についての判定は,予測肺活量1秒率(1秒量÷予測肺活量×100),動脈血ガスおよび医師の臨床所見により判断する.

A 等級表1級に該当する障害

呼吸困難が強いため歩行がほとんどできないもの,呼吸障害のため指数の測定ができないもの,予測肺活量1秒率が20以下のもの,または動脈血O_2分圧が50 Torr以下のものをいう.

B 等級表3級に該当する障害

予測肺活量1秒率が20を超え30以下のものもしくは動脈血O_2分圧が50 Torrを超え60 Torr以下のもの,またはこれに準ずるものをいう.

C 等級表4級に該当する障害

予測肺活量1秒率が30を超え40以下のものもしくは動脈血O_2分圧が60 Torrを超え70 Torr以下のもの,またはこれに準ずるものをいう.

表 4-2-1　障害程度等級

1級(指数18)	呼吸器の機能の障害により自己の身辺の日常生活活動が極度に制限されるもの
2級(指数11)	なし
3級(指数7)	呼吸器の機能の障害により家庭内での日常生活活動が著しく制限されるもの
4級(指数4)	呼吸器の機能の障害により社会での日常生活活動が著しく制限されるもの

表 4-2-2　2つ以上の障害が重複する場合の障害等級

合計指数	認定等級
18以上	1級
11〜17	2級
7〜10	3級
4〜6	4級

重複する障害の合計指数に応じて,認定等級が決まる.
例：心機能障害3級と呼吸機能障害3級を取得した患者の場合 ➡ 指数の合計が7 + 7 = 14となるので,認定等級は2級となる.

表 4-2-3 障がい種別・障がい等級別制度・サービス早見表(主なもの)

制度	1級	2級	3級	4級	制度	1級	2級	3級	4級
障がい基礎年金	△	△	△	△	JRバス運賃割引	○	○	○	○
特別児童扶養手当	○	○	○		西鉄運賃割引	○	○	○	○
相続税の控除	○	○	○	○	飯塚市予約乗合タクシー・コミュニティバス運賃割引	○	○	○	○
市・県民税の控除・非課税	○	○	○	○
自動車税減免	○	○	○	○	有料道路割引	○	△	△	△
重度障がい者医療費支給制度	○	○	○		タクシー運賃割引	○	○	○	○
障がい福祉サービス等	○	○	○	○	福祉タクシー利用券	○	○	○	
補装具の交付・修理	○	○	○	○	市営駐車場障がい者割引	○	○	○	○
日常生活用品の給付	○	○	○	○	ふくおか・まごころ駐車場	○	○	○	○
JR鉄道運賃割引	○	○	○	○	NHK放送受信料割引	△	△	△	△

○:おおむね利用可 △:条件があえば利用可
※福岡県飯塚市の早見表.詳しい内容は市町村によって違いあり.各市町村の障害者ガイドブックを参照.

(飯塚市:平成30年度版障がい者ガイドブック.2018より)

3 診断書作成

A 総括表と記載のポイント

① 障害名
「呼吸器機能障害」と記載する.

② 原因となった疾病・外傷名
「COPD」「間質性肺炎」「肺結核」「肺癌」などできる限り正確に記載する.
原因疾患が複数にわたるものは個別に列記する.

③ 疾病・外傷発生年月日・場所の記載

④ 参考となる経過・現症(胸部X線写真および検査所見を含む)
傷病の発生から現状に至る経過および現症について,障害認定の上で参考となる事項を摘記する.現状の固定,永続性の認定の参考となる治療内容などについても具体的に記載すること.
例:「○年 肺癌の診断で左肺全摘出.○年頃より息切れ,呼吸困難などが出現し,COPDと診断された.」

⑤ 障害固定または障害確定(推定)日の記載

⑥ 総合所見
経過および現症から障害認定に必要な事項,特に換気の機能,動脈血ガス値,活動能力の程度を明記する.
例:「体動時の呼吸困難あり,室内気でPaO_2 60 mmHgであり,在宅酸素療法が必要な状態である」

⑦ 将来再認定の必要性の有無
障害程度の変化が予測される場合は,将来再認定の時期などを記載する.

⑧ その他参考となる合併症状
例:「肺高血圧」

B 呼吸器の機能障害の状況および所見と記載のポイント

① 身体計測
（身長○○ cm　体重○○ kg）
正確に記載する．

② 活動能力の程度
ア　激しい運動をしたときだけ息切れがある．
イ　平坦な道を早足で歩く，あるいは緩やかな上り坂を歩くときに息切れがある．
ウ　息切れがあるので，同年代の人より平坦な道を歩くのが遅い，あるいは平坦な道
エ　ゆっくりでも少し歩くと息切れがする．
オ　息苦しくて身のまわりのこともできない．
これらのうち最も適当と考えられるものを1つ選び，○印をつける

③ 胸部X線写真所見（○○年○月○日）
ア　胸膜癒着　　　　（無・軽度・中等度・高度）
イ　気腫化　　　　　（無・軽度・中等度・高度）
ウ　線維化　　　　　（無・軽度・中等度・高度）
エ　不透明肺　　　　（無・軽度・中等度・高度）
オ　胸郭変形　　　　（無・軽度・中等度・高度）
カ　心・縦隔の変形　（無・軽度・中等度・高度）
胸部X線所見略図の記載も必要である．

④ 換気機能（○○年○月○日）
ア　予測肺活量　　　　○・○○L（実測肺活量　○・○○L）
イ　1秒量　　　　　　○・○○L（実測努力肺活量　○・○○L）
ウ　予測肺活量1秒率　○・○○％（＝イ÷ア×100）
（アについては，次の予測式を使用して算出すること．）
肺活量予測式(L)：男性 $0.045 \times$ 身長(cm) $- 0.023 \times$ 年齢(歳) $- 2.258$，女性 $0.032 \times$ 身長(cm) $- 0.018 \times$ 年齢(歳) $- 1.178$（予測式の適応年齢は男性18〜91歳　女性18〜95歳であり，適応年齢範囲外の症例には使用しないこと．）
検査が行われた状態が室内気なのか酸素吸入中であるのかを余白に記載する必要がある．また検査が施行できないほど状態が悪い場合も，その理由も添えて余白に記載する．

⑤ 動脈血ガス（○○年○月○日）
ア　O_2 分圧：○○○・○ Torr
イ　CO_2 分圧：○○○・○ Torr
ウ　pH：○・○○
エ　採血より分析までに時間を要した場合　○○時間○分
オ　耳朶血を用いた場合：〔　　〕

⑥ その他の臨床所見

（安田美奈）

3 呼吸器疾患における介護保険

1 治療以外で入院患者を見たら医師が必ず行うべきこと

A 確認事項

- 元々の ADL/IADL
- 住宅環境・家族構成・キーパーソン
- 社会資源の利用の有無(介護保険認定・身体障害者手帳・難病指定など)

B 本人・家族と話し合い,退院時の能力的ゴールと社会的ゴールを設定する

- 能力的ゴール(ADL のゴール):食事が食べられる,歩ける,自分でトイレに行けるなど
- 社会的ゴール:自宅に戻る,仕事ができる,趣味ができる,施設に入所する(戻る),転院するなど

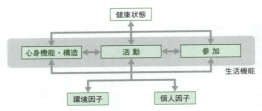

図 4-3-1 ICF の生活機能モデル
(World Health Organization:How to use the ICF. A Practical Manual for using the International Classification of Functioning, Disability and Health (ICF). 2013 より作成)

表 4-3-1 要介護認定の申請を考える状況(例)

- 高齢独居あるいは高齢夫婦二人暮らしで日常生活に不安がある.
- 肺癌治療中であるが,病状の進行に伴い PS が徐々に低下している.
  ➡ 訪問サービス,通所サービスなどを利用.
- 脳梗塞後の片麻痺があるが,古い家屋に住んでおり転倒・骨折のリスクが高い.
  ➡ 福祉用具の貸与,住宅改修などで生活環境を整備する.
- 自宅に居させてあげたいが認知症の介護生活に介護者が疲れてしまっている.
  ➡ ショートステイや通所サービスを利用して介護者の身体的・精神的負担を軽減する.
- 家族は皆仕事をしており,自宅で介護をすることができない.
  ➡ 介護度や経済状況に応じた居住・入所サービスを提案する.
- 常時医療行為が必要な状態だが,何とか自宅復帰を目指したい.
  ➡ 訪問看護,訪問診療の導入(医療保険の範疇).

ⓒ 急性期の治療終了時に見込まれる患者の心身状態で各ゴールが達成可能かを検討する

- ICF(図 4-3-1)を用いて問題点を抽出する．

ⓓ 達成不可能なら院内ソーシャルワーカーに連絡し，ゴールの修正・変更を行う

- ゴール達成の補助として介護サービスの必要性があれば介護保険申請を検討する．

2 介護保険申請からサービス利用までの流れ

Ⓐ 対象者

- 第1号被保険者：65歳以上の人すべて
- 第2号被保険者：40歳以上65歳未満の医療保険に加入をしている人で特定疾病(16疾病)に該当する人
- 呼吸器領域と関連のある特定疾患：①癌(医師が医学的知見に基づき回復の見込みがない状態に至ったと判断したものに限る)，⑮慢性閉塞性肺疾患

Ⓑ 申請から認定までの流れ(図 4-3-2)

① 主治医意見書を書く際に押さえておきたいポイント
- 第2号被保険者の場合，生活機能低下の直接の原因となっている疾病が特定疾病に該当するかどうか．
- 心身の状態(機能障害の程度，生活自立度，認知症の状態など)の把握．

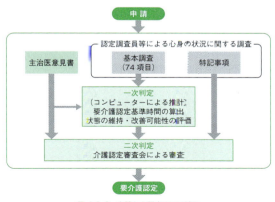

図 4-3-2 申請から認定までの流れ
(厚生労働省：公的介護保険制度の現状と役割．p.18，2018 より)

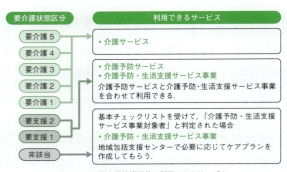

図 4-3-3　要介護状態区分と利用できるサービス

- 症状の安定性
- 状態の維持・改善の可能性
- 必要となる介護資源(患者がいかに介護を要するかを具体的に明記する.)

② 認定結果(図 4-3-3)
- 要介護認定の申請から認定まではおよそ 1 ヵ月かかる(病状が末期の場合は市役所と交渉して数ヵ月で認定が下りる場合もある).

C ケアプランを作成

- 担当ケアマネジャーに依頼してケアプランを作成.
- サービス内容決定後にサービス事業者と契約.

D サービスの利用(図 4-3-4)

① 訪問看護サービスについて
- 介護保険による訪問看護,医療保険による訪問看護,民間サービスによる訪問看護
- 訪問診療・往診など(医療保険が適応)を導入した場合,「医療保険の訪問看護」となる.

② 医療保険による訪問看護の利用対象となる疾患(20 疾患)
- 呼吸器領域では,①末期の悪性腫瘍,⑳人工呼吸器を使用している状態

③ 訪問看護でできること
- バイタルチェック,服薬管理,おむつ交換や体拭き,入浴介助,医師への連絡・相談,看護や介護のアドバイス,点滴・吸引など

④ 要介護認定の有効期限は原則 6 ヵ月
- 継続してサービスを利用したい場合は有効期間満了前に更新または変更の申請を行う.

⑤ 利用者の費用負担について
- 要介護状態区分に応じた利用上限額範囲内であれば 1~2 割の利用者負担
- 利用上限を超える場合は全額利用者負担

3 呼吸器疾患における介護保険

都道府県・政令市・中核市が指定・監督を行うサービス		市町村が指定・監督を行うサービス
介護給付を行うサービス	**居宅介護サービス** **訪問サービス** ・訪問介護（ホームヘルプサービス） ・訪問入浴介護 ・訪問看護 ・訪問リハビリテーション ・居宅療養管理指導 ・特定施設入居者生活介護 ・福祉用具貸与 **居宅介護支援** **通所サービス** ・通所介護（デイサービス） ・通所リハビリテーション **短期入所サービス** ・短期入所生活介護（ショートステイ） ・短期入所療養介護 **施設サービス** ・介護老人福祉施設 ・介護老人保健施設 ・介護療養型医療施設	**地域密着型介護サービス** ・定期巡回・随時対応型訪問介護看護 ・夜間対応型訪問介護 ・認知症対応型通所介護 ・小規模多機能型居宅介護 ・看護小規模多機能型居宅介護 ・認知症対応型共同生活介護（グループホーム） ・地域密着型特定施設入居者生活介護 ・地域密着型介護老人福祉施設入所者生活介護 ・複合型サービス（看護小規模多機能型居宅介護）
予防給付を行うサービス	**介護予防サービス** **訪問サービス** ・介護予防訪問介護（ホームヘルプサービス） ・介護予防訪問入浴介護 ・介護予防訪問看護 ・介護予防訪問リハビリテーション ・介護予防居宅療養管理指導 ・介護予防特定施設入居者生活介護 ・介護予防福祉用具貸与 **通所サービス** ・介護予防通所介護（デイサービス） ・介護予防通所リハビリテーション **短期入所サービス** ・介護予防短期入所生活介護（ショートステイ） ・介護予防短期入所療養介護	**地域密着型介護予防サービス** ・介護予防認知症対応型通所介護 ・介護予防小規模多機能型居宅介護 ・介護予防認知症対応型共同生活介護（グループホーム） **介護予防支援**

図 4-3-4 介護サービスの種類

この他，居宅介護（介護予防）福祉用具購入費の支給，居宅介護（介護予防）住宅改修費の支給，市町村が行う介護予防・日常生活支援総合事業がある．

(厚生労働省：公的介護保険制度の現状と役割．p.19, 2018 より)

参考文献

1) 厚生労働省：公的介護保険制度の現状と役割．2018．〈https://www.mhlw.go.jp/content/0000213177.pdf〉（2019年3月アクセス）

(村上行人)

4 結核

結核は，感染症法で第2類感染症に分類されており次のような手続きが必要である．

1 用語

- 「患者」：医療上発病したと診断した者
- 「無症状病原体保有者」：結核菌を保有している者(感染している者)であって結核の症状を呈していない者
- 「疑似症患者」：結核の疑似症を呈している者(結核を強く疑いうる病状を示しているが診断根拠がない者)

2 書類

A 結核発生届

- 医師が，診断後ただちに最寄りの保健所に提出する．
- 届出対象患者：結核患者，結核医療を必要とする無症状病原体保有者，疑似症患者
- 保健所に結核患者が発生したことを知らせる．

B 結核入退院届

- 病院管理者が，診断後7日以内に提出する．
- 届出対象患者：結核の診断で入院適応となる患者
- 患者が病院にいるのか，自宅にいるのか，その所在を明らかにする．

C 医療費公費負担申請書

- 治療開始前までに提出(転院先で治療を開始する際は転院先に依頼する)．
- 届出対象患者：結核医療を行う患者
- 患者の医療費自己負担額を軽減させる．
- 投薬内容が変更になる場合，新たな処置や手術をする場合は改めて申請が必要．

D 診断書

- Cと同様である．

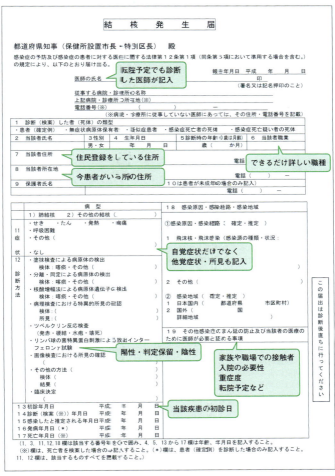

図 4-4-1 結核発生届

(厚生労働省:結核発生届 https://www.mhlw.go.jp/bunya/kenkou/kekkaku-kansenshou11/pdf/01-02-02.pdf より作成)

(棟近 幸)

5 その他届け出の必要な感染症

五類感染症（全数把握）は次の5つである．
① 侵襲性インフルエンザ菌感染症
② 侵襲性肺炎球菌感染症
③ 百日咳
④ 播種性クリプトコックス症
⑤ 後天性免疫不全症候群
これらの疾患は，いずれも7日以内に所管の保健所へ届出を行う．

1 侵襲性インフルエンザ菌感染症

A 定義

Haemophilus influenzae による侵襲性感染症として，本菌が髄液または血液などの無菌部位から検出された感染症とする．

B 臨床的特徴

潜伏期間は不明である．発症は一般に突発的であり，上気道炎や中耳炎を伴って発症することがある．髄膜炎例では，頭痛，発熱，髄膜刺激症状の他，けいれん，意識障害，乳児では大泉門膨隆などの症状を示す．敗血症例では発熱，悪寒，虚脱や発疹を呈すが，臨床症状が特異的ではないことも多く，急速に重症化して肺炎や喉頭蓋炎並びにショックをきたすことがある．

C 届出基準

症状や所見から侵襲性インフルエンザ菌感染症が疑われ，かつ，次に掲げる検査方法により，侵襲性インフルエンザ菌感染症患者と診断した場合には，7日以内に届出を行わなければならない．

検査方法・検査材料
- 分離・同定による病原体の検出：髄液，血液，その他の無菌部位
- PCR法による病原体の遺伝子の検出：髄液，血液，その他の無菌部位
- ラテックス法による病原体抗原の検出：髄液

2 侵襲性肺炎球菌感染症

A 定義

Streptococcus pneumoniae による侵襲性感染症として，本菌が髄液または血液などの無菌部位から検出された感染症とする．

B 臨床的特徴

潜伏期間は不明である．小児および高齢者を中心とした発症が多く，小児と成人でその臨床的特徴が異なる．成人では，発熱，咳嗽，喀痰，息切れを初期症状とした菌

5 その他届け出の必要な感染症

血症を伴う肺炎が多い．髄膜炎例では，頭痛，発熱，けいれん，意識障害，髄膜刺激症状などの症状を示す．

C 届出基準

症状や所見から侵襲性肺炎球菌感染症が疑われ，かつ，次に掲げる検査方法により，侵襲性肺炎球菌感染症患者と診断した場合には，7日以内に届出を行わなければならない．

検査方法・検査材料
- 分離・同定による病原体の検出：髄液，血液，その他の無菌部位
- PCR 法による病原体の遺伝子の検出：髄液，血液，その他の無菌部位
- ラテックス法またはイムノクロマト法による病原体抗原の検出：髄液

3 百日咳

A 定義

Bordetella pertussis によって起こる急性の気道感染症である．

B 臨床的特徴

潜伏期は通常5〜10日(最大3週間程度)であり，かぜ様症状で始まるが，次第に咳が著しくなり，百日咳特有の咳が出始める．乳児(特に新生児や乳児早期)ではまれに咳が先行しない場合がある．典型的な臨床像は顔を真っ赤にしてコンコンと激しく発作性に咳込み(スタッカート)，最後にヒューと音を立てて息を吸う発作(ウープ)となる．嘔吐や無呼吸発作(チアノーゼの有無は問わない)を伴うことがある．血液所見としては白血球数増多が認められることがある．乳児(特に新生児や乳児早期)では重症になり，肺炎，脳症を合併し，まれに致死的となることがある．ワクチン既接種の小児や成人では典型的な症状がみられず，持続する咳が所見としてみられることも多い．

C 届出基準

症状や所見から百日咳が疑われ，かつ，次により，百日咳患者と診断した場合には，7日以内に届出を行わなければならない．

検査方法・検査材料
- 分離・同定による病原体の検出：鼻腔，咽頭，気管支などから採取された検体
- PCR 法(LAMP 法などを含む)による病原体の遺伝子の検出：鼻腔，咽頭，気管支などから採取された検体
- 抗体の検出(ペア血清による抗体陽転または抗体価の有意な上昇，または単一血清で抗体価の高値)：血清

4 播種性クリプトコッカス症

A 定義

Cryptococcus 属真菌による感染症のうち，本菌が髄液，血液などの無菌的臨床検体

から検出された感染症または脳脊髄液のクリプトコッカス莢膜抗原が陽性となった感染症である．

Ⓑ 臨床的特徴

潜伏期間は不明である．免疫不全の者と免疫不全でない者とでその臨床的特徴が異なる．

①免疫不全の者である場合

脳髄膜炎として発症することが多く，発熱，頭痛などの症状を呈する．リンパ節腫大や播種性病変として皮膚，骨，関節などの病変も認められる．

②免疫不全でない者である場合

中枢神経系の病変では，けいれん，意識障害などの重篤な症状がみられる症例から，発熱，頭痛などの典型的な脳髄膜炎症状を欠く症例までさまざまである．中枢神経系の腫瘤性病変としてみられる場合は，腫瘍との鑑別が必要となる．慢性の脳圧亢進による性格変化などの症状のみを呈する場合もある．中枢神経系以外の眼，皮膚，骨（骨髄）などへの播種では局所に応じた症状を呈する．

Ⓒ 届出基準

症状や所見から播種性クリプトコックス症が疑われ，かつ，次に掲げる検査方法により，播種性クリプトコックス症患者と診断した場合には，7日以内に届出を行わなければならない．

検査方法・検査材料

- 分離・同定による病原体の検出：血液，腹水，胸水，髄液その他の通常無菌的であるべき検体
- 病理組織学的診断（組織診断または細胞診断で莢膜を有する酵母細胞の証明）：髄液，組織
- ラテックス凝集法によるクリプトコックス莢膜抗原の検出：髄液，血液

5 AIDS

Ⓐ 定義

レトロウイルスの一種であるHIVの感染によって免疫不全が生じ，日和見感染症や悪性腫瘍が合併した状態．

Ⓑ 臨床的特徴

HIVに感染した後，CD4陽性リンパ球数が減少し，無症候性の時期を経て，生体が高度の免疫不全症に陥り，日和見感染症や悪性腫瘍が生じてくる．

Ⓒ 届出基準

- 症状や所見からAIDSが疑われ，かつ，Ⓓ②の届出に必要な要件を満たすと診断した場合には，7日以内に届出を行わなければならない．
- 無症状病原体保有者（前述の臨床的特徴を呈していないが，Ⓓ①の届出に必要な要件を満たす）と診断した場合には，7日以内に届出を行わなければならない．

D 届出に必要な要件[2]

① HIV 感染症の診断(無症候期)
HIV の抗体スクリーニング検査法(酵素抗体法〈ELISA〉,PA 法,免疫クロマトグラフィー法など)の結果が陽性であって,次のいずれかが陽性の場合に HIV 感染症と診断する.
- 抗体確認検査(Western Blot 法,蛍光抗体法など)
- HIV 抗原検査,ウイルス分離および核酸診断法(PCR など)などの病原体に関する検査

② AIDS の診断
①の基準を満たし,指標疾患(indicator disease)の 1 つ以上が明らかに認められる場合に AIDS と診断する.

参考文献
1) 厚生労働省:感染症の予防及び感染症の患者に対する医療に関する法律.
2) 厚生労働省:サーベイランスのための HIV 感染症/AIDS 診断基準,2007.

(後藤夕輝)

6 塵肺

- 次のサイトに行くと，塵肺関連の文書を網羅できる．
厚生労働省のホームページ＞政策について＞分野別の政策一覧＞雇用・労働＞労働基準＞安全・衛生＞安全衛生関係リーフレット等一覧＞離職するじん肺有所見者のためのガイドブック (https://www.mhlw.go.jp/new-info/kobetu/roudou/gyousei/anzen/0703-1.html)
- 「じん肺法」に定められた塵肺管理区分の決定や，さまざまな労災保険給付(療養補償給付，休業補償給付，障害補償給付，傷病補償年金，介護補償給付，遺族補償給付，葬祭料)に関わるため，原則として上級医と相談し診療にあたる．

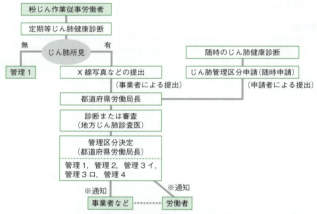

図 4-6-1　じん肺健康診断と管理区分申請，その後の措置の流れ
※事業者による提出の場合：事業者へ，随時申請の場合：随時申請者へ
(厚生労働省：離職するじん肺有所見者のためのガイドブック．p.20. 2013 より)

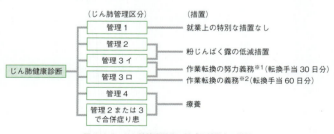

図 4-6-2　じん肺管理区分に基づく就業上の措置
※1　都道府県労働局長からの勧奨を受けた場合
※2　都道府県労働局長からの指示を受けた場合
(厚生労働省：離職するじん肺有所見者のためのガイドブック．p.21. 2013 より)

1 定期塵肺健康診断時

＊は医師が記載・確認する必要がある書類

①粉塵作業の職歴の調査
②胸部単純X線写真
a．表 4-6-1 に従い陰影を分類
b．次のように分類
- PR_0：塵肺所見なし
- PR_1：第 1 型
- PR_2：第 2 型
- PR_3：第 3 型
- $PR_4(A, B)$：第 4 型（大陰影の大きさ≦一側肺野の 1/3）
- $PR_4(C)$：第 4 型（大陰影の大きさ＞一側肺野の 1/3）

➡ PR_1 以上の場合は③，④の臨床検査を行う

③胸部臨床検査
- 問診で過去にかかったことのある病気・自覚症状などを聴取．
- 胸部診察

④肺機能検査
a．スパイロメトリー
b．フローボリューム曲線検査
c．動脈血液ガス分析

　自覚症状が呼吸困難度 3 度以上，X 線写真の像が PR_3，$PR_4(A, B)$ の場合 ➡ 次のうちいずれかに判定
- F(−)：塵肺による肺機能障害が認められない者
- F(＋)：塵肺による肺機能障害があるが，F(＋＋)には該当しない者
- F(＋＋)：塵肺による著しい肺機能障害（次の場合）がある者
  - ％肺活量が 60％未満の場合
  - 1 秒率が 70％未満，かつ％1 秒量が 50％未満である場合
  - ％肺活量が 60％以上 80％未満である場合
  - 1 秒率が 70％未満であり，かつ％1 秒量が 50％以上 30％未満である場合
  - 呼吸困難度が第Ⅲ度以上で，動脈血酸素分圧が 60 Torr 以下または，肺胞気動脈血酸素分圧較差（$AaDO_2$）が限界値を超える場合

⑤結核その他合併症に関する検査
- 可能性が高いものには，CT・喀痰検査（抗酸菌・細胞診）などで，結核や肺癌の検査を行う．

表 4-6-1　塵肺の分類

型	X 線写真の像
第 1 型	両肺野にじん肺による粒状影または不整形陰影が少数あり，かつ，大陰影がないと認められるもの
第 2 型	両肺野にじん肺による粒状影または不整形陰影が多数あり，かつ，大陰影がないと認められるもの
第 3 型	両肺野にじん肺による粒状影または不整形陰影が極めて多数あり，かつ，大陰影がないと認められるもの
第 4 型	大陰影があると認められるもの

（厚生労働省：離職するじん肺有所見者のためのガイドブック．p.40．2013 より）

⑥ 健康管理手帳(塵肺)＊，塵肺健康診断結果証明書(じん肺法施行規則様式第3号)＊に結果を記載

2 随時申請時

＊は医師が記載・確認する必要がある書類
① **粉塵作業従事労働者**(過去に従事していた者を含む)
② **塵肺健康診断受診**(医療機関：病院，診療所，健診機関など)
　健診結果は，診察した医師により，塵肺健康診断結果証明書(様式第3号)＊に記載を行う(記載すべき項目は次の通り)
- 粉じん作業についての職歴調査
- X線写真撮影(直接撮影，胸部全域)
- 胸部臨床検査，肺機能検査(PR_0，$PR_4 \langle C \rangle$，および合併症のある者を除く)
- 書類上必要な臨床検査：
  - 塵肺条件による胸部単純X線写真
  - 赤血球沈降速度
  - ツベルクリン反応
  - 喀痰抗酸菌染色／培養
  - 喀痰細胞診
  - CT
  - 肺機能検査
  - 動脈血液ガス分析
③ **申請に必要な書類などの作成**
- 塵肺管理区分決定申請書(じん肺法施行規則様式第6号)
- 塵肺健康診断結果証明書(じん肺法施行規則様式第3号)＊
- 胸部単純X線写真(X線写真などの提出書)＊
④ **住所地の都道府県労働局へ申請書類を提出**
　あらかじめ，都道府県労働局によく相談して提出してもらう．
⑤ **管理区分決定通知(都道府県労働局長から)**
⑥ **都道府県労働局の決定に対して不服がある場合**
　厚生労働大臣に対して不服審査請求を行うことができる．

（岡久将暢）

Column: 他職種とのかかわり

1 他職種との連携の大切さ

医療には他職種の連携が欠かせませんが，呼吸器内科の診療ではひときわ大切なように思います．詳細な病歴や生活環境の把握が診断に重要であったり，慢性経過をたどる疾患が多かったり，治療には患者の動機付けが不可欠であったり，また生命や生活にかかわることが多いからでしょう．医師として直接的に介入できることは医療のほんの一部分です．他職種と連携をしっかりともつことで，患者がよい方向に向かい，医師としても学ばされることが数多くあります．

2 他職種との連携の難しさ

家族や友人，同じ医師であっても，コミュニケーションの難しさを感じることは多いと思います．学び，働いてきた背景や，診療に係わる角度が異なる他職種ではなおさらです．特に医師は，大学に入学したときから職業が決まっている特殊さがあります．他職種とは異なりインターンシップや厳しい就職活動も経験せず，社会人としての基本を十分に知らないまま社会に出てしまったのだということに，筆者は就職して初めて気づきました．他職種，また患者や家族とのコミュニケーションにも，思いやりと礼儀が欠かせません．相手の職種をよく知り，いくつかのポイントを押さえることで，コミュニケーションがぐっと取りやすくなります．ぜひ謙虚な姿勢と広い視野を持ったやり取りを心がけましょう．

3 ほうれん草缶のすすめ

社会人として「ホウレンソウ」（報告，連絡，相談）が重要であることはどこかで聞いたことがあるでしょう．他職種のコミュニケーションも例外ではありません．必要に駆られたり，また痛い目にあったりしながらホウレンソウのコツは徐々に掴めてくるものですが，忘れがちなのが「感謝」のように思います．何かを相談したら，感謝の気持ちを込めて結果を報告する．助けてもらったら，感謝を忘れず，自らも力になれるようにする．筆者はこの「ホウレンソウ＋カン」を心がけるようにしています．懐かしい人気アニメの主人公のごとく，皆さんも「ほうれん草缶」で超人的な力を発揮できることでしょう．

4 カルテを活用したコミュニケーション術

　コミュニケーションというと，会話のイメージかもしれません．会話（対話）が大切なことは言うまでもないのですが，手段はほかにも数多くあります．特にカルテは，基本的なツールの一つです．診療の記録を残すことが目的ではありますが，患者の診療に携わる関係者間で情報交換をする重要な場でもあります．聞き逃していた症状や，診察時に見せる姿とは違う様子を他職種の記載から知ることがしばしばあります．また医師が考えていること，予定していることを他職種に向けて可視化できる場でもあります．そのために筆者は，SOAPのAにできるだけ治療や処置の理由を書き，Pには略語を使わずに今後の予定を細かく書くようにしています．自分の備忘録にもなる上に，点滴や処方切れについての電話での問い合わせが減ったり，忘れていることを逆に指摘してもらえたり，退院の目途に応じて必要な手続きを進めてもらっていたりと，逆にこちらが助かっています．

5 カルテ以外のコミュニケーション術

　何かを依頼するときや確認するとき，カルテや指示が中心になってしまうかもしれませんが，真意や詳細が伝わりにくくなることは否めません．できる限り，メールより電話，電話より直接会って伝えるようにしている医師は，コミュニケーションがスムーズだなと気づかされます．また，医局に籠っているより，できるだけ病棟にいるようにすることも役立ちます．患者の変化に気づきやすかったり，家族が来ているところに遭遇しやすくなるほか，他職種がどのようなことで困っているのかなど，ちょっとした会話から気づくことがあります．他職種からも声をかけやすく，相談もしやすいと感じてもらえるかもしれません．自ら出した指示がどのように伝わっているのか，そのラインを知ることも重要です．

6 看護師とのかかわり

　医師も，そして患者も，接する機会が最も多いのが看護師です．まずは看護師と風通しの良い関係を築くことが不可欠です．
　患者のそばにいる看護師は，医師には見えていない患者の素顔を知っています．先生には申し訳ないから言えない，恥ずかしくて聞けない，といった不安や疑問を看護師に漏らしていることがあります．本当は検査を受けたくない，薬の副作用が不安であまり飲みたくない，下痢をしているけれど伝えられていない，など．夜間や休日の様子（よく眠れているか，どれぐらい離

床できているか)などもカルテを見るだけではなく実際に聞いてみるとよいでしょう．

　また大事な面談には看護師にも参加してもらうことが双方にとって大切だと感じています．面談の前には，現状と伝えようとしていることを共有します．患者や家族がどのような思いで過ごしているのかや，面談にどういうことを期待しているかを教えてもらったり，どのように話し合っていくかを相談したりと，面談直前のこの数分の時間をとることが，よい面談の秘訣のような気がします．面談中も患者の思いをうまく引き出してくれたり，言葉にならない家族の思いを代弁してくれるのも看護師ならではの技です．そしてもちろん面談後にフィードバックをしてもらうことは大変に勉強になります．わかりやすく説明をしたつもりでも実際には伝わってなかったということは日常的にあります．自分がした説明を患者や家族はどのように理解し，どのように感じているのか，わかりにくい表現がなかったか，きちんと配慮ができていたか．日ごろから看護師とよい関係を築いておくと，率直な意見を聞かせてもらえるのではないかと思います．

　ときには理不尽なことを言われると感じることもあるかもしれません．こちら側の主張を強く押し通すことが必要なこともありますが，多くのことは話し合いで答えが見つかります．手間のかかる指示をお願いするとき，その理由や今後の見通しを伝えることで，看護師の心構えも変わってきます．例えば嚥下造影検査をしたら，その動画を見せると(あるいは立ち会ってもらうと)，安全な食事介助法を理解してもらいやすくなります．またレントゲンやCTで痰が詰まっている位置を共有すると，体位変換をより頑張ろうと思ってもらえます．細やかなことの積み重ねが重要なのです．

7 認定・専門看護師とのかかわり

　看護師のなかには，就職後に再度学校へ通い専門的な教育を受けて，認定や専門看護師の資格を取っている方もいます．行動力と向上心にあふれており，困ったとき必ず助けになってくれるでしょう．医師と，病棟や外来の看護師との架け橋になってくれることもしばしばあります．特に呼吸器内科の診療でお世話になる方をあげてみます．

Ⓐ 慢性呼吸器疾患看護認定看護師とのかかわり

　呼吸器疾患全般のケアに長けています．病院によって関わりは異なりますが，在宅酸素療法導入時の指導や，慢性呼吸不全患者への生活指導や支援，禁煙外来を担当していることもあります．また人工呼吸器の使用やマスクフィッティング，排痰やポジショニングについても豊富な知恵をもっていま

す．当科では在宅酸素療法導入時の患者・家族指導に加えて，病棟看護師への指導も行ってもらっています（呼吸器病棟以外の病棟で在宅酸素療法を導入することも多いためです）．またその後の退院後訪問や，外来での酸素の使い方の確認，リハビリテーションの指導なども行ってもらっています．

Ⓑ 摂食・嚥下障害看護認定看護師とのかかわり

食事の摂取と嚥下に関する専門家です．誤嚥性肺炎で入院した患者や，入院中に嚥下機能が低下した患者などに困ることは少なくありません．水飲みテストなどベッドサイドでできる嚥下評価から，患者に適した食事形態，摂取時のポジショニング，介助方法や気を付ける点，口腔ケアのポイント，さらには患者・家族への指導など，多彩な専門的意見をもらえるでしょう．嚥下で困ることがあれば一度は相談してみましょう．

Ⓒ 緩和ケア認定看護師とのかかわり

肺癌は診断時から強い身体症状があったり，いきなり厳しい予後を伝えなければならなかったりと，主治医として癌治療以外で悩むことも多い疾患です．緩和ケアを専門にしている看護師に相談することで，患者や家族の真の思いや願いを導きだすことができたり，心身の苦痛が和らいだり，癌治療以外にもできることが見つかったりします．患者にとっても，緩和ケアの医師の診察は「もう末期ということか」と受け入れにくいこともありますが，看護師であれば「ちょっと話を聞いてもらおう」と受け入れられやすい印象です．大事な面談や方向転換のときは特に，意見を仰ぐとよいでしょう．

他にも，慢性疾患，集中ケア，救急看護，家族ケアなど多くの分野の認定看護師や，がん専門看護師の資格があります．院内にいる認定看護師，専門看護師を知り，相談してみましょう．皆その分野への関心が強く，その分野で役に立ちたくて資格を取得した方々です．きっと頼ってもらえることを喜んでくれるはずです．

8 リハビリテーションスタッフとのかかわり

呼吸器疾患の診療をする上でリハビリテーションのスタッフとのかかわりは欠かせません．まずは正しく処方をするところから関係性が始まっています．

リハビリを処方するとき，疾患名や日付などの必須項目の入力にとどまっていないでしょうか．リハビリを行う上で必要な情報を盛り込み，患者に最適のリハビリを提供できるよう心がけましょう．筆者は入院前の ADL や生

活環境,同居者の有無やサービスの利用,入院の理由と入院期間,退院場所,評価してほしい内容,その際の注意点,酸素使用時の目安などは備考欄に書くようにしています.

> 例:
> ADL自立し自宅で妻と二人暮らし.自宅は2階建てで階段昇降が必要.
> 間質性肺炎の評価と治療目的に入院.1ヵ月程度で自宅退院予定.
> 今週中に6 MDをお願いします.
> SpO_2目安:安静時95%,労作時90%,評価時85%まで許容.
> 労作時SpO_2低下しやすいです.酸素は上限なく投与可.
> プレドニン® 30 mg以上投与中は過度の筋負荷や感染に注意してください.

Ⓐ 理学療法士とのかかわり

呼吸リハビリテーションの主役です.単なる運動療法というよりは,患者の動機付けのプロでもあります.治療計画や退院の予定についてよく話し合い,計画立てたリハビリを行えるよう情報を共有しましょう.特に酸素を導入するかどうかなどについてはリハビリ中の様子も交えて検討する必要があります.一度はリハビリを見学することも,患者の頑張る一面を見ることができて刺激になります.

Ⓑ 作業療法士とのかかわり

呼吸器内科では関わることが最も少ない職種ですが,実は生活の知恵を多くもっているのが作業療法士です.慢性呼吸不全患者が家事を続けていくための工夫として,例えば台所へ置く椅子の配置や作業順序の構成など,理学療法だけでは手の届かないところの技をもっています.急性期病院では呼吸器疾患に対しては作業療法を処方できないことがほとんどですが,困ったときは相談してみるとよいかもしれません.

Ⓒ 言語聴覚士とのかかわり

呼吸器内科では摂食嚥下機能に関して相談することが多いでしょう.急性期の脳血管障害や頭頸部疾患ではないため,型通りのリハビリを行っても効果が得られにくいことが多いですが,観察ポイントや代償手段を教わるとよいでしょう.方針決定や患者説明にも関わるため,言語聴覚士による評価や訓練の際は,できるだけ立ち会うようにしましょう.

9 管理栄養士とのかかわり

呼吸器疾患は栄養指導のイメージがないかもしれませんが,実は栄養管理が重要な病態が多いのです.例えば肺炎や膿胸の原因として糖尿病のコントロール悪化や低栄養状態が関与していることはよく知られています,特に,病態が変動するため,その都度,栄養管理の計画をタイミングよく柔軟に調整していく必要があります.

そのためには管理栄養士と連絡を取り合うと専門的な視点で選択肢も広がります.栄養士に相談するときは栄養管理を丸投げするのではなく,栄養に関連する現在の病状や,これまでの食事内容や経過,そして今後の方針を伝えるようにしましょう.また,退院前には本人・家族に栄養指導を依頼するほか,退院後の外来でも栄養管理を継続できているかを診察時に確認したり,できれば外来栄養指導を依頼するとより習慣化しやすいでしょう.

例として表1に主な呼吸器疾患と気を付ける栄養について示します(急性期か慢性期か,併存症,全身状態により変わることに留意してください)[1].

表1 疾患ごとの栄養管理のワンポイント

疾患	栄養管理のワンポイント
肺炎	発熱や炎症により消費エネルギー量が多くなっており,食事摂取量は減ることが多いため,補充をしっかり行いたい.重症肺炎で経口摂取再開まで時間を要することが予想されるようなら早期に経鼻胃管の挿入または中心静脈栄養を検討する. 栄養管理においては,水分管理も重要である.発熱や発汗により水分が失われやすいが,低栄養状態により浮腫や肺水腫も併発しやすく,気道分泌の増加にもつながりやすい.若年者では脱水,高齢者(心機能低下が疑われる患者)では溢水に注意する.
誤嚥性肺炎	経管栄養を行う際は,胃液逆流を防ぐため注入中から注入後ある程度の時間はベッドを15~30°上げておく.注入中の唾液や痰増加が問題になる場合は半固形化製剤の活用や注入時間の短縮を,逆流や下痢があるときは注入速度を下げることを考える.
COPD	栄養障害と運動能やQOL,予後への関連も示されており栄養管理は重要.呼吸努力により24時間通して消費エネルギー量が多い.しかし咀嚼や嚥下に伴う息切れの増悪,胃の膨満による過膨張肺の圧排,胃食道逆流症状も懸念されるため,必要エネルギーの確保は容易でない.濃厚流動食の活用や,分食を検討する.
喘息	肥満は喘息の重症化(難治化)因子の一つである.発作での入院などを機に,喘息管理の改善のために食事療法や栄養療法を検討する.
肺癌	疾患そのもの(咳,息切れ,脳転移,悪液質)や治療(化学療法による味覚障害や嘔気嘔吐,放射線による嚥下障害や宿酔,麻薬による嘔吐・便秘)などにより食事摂取量が減少しやすい.しかし治療を継続していくには体力(栄養状態と身体活動量)の維持が欠かせない.においの少ないものや持ち込み食も活用しながら,味覚に合い摂取しやすいものを模索する.

10 薬剤師とのかかわり

呼吸器内科では抗菌薬，吸入薬，抗癌薬，免疫抑制剤など，厳密な管理と患者指導を要する薬剤を日常的に使用します．そのため，薬剤師との連携は欠かせません．特に薬剤導入のための予定入院の患者に関しては，どのような患者にどの特殊薬剤を導入する予定であり，どういったことに注意が必要になりそうかを事前に相談しておくと，入院当日の動きがスムーズになります．抗結核薬や抗真菌薬，免疫抑制剤など，日ごろ使い慣れていないかつ相互作用の多い薬剤を使用するときは特に，（自分で調べるのはもちろんのこと）専門家に相談するのが賢明です．

とりわけ吸入薬は使い方や継続において患者自身の理解やアドヒアランスが重要であるため，吸入薬を使用している患者には薬剤師に必ず介入してもらうのがよいでしょう．普段いつどのように吸入しているのかを聞いたり，そもそもきちんと吸うことができているのかを各吸入器専用の確認デバイスを用いて確認するか，薬剤師に確認を依頼するとよいでしょう．

薬剤を変えたり増量する前に，まずは使用頻度や時間，食事との関連など，有効な使い方をできているのかを確認することが重要です．また嚥下機能が低下してきている場合には，錠剤の小さいものや細粒，貼付薬，坐剤の活用なども含めて相談するのもよいでしょう．

11 ソーシャルワーカーとのかかわり

呼吸器疾患をみるうえで切っても切れないのが地域との連携です．年齢や疾患により ADL が低下する患者も多く，介護保険の申請，サービスの活用，体調の変化に応じたサービスの調整，退院前や退院後の訪問，家族や地域職員も交えたカンファレンス，在宅酸素療法，難病／身体障害者手帳の申請や医療費負担の軽減など，医師だけでは配慮が行き届かない部分も多いのです．

退院後も医療福祉サービスが必要そうな患者や，退院できず転院になりそうな患者がいる場合には入院後なるべく早期にソーシャルワーカーに一報を入れ，介入を依頼するようにしています．急性期は精査と治療に目が行き忘れがちですが，書類の申請や他施設を含む調整には時間を要することに留意します．

12 ケアマネジャーとのかかわり

すでに介護保険を取得しておりケアマネジャーがいる場合にも，入院中早

めに連絡を取り合うとよいでしょう．疾患の治療と並行して，自宅生活でどのような困難があったのか，何か他に解決しておくことや病院で力になれることがないかを洗い出します．また，入院前と比較してADLが変わっていないか，利用サービスの調整が必要かどうかなどは，入院後の主治医や家族でも案外わからないものです（退院さえすれば元通り歩いたり家事をできると思っている患者や家族が案外多いものです）．病状が落ち着いたところで，できればケアマネジャーにも本人の状態やリハビリ中の様子を見にきてもらい，退院の時期についても相談するとよいでしょう．

参考文献
1）清野裕ら（編）：NST臨床栄養療法スタッフマニュアル．医学書院．2009.

（吉松由貴）

略語一覧

数字
5-FC	flucytosine(フルシトシン)
5-HT₃	5-hydroxytryptamine(5-ヒドロキシトリプタミン)

A
A-aDo₂	alveolar arterial oxygen gradient(肺胞気—動脈血酸素分圧較差)
AAH	atypical adenomatous hyperplasia(異型腺腫様過形成)
ABPA	allergic bronchopulmonary aspergillosis(アレルギー性気管支肺アスペルギルス症)
ABPC	ampicillin(アンピシリン)
ACCP	American College of Chest Physicians(米国胸部医師学会)
ACE	angiotensin converting enzyme(アンジオテンシン変換酵素)
ACO	asthma and COPD overlap(喘息・COPD オーバーラップ)
ACP	advance care planning(アドバンス・ケア・プランニング)
ACQ	asthma control questionnaire(喘息管理質問票スコア)
ACT	asthma control test(喘息コントロールテスト)
ACTH	adrenocorticotropic hormone(副腎皮質刺激ホルモン)
ADA	adenosine deaminase(アデノシンデアミナーゼ)
ADL	activity of daily living(日常生活動作)
ADs	advance directives(事前指示)
AECC	American-European Consensus Conference
AEP	acute eosinophilic pneumonia(急性好酸球性肺炎)
AERD	aspirin-exacerbated respiratory disease(アスピリン増悪呼吸器疾患)
AG	anion gap(アニオンギャップ)
AHI	apnea hypopnea index(無呼吸低呼吸指数)
AIDS	acquired immunodeficiency syndrome(後天性免疫不全症候群)
AIP	acute interstitial pneumonia(急性間質性肺炎)
Alb	albumin(アルブミン)
ALI	acute lung injury(急性肺損傷)
ALP	alkaline phosphatase(アルカリフォスファターゼ)
ALT	alanine aminotransferase(アラニンアミノトランスフェラーゼ)
AMK	amikacin(アミカシン)
AMPC	amoxicillin(アモキシシリン)
AMPH-B	amphotericin B(アムホテリシン B)
ANCA	anti-neutrophil cytoplasmic antibody(抗好中球細胞質抗体)
APTT	activated partial thromboplastin time(活性化部分トロンボプラスチン時間)
AQLQ	Asthma Quality of Life Questionnaire(喘息 QOL 質問票)
ARDS	acute respiratory distress syndrome(急性呼吸窮迫症候群)
AST	aspartate aminotransferase(アスパラギン酸アミノトランスフェラーゼ)
ATS	American Thoracic Society(米国胸部学会)
AZM	azithromycin(アジスロマイシン)
AZP	azathioprine(アザチオプリン)

B
BAE	bronchial arterial embolization(気管支動脈塞栓術)
BAL	bronchoalveolar lavage(気管支肺胞洗浄)

略語一覧

	BALF	bronchoalveolar lavage fluid（気管支肺胞洗浄液）
	BDP	beclometasone dipropionate（ベクロメタゾンプロピオン酸エステル）
	BHL	bilateral hilar lymphadenopathy（両側肺門リンパ節腫脹）
	BLUE protocol	Bedside Lung Ultrasound Emergency protocol
	BNP	brain natriuretic peptide（脳性ナトリウム利尿ペプチド）
	BOS	bronchiolitis obliterans syndrome（閉塞性細気管支炎症候群）
	BSC	best supportive care（最善支持療法）
	BT	brochial thermoplasty（気管支サーモプラスティ）
	BTS	British Thoracic Society（英国胸部学会）
	BUD	budesonide（ブデソニド）
	BUN	blood urea nitrogen（血中尿素窒素）
C	CADM	clinically amyopathic dermatomyositis
	CAM	clarithromycin（クラリスロマイシン）
	CAP	community-acquired pneumonia（市中肺炎）
	CAT	COPD assessment test
	CAZ	ceftazidime（セフタジジム）
	CBC	complete blood count（血液一般検査）
	CBDCA	carboplatin（カルボプラチン）
	Ccr	creatinine clearance（クレアチニンクリアランス）
	CDDP	cisplatin（シスプラチン）
	CEA	carcinoembryonic antigen（癌胎児性抗原）
	CEP	chronic eosinophilic pneumonia（慢性好酸球性肺炎）
	CF	cystic fibrosis（嚢胞性線維症）
	CFPM	cefepime（セフェピム）
	CIC	ciclesonide（シクレソニド）
	CIP	chronic interstitial pneumonia（慢性間質性肺炎）
	CK	creatine kinase（クレアチンキナーゼ）
	CLDM	clindamycin（クリンダマイシン）
	CMV	Cytomegalovirus（サイトメガロウイルス）
	COP	cryptogenic organizing pneumonia（特発性器質化肺炎）
	COPD	chronic obstructive pulmonary disease（慢性閉塞性肺疾患）
	COPD-PS	COPD Population Screener
	COPD-Q	COPD Screening Questionnaire
	COX	cyclooxygenase（シクロオキシゲナーゼ）
	CPA	cyclophosphamide（シクロホスファミド）
	CPAP	continuous positive airway pressure（持続陽圧気道圧）
	CPFE	combined pulmonary fibrosis and emphysema（気腫合併肺線維症）
	CPPA	chronic progressive pulmonary aspergillosis（慢性進行性肺アスペルギルス症）
	CPT11	irinotecan（イリノテカン）
	CRP	C-reactive protein（C反応性タンパク）
	CS	cilastatin（シラスタチン）
	CS	clinical scenario（クリニカルシナリオ）
	CSAS	central sleep apnea syndrome（中枢型睡眠時無呼吸症候群）
	CSV	continuous spontaneous ventilation（持続的自発換気）
	CTEPH	chronic thromboembolic pulmonary hypertension（慢性血栓塞栓性肺高血圧症）
	CTRX	ceftriaxone（セフトリアキソン）
	CTX	cefotaxime（セフォタキシム）

	CVA	clavulanic acid(クラブラン酸)
	CyA	ciclosporin(シクロスポリン)
D	DAB	diffuse aspiration bronchiolitis(びまん性嚥下性細気管支炎)
	DAD	diffuse alveolar damage(びまん性肺胞傷害)
	DIP	desquamative interstitial pneumonia(剝離性間質性肺炎)
	DLST	drug-induced lymphocyte stimulation test(薬剤リンパ球刺激試験)
	DM	dermatomyositis(皮膚筋炎)
	DNAR	do not attempt resuscitation
	DOAC	direct oral anticoagulants(直接経口抗凝固薬)
	DOTS	directly observed treatment, short-course(直接監視下短期化学療法)
	DPB	diffuse panbronchiolitis(びまん性汎細気管支炎)
	DPD	distal phalangeal depth
	DPI	dry powder inhaler(ドライパウダー吸入器)
	DTX	docetaxel(ドセタキセル)
	DVT	deep vein thrombosis(深部静脈血栓症)
E	EB	ethambutol(エタンブトール)
	EBUS-GS	endobronchial ultrasound using a guide sheath(超音波気管支鏡ガイド下ガイドシース法)
	EBUS-TBNA	EBUS-guided transbronchial needle aspiration(超音波気管支鏡ガイド下針生検)
	ECP	eosinophil cationic protein(好酸球陽イオンタンパク質)
	eGFR	estimated glomerular filtration rate(推定糸球体濾過量)
	EGFR-TKI	epidermal growth factor receptor-tyrosine kinase inhibitor(EGFRチロシンキナーゼ阻害薬)
	EGPA	eosinophilic granulomatosis with polyangiitis(好酸球性多発血管炎性肉芽腫症)
	EIA	exercise-induced asthma(運動誘発喘息)
	EIB	exercise-induced bronchoconstriction/bronchospasm(運動誘発気管支収縮)
	ELISA	enzyme-linked immunosorbent assay(酵素抗体法)
	EM	erythromycin(エリスロマイシン)
	EP	eosinophilic pneumonia(好酸球性肺炎)
	EPA	eicosapentaenoic acid(エイコサペンタエン酸)
	EPAP	expiratory positive airway pressure(呼気気道陽圧)
	ERV	expiratory reserve volume(予備呼気量)
	ESS	Epworth sleepiness scale(エプワース眠気尺度)
	ETP	etoposide(エトポシド)
	EWS®	Endobronchial Watanabe Spigot
F	FAST	focused assessment with sonography for trauma
	FDP	fibrinogen/fibrin degradation product(フィブリノゲン・フィブリン分解産物)
	FeNO	fraction of exhaled nitric oxide(呼気一酸化窒素)
	FEV$_1$	forced expiratory volume % in one second(1秒率)
	FF	fluticasone furoate(フルチカゾンフランカルボン酸エステル)
	FiO$_2$	fraction of inspired oxygen(吸入酸素濃度)
	FLCZ	fluconazole(フルコナゾール)
	FM	formoterol fumarate hydrate(ホルモテロールフマル酸塩水和物)
	FN	febrile neutropenia(発熱性好中球減少症)
	FOV	field of view
	FP	fluticasone propionate(フルチカゾンプロピオン酸エステル)
	FRC	functional residual capacity(機能的残気量)

	FSSG	Frequency Scale for the Symptoms of GERD（Fスケール問診票）
	fT₄	free thyroxine（遊離サイロキシン）
	FVC	forced vital capacity（努力肺活量）
G	GC	glucocorticoid（グルココルチコイド）
	G-CSF	granulocyte colony-stimulating factor（顆粒球コロニー刺激因子）
	GEM	gemcitabine（ゲムシタビン）
	GERD	gastroesophageal reflux disease（胃食道逆流症）
	GFLX	gatifloxacin（ガチフロキサシン）
	GM-CSF	granulocyte macrophage colony-stimulating factor（抗顆粒球マクロファージコロニー刺激因子）
	GOLD	Global Initiative for Chronic Obstructive Lung Disease
	GPA	granulomatosis with polyangiitis（多発血管炎性肉芽腫症）
	GVHD	graft-versus-host disease（移植片対宿主病）
H	HAP	hospital-aquired pneumonia（院内肺炎）
	Hct	hematocrit（ヘマトクリット）
	HCV	hepatitis C virus（C型肝炎ウイルス）
	HES	hypereosinophilic syndrome（好酸球増多症候群）
	HFNC	high-flow nasal cannula（経鼻高流量酸素療法）
	HHT	hereditary hemorrhagic telangiectasia（遺伝性出血性末梢血管拡張症）
	HIV	human immunodeficiency virus（ヒト免疫不全ウイルス）
	HOT	home oxygen therapy（在宅酸素療法）
	HP	hypersensitivity pneumonia（過敏性肺炎）
	HRCT	high resolution computed tomography（高分解能CT）
	HRQOL	health-related quality of life（健康関連QOL）
	HTLV-1	human T-lymphotrophic virus 1（ヒトTリンパ球向性ウイルス1型）
I	IC	inspiratory capacity（最大吸気量）
	ICD	implantable cardioverter defibrillator（植込み型除細動器）
	ICF	Internaional Classification of Functioning, Disability and Health（国際生活機能分類）
	ICS	inhaled corticosteroid（吸入ステロイド薬）
	IFN	interferon（インターフェロン）
	IGRA	interferon-γ releasing assay（インターフェロンγ遊離試験）
	IIP	idiopathic interstitial pneumonia（特発性間質性肺炎）
	IL	interleukin（インターロイキン）
	ILD	interstitial lung disease（間質性肺疾患）
	INH	isoniazid（イソニアジド）
	iNOS	inducible nitric oxide synthase（誘導型一酸化窒素合成酵素）
	IPA	invasive pulmonary aspergillosis（侵襲性肺アスペルギルス症）
	IPAG	International Primary Care Airways Group
	IPAP	inspiratory positive airway pressure（吸気時気道陽圧）
	IPD	inter phalangeal depth
	IPF	idiopathic pulmonary fibrosis（特発性肺線維症）
	IPM	imipenem（イミペネム）
	IPPV	intermittent positive pressure ventilation（間欠的陽圧換気療法）
	IRV	inspiratory reserve volume（予備吸気量）
	ITCZ	itraconazole（イトラコナゾール）
	IVCY	intravenous cyclophosphamide（シクロホスファミド大量静注）
J	JACS	Japan Asthma Control Survey
K	KM	kanamycin（カナマイシン）
L	LABA	long-acting β_2-agonist（長時間作用性β_2刺激薬）

略語一覧

	LAM	lymphangioleiomyomatosis（リンパ脈管筋腫症）
	LAMA	long-acting muscarinic antagonist（長時間作用性抗コリン薬）
	LAMP法	loop-mediated isothermal amplification
	LCH	Langerhans cell histiocytosis（ランゲルハンス細胞組織球症）
	LDH	lactate dehydrogenase（乳酸脱水素酵素）
	LIP	lymphocytic interstitial pneumonia（リンパ球性間質性肺炎）
	LN	lymph node（リンパ節）
	LR	likelihood ratio（尤度比）
	LTOT	long-term oxygen therapy（長期酸素療法）
	LTRA	leukotriene receptor antagonist（ロイコトリエン受容体拮抗薬）
	LVFX	levofloxacin（レボフロキサシン）
M	MAC	*Mycobacterium avium* complex
	MCFG	micafungin（ミカファンギン）
	MCTD	mixed connective tissue disease（混合性結合組織病）
	mean PAP	mean pulmonary artery pressure（肺動脈平均圧）
	MEPM	eropenem（メロペネム）
	MF	mometasone furoate（モメタゾンフランカルボン酸エステル）
	MFLX	moxifloxacin（モキシフロキサシン）
	MINO	minocycline（ミノサイクリン）
	MMPH	multifocal micronodular pneumocyte hyperplasia
	mMRC	modified Medical Research Council dyspnea scale（修正MRC質問票）
	MNZ	metronidazole（メトロニダゾール）
	MPA	microscopic polyangiitis（顕微鏡的多発血管炎）
	m-PSL	methylprednisolone（メチルプレドニゾロン）
	MRP	multi planar reconstruction
	MRSA	methicillin-resistant Staphylococcus aureus（メチシリン耐性黄色ブドウ球菌）
	MSSA	methicillin-sensitive Staphylococcus aureus（メチシリン感受性黄色ブドウ球菌）
	MSW	medical social worker（医療ソーシャルワーカー）
	MTX	methotrexate（メトトレキサート）
	mWST	modified water swallowing test（改訂水飲みテスト）
N	NCCN	National Comprehensive Cancer Network
	NF-1	neurofibromatosis type 1（神経線維腫症1型）
	NHCAP	nursing and healthcare-associated pneumonia（医療・介護関連肺炎）
	NICE study	Nippon COPD Epidemiological Study（日本COPD疫学研究）
	NK1	neurokinin 1（ニューロキニン1）
	NOAC	novel oral anticoagulants（新規経口抗凝固薬）
	NPPV	noninvasive positive pressure ventilation（非侵襲的陽圧換気療法）
	NSAIDs	non-steroidal anti-inflammatory drugs（非ステロイド性抗炎症薬）
	NSIP	non-specific interstitial pneumonia（非特異性間質性肺炎）
	NS分類	Nohria-Stevenson分類
	NTM	non-tuberculous mycobacteriosis（非結核性抗酸菌症）
	NYHA	New York Heart Association
O	OP	organizing pneumonia（器質化肺炎）
	OSAS	obstructive sleep apnea syndrome（閉塞型睡眠時無呼吸症候群）
P	PAH	pulmonary arterial hypertension（肺動脈性肺高血圧症）
	PA法	passive agglutination（受身凝集法）
	pCD	primary ciliary dyskinesia（原発性線毛機能不全症候群）

略語一覧

	PCG	penicillin G（ペニシリン G）
	PCP	pneumocystis pneumonia（ニューモシスチス肺炎）
	PCR	polymerase chain reaction（ポリメラーゼ連鎖反応）
	PCV	pressure control ventilation（従圧式換気）
	PCV13	13-valent pneumococcal conjugate vaccine（13価肺炎球菌結合型ワクチン）
	PDE	pulmonary vascular resistance（肺血管抵抗）
	PDGF	platelet-derived growth factor（血小板由来成長因子）
	PE	pulmonary embolism（肺塞栓）
	PEEP	positive endexpiratory pressure ventilation（呼気終末陽圧換気）
	PEF	peak expiratory flow（最大呼気流量）
	PH	pulmonary hypertension（肺高血圧症）
	PIPC	piperacillin（ピペラシリン）
	PLAPS	posterolateral alveolar and/or pleural syndrome
	PM	polymyositis（多発性筋炎）
	pMDI	pressurized metered dose inhaler（加圧式定量噴霧吸入器）
	PMX	polymyxin B（ポリミキシン B）
	PPFE	pleuroparenchymal fibroelastosis（特発性胸膜肺実質線維弾性症）
	PPI	proton pump inhibitor（プロトンポンプ阻害薬）
	PPSV23	23-valent pneumococcal polysaccharide vaccine（23価肺炎球菌莢膜ポリサッカライドワクチン）
	ProGRP	pro-gastrin-releasing peptide（プロガストリン放出ペプチド）
	PS	performance status
	PSA	prostate specific antigen（前立腺特異抗原）
	PSG	polysomnography（睡眠ポリグラフ検査）
	PSL	prednisolone（プレドニゾロン）
	PSPC	percutaneous cardiopulmonary support（経皮的心肺補助法）
	PSV	pressure support ventilation
	PT	prothrombin time（プロトロンビン時間）
	PTE	pulmonary thromboembolism（肺血栓塞栓症）
	PTX	paclitaxel（パクリタキセル）
	PZA	pyrazinamide（ピラジナミド）
Q	QOL	quality of life
	qSOFA	quick Sequential Organ Failure Assessment
R	RA	rheumatoid arthritis（関節リウマチ）
	RAST	radioallergosorbent test
	RB-ILD	respiratory bronchiolitis associated with interstitial lung disease（呼吸細気管支炎を伴う間質性肺疾患）
	RF	rheumatoid factor（リウマトイド因子）
	RFP	rifampicin（リファンピシン）
	RIST	radioimmunosorvent test
	ROSE	rapid on-site cytologic evaluation
	RPGN	rapidly progressive glomerulonephritis（急速進行性糸球体腎炎）
	RSST	repetitive saliva swallowing test（反復唾液嚥下テスト）
	RV	residual volume（残気量）
S	SABA	short-acting β_2-agonist（短時間作用性 β_2 刺激薬）
	SAMA	short-acting muscarinic antagonist（短時間作用性抗コリン薬）
	SAS	sleep apnea syndrome（睡眠時無呼吸症候群）
	SBS	sinobronchial syndrome（副鼻腔気管支症候群）
	SBT	sulbactam（スルバクタム）

SIADH	syndrome of inappropriate secretion of antidiuretic hormone (抗利尿ホルモン不適切分泌症候群)	
sIL-2R	solublu interleukin-2 receptor (可溶性IL-2レセプター)	
SIMV	synchronized intermittent mandatory ventilation (同期式間欠的補助換気)	
SjS	Sjögren's syndrome (シェーグレン症候群)	
SLE	systemic lupus erythematosus (全身性エリトマトーデス)	
SM	streptomycin (ストレプトマイシン)	
SMART	single inhaler maintenance and reliever therapy	
SMON	subacute myelo-optico-neuropathy (亜急性脊髄視神経ニューロパチー)	
SMRP	soluble moesothelin related peptides (可溶性メソテリン関連ペプチド)	
SPA	simple pulmonary aspergilloma (単純性肺アスペルギローマ)	
SRS	stereotactic radiosurgery (定位手術的照射)	
SRT	stereotactic radio therapy (定位放射線治療)	
SSc	systemic sclerosis (全身性強皮症)	
SSPT	simple swallow provocation test (簡易嚥下誘発テスト)	
ST	speech therapy (言語聴覚療法)	
STEMI	ST elevation myocardial infarction (ST上昇型心筋梗塞)	
STFX	sitafloxacin (シタフロキサシン)	
T TAC	tacrolimus (タクロリムス)	
TAZ	tazobactam (タゾバクタム)	
TBB	transbronchial biopsy (経気管支生検)	
TBLB	transbronchial lung biopsy (経気管支肺生検)	
T-chol	total cholesterol (総コレステロール)	
TDS	Tobacco Dependence Screener	
TEN	toxic epidermal necrolysis (中毒性表皮壊死症)	
TG	triglyceride (トリグリセリド)	
TLC	total lung capacity (全肺気量)	
TNF-α	tumor necrosis factor α (腫瘍壊死因子α)	
t-PA	tissue plasminogen activator (組織プラスミノゲンアクチベーター)	
TSH	thyroid-stimulating hormone (甲状腺刺激ホルモン)	
TUE	therapeutic use exemption (治療使用特例)	
TV	tidal volume (一回換気量)	
U UIP	usual interstitial pneumonia (通常型間質性肺炎)	
UPPP	uvulopalatopharyngoplasty (口蓋垂口蓋咽頭形成術)	
V VAS	visual analogue scale (ビジュアルアナログスケール)	
VATS	video-assisted thoracoscopic surgery (ビデオ下胸腔鏡手術)	
VC	vital capacity (肺活量)	
VCD	vocal cord dysfunction	
VCM	vancomycin (バンコマイシン)	
VCV	volume control ventilation (従量式換気)	
VEGF	vascular endothelial growth factor (血管内皮成長因子)	
VI	vilanterol trifenatate (ビランテロールトリフェニル酢酸塩)	
VRCZ	voriconazole (ボリコナゾール)	
W WST	water swallowing test (水飲みテスト)	

索引

外国語索引

A

- A line ... 278
- A-aDo$_2$ ... 259
- ABPA ... 68
- ACO ... 96
- ACP ... 317
- ACQ ... 91
- ACT ... 91
- acute eosinophilic pneumonia → AEP
- acquired immunodeficiency syndrome → AIDS
- acute respiratory distress syndrome → ARDS
- A-DROP ... 33
- ADs ... 318
- advance care planning → ACP
- advance directives → ADs
- AEP ... 135
- AERD ... 96
- AIDS ... 414
- AIP/DAD パターン ... 163
- air trapping ... 147
- allergic bronchopulmonary aspergillosis → ABPA
- ANCA 関連肺疾患 ... 132
- AP 像 ... 265
- AQLQ ... 91
- ARDS ... 226
- aspirin-exacerbated respiratory disease → AERD
- asthma and COPD overlap ... 96
- asthma control questionnaire → ACQ
- asthma control test → ACT
- Asthma Quality of Life Questionnaire → AQLQ
- auto-PEEP ... 343
- A群β溶連菌性咽頭炎 ... 53

B

- B line ... 278
- BAL ... 118, 282
- Bedside Lung Ultrasound Emergency protocol → BLUE protocol
- BHL ... 146
- bilateral hilar lymphadenopathy → BHL
- bilevel PAP ... 349
- BLUE protocol ... 279
- Borg スケール ... 301
- brochial thermoplasty → BT
- bronchoalveolar lavage → BAL
- BT ... 90
- BURP 法 ... 331

C

- CAP ... 33
- CAT 質問票 ... 103
- cellular NSIP ... 124
- centor criteria ... 53
- central sleep apnea syndrome → CSAS
- CEP ... 135
- chronic eosinophilic pneumonia → CEP
- chronic obstructive pulmonary disease → COPD
- chronic progressive pulmonary aspergillosis → CPPA
- clinical scenario → CS
- CMV 肺炎 ... 60
- coarse crackles ... 8
- community-acquired pneumonia → CAP
- continuous positive airway pressure → CPAP
- COP ... 125
  - ―― パターン ... 164
- COPD ... 100, 221, 309, 321, 382
  - ―― 急性増悪 ... 107

―― 教育入院 ·················· 242
―― の病期分類 ············· 102
coronary risk factor ················ 233
CPAP ························ 232, 339, 349
CPPA ···································· 68
crazy-paving pattern ··············· 159
cryptogenic organizing pneumonia → COP
CS ······································ 235
CSAS ·································· 231
CSV ··································· 339
CT ······································ 270
――，高分解能 ················ 270
―― ガイド下生検 ············· 294
―― の読影 ······················ 271

D

DAB ····································· 39
deep vein thrombosis → DVT
dermatomyositis → DM
diffuse aspiration bronchiolitis → DAB
direct oral anticoagulants → DOAC
directly observed treatment, short-course
→ DOTS
DL$_{CO}$ ·································· 263
DLST ·································· 160
DM ···································· 128
DM-ILD ······························· 129
DNAR ································· 318
do not attempt resuscitation → DNAR
DOAC ································· 217
DOTS ····························· 74, 77
drug-induced lymphocyte stimulation test
→ DLST
DVT ··································· 215

E

EAT-10 ······························· 304
EBUS-GS ····························· 283
EBUS-TBNA ························ 283
EGPA ································· 131
EIA ····································· 98
EIB ····································· 98
empiric therapy ···················· 228
endobronchial ultrasound-guided
transbronchial needle aspiration
→ EBUS-TBNA
endobronchial ultrasound using a guide
sheath → EBUS-GS
eosinophilic granulomatosis with polyangiitis
→ EGPA

EP パターン ························· 164
Epworth sleepiness scale → ESS
ESS ··································· 230
exercise-induced asthma → EIA
exercise-induced bronchoconstriction/
bronchospasm → EIB

F

Faces Pain Scale → FPS
FAILURE ···························· 233
febrile neutropenia → FN
FeNO ································· 298
fibrotic NSIP ························ 124
fine crackles ···························· 8
FiO$_2$ ································· 333
five killer chest pain ················· 12
Fletcher, Hugh-Jones 分類 ············ 8
FN ···································· 179
FPS ·································· 375
fraction of exhaled nitric oxide → FeNO
fraction of inspired oxygen → FiO$_2$

G

GPA ·································· 132
granulomatosis with polyangitis → GPA

H

HAP ···································· 33
hereditary hemorrhagic telangiectasia
→ HHT
HFNC ································ 354
HHT ·································· 223
high-flow nasal cannula → HFNC
high resolution computed tomography
→ HRCT
home oxygen therapy → HOT
Hoover's sign ···················· 7, 100
hospital-acquired pneumonia → HAP
HOT ································· 356
HP パターン ························ 163
HRCT ································ 270

I

ICF ··································· 368
ICS ···································· 86
idiopathic pulmonary fibrosis → IPF
ILD ··································· 128
inhaled corticosteroid → ICS
International Classification of Functioning,
Disability and Health → ICF

International Primary Care Airways Group
　→ IPAG
interstitial lung disease → ILD
interstitial pneumonia with autoimmune
　features → IPAF
invasive pulmonary aspergillosis → IPA
IPA ··· 68
IPAF ·· 126
IPAG ·· 100
IPF ··· 123, 221, 383

J・K
JACS ·· 88
Japan Asthma Control Survey → JACS
Karnofsky Performance Scale → KPS
KPS ·· 373

L
LABA ·· 87
LAMA ·· 88
leukotriene receptor antagonist → LTRA
long-acting β₂-agonist → LABA
long-acting muscarinic antagonist → LAMA
long-term oxygen therapy → LTOT
low tidal strategy ·· 227
LTOT ·· 104
LTRA ·· 88
lung point ·· 278
lung pulse ·· 278
lung sliding ·· 278

M
Mallampati 分類 ··· 231
MCTD ··· 128
microscopic polyangiitis → MPA
mixed connective tissue disease → MCTD
mMRC 質問票 ··· 8
modified Medical Research Council dyspnea
　scale → mMRC 質問票
modified water swallowing test → mWST
mosaic attenuation ···································· 147
MPA ·· 132
MPR ·· 270
MSW ··· 425
mTOR 阻害薬 ··· 366
multi planar reconstruction → MPR
mWST ··· 304
Mycobacterium abscessus ······························ 83
Mycobacterium avium complex ··················· 79
Mycobacterium kansasii ······························ 82

N
nail-fold angles ··· 251
nasal CPAP ·· 231
NHCAP ··· 33
Nohria-Stevenson 分類 → NS 分類
noninvasive positive pressure ventilation
　→ NPPV
non-specific interstitial pneumonia → NSIP
non-steroidal anti-inflammatory drugs
　→ NSAIDs
non-tuberculous mycobacteriosis → NTM
NPPV ·· 349
NRS ·· 375
NSAIDs ·· 377
──── 過敏喘息 ······································ 96
NSIP ··· 124
────パターン ······································ 164
NS 分類 ·· 235
NTM ·· 81
Numerical Rating Scale → NRS
nursing and healthcare-associated pneumonia
　→ NHCAP
NYHA 心機能分類 ······································· 216

O
obstructive sleep apnea syndrome → OSAS
OK-432 ·· 326
orthopnea ·· 7
OSAS ·· 231
OT ··· 423

P
Palliative Performance Scale ··················· 373
Palliative Prognosis Index → PPI
Palliative Prognosis score → PaP score
PaP score ··· 373
paradoxical breathing ··································· 7
PA 像 ··· 265
PCP ··· 60
PCV13 ··· 386
PDE3 阻害薬 ··· 237
peformance status → PS
PH ··· 220
phalangeal depth ratio ······························· 251
PiPS models ·· 374
PLAPS ·· 278
platypnea ·· 7
PM ·· 128
PM-ILD ··· 129
Pneumocystis jirovecii ·································· 62

外国語索引

pneumocystis pneumonia → PCP
polymyositis → PM
posterolateral alveolar and/or pleural syndrome → PLAPS
PPI ·········· 373
PPSV23 ·········· 386
pressure support ventilation → PSV
Prognosis in Palliative care Study predictor models → PiPS models
proton pump inhibitor → PPI
PS ·········· 250
PSV ·········· 339
PT ·········· 423
PTE ·········· 216
pulmonary hypertension → PH
pulmonary thromboembolism → PTE
pursed-lip breathing ·········· 7

Q

qSOFA スコア ·········· 33
quick Sequential Organ Failure Assessment スコア → qSOFA スコア

R

RA ·········· 128
RA-ILD ·········· 129
RASS ·········· 346
Rendu-Osler-Weber 病 ·········· 223
repetitive saliva swallowing test → RSST
rheumatoid arthritis → RA
rhonchus ·········· 8
Richmond agitation-sedation scale → RASS
RSST ·········· 303

S

sarcoid galaxy sign ·········· 147
SAS ·········· 231
Schamroth sign ·········· 251
seashore sign ·········· 278
SIMV ·········· 338
simple pulmonary aspergilloma → SPA
simple swallow provocation test → SSPT
sleep apnea syndrome → SAS
synchronized intermittent mandatory ventilation → SIMV
single inhaler maintenance and reliever therapy → SMART 療法
Sjögren's syndrome → SjS
SjS ·········· 128
SjS-ILD ·········· 129

SLE ·········· 128
SLE-ILD ·········· 130
SMART 療法 ·········· 87
SPA ·········· 68
SSc ·········· 128
SSc-ILD ·········· 129
SSPT ·········· 304
ST ·········· 423
STAS-J ·········· 376
stepwise 法 ·········· 256
stridor ·········· 10
ST 合剤 ·········· 363
Support Team Assessment Schedule-J → STAS-J
systemic lupus erythematosus → SLE
systemic sclerosis → SSc

T

TBB ·········· 282
TBLB ·········· 118, 282
TDS ·········· 390
TNM 分類 ·········· 173, 192
Tobacco Dependence Screener → TDS
transbronchial biopsy → TBB
transbronchial lung biopsy → TBLB

U・V

UIP pattern ·········· 122
usual interstitial pneumonia pattern → UIP pattern
VAS ·········· 375
Verbal Rating Scale → VRS
Visual Analogue Scale → VAS
VRS ·········· 375

W

water swallowing test → WST
Wells スコア ·········· 215
wheezes ·········· 8, 10
WHO 国際生活機能分類 ·········· 368
WHO 肺高血圧症機能分類 ·········· 220
WST ·········· 304

日本語索引

あ行

悪性胸膜中皮腫 191
悪性リンパ腫 187, 189
アザチオプリン 151, 366
アシデミア 256
アスピリン喘息 96
アセトアミノフェン 377
アドバンス・ケア・プランニング 317
アトピー咳嗽 23
アミオダロン 166
アミトリプチリン 380
アルカレミア 256
アレルギー性気管支肺アスペルギルス症 68
アレルギー反応 183
アンブロキソール 22
意識障害 323
意思決定支援 317
異常呼吸 255
胃食道逆流症 25
胃切除後嚥下性肺炎 39
1回換気量 352
遺伝性出血性末梢血管拡張症 223
医療・介護関連肺炎 33, 38
医療費受給者証 398
医療費助成対象疾病 398
医療面談 393
院内肺炎 33, 44
インフルエンザ 52
　── 肺炎 35
　── ワクチン 387
ウィーニング 347
右心不全 233
うっ血性心不全 85
運動誘発気管支収縮 98
運動誘発喘息 98
運動療法 370
エコーガイド下肺生検 296
枝読み 281
エプワース眠気尺度 230
嚥下性肺炎 39, 321
嚥下性肺疾患 38
嚥下リハビリテーション 367, 372
炎症性偽腫瘍 196, 197
エンピリック治療 42
嘔吐 176
オーバーセンシング 270
オープンラング戦略 228

オキシコドン 378
悪心 176
オピオイド 377
オフライン法 298
オンライン法 298

か行

介護サービス 409
介護保険 406
咳嗽 20
改訂水飲みテスト 304
外来 287
過誤腫 196, 197
かぜ症候群 53
学会の特徴 63
学会発表 202
喀血 16
カテコラミン強心剤 237
加熱式タバコ 391
ガバペンチン 380
過敏性肺炎 138
カフリーテスト 348
過膨張 268
カルシニューリン阻害薬 365
カルペリチド 237
カルボシステイン 22
簡易嚥下誘発テスト 304
看護師 420
間質性肺炎 307, 383
　── 急性増悪 184
間質性肺疾患 128
乾性咳嗽 20
癌性胸膜炎 182
関節リウマチ 128
感冒 53
管理栄養士 424
癌リハビリテーション 367, 372
緩和ケア 373
奇異呼吸 7
気管支炎 56, 57
気管支拡張症 16, 18, 110
　── の安定期 112
　── の急性増悪 112
気管支鏡検査 280
気管支サーモプラスティ 90
気管支洗浄 282
気管支喘息 84, 308

気管支熱形成術	90
気管支肺胞洗浄	128, 282
気管挿管	337
気胸	205, 258, 324
――，緊張性	12
―― のマネジメント	208
起坐呼吸	7
気道可逆性試験	84, 263
気道過敏性試験	85
気道抵抗	341
急性咳嗽	20
急性好酸球性肺炎	140
急性冠症候群	12
急性気管支炎	57
急性好酸球性肺炎	135, 136
急性呼吸窮迫症候群	226
急性上気道炎	52
急性心不全	233
急性の呼吸困難	4
吸入酸素濃度	333
吸入ステロイド薬	86
胸腔造影	292
胸腔ドレーン管理	316
胸腔ドレーン挿入	315
胸腔ドレーン抜去	316
胸腔ドレナージ	314
胸水	26, 324
胸腺癌	187, 188
胸腺腫	187, 188
胸腺上皮性腫瘍	187
胸痛	12
胸部 X 線	265
胸膜癒着術	292, 324
局所麻酔下胸腔鏡	290
去痰薬	22
禁煙	388
―― 治療	389
―― 補助薬	390
緊張性気胸	12
均等影	268, 274
空洞影	268, 275
口すぼめ呼吸	7, 371
クライオバイオプシー	283
クリニカルシナリオ	235
クリニカルパス	242
ケアプラン	408
ケアマネジャー	425
経気管支生検	282
経気管支肺生検	282
経気道性転移	200

経胸腔性転移	200
経鼻高流量酸素療法	354
外科的肺生検	121
結核	72
――，肺	16, 72
―― の書類	410
血管炎	127
血行性転移	200
結節影	268, 272
血痰	16
言語聴覚士	423
顕微鏡的多発血管炎	132
高 Ca 血症	181
高 PEEP	228
抗インフルエンザ薬	55
硬化性血管腫	197
硬化性肺胞上皮腫	196
口腔内装置	232
抗原回避試験	142
膠原病	127
―― 関連肺疾患	128
好酸球性多発血管炎性肉芽腫症	131
好酸球性肺炎	134
抗体製剤	89
後天性免疫不全症候群	414
口内炎	184
高分解能 CT	270
高齢者の喘鳴	5
誤嚥性肺炎	32, 39
―― の哲学	47
呼気 NO	298
―― 検査	298
呼吸音	253
呼吸器機能障害	403
呼吸器内視鏡	280
呼吸機能検査	260
呼吸困難	2
呼吸リハビリテーション	367, 371
50%ブドウ糖	326
骨粗鬆症薬	362
骨転移	182
コデイン	378
五類感染症	412
混合性結合組織病	128
コンディショニング	370
コンプライアンス	341

さ行

再改訂版肺高血圧症臨床分類	220
細菌性肺炎	35

索引

在宅酸素療法	356
サイトメガロウイルス肺炎	60
柴朴湯	23
作業療法士	423
索状影	268
左心不全	233
サルコイドーシス	144, 402
酸塩基平衡異常	256, 258
酸素供給装置	357
酸素投与量	358
酸素療法	333
三段階除痛ラダー	376
シェーグレン症候群	128
シクロホスファミド	151, 365
ジゴキシン	237
自己血	326
自己負担上限額	399
自然気胸	206
事前指示	318
持続陽圧気道圧	232
持続的自発換気	339
市中肺炎	33
湿性咳嗽	20
指定難病	398
縦隔炎	286
縦隔気腫	212
縦隔腫瘍	186
縦隔内甲状腺腫	187, 189
縦隔嚢胞性疾患	187, 189
縦隔の解剖	186
縦隔病変	275, 276
修正 MRC 質問票	8
腫瘤影	268, 272
障害程度等級	403
上気道炎	53
小細胞肺癌	175
小青竜湯	23
上大静脈症候群	179
静脈血栓塞栓症	181
職業歴	240
食道破裂	12
心筋虚血	233
真菌症	68
神経原性腫瘍	187, 189
人工呼吸器	337
—— の初期設定	340
—— の調節	340
—— のモード	338
—— 離脱	347
侵襲性インフルエンザ菌感染症	412
侵襲性肺アスペルギルス症	68
侵襲性肺炎球菌感染症	412
滲出性胸水	26
人生会議	317
身体障害者手帳	403
心タンポナーデ	180
塵肺	240
—— 管理区分	416
—— の書類	416
深部静脈血栓症	215
睡眠時無呼吸症候群	230
睡眠薬	232
スコポラミン	381
ステロイド	150, 360
—— の副作用	361
スパイロメトリー	260
スライド作成	204
すりガラス陰影	268, 274
制吐薬	178
咳喘息	23
摂食嚥下機能評価	303
遷延性咳嗽	20
線状影	268
全身性エリトマトーデス	128
全身性強皮症	128
喘息	84, 308
—— ・COPD オーバーラップ	96
—— QOL 質問票	91
—— 管理質問票スコア	91
—— コントロールテスト	91
—— の管理	91
—— 発作	93
全肺洗浄	159
喘鳴	10
専門看護師	421
造影剤	270
挿管	330
ソーシャルワーカー	425
続発性自然気胸	206
続発性肺胞蛋白症	158

た行

耐性菌	44
大動脈解離	12
多発血管炎性肉芽腫症	132
多発性筋炎	128
タルク	326
単純性肺アスペルギローマ	68
中心静脈カテーテル	312
中枢型睡眠時無呼吸症候群	231

超音波気管支鏡ガイド下ガイドシース法	283
超音波気管支鏡ガイド下針生検	283
長期酸素療法	104
長時間作用性 β_2 刺激薬	86
長時間作用性抗コリン薬	84
直接監視下短期化学療法	74
直接経口抗凝固薬	217
鎮咳薬	22
鎮静	382
低 1 回換気量	228
定期塵肺健康診断	417
低心拍出量	233
低 Na 血症	180
低用量 CDDP	326
テオフィリン徐放製剤	88
デクスメデトミジン	345
デュロキセチン	380
転移性肺腫瘍	199
——，非典型的な	200
同期式間欠的補助換気	338
動脈血液ガス	256
特発性喀血症	16, 18
特発性間質性肺炎	114, 401
ドパミン	237
ドブタミン	237
トラマドール	378
努力呼気曲線	261
とろみ水の水飲みテスト	304

な行

内頸静脈	312
ニース分類	220
ニコチンガム	391
ニコチンパッチ	390
ニトログリセリン	237
ニューモシスチス肺炎	60
妊娠中の喘息管理	94
認知症	323
認定看護師	421
ネーザルハイフロー	354
膿胸	66
脳転移	180
囊胞	268
囊胞影	275

は行

肺 MAC 症	81
肺アスペルギルス症	16, 18, 68
肺エコー	278
肺炎	310

日本語索引

——，胃切除後嚥下性	39
——，院内	33, 44
——，インフルエンザ	35
——，嚥下性	38
——，過敏性	138
——，間質性	307, 383
——，細菌性	35
——，サイトメガロウイルス	60
——，特発性間質性	114, 401
——，ニューモシスチス	60
——，非定型	35
——，放射線	169
——，慢性過敏性	141
——，慢性好酸球性	135, 136
——，レジオネラ	35
——関連性膿胸	66
——球菌ワクチン	385
——随伴性胸水	29
肺拡散能	263
肺癌	16, 172, 319
——悪性胸水	325
肺気量分画	261
肺クリプトコッカス症	70
肺結核	16, 72
—— 後遺症	238
—— 治療歴	238
—— の治療	76
肺血栓塞栓症	164, 214, 216
肺高血圧症	116, 165, 219
胚細胞腫瘍	187, 189
肺浸潤	3
肺水腫パターン	164
肺塞栓症	12
バイタルサイン	249
肺動静脈奇形	222
肺動静脈瘻	196, 197, 222
肺分画症	196, 197
肺胞気-動脈血酸素分圧較差	259
肺胞出血	165
肺胞蛋白症	158
肺メカニクス	341
麦門冬湯	23
播種性クリプトコッカス症	413
ばち指	116, 251
発熱性好中球減少症	179
バレニクリン	391
汎血球減少	176
反復唾液嚥下テスト	303
非結核性抗酸菌	81
—— 症	16, 18, 79

索引

非小細胞肺癌 … 174
非侵襲的陽圧換気療法 … 349
非ステロイド性抗炎症薬 … 377
非定型肺炎 … 35
非典型的な転移性肺腫瘍 … 200
皮膚筋炎 … 128
皮膚障害 … 183
びまん性嚥下性細気管支炎 … 39
びまん性肺疾患 … 114
　── の分類 … 115
百日咳 … 57, 413
日和見感染症 … 60
フードテスト … 304
フェンタニル … 345, 379
腹臥位療法 … 228
副雑音 … 116
副鼻腔炎 … 110
副鼻腔気管支症候群 … 24
ブラ … 268
プレガバリン … 380
フロー・ボリューム曲線 … 262
プローブ … 278
フロセミド … 237
プロポフォール … 345
ブロムヘキシン … 23
閉塞型睡眠時無呼吸症候群 … 231
ペット飼育 … 138
ヘパリン … 217
ベルリン定義 … 226
扁平呼吸 … 7
放射線肺炎 … 169
ほうれん草缶 … 419

ま行

マイコプラズマ … 35
　── 感染症 … 57
正岡分類 … 188
慢性咳嗽 … 20
慢性過敏性肺炎 … 141
慢性気管支炎 … 57
慢性好酸球性肺炎 … 135, 136
慢性進行性肺アスペルギルス症 … 68
慢性の呼吸困難 … 4
慢性肺血栓塞栓症 … 217

慢性閉塞性肺疾患 … 100
ミコフェノール酸モフェチル … 366
水飲みテスト … 304
ミダゾラム … 345
ミノサイクリン … 326
ミルリノン … 237
メサドン … 379
メトトレキサート … 151
免疫抑制剤 … 364
メンデルソン症候群 … 39
網状影 … 268, 272
モルヒネ … 378, 381

や行

薬剤師 … 425
薬剤性肺障害 … 160, 184
薬剤リンパ球刺激試験 … 160
癒着剤 … 326
癒着術指示書 … 328
要介護認定 … 406

ら行

理学療法士 … 423
リセット現象 … 270
リドカイン中毒 … 286
利尿薬 … 237
リハビリテーション … 346, 367
　── 栄養 … 369
　── スタッフ … 422
粒状影 … 268, 272
粒状網状影 … 268
良性肺腫瘍 … 195
両側肺門リンパ節腫大 … 146
臨床研究 … 155
リンパ行性転移 … 200
リンパ増殖性疾患 … 152
レジオネラ肺炎 … 35
ロイコトリエン受容体拮抗薬 … 84
漏出性胸水 … 26
肋膜 … 3
6分間歩行検査 … 300
論文作成 … 224
ワクチン … 385
ワルファリン … 217

飯塚イズムで学ぶ
流れがわかる！ 呼吸器診療の歩きかた

2019年5月1日　1版1刷　　　　　　　　©2019

編　者
飯塚病院呼吸器内科
（いいづかびょういん　こきゅうきないか）

発行者
株式会社　南山堂　代表者 鈴木幹太
〒113-0034　東京都文京区湯島 4-1-11
TEL 代表 03-5689-7850　www.nanzando.com

ISBN 978-4-525-24871-0　　定価（本体3,000円＋税）

JCOPY ＜出版者著作権管理機構 委託出版物＞
複製を行う場合はそのつど事前に(一社)出版者著作権管理機構（電話03-5244-5088，FAX 03-5244-5089，e-mail: info@jcopy.or.jp）の許諾を得るようお願いいたします．

本書の内容を無断で複製することは，著作権法上での例外を除き禁じられています．また，代行業者等の第三者に依頼してスキャニング，デジタルデータ化を行うことは認められておりません．